La patrimonialisation des collections d'échantillons biologiques

Éthique et pratique médicale

fondée par Richard Moreau
Collection dirigée par Roger Teyssou

La collection « Éthique et pratique médicale » est une tribune qui permet à tous les acteurs du monde de la santé, professionnels, enseignants, administrateurs, économistes et patients d'exposer leurs opinions, de décrire leur expérience et de proposer des solutions aux problèmes posés par une profession en pleine mutation, et ce en toute indépendance et en conformité avec la déontologie et les bonnes pratiques médicales.

Dernières parutions

Christian PIROLLI, *Passeur... Par maux et par mots de patients, la parole d'un médecin*, 2022.
Faouzia PERRIN, *L'État et la santé. Quelle finalité à la politique de santé ?*, 2022.
Michel PINGET et Arnaud BUBECK (dir.), *Regards croisés sur le diabète. La maladie chronique : une rupture dans le temps de la vie,* 2022.
Pierre-Luc L'HERMITE, *La preuve médicale au XXIe siècle*, 2022.
Bernard MARROT, *Politique d'organisation du système de santé en France,* 2022.
Patrice COUZIGOU, *Écologie interne et relation soignante, Médecine de la personne et de ses comportements*, 2022.
Julie LENOBLE-MARTIN, *Le droit d'accès aux soins des personnes sourdes en France*, 2021.
Alain GOLDCHER, *Bien vivre avec un « oignon ». Questions/réponses illustrées sur l'hallux valgus, le trouble statique le plus fréquent*, 2021.
Jeannot BAANITSE, *Soins palliatifs en RD Congo et en Afrique. Appel à la promotion et l'intégration,* 2021.
François MATH, *La recherche médicale française. Hier on la trouvait, aujourd'hui on la cherche,* 2021.
Jacques MORNAT, *Choix et médecine*, 2021.
Philippe VIARD, *On n'est jamais assez vieux pour faire un mort, Repenser les soins pour les personnes dans les services de longue durée*, 2021.
Justine DIEHL, *Vaccins, Entre méfiance et adhésion*, 2021.
Jean-Yves DE LA CAFFINIERE, *50 ans de pratique chirurgicale. Pensées parallèles,* 2021.
David LERICHE, *Equilibre et motricité chez les personnes âgées, la liaison œil-pied*, 2020.
Bernard JURTH, *Vivre mieux à tout âge grâce à l'ostéopathie, Suivi de Journal d'un voyage aux sources de l'ostéopathie*, 2020.

La patrimonialisation des collections d'échantillons biologiques

Éthique et pratique médicale

fondée par Richard Moreau
Collection dirigée par Roger Teyssou

La collection « Éthique et pratique médicale » est une tribune qui permet à tous les acteurs du monde de la santé, professionnels, enseignants, administrateurs, économistes et patients d'exposer leurs opinions, de décrire leur expérience et de proposer des solutions aux problèmes posés par une profession en pleine mutation, et ce en toute indépendance et en conformité avec la déontologie et les bonnes pratiques médicales.

Dernières parutions

Christian PIROLLI, *Passeur... Par maux et par mots de patients, la parole d'un médecin*, 2022.
Faouzia PERRIN, *L'État et la santé. Quelle finalité à la politique de santé ?*, 2022.
Michel PINGET et Arnaud BUBECK (dir.), *Regards croisés sur le diabète. La maladie chronique : une rupture dans le temps de la vie*, 2022.
Pierre-Luc L'HERMITE, *La preuve médicale au XXI*^e^ *siècle*, 2022.
Bernard MARROT, *Politique d'organisation du système de santé en France*, 2022.
Patrice COUZIGOU, *Écologie interne et relation soignante, Médecine de la personne et de ses comportements*, 2022.
Julie LENOBLE-MARTIN, *Le droit d'accès aux soins des personnes sourdes en France*, 2021.
Alain GOLDCHER, *Bien vivre avec un « oignon ». Questions/réponses illustrées sur l'hallux valgus, le trouble statique le plus fréquent*, 2021.
Jeannot BAANITSE, *Soins palliatifs en RD Congo et en Afrique. Appel à la promotion et l'intégration,* 2021.
François MATH, *La recherche médicale française. Hier on la trouvait, aujourd'hui on la cherche,* 2021.
Jacques MORNAT, *Choix et médecine*, 2021.
Philippe VIARD, *On n'est jamais assez vieux pour faire un mort, Repenser les soins pour les personnes dans les services de longue durée*, 2021.
Justine DIEHL, *Vaccins, Entre méfiance et adhésion*, 2021.
Jean-Yves DE LA CAFFINIERE, *50 ans de pratique chirurgicale. Pensées parallèles,* 2021.
David LERICHE, *Equilibre et motricité chez les personnes âgées, la liaison œil-pied*, 2020.
Bernard JURTH, *Vivre mieux à tout âge grâce à l'ostéopathie, Suivi de Journal d'un voyage aux sources de l'ostéopathie*, 2020.

Thibaut Coussens-Barre

La patrimonialisation des collections d'échantillons biologiques

Préface de Xavier Bioy

L'Harmattan

5-7, rue de l'Ecole-Polytechnique, 75005 Paris
http://www.editions-harmattan.fr
ISBN : 978-2-14-031764-4
EAN : 9782140317644

PREFACE

Les empires ont leurs marches et le droit commun ses marges. Accessoires, elles contribuent pourtant à définir le contour du principal. L'atypie de certains objets appelle ainsi tout intérêt intellectuel et pratique ; elle nécessite une forte créativité à ceux qui s'emploient à l'étudier ; si ce n'est le goût du risque.

Ainsi, il fallait beaucoup de courage et une forme d'inconscience, à Thibaut Coussens-Barre, pour aborder les grands thèmes de la propriété, du corps humain et de la recherche biomédicale en partant d'un « petit » objet comme les échantillons biologiques humains, même réunis en collections. De bizarrerie en incongruité, tout a été dit ou pensé de ce sujet de thèse (*La patrimonialisation des collections d'échantillons biologiques*) : considéré comme technique, pratique, appliqué, sectoriel... Ce qui serait pour certains des qualités, se trouve dégradé en raison de son caractère « situé » : la santé, la pharmacie, le corps et ses dérivés, toutes choses triviales ou mineures. Tout cela, jusqu'à ce que de bonnes volontés acceptent d'en comprendre l'intérêt académique autant que pratique, sectoriel autant que général, situé mais interdisciplinaire ; du jury de thèse jusqu'au Conseil National des Universités qui ont qualifié la thèse pour une carrière universitaire.

Car, d'apparence marginale, le sujet convoque les grandes notions du droit, public comme privé, pour les mettre en perspective avec des enjeux majeurs des politiques publiques et des enjeux du marché. Les politiques de santé, en tout premier lieu, mais encore celles qui dépendent ou s'occupent des ressources du vivant. Les intérêts du secteur des produits de santé, ensuite, pour lesquels les collections constituent un moyen indispensable de leur recherche et développement. Pourquoi et comment valoriser ces objets devenus, par le travail des « biobanquiers », de véritables ressources scientifiques et économiques ? Quelles qualifications ? Quels régimes ? Quels contrôles ?

La notion de personne est interrogée à travers sa mystérieuse liaison avec le corps et ses démembrements ; au point de dégager les termes d'un équilibre entre « conception personnaliste » et « conception réaliste » du corps. Mais la réflexion se trouve renouvelée car elle implique aussi les données personnelles et le travail des responsables de collection. Jusqu'où va, juridiquement, la volonté de la personne « source » des éléments du corps ? Où commence la consécration des intérêts d'autrui sur ces « ressources » ? La thèse interroge surtout les différents visages du droit de propriété, et plus largement, comment qualifier les liens de droit qui unissent des personnes, physiques ou morales, à ses éléments biologiques travaillés, voire façonnés ? Puis, vient le concept majeur de patrimoine, aux définitions là aussi discutées. Il renvoie à différents régimes juridiques qui permettent de protéger et de « valoriser » la ressource biologique humaine, c'est-à-dire l'affecter efficacement à la recherche biomédicale et aux intérêts publics ou privés qui l'entourent. La genèse du sujet, coïncidait d'ailleurs avec le déploiement d'une infrastructure nationale dite « Biobanques », de l'Inserm, alors financée au titre du programme national *Investissements d'avenir* mais abandonnée depuis, notamment parce qu'elle n'a pas favorisé l'insertion des collections françaises dans le commerce international. La « patrimonialisation » peut ainsi se comprendre, à la fois, comme un mouvement d'attraction vers le patrimoine de choses dont les utilités justifient de s'en assurer la réservation et comme un mouvement de valorisation de ces objets, opéré par des gestionnaires privés ou par les pouvoirs publics, afin d'en optimiser les « utilités ».

Car le travail a aussi consisté à assumer, comme d'autres le firent avant sans être parfaitement entendus[1], le point de vue réaliste qui n'exclut pas, idéologiquement, que le corps humain soit dans le commerce juridique, et, plus loin encore, élément du marché et même source de profits dont l'affectation pourrait pourtant servir l'intérêt général et surtout pas la personne « source ». L'étude envisage un droit lié à une politique publique de valorisation des collections d'échantillons biologiques favorisant la disponibilité des ressources biologiques et l'amélioration de leurs qualité et utilité scientifiques. C'est pourquoi il faillait pouvoir qualifier le contenu des collections d'échantillons biologiques et déterminer les titulaires de leurs utilités avant de pouvoir procéder à l'étude des conditions de leur disponibilité.

La thèse interroge, en creux, jusqu'à la culture politique et juridique française qui considère, encore trop souvent, le corps humain comme éloigné du marché et de l'économie ; au point d'engendrer des normes spontanées ou rêvées, plus que juridiques, mais qui conduisent souvent à perdre des opportunités économiques favorables au développement de la recherche. La difficulté française à dépasser une conception stricte de l'extra-patrimonialité du corps humain occupe la toile de fond de ce travail. Elle repose, en pratique, sur l'enchevêtrement des régimes juridiques d'un objet qui convoque une multiplicité de régimes. C'est pourquoi les recherches ont d'abord consisté en une vaste opération de « décomposition », qui visait à mettre en évidence les objets juridiques en présence, leurs usages, les acteurs impliqués dans leur gestion ainsi que les caractéristiques de leurs régimes juridiques respectifs. Une intuition est née, percevant que les collections d'échantillons biologiques recouvrent une série d'utilités, à l'origine d'une valeur qu'il convenait de sauvegarder d'abord, et de faire fructifier ensuite. Thibaut Coussens-Barre parvient ainsi à une présentation très méthodique et très claire, d'abord analytique et disséquant l'objet, puis synthétique et finaliste. Peu de travaux ont, jusqu'ici, apporté cette clarté et ces connexions. Si chaque élément pourrait encore appeler des développements plus substantiels, l'auteur a su maitriser sa plume et livrer l'essentiel des arguments et des débats doctrinaux.

[1] F. BELLIVIER et C. NOIVILLE, Contrats et vivant, Paris, LGDJ, 2006.

Dans un premier temps, la « décomposition » de la collection d'échantillons biologiques permet d'apporter une consistance juridique aux termes de l'article L. 1243-3 du Code de la santé publique pour qualifier juridiquement les objets en présence, déterminer le (ou les) titulaire(s) de leurs utilités et *in fine*, clarifier leur situation du point de vue du droit. Deux régimes propres distinguent le prélèvement biologique, d'une part, élément matériel issu d'un détachement du corps entier de la personne, et appartenant à la catégorie des éléments et produits du corps humain et les données personnelles, d'autre part, constituées d'informations médicales collectées auprès du patient/donneur, et de l'ensemble des informations inférées du travail de caractérisation des prélèvements biologiques. L'apparition du bien nouveau que constitue l'échantillon biologique résulte d'un processus de spécification. Ce que l'ouvrage décrit parfaitement.

Dans un second temps, la collection « recomposée » constitue un bien immatériel, pourvu d'utilités propres, distinct de ses éléments constitutifs et qui peut être analysé comme une « universalité de fait ». S'en suit une analyse plus « institutionnelle » de la structuration de l'activité de biobanque, nécessaire pour expliquer ses conséquences sur le produit de cette activité. Les politiques publiques recherchent la disponibilité du matériel biologique par la protection des collections, contrôlées par des personnes publiques ou privées, visant à limiter les effets induits par l'exclusivisme de leur appropriation. Il a ainsi été tenté, d'abord, de les rapprocher de régimes juridiques issus du droit du patrimoine (régime des monuments historiques et des collections muséales), de la domanialité publique, ou encore du droit de la propriété intellectuelle (droit d'auteur et droit *sui generis* sur les bases de données), puis de la reconnaissance de l'activité publique de biobanque en tant que mission de service public. Bien souvent, les collections se créent en fonction des sujets de recherche des médecins et biologistes, de manière spontanée et auto-organisée ; sans trop de souci de coordination ou de développement. Pourtant certains chercheurs ont développé un tel savoir-faire qu'ils déploient une nouvelle activité, presque un autre métier, celui de banquier, conservateur et développeur, un travail de collectionneur, qui les conduit à faire circuler ces ressources. L'intervention publique a permis d'orienter les centres de ressources biologiques dans une démarche d'amélioration continue de la qualité de leurs produits, et a facilité leur organisation en réseaux.

On le voit, une telle fresque, en puissance dans ce petit objet comme le génie sort de la lampe, nécessitait un esprit ouvert, curieux et méthodique. Ce fut le cas de Thibaut Coussens-Barre qui avait commencé cette réflexion dans le cadre de son mémoire de fin d'études de Master en Droit public général et y avait fait preuve du talent nécessaire pour briguer un contrat doctoral (que la Région Occitanie lui a octroyé au nom de la promotion de la pluridisciplinarité). Cela appelait aussi une codirection associant le droit et la médecine légale pour se rapprocher de spécialistes des collections d'échantillons biologiques susceptibles d'apporter un éclairage « pratique » sur le fonctionnement de ces objets relevant normalement du champ de la science médicale et de la recherche scientifique. Mme Anne-Marie Duguet, membre de l'unité mixte de recherche INSERM 1295 et son équipe « Bioethics » (équipe qui est à l'origine d'une production importante de travaux sur la question des biobanques[2]), a accepté d'être, avec l'auteur de ces lignes, garante de la solidité des raisonnements et de l'adéquation des propositions effectuées avec les réalités des pratiques. M. Coussens-Barre intégra ainsi l'Inserm, le temps de ses travaux, mais aussi l'Institut Maurice Hauriou, équipe de l'Université Toulouse Capitole, qui travaillait à la rencontre des libertés de la personne avec le droit de la santé et du droit des biens[3]. Le compagnonnage de la pluridisciplinarité, qui demande du temps et de l'engagement a permis de mener à bien ce projet, dans toutes ces dimensions.

Cela donne une thèse riche et originale, ambitieuse par l'ensemble des redoutables sujets soulevés par ce « micro-objet » au vaste contexte. Une réflexion qui prend sa place parmi des travaux qui modernisent le droit des biens[4], autant qu'il fait avancer cet ensemble complexe, à la croisée des droits de la santé, du droit des personnes et du droit économique.

Le présent ouvrage reprend donc ce qui a été soutenu, à Toulouse, le 17 mai 2021, devant un jury qui reflétait, même partiellement, la diversité de la palette, entre droit civil, droit public des biens, droit de la santé et droit des libertés fondamentale : les professeurs Florence Bellivier (droit privé, Université Paris Nanterre, rapporteur), Christophe Roux (droit public, Université Lyon, rapporteur), Emmanuelle Rial-Sebbag (Directrice de recherche INSERM, droit de la santé et des biotechnologies), Jean-Gabriel Sorbara (droit public, Université Toulouse Capitole) et Benoît Schmaltz (droit public, Université Saint-Etienne) et ses deux directeurs.

Le lecteur qui arrive au terme de cette préface dispose déjà d'un projet, d'une curiosité, voire d'une expérience médicale ou juridique. Il apprendra encore, pourtant, et y verra plus clair dans ce maquis de questionnements désormais cartographié, rationalisé et à disposition de tous.

Xavier BIOY

Professeur agrégé des Facultés de droit

Vice-Doyen de la Faculté de droit de Toulouse

---

[2] E. RIAL-SEBBAG, Implications juridiques des nouvelles formes de gouvernance en biotechnologie : L'exemple des biobanques utilisées en recherche, thèse de doctorat, Université Toulouse III – Paul Sabatier, 2009 ; A. SOULIER, A. CAMBON-THOMSEN, « Promesses de biobanques : se soucier de l'avenir dans l'éthique de la recherche biomédicale », Revue française d'éthique appliquée, 2016/2 (N° 2), p. 29-47.

[3] Not. La régulation publique des centres de ressources biologiques, le cas des tumorothèques, X. Bioy (dir.), Paris, LEH Édition, 2018, p. 185.

[4] Flora Vern, Les objets juridiques. Recherche en droit des biens, Dalloz Bibl. Volume 200, 2020.

INTRODUCTION

« Le collectionneur finit souvent par croire qu'en accumulant des merveilles, il en est le créateur ».

Alain Ayache, *Lettres à Prunelle*

Dans son tableau intitulé *La trahison des images*[5], le maître belge René Magritte figurait une pipe au centre de son œuvre, laquelle était assortie d'une légende devenue célèbre : « Ceci n'est pas une pipe ». Dans sa démarche artistique, Magritte usait du paradoxe pour interpeller le spectateur sur le dépassement des conventions établies entre une chose, sa représentation, et les mots utilisés pour la qualifier.

La collection d'échantillons biologiques fait partie de ces objets dont l'appréhension diffère selon le positionnement de l'analyste. Elle constitue une illustration des distorsions qui peuvent apparaître entre la réalité matérielle d'une chose, la perception qu'en ont ses destinataires et les termes choisis pour la nommer. À cet égard, les collections d'échantillons biologiques entrainent le juriste hors des sentiers battus. Elles l'invitent d'abord à passer outre l'apparente simplicité de leur dénomination pour aborder toute la complexité de la structuration de ces ensembles aux contenus originaux. Elles le questionnent ensuite sur l'applicabilité des concepts traditionnels du droit – public et privé – à ces regroupements d'éléments corporels dont la valeur scientifique ne doit rien sacrifier aux principes de l'éthique médicale. Elles le poussent enfin à opérer un travail de qualification juridique, motivé par l'espoir d'en faire émerger une définition englobante à partir de laquelle une construction normative devient possible.

Dans une perspective de droit public, les collections d'échantillons biologiques représentent avant tout un enjeu de politique publique. Leur potentiel en recherche a rapidement suscité l'intérêt de la puissance publique qui a multiplié la fréquence et les formes de son intervention sur ces objets.

Le 25 mars 2020, le ministère des Solidarités et de la Santé annonçait par communiqué[6] avoir retenu le projet *French COVID-19*, porté par l'INSERM, au titre des onze premières recherches financées par l'État dans le cadre de la

[5] Huile sur toile, 59×65 cm, 1929, *Los Angeles County Museum of Art*.

[6] Ministère des solidarités et de la santé, Communiqué de presse, 15 mai 2020, « Financement en urgence de 11 projets de recherche appliquée en santé pour près de 9 millions d'euros ».

lutte contre la propagation de l'épidémie de SARS-CoV-2[7]. Ce projet, débuté à la fin du mois de janvier 2020, a permis d'élaborer une cohorte observationnelle incluant désormais plus de trois mille patients, ainsi qu'une collection d'échantillons biologiques associée, en vue de la description des caractéristiques cliniques de la maladie et de l'identification de ses facteurs prédictifs de gravité.

Quelques semaines plus tard[8], le déblocage de fonds spéciaux supplémentaires permettait le financement de quarante-cinq nouvelles recherches parmi lesquelles le projet de constitution de la cohorte *COVIDef* adossée à la création d'une Biobanque Covid AP-HP. Au 18 mai 2020, ce regroupement incluait au sein d'une vaste collection, les données cliniques et les échantillons biologiques de six cent quatre-vingt-seize patients répartis sur l'ensemble des centres de ressources biologiques hébergés sur les sites de l'Assistance Publique des Hôpitaux de Paris (AP-HP). Les données recueillies et intégrées dans ces collections ont pu être mises en relation avec l'entrepôt des données de santé (EDS) de l'AP-HP et les informations contenues dans le système national des données de santé (SNDS)[9], ouvrant ainsi la possibilité d'un suivi au long cours de ces patients par l'accès aux données détenues par la Caisse nationale d'assurance maladie (CNAM). Dans le même temps, l'accès à ces collections a été ouvert et leur contenu rendu accessible pour l'ensemble des essais cliniques portés par l'AH-PH, mais également aux demandes extérieures, pour lesquelles la mise à disposition d'échantillons biologiques[10] repose sur la décision du comité de pilotage de la biobanque[11].

La France n'a pas été isolée dans cette démarche, et des initiatives similaires se sont multipliées dans l'espace européen et au-delà[12]. À ce jour, le catalogue du

---

[7] INSERM, Dossier thématique « Coronavirus et Covid-19 », élaboré avec la collab. d'E. d'ORTENZIO, Y. YAZDANPANAH et B. LINA [Disponible en ligne].

[8] Ministère des solidarités et de la santé, Communiqué de presse, 15 mai 2020, « Olivier Véran annonce le financement de 45 nouveaux projets de recherche appliquée sur le Coronavirus COVID-19 pour près de 22 millions d'euros et encourage les français à participer aux études ».

[9] CNIL, « Guide pratique. Modalités de circulation du NIR pour la recherche en santé aux fins d'appariement de données avec le SNDS », déc. 2020, 8 p.

[10] Compte tenu de leur quantité limitée et de leur particulière rareté, la mise à disposition des échantillons biologiques contenus dans ces collections repose notamment sur : la nature du demandeur et l'implication de son établissement de rattachement à la constitution de ces collections, la pertinence scientifique du projet envisagé, la typologie des échantillons et la quantité sollicitée. AP-HP, communiqué de la Direction de la recherche clinique et de l'Innovation (DRCI), « Information sur les projets de recherche Covid portant sur les ressources biologiques collectées au sein de l'AP-HP » [Disponible en ligne].

[11] Les comptes-rendus de réunion du Comité de pilotage de la Biobanque Covid AP-HP sont disponibles sur le site de l'institution. Quatre comptes-rendus ont été à ce jour diffusés, le dernier datant du 11 juin 2020. Neuf projets de recherche ont été retenus par le Copil pour la mise à disposition d'échantillons biologiques issus de la collection COVIDef.

[12] Le 26 mars 2020, le Scientifique en chef du Québec annonçait la création d'une biobanque québécoise de la COVID-19 (BQC19). Elle regroupe depuis son lancement au 1er avr. 2020 les données cliniques associées à plus de 500 participants.

réseau BBMRI-ERIC[13] recense l'existence de cent dix collections biologiques composées spécialement d'échantillons issus de patients atteints de la Covid-19. Leur constitution résulte du travail de soixante-dix-neuf institutions de recherche relevant des États membres de cette infrastructure européenne qui ont collecté ces échantillons au fil de l'eau ou dans le cadre d'essais cliniques.

Ce foisonnement et la rapidité avec laquelle de si nombreuses collections ont pu être constituées témoigne de l'importance prise aujourd'hui par ces objets[14], devenus des outils incontournables dans les processus de recherche fondamentale et appliquée. Bien que la pandémie ait profondément bouleversé le fonctionnement des laboratoires de biologie[15], l'apport des collections d'échantillons biologiques dans la lutte contre cette infection a pu être constaté à plusieurs moments.

Dans la phase de connaissance de la maladie, les collections d'échantillons biologiques ont constitué un support de choix pour l'application de techniques innovantes issues des avancées réalisées dans le domaine des sciences « omiques »[16] et de l'informatique. Le séquençage à haut débit des échantillons biologiques a permis d'établir une cartographie du génome des agents pathogènes de la COVID-19. L'ensemble des données ainsi extraites ont pu être stockées, faire l'objet d'une analyse algorithmique et être mises en relation à grande échelle pour constituer des mégadonnées en santé. Ce contenu a ensuite permis l'information de l'ensemble de la communauté scientifique sur les caractéristiques de cette pathologie.

Dans la phase d'élaboration des thérapeutiques contre la maladie, les infrastructures hébergeant des collections biologiques constituées d'échantillons COVID, également dénommées *biobanques*, ont été particulièrement sollicitées par des chercheurs désireux d'accéder à ces ressources en vue notamment de mettre au point les tests de dépistage de la maladie, d'évaluer l'efficacité de certains médicaments ou encore d'élaborer son vaccin. Le volume des demandes tranchait alors avec le nombre réduit d'échantillons

---

[13] BBMRI-ERIC pour *Biobanking and Biomolecular Resources Research Infrastructure – European Research Infrastructure Consortium* est une infrastructure européenne de recherche spécialisée dans le *biobanking*. Elle regroupe vingt États et une organisation internationale au sein d'un réseau ayant pour objet l'harmonisation et l'amélioration continue des pratiques de gestion d'échantillons biologiques d'origine humaine.

[14] Dans son discours conclusif prononcé le 13 nov. 2020 à l'occasion de l'Assemblée mondiale de la santé, le directeur général de l'Organisation Mondiale de la Santé (OMS) Tedros Adhanom Ghebreyesus, délivrait un plaidoyer en faveur de la constitution d'une biobanque mondiale.

[15] P. HOFMAN, « Gestion des échantillons dans les laboratoires de pathologie et les biobanques au cours de la pandémie liée à la Covid-19 », *Revue francophone des laboratoires*, n° 528, janv. 2021, p. 36-42.

[16] SÉNAT, rapp. n° 158 (2010-2011) de Mme Brigitte BOUT, fait au nom de l'Office parlementaire d'évaluation des choix scientifiques et technologiques, déposé le 8 déc. 2010, « L'organisation de la recherche et ses perspectives en matière de prévention et de traitement de l'obésité », p. 125 : « les sciences « omiques » regroupent des champs d'étude de la biologie qui s'intéressent aux interactions dans et entre des ensembles vivants complexes (espèces, populations, individus, cellules, protéines, ARN, ADN) en prenant compte de l'environnement auquel ces ensembles vivants sont exposés et de l'écosystème dans lequel ils vivent. Les « omiques » les plus connus sont la génomique, la protéomique, la transcriptomique et la métabolomique ».

disponibles, mettant en évidence l'impérieuse nécessité d'en assurer une affectation optimale pour des recherches considérées comme scientifiquement pertinentes et non-redondantes.

Dans la phase de déploiement de la vaccination, les biobanques fournissent une participation indirecte en mettant leur savoir-faire dans la conservation d'échantillons biologiques à basse température[17] au service des autorités de santé. Leur contribution repose essentiellement dans la mise à disposition d'espaces de congélation[18] et de lieux de stockage pour les doses vaccinales.

Constituer une collection d'échantillons biologiques pour mener à bien une étude relève désormais d'une activité de routine en recherche. Outils incontournables, elles n'en demeurent pas moins des créations récentes, dont l'apparition s'est faite à la faveur d'un mouvement d'élargissement des entreprises de collection.

Ce mouvement conjoncturel a conduit à transposer l'activité de collection à de nouveaux objets[19], parmi lesquels figurent les éléments corporels. Les corps, passés d'objets du Sacré[20] à outils de santé, ont été transformés par les progrès de la science médicale au point d'être considérés aujourd'hui comme de véritables « gisements précieux d'éléments biologiques »[21]. Désormais pratiquée *à corps ouvert*, la science autorise la connaissance d'un corps considéré en son entier et offre la possibilité d'accéder à ses parties, de les extraire, de les conserver, de les dupliquer avant de les réimplanter. Ces évolutions obligent à penser un corps désormais morcelé, dont les parties doivent être envisagées *hors le corps* comme des composantes autonomes. Ce corps parcellisé a d'abord été mis au service d'une entreprise de *resourcialization*[22], fondée sur l'utilisation thérapeutique de ses éléments selon une logique de solidarité interpersonnelle immédiate basée sur le don[23]. Dans le cadre des activités de greffe, les éléments corporels sont alors perçus comme de véritables ressources médicales, visiblement utiles. Parallèlement à cette activité thérapeutique, le développement croissant du volume des recherches scientifiques a mis en évidence un besoin nouveau en ressources biologiques, ayant abouti à la marchandisation irréversible des éléments corporels. La multiplication des recherches dites « sur prélèvements », centrées sur la pathologie plutôt que sur le patient, en investissant toujours

---

[17] Le vaccin *Comirnaty* mis au point par les sociétés Pfizer/BioNtech est le premier à avoir obtenu l'autorisation de mise sur le marché délivré par la Commission européenne après avis de l'Agence européenne du médicament (21 déc. 2020). Ce vaccin nécessite d'être stocké à une température de -80 °C pour garantir son efficacité.

[18] « Vaccins anti-Covid : Froilabo triple sa production de supercongélateurs », *Les Échos*, 11 déc. 2020.

[19] La placomusophilie est l'activité consistant à collectionner les plaques de muselet placées sur certains bouchons de spiritueux pour en restreindre le mouvement.

[20] J.-P. BAUD, *L'affaire de la main volée. Une histoire juridique du corps*, Paris, Seuil, 1993, p. 106 et s.

[21] D. THOUVENIN, « La loi relative à la bioéthique ou comment accroître l'accès aux éléments biologiques d'origine humaine », *D.*, 2005, p. 116.

[22] T. AWAYA, « Common ethical issues in regenerative medicine", *JIB*, vol. 16, n° 1-2, 2005, p. 69-75.

[23] M. MAUSS, *Essai sur le don. Forme et raison de l'échange dans les société archaïques*, Paris PUF, coll. « Quadrige Grands textes », 2007, 248 p.

davantage le champ de l'infiniment petit, a favorisé la survenue de ce processus de réification des éléments corporels, et conduit inévitablement à leur assimilation à une matière première déshumanisée[24].

Dans ce contexte, l'apparition des collections d'échantillons biologiques résulte de cette extension de l'activité humaine de mise en collection à ces objets corporels nouvellement accessibles. Mis en collection, les éléments corporels deviennent l'objet aussi bien que l'outil de la recherche scientifique.

I. Objet de l'étude

L'élément principal de la recherche porte sur l'analyse des collections d'échantillons biologiques en tant qu'objets juridiques affectés à la recherche scientifique (A). Elles doivent être distinguées de l'activité générale de biobanque, dont les collections biologiques constituent le support, et qui consiste en la préparation, la conservation et la mise à disposition d'éléments et de produits du corps humain pour une finalité de recherche (B).

A. La collection d'échantillons biologiques

La collection d'échantillons biologiques est un outil scientifique ayant été saisi par le droit afin d'en donner une définition et d'en organiser les usages (1). Spécifique par son contenu, elle n'en cultive pas moins d'importantes similarités avec l'ensemble des autres collections dont elle partage la structuration (2).

1. Définition de la collection d'échantillons biologiques

Collecter le vivant. La collecte d'organismes vivants est une activité dont les traces peuvent être retrouvées à des époques fort lointaines[25]. Travail d'amateurs passionnés d'abord, la collection est progressivement devenue un objet scientifique[26], indispensable à la description du monde animal et végétal dans un premier temps, puis humain à mesure du développement de la pratique médicale. Les progrès enregistrés dans le domaine de l'informatique et le développement

[24] Dans son ouvrage *Le corps-marché. La marchandisation de la vie humaine à l'ère de la bioéconomie*, Paris, Seuil, 2014, not p. 68 et 84, Céline LAFONTAINE caractérise ce phénomène d'objectivation du corps ressource par la naissance des bio-objets. Elle utilise l'exemple de la culture cellulaire pour mettre en évidence le décalage croissant intervenu entre l'élément détaché, et la personne à l'origine de ce détachement.

[25] La collection Roland Bonaparte constitue ainsi un herbier général composé d'environ 2,5 millions de spécimens réunis à partir de la seconde moitié du XIXème siècle. La collection entomologique François-Marie Dejean identifie environ 22 000 espèces d'insectes dont le contenu est réparti entre plusieurs muséums d'histoire naturelle européens (Lyon, Paris, Londres, Turin, Barcelone).

[26] Dès 1862, date de son arrivée à la Salpêtrière, le neurologue Jean-Martin Charcot, avait entrepris de constituer des collections anatomiques qu'il montrait alors dans son musée destiné à l'enseignement de cette science dont il était le fondateur.

de la génomique[27] dans les années 1990, ont permis d'accroitre substantiellement la quantité ainsi que la diversité des informations associées aux prélèvements corporels, au point que les collections biologiques s'appréhendent désormais globalement comme un ensemble de prélèvements et de données.

Diversité des collections biologiques. Les collections d'échantillons biologiques se distinguent par leur diversité. La technique permet désormais de placer en collection la plupart des éléments et produits détachés du corps humain. Elles offrent ainsi à la communauté scientifique un support exhaustif pour l'ensemble des projets de recherche en cours ou susceptibles d'être entrepris. Pour mener à bien cette mission, des centres de ressources biologiques hébergent et mettent à disposition[28], en fonction de leur spécialisation ou de la demande de leurs partenaires, des collections de tissus (peau, os), de cellules (sang, tumeur), de matériel génétique (ADN, ARN), de liquides (céphalo-rachidien), de sérums ou encore d'urines.

Définition. Objet scientifique avant de devenir objet de droit, le cas des collections témoigne de ce décalage constant entre les temporalités de la Science et du Droit, ainsi que de la vivacité de ce « mythe désormais bien ancré dans l'imaginaire du législateur contemporain de l'adaptation nécessaire du droit aux avancées et, surtout, aux exigences de la science »[29]. La caractérisation des collections d'échantillons biologiques est le fruit d'une lente maturation, concrétisée lors de la révision des lois de bioéthique en 2004[30] avec l'intégration dans le Code de la santé publique d'une définition et d'un régime juridique propre. Aux termes de l'article L. 1243-3 du Code de la santé publique, les collections d'échantillons biologiques désignent « la réunion, à des fins scientifiques, de prélèvements biologiques effectués sur un groupe de personnes identifiées et sélectionnées en fonction des caractéristiques cliniques ou biologiques d'un ou plusieurs membres du groupe, ainsi que des dérivés de ces prélèvements ».

Si Justinien considérait comme périlleuse toute tentative de définition dans un texte juridique[31], la réussite d'une telle entreprise relève avant tout d'un « pari sur la réussite des conditions de communication »[32] et présuppose une « communauté de compréhension avec les destinataires de leurs textes »[33].

---

[27] J.-L. MORÈRE et R. PUJOL, *Dictionnaire raisonné de biologie*, Paris, éd. Frision-Roche, 2003, p. 53. Selon ces auteurs, la génomique représente une « discipline ayant pour objectif l'analyse complète des séquences du génome – l'ensemble des gènes constituant le matériel héréditaire, d'organismes vivants (l'Homme, les animaux, les virus…) ».

[28] Cette affirmation vaut notamment pour les centres de ressources biologiques publics et privés dépourvus de but lucratif.

[29] J.-Ch. GALLOUX, « La loi du 6 août 2004 sur la bioéthique », *D.*, 2004, p. 2379.

[30] Loi n° 2004-800 du 6 août 2004 relative à la bioéthique, JO 7 août 2004.

[31] JUSTINIEN, Digeste, 50, 17, 202 : « *Omnis definitio in jure civili periculosa est* ».

[32] V. CHAMPEIN-DESPLATS, *Méthodologies du droit et des sciences du droit*, Paris, Dalloz, 2ème éd., 2016, p. 314

[33] V. CHAMPEIN-DESPLATS, *op. cit.*, p. 313.

Ce socle terminologique commun minimal permettant ainsi d'éviter l'étape des définitions en cascade de l'ensemble des termes d'une phrase qui aboutirait *in fine*, à ne jamais pouvoir sortir de cette phase de définition. Force est de constater, qu'en l'espèce, ce pari communicationnel est perdu, tant la définition de la collection d'échantillons biologiques posée dans le Code de la santé publique peine à dépeindre la réalité de l'objet qu'elle est censée appréhender.

Inchangée depuis sa création, cette définition stipulative[34] se propose d'envisager les collections d'échantillons biologiques selon le statut des participants (« groupe de personnes identifiées et sélectionnées »), leur finalité (« la recherche scientifique ») et leur contenu (« prélèvements biologiques et dérivés »). Ce parti pris du législateur n'informe nullement le destinataire de cette norme sur la nature juridique conférée aux collections d'échantillons biologiques. Elle ne fait également aucune mention de l'existence de données personnelles associées aux prélèvements biologiques, alors même qu'elles en constituent aujourd'hui le support immatériel indissociable.

Cette difficulté à dépeindre le réel constitue une source de confusion qui rejaillit sur l'ensemble du régime juridique associé à cet objet, fait de renvois et d'exceptions, dont l'aboutissement procède d'un « empilement réglementaire »[35] mettant en évidence un « manque de clarté dans les obligations respectives de chacun des acteurs »[36]. Cette situation n'a pas vocation à évoluer pour le futur, comme en témoigne le projet de révision des lois de bioéthique déposé en 2019[37] qui n'apporte qu'une modification rédactionnelle à la définition des collections d'échantillons biologiques[38].

2. *Une collection parmi des collections*

Identité de structure. L'étude des collections d'échantillons biologiques repose également sur l'analyse de la structuration de ces ensembles et des mécanismes psychologiques qui fondent tout acte de collection. À ce titre, les collections biologiques, malgré la diversité des éléments qui les composent, partagent avec l'ensemble des autres collections des caractéristiques communes qui fondent leur appartenance à cette catégorie. Toutes les collections reposent sur une structuration faisant intervenir un élément physique et un élément psychologique.

---

[34] M. TROPER, « Pour une définition stipulative du droit », *Droits*, 1989, n° 10, p. 104.
[35] E. RIAL-SEBBAG, *Implications juridiques des nouvelles formes de gouvernance en biotechnologie : L'exemple des biobanques utilisées en recherche*, thèse de doctorat, Université Toulouse III – Paul Sabatier, 2009, p. 17.
[36] *Ibid.*
[37] Projet de loi n° 2187 relatif à la bioéthique déposé à l'Assemblée nationale le 24 juill. 2019.
[38] L'article 18 du projet de loi prévoit qu'au deuxième alinéa de l'art. L. 1243-3 CSP les mots : « Les termes « collections d'échantillons biologiques humains » désignent la réunion » sont remplacés par les mots : « Le terme « collection d'échantillons biologiques humains » désigne la réunion ». Ce remplacement d'une formulation au pluriel par une formulation au singulier symbolise à lui seul le niveau de préoccupation que les pouvoirs publics accordent actuellement à la question des collections d'échantillons biologiques.

Élément physique. L'élément physique suppose la réunion de choses, similaires ou non, corporelles ou incorporelles, au sein d'un ensemble dont le périmètre relève de la seule appréciation du collectionneur. Les choses qui composent cet ensemble peuvent en principe être appréhendées individuellement. Elles sont des biens, soumis à un régime juridique qui leur est propre et sont, au titre de leur appartenance à cette catégorie, appropriables et placées dans le commerce juridique.

Élément psychologique. La mise en évidence de cette diversité n'est pas suffisante pour qualifier une collection. Leur homogénéité repose sur l'existence d'un élément intellectuel qui fonde alors le sens de cet ensemble, qualifié de collection, dont la nature se distingue des éléments qui le composent. Cette dimension intellectuelle repose tout entière sur la manifestation d'un acte de volonté émanant de la personne du collectionneur. Par sa volonté, le collectionneur accumule, organise, sélectionne, et plus généralement opère sur cet ensemble les prérogatives d'un propriétaire. Il détermine également les finalités qu'il entend octroyer à la collection, organise les modalités de son accès et les utilisations qui en seront faites. Toutes ces interventions contribuent à forger la cohérence de la collection[39] et mettent en évidence son unité. Elles permettent de la faire émerger en tant que bien immatériel autonome, distinct des parties qui la composent.

Définition commune. Ces traits communs à l'ensemble des collections ont permis d'en dégager plusieurs définitions dont la teneur met en évidence l'idée selon laquelle toute collection représente « ce qui est réuni et constitué d'éléments juxtaposés, conservant leur individualité »[40]. Elle « résulte de choix successifs faits systématiquement par un individu ou un groupe d'individus dans une intention particulière »[41] et aboutit à « un ensemble de biens présentant en commun ou en combinaison un intérêt patrimonial »[42]. Le législateur s'est montré réticent à poser une définition de la collection. Une tentative avait été amorcée par un décret de 1993, circonscrit au champ culturel, qui définissait la collection comme « un ensemble d'objets, d'œuvres et de documents dont les différents éléments ne peuvent être dissociés sans porter atteinte à sa cohérence et dont la valeur est supérieure à la somme des valeurs individuelles des éléments qui le composent »[43]. Abrogé depuis 2011, ce texte mettait alors l'accent sur la valeur additionnelle apportée par le regroupement de biens au sein d'une collection,

---

[39] Sur ce point, la collection en tant qu'universalité de fait se distingue du patrimoine au sein duquel sont rassemblés des biens sans qu'aucune forme d'unité ni de cohérence entre eux ne soit exigée.

[40] Centre national des ressources textuelles et lexicales (CNRTL), Dictionnaire virtuel, occ. « Collection ».

[41] *Ibid.*

[42] Définition posée par la norme AFNOR EN 15898 :2019 relative à la conservation du patrimoine culturel.

[43] Décr. n° 93-124 du 29 janv. 1993 relatif aux biens culturels soumis à certaines restrictions de circulation (JO n° 25, 30 janv. 1993), art. 1. Abrogé par Décr. n°2011-574 du 24 mai 2011 (JO n° 122, 26 mai 2011), art. 5.

et par là-même procédait à une autonomisation de celle-ci vis-à-vis de ses composantes.

Les collections d'échantillons biologiques n'échappent pas à cette présentation généraliste des collections. Elles s'y retrouvent en grande partie, mais s'en distinguent par la particularité des choses qui les composent. Elles ne pourront ainsi être complètement assimilées à des collections traditionnelles, relevant du champ des arts ou de la culture, en raison de la finalité qu'elles poursuivent et qui influe sur les conditions de leur utilisation. Constituées aux fins de la recherche scientifique, les collections biologiques ont vocation à être utilisées par les chercheurs qui en sont les principaux destinataires. À la différence des collections patrimoniales, ensembles figés dont le regroupement procède d'une logique de protection et de préservation contre les atteintes à leur intégrité, leur utilisation ne saurait s'inscrire dans la perspective d'une présentation à un quelconque public[44]. Les collections d'échantillons biologiques sont au contraire des ensembles dynamiques, dont l'utilité repose tout entière dans leur utilisation et la mise à disposition de leur contenu au plus grand nombre. Cette particularité fait d'elles des ensembles consomptibles, dont le contenu se consomme par l'usage[45]. Le caractère éphémère des échantillons biologiques n'ôte pas à leur regroupement le caractère de collection, mais appelle à des règles de protection et d'affectation particulières ayant pour objet d'assurer l'optimisation de leurs utilités.

B. Les collections d'échantillons biologiques support de l'activité de biobanque

Les collections d'échantillons biologiques ont fréquemment été envisagées sous l'angle de l'activité dont elles constituent le support. Dans cette perspective, elles demeurent l'objet annexe d'une analyse institutionnelle (1) dont il conviendra de se départir (2).

1. Les collections d'échantillons biologiques au prisme de leurs institutions de rattachement

Nature de l'activité de biobanque. Les collections d'échantillons biologiques se distinguent de l'activité[46] dont elles sont le support et des infrastructures qui en assurent la gestion. Un choix a ainsi été opéré de les retenir comme objet d'étude plutôt que de mener une analyse institutionnelle sur les centres de

[44] L'une des conditions fixées par l'art. L. 441-2 du Code du patrimoine pour l'attribution de l'appellation « Musée de France » est de « rendre [les] collections accessibles au public le plus large ».
[45] Art. 1874 C. civ.
[46] F.-X. VINCENSINI, *La commercialité. Recherche sur l'identification d'une activité*, J. Mestre (préf.), PUAM, 1998, n° 62. Selon cet auteur « l'activité est constituée d'une pluralité d'actes – tant juridiques que matériels –, volontairement enchaînés et fédérés par un but commun ; elle ne se confond ni avec les notions environnantes de profession et d'entreprise ni même avec les actes qui la composent et la personne qui l'exerce ».

ressources biologiques, ou plus généralement sur l'activité de biobanque. Cette dernière consiste à assurer la préparation, la conservation et la mise à disposition d'éléments et de produits du corps humain. Elle est réalisée par des infrastructures spécialisées, voire essentielles[47], aux statuts divers mais majoritairement publiques, qui participent de l'essor des biotechnologies[48]. Au-delà du débat sémantique qui prévalait au moment de leur apparition[49], le caractère institutionnel des biobanques[50], leur mission ainsi que leur distinction avec les collections qu'elles hébergent[51] est désormais communément admis. La plupart des définitions disponibles[52] accréditent ainsi l'idée que la biobanque est « une infrastructure, privée ou publique, regroupant de façon organisée et pour un certain temps échantillons biologiques (cellules, tissus, urines, gènes, fragments d'ADN ou d'ARN…) et données (données cliniques concernant les malades et leur famille, voire toute une population, données généalogiques ou biologiques, données relatives au mode de vie…), et ce dans un but de recherche médicale »[53] et scientifique[54].

Typologie des biobanques. Une typologie des biobanques a été avancée par mesdames Florence Bellivier et Christine Noiville[55]. Ces dernières proposent de distinguer les biobanques selon leur statut, leur finalité, leur contenu, leur taille et degré d'organisation, et enfin selon leur propension à faire circuler le matériel biologique qu'elles conservent[56]. Ces critères sont d'une utilité précieuse lorsqu'il s'agit d'appréhender des structures relevant de statuts diversifiés, dotées ou non

---

[47] Pour une application jurisprudentielle de la théorie des infrastructures essentielles, v. Conseil de la concurrence, 18ème Rapport annuel, 2004, p. 140 et s. [Disponible en ligne].

[48] L'OCDE définit la biotechnologie comme « l'application de la science et de la technologie à des organismes vivants, de même qu'à ses composantes, produits et modélisations, pour modifier des matériaux vivants ou non-vivants aux fins de la production de connaissances, de biens et de services », v. « Définition statistique de la biotechnologie », 2005, [Disponible en ligne].

[49] CCNE, avis n° 77, *Problèmes éthiques posés par les collections de matériel biologique et les données d'information associées : « biobanques » « biothèques »*, 2003, p. 14-15 ; F. BELLIVIER, C. NOIVILLE, *Les biobanques*, Paris, coll. Que sais-je ?, n° 3848, 2009, p. 5.

[50] P. WATSON, R. HEWITT, D. CATCHPOOLE and W. GRIZZLE, "Biobank: What's in a name ?", *Biopreservation and biobanking*, 2019, vol.17, n° 3, p. 204-208.

[51] Certains auteurs procèdent encore de cette confusion dans la définition qu'ils posent des biobanques. v. M. REMMELINK, *Éthique et biobanque*, Bruxelles, Académie royale de médecine de Belgique, coll. L'Académie en poche, 2013, p. 7 dont la définition assimilatrice considère qu'« une biobanque est une collection d'échantillons biologiques associés à des données personnelles […] destinée à une utilisation pour la recherche médicale/scientifique et organisée de manière à pouvoir être stockée par autrui ».

[52] COMMISSION EUROPÉENNE, Direction Générale pour la Recherche et l'Innovation, *Biobanks for Europe – A challenge for governance*, 2012, p. 13 [Disponible en ligne] ; OCDE, *Biological resource centres, underpinning the future of life sciences and biotechnology*, 2001, p. 11.

[53] F. BELLIVIER, C. NOIVILLE, *Les biobanques*, Paris, coll. Que sais-je ?, n° 3848, 2009, p. 6.

[54] E. RIAL-SEBBAG, *Implications juridiques des nouvelles formes de gouvernance en biotechnologie : L'exemple des biobanques utilisées en recherche*, thèse de doctorat, Université Toulouse III – Paul Sabatier, 2009, p. 10.

[55] Madame Florence BELLIVIER est professeur de droit privé et sciences criminelles à l'Université Paris Nanterre et madame Christine NOIVILLE est Directrice de recherche au CNRS. Leurs noms étant fréquemment cités ensemble dans cette étude, il a été choisi d'utiliser pour les citer dans le texte la formulation « mesdames Florence Bellivier et Christine Noiville », plutôt que de mentionner systématiquement de leurs titres respectifs.

[56] F. BELLIVIER, C. NOIVILLE, *Op. cit.*, p. 35-45.

de la personnalité juridique, et poursuivant des finalités divergentes selon le caractère lucratif ou non de leurs activités. Ces critères sont également utiles pour différencier les problématiques et les stratégies qui gouvernent les biobanques. Certaines, monothématiques, conservent généralement peu d'échantillons qu'elles destinent à des projets de recherche centrés autour d'une pathologie. D'autres, dites « populationnelles »[57], ont pour objet de prélever un large échantillonnage à l'échelle d'une population en vue de sa mise à disposition de la communauté scientifique, pour des recherches épidémiologiques.

Toutefois et malgré cette tentative de clarification, l'hétérogénéité reste la norme dans le champ des biobanques[58]. Ces divergences supposent de les appréhender chacune dans leur singularité, et obligent à écarter d'emblée l'idée d'un régime d'application uniforme, car toutes « ne portent pas sur les mêmes objets ; ne sont pas de la même taille ; ne regroupent pas des objets de la même échelle ; ne relèvent pas d'institutions homologues ; ne posent pas les mêmes enjeux de protection ; ne servent pas les mêmes fins »[59].

2. L'insuffisance de l'analyse institutionnelle des biobanques

Institution et régime de la biobanque. Le choix de retenir la collection comme élément d'étude s'est fondé sur le constat que de nombreux travaux s'étaient déjà intéressés aux biobanques en tant qu'infrastructures de recherche, au contenu de leur activité (collecte, préparation, conservation, mise à disposition) ainsi qu'à leur finalité (thérapeutique, recherche…)[60]. En revanche, peu se sont penchés, dans une perspective juridique, sur la matière première fondant cette activité, à savoir les échantillons biologiques et leur réunion au sein d'ensembles cohérents et organisés.

L'étude institutionnelle des biobanques est souvent couplée à une analyse du régime juridique s'y rattachant. Destinée à encadrer l'activité de biobanque, elle se fonde principalement sur une série de dispositions visant à organiser les pratiques sur les éléments corporels en veillant attentivement au respect des droits des personnes à l'origine de ces ressources. Sur ce point, l'on peut déplorer l'absence symbolique du terme « biobanque » au sein des dispositions du Code civil et du Code de la santé publique, le législateur ayant préféré le remplacer par une appellation plus neutre, pour en donner une définition uniquement finaliste.

---

[57] Plusieurs pays ont déjà développé leurs propres biobanques populationnelles. C'est le cas notamment de l'Islande, du Royaume-Uni (*UK Biobank*) ou encore de l'Estonie (*The Estonian Biobank*).

[58] S. SLOKENBERGA, "Setting the foundations: Individuals rights, public interest, scientific research and biobanking" *in* S. Slokenberga *et alii* (dir), *GDPR and biobanking*, Springer, 2021, p. 18 et s. [disponible en ligne].

[59] A. SOULIER, *Défis techniques, problèmes éthiques : Repenser l'éthique de la recherche en génomique humaine à l'ère des infrastructures de recherche*, thèse de doctorat, Université Toulouse III - Paul Sabatier, 2017, p. 29.

[60] Notamment les travaux de thèse de Mme Virginie COMMIN, *Biobanques et santé publique, une analyse juridique*, thèse de doctorat, Université Paris I Sorbonne, 2010, 331 p. ; Mme Emmanuelle RIAL-SEBBAG, *Implications juridiques des nouvelles formes de gouvernance en biotechnologie : L'exemple des biobanques utilisées en recherche*, thèse de doctorat, Université Toulouse III – Paul Sabatier, 2009, 339 p. ; Mme Michaela MAYRHOFER, *Les biobanques et leurs pratiques : une approche comparative*, thèse de doctorat, EHESS Paris, 346 p.

Le droit positif assimile ainsi les biobanques à des « organismes » assurant « la conservation et la préparation à des fins scientifiques de tissus et de cellules issus du corps humain ainsi que la préparation et la conservation des organes, du sang, de ses composants et de ses produits dérivés »[61].

Une (re)qualification juridique. Ces analyses, bien qu'indispensables pour la compréhension pratique du fonctionnement des biobanques, éludent toutefois « la confrontation [...] aux catégories fondamentales du droit »[62], plus théoriques, et centrées principalement autour de la qualification juridique de l'objet de l'activité de biobanque et des pratiques qu'il suscite chez les *biobanquiers*. La qualification désigne ainsi « une opération de l'esprit et le résultat qu'elle permet d'atteindre [...]. Ainsi s'établit par l'intermédiaire des catégories juridiques, une relation d'ordre logique entre la détermination de ce que l'on appelle la nature juridique (d'un bien, d'un acte...), et le régime juridique qui en découle »[63].

Une partie de ce travail de qualification a déjà été mené de longue date, et nombreux sont les spécialistes du droit civil ayant étudié la situation des éléments et produits détachés du corps humain[64], aboutissant souvent à des conclusions bien différentes quant aux règles qui leur sont applicables selon le positionnement doctrinal adopté. Cette étude n'est autre qu'un prolongement de cette tentative de qualification juridique à un objet plus large, la collection d'échantillons biologiques, ainsi qu'aux prérogatives exercées sur ces ensembles et sur les éléments qui les composent. Cet exercice vise principalement à *mettre les mots du droit* sur des objets et des pratiques, manipulés et exercés par des non-juristes dans une perspective uniquement pragmatique et opérationnelle. Sa vocation est ainsi de « compléter le regard spécialisé et habitué des professionnels des biobanques par celui des juristes de la faculté »[65]. Si les questions de qualification de l'acte de mise à disposition d'échantillons biologiques à un tiers, ou encore la relation qu'entretient le responsable de la collection avec les échantillons qu'il collecte et conserve n'intéressent pas l'anatomopathologiste, elles suscitent en revanche chez le juriste une multitude

---

[61] Art. L. 1243-3 al. 1 CSP.

[62] J.-Ch. GALLOUX, « De la nature juridique du matériel génétique ou la réification du corps humain et du vivant », *Revue de la recherche juridique*, 1989/3, p. 523.

[63] F. TERRÉ, *Introduction générale au droit*, Paris, Dalloz, 9ème éd., 2012, p. 336.

[64] A. DAVID, *Structure de la personne humaine. Essai sur la distinction des personnes et des* choses, PUF, 1955 ; J.-Ch. GALLOUX, *Essai de définition d'un statut juridique pour le matériel génétique*, thèse de doctorat, Université Bordeaux 1, Lille, ANRT, 1988, 640 p. ; F. BELLIVIER, *Le patrimoine génétique humain : étude juridique*, thèse de doctorat, Université Paris 1 Panthéon-Sorbonne, Lille, ANRT, 1997, 525 p. ; I. MOINE, *Les choses hors commerce*, Paris, LGDJ, Bibl. dr. priv., t. 271, 1997, 438 p. ; P. BERLIOZ, *La notion de bien*, Paris, LGDJ, Bibl. dr. priv., t. 489, 2007, 596 p. ; S. PRIEUR, *La disposition par l'individu de son corps*, Paris, LEH, 1999, 453 p. ; F. ZÉNATI-CASTAING et T. REVET, *Manuel de droit des personnes*, Paris, PUF, 2006, p. 229 et s. ; T. REVET, « Le corps humain est-il une chose appropriée », *RTD civ.*, 2017, p. 587.

[65] X. BIOY, « Mettre du cancer dans des banques : pour un patrimoine à valoriser ? », introduction à l'ouvrage *La régulation publique des centres de ressources biologiques, le cas des tumorothèques*, X. Bioy (dir.), Paris, LEH Édition, 2018, p. 15.

d'interrogations dont les solutions témoignent de la complexité du rapport juridique au corps.

II. Délimitation de l'étude

L'étude des collections d'échantillons biologiques s'envisagera dans un cadre circonscrit. Elle ne concernera que les collections biologiques utilisées dans une finalité de recherche scientifique (A) et tentera de mettre en évidence un processus de patrimonialisation de ces objets, de leur constitution jusqu'à leur utilisation (B).

A. La recherche scientifique

Le choix de retenir la recherche scientifique, catégorie de recherche dont les contours sont délimités par les dispositions du Code de la santé publique, appelle une série de justifications (1). Dans le même temps, l'avènement de la médecine génomique tend désormais à rapprocher cette finalité du soin et à appréhender les collections d'échantillons biologiques comme des outils d'une médecine désormais personnalisée (2).

1. Le choix de cette catégorie de recherche

Notion. La recherche scientifique constitue la finalité principale par laquelle seront étudiées les collections d'échantillons biologiques. Elle évolue aux côtés d'autres finalités et d'autres catégories de recherche mentionnées dans le Code de la santé publique, notamment la finalité thérapeutique autologue ou allogénique[66], et les recherches impliquant la personne humaine (RIPH)[67]. La raison ayant conduit à retenir la recherche scientifique comme unique finalité d'analyse est double.

D'abord, parce qu'il s'agit d'une notion volontairement englobante et intimement liée au perfectionnement du régime juridique des collections d'échantillons biologiques. Initialement cantonnées à la recherche génétique[68], le législateur, au moment de la révision des lois de bioéthique en 2004, a décloisonné les utilisations possibles des collections d'échantillons biologiques en substituant la finalité de recherche scientifique au cadre limitatif des seules recherches génétiques. Désormais contenues dans la recherche scientifique, les recherches génétiques peuvent être menées sur des collections selon les dispositions de l'article L. 1243-3 du Code de la santé publique.

Ensuite, parce que la recherche scientifique constitue la finalité ultime, et *in fine* le réceptacle de la plupart des échantillons biologiques ayant été collectés « au fil

---

[66] Art. L. 1243-2 CSP.

[67] Art. L. 1121-1 et s. CSP.

[68] La loi n° 96-452 du 28 mai 1996 portant diverses mesures d'ordre sanitaire, social et statutaire (JO n° 123, 29 mai 1996) introduisait un article L. 145-16-1 ancien, qui définissait les collections d'échantillons biologiques comme « la réunion, à des fins de recherche génétique, de prélèvements biologiques effectués sur un groupe de personnes identifiées… ».

de l'eau », ou ayant vocation à faire l'objet d'une réutilisation pour de nouveaux projets de recherche. La finalité de recherche scientifique permet ainsi de capter et de justifier – à un moment ou un autre, et exception faite des cas où ils auraient été détruits –, l'utilisation ou la réutilisation de l'ensemble des échantillons biologiques collectés dans le cadre d'une recherche impliquant la personne humaine, d'une intervention chirurgicale, pour une finalité thérapeutique ou simplement au fil de l'eau.

Exclusions. Sont ainsi exclues de la présente étude les collections constituées pour une finalité autre que la recherche scientifique. Les collections poursuivant une finalité thérapeutique, judiciaire, ou encore celles regroupant des ressources biologiques animales ou végétales ne sont pas concernées directement par ces travaux, même si leur structuration relève bien des qualifications qui seront proposées.

2. L'amenuisement de la frontière entre recherche et soin

Dépassement de la frontière recherche/soin. Depuis leur apparition, les collections d'échantillons biologiques ont été abondamment utilisées pour mener à bien des projets de recherche fondamentale et appliquée. Tout en poursuivant ces finalités, elles prennent désormais une nouvelle dimension en participant activement au développement de la recherche translationnelle et de la médecine personnalisée[69], amenuisant encore davantage les frontières qui pouvaient demeurer entre la recherche et le soin.

Avènement de la génomique. Le développement de la médecine génomique[70], tardivement amorcé en France[71] avec le plan « France médecine génomique 2025 »[72], bouleverse à la fois les utilités des collections d'échantillons biologiques ainsi que la vocation des infrastructures les hébergeant. Comme le soulignent mesdames Florence Bellivier et Christine Noiville, « la systématisation du

---

[69] Pour une approche globale de cette notion v. S. SCHLEIDGEN, C. KLINGLER, T. BERTRAM, "What is personalized medicine: sharpening a vague term based on a systematic literature review", *BMC Med Ethics*, 2013, n° 14, p. 55; A. LIU, K. POLLARD, "Biobanking for personalized medicine", *in* F. Karimi-Busheri (dir.), *Biobanking in the 21st century*, Springer, 2015, p. 55: "*As a critical requirement for personalized medicine is the availability of a large collection of patient samples with well annotates patient clinical and pathological data, biobanks thus play an important role in personalized medicine*".

[70] CCNE, avis n° 124, *Réflexion éthique sur l'évolution des tests génétiques liée au séquençage de l'ADN humain à très haut débit*, janv. 2016, 84 p.

[71] Dès 2012, la Grande-Bretagne prenait le tournant du séquençage avec l'annonce par le Premier ministre David Cameron du « 100,000 Genomes Project ». Achevé en déc. 2018, ce projet de séquençage à grande échelle aura permis d'analyser le génome de plus de 100 000 patients principalement atteints d'une maladie rare ou d'un cancer.

[72] Le « plan France médecine génomique 2025 », piloté par l'infrastructure AVIESAN (Alliance pour les sciences de la vie et de la santé) a été lancé en déc. 2016. Son premier appel à projet a débouché le 17 juill. 2017 sur la création et le financement à hauteur de 300M€ de deux plateformes de séquençage à très haut débit du génome humain : SEQOIA (AP-HP, Paris) et AURAGEN (Établissements Rhône-Alpes). Ces plateformes, capables de séquencer 18 000 génomes par an, constituent la première étape avant la généralisation du séquençage en routine.

séquençage et son intégration en routine dans le parcours de soin ont pour effet mécanique de multiplier la production de grandes masses d'échantillons biologiques et de données destinées à venir abonder les biobanques, ce qui ne peut manquer de rejaillir sur le fonctionnement de celles-ci »[73]. Ces techniques pourront également être utilisées sur des collections déjà constituées, et permettront d'effectuer des comparaisons dans le temps pour un même patient ou pour un groupe de personnes par exemple.

Les effets de cette transformation obligent à repenser l'activité de biobanque ainsi que la place occupée en recherche par les collections d'échantillons biologiques. Les changements qu'ils induisent mènent d'abord à accroître considérablement le volume de données personnelles sensibles stockées par les centres de ressources biologiques, les obligeant alors à renforcer leurs capacités de stockage ainsi que la sécurisation de leurs accès[74]. Ils conduisent ensuite à l'uniformisation des collections d'échantillons biologiques, sonnant alors le glas des biobanques spécialisées. En effet, l'extraction systématique et non finalisée d'informations à partir du génome d'un patient, amène les chercheurs à disposer d'un nombre important de données personnelles le concernant, qui pourront être utilisées, par association à un échantillon biologique ou non, pour des recherches encore indéterminées au moment de leur collecte. Ces deux facteurs cumulés font également apparaitre de nouveaux risques[75] qui conduisent enfin à la nécessité de repenser rapidement les droits des personnes à l'origine de ces ressources, notamment en ce qui concerne leur information et leur consentement, ainsi que les modalités de leur participation aux recherches.

B. La patrimonialisation

La patrimonialisation est une notion autonome qui entretient un lien étroit avec le terme de patrimoine dont elle découle directement (1). Elle met en évidence un processus dont le contenu atteste de son applicabilité aux collections d'échantillons biologiques (2).

1. Patrimoine et patrimonialisation

Si la collection d'échantillons biologiques représente le « grand air opératique » de cette étude, la patrimonialisation en est le leitmotiv. Cette *petite musique* par laquelle sera systématiquement appréhendé l'objet « collection d'échantillons biologiques », de sa création à son utilisation en recherche.

---

[73] F. BELLIVIER, C. NOIVILLE, « Les collections d'échantillons biologiques à l'heure de la médecine génomique : un nouvel exemple de bien commun ? », *in* X. Bioy (dir.), *La régulation publique des centres de ressources biologiques, le cas des tumorothèques*, Paris, LEH Édition, 2018, p. 396.

[74] Le séquençage d'un génome humain représente à lui seul 3 milliards de lettres A,T,G,C qui équivalent à environ 300 gigaoctets de données générées. Ce volume est ramené à 20 gigaoctets pour un exome (qui ne concerne que la partie codante d'un gène).

[75] E. RIAL-SEBBAG, « Médecine personnalisée, médecine privatisée ? », *Med Sci*, 2014, vol. 30, Hors-série n° 2, p. 30.

Patrimoine. La patrimonialisation est une référence directe au terme de *patrimoine* qui renvoie à la notion romaine de *patrimonium*, désignant alors l'ensemble des biens et des droits hérités du père. Dans son acception courante, il s'entend comme « l'ensemble des biens d'une personne, ses avoirs ou encore tout ce qui constitue son actif »[76]. Deux conceptions du patrimoine ont traditionnellement été opposées.

Conception subjective du patrimoine. Une première conception, dite subjectiviste, a été formulée par les professeurs strasbourgeois Charles Aubry et Charles Rau[77] d'après les travaux réalisés par le juriste allemand Zachariae[78]. Pour les tenants de cette thèse personnaliste, le patrimoine est une universalité de droit, unique et indivisible. Il se rattache à la personne dont il constitue le « reflet économique »[79]. Le patrimoine est alors le témoignage de la capacité à acquérir de la personne et intègre l'ensemble de ses biens, dits patrimoniaux, dont les caractéristiques intrinsèques leur permettent d'accéder à ce rang. Le fonctionnement du patrimoine repose sur la relation entre un actif, constitué de l'ensemble des biens de la personne, présents et à venir, et un passif, composé de ses dettes et obligations. Ces deux masses sont administrées selon le principe du droit de gage général des créanciers en vertu duquel l'actif répondrait du passif. Unique enveloppe, rattachée à une personne unique, le patrimoine exerce enfin une fonction de transmission dans le cadre d'une succession.

Conception objective du patrimoine. Selon une seconde conception, dite objectiviste ou du *patrimoine-but*, celui-ci ne se trouve plus rattaché à la personne mais représente un ensemble de biens affectés à un but déterminé. Élaborée par le juriste allemand Brinz[80], cette conception réfute les principes d'unité et d'unicité du patrimoine et autorise le développement de patrimoines distincts, dits d'affectation. Cette forme patrimoniale a progressivement intégré le droit français, jusqu'alors fortement empreint de la thèse personnaliste, par la

[76] J. ROCHFELD, *Les grandes notions du droit privé*, 2e éd., Paris, PUF, 2013, p. 341.
[77] Ch. AUBRY et Ch. RAU, *Cours de droit civil français d'après la méthode de Zachariæ*, t. IX, 5e éd., Paris, Maréchal et Godde, 1917, §573 p. 333.
[78] K.-S. ZACHARIAE, *Le droit civil français*, traduit de l'allemand sur la 5e éd. par G. Masse et Ch. Verge, t. II, Paris, Auguste Durand, 1855, §264 et s., p. 38 et s.
[79] F. COHET-CORDEY, « La valeur explicative de la théorie du patrimoine en droit positif français », *RTD civ.*, 1996, p. 820.
[80] A. BRINZ, *Lehrbuch der Pandekten*, vol. 3, 2ème éd., Erlangen, 1888, p. 453 et s. ; v. aussi F. BELLIVIER, « Brinz et la réception de sa théorie du patrimoine en France », *in La science juridique française et la science juridique allemande de 1870 à 1918*, Annales de la Faculté de droit de Strasbourg, Nouvelle série n° 1, 1997, p. 165.

reconnaissance du mécanisme de la fiducie[81] ou encore de l'entreprise individuelle à responsabilité limitée (EIRL)[82].

Notion de patrimonialisation. La patrimonialisation ne fait l'objet d'aucune définition juridique. Pourquoi le ferait-elle d'ailleurs, tant sa proximité avec la notion de patrimoine est évidente. La référence à la définition du patrimoine suffirait donc à comprendre ce qu'il convient d'entendre par le terme de patrimonialisation. Dans la définition qu'il en donne, le doyen Cornu rapproche la patrimonialisation de la patrimonialité en la désignant comme une « tendance, pour un attribut de la personnalité, élément extrapatrimonial de sa nature (nom, image de la personne, etc.) à se charger d'une valeur appréciable en argent issue de la valeur propre de la personne (son savoir-faire, ses compétences, son talent), mais dotée d'une utilité économique qu'il est seul en droit d'exploiter par des conventions avec des tiers [...] comme un droit incorporel de jouissance, le monopole juridique de ce potentiel économique »[83]. Ce rapprochement est également visible dans la doctrine de droit public[84] où la patrimonialisation désigne « les processus de circulation, valorisation, et/ou réification des autorisations administratives ou, plus largement des actes administratifs et la mise en exergue d'une certaine forme de "gestion patrimoniale" des biens publics »[85].

En tout état de cause, la patrimonialisation fait d'abord référence à un processus, une tendance, dont les lignes de force peuvent être mises en évidence. Elle consiste d'abord en un mouvement d'attraction *vers le patrimoine* de choses dont la patrimonialité était jusqu'alors discutable, n'avait pas été recherchée, ni même parfois envisagée. L'intensité de cette attraction sera variable selon la chose concernée. Elle nécessite une analyse au cas par cas, en fonction d'une échelle de patrimonialité[86] qui déterminera leur degré d'aptitude aux prérogatives découlant de leur intégration à un patrimoine. À cet égard, le corps en est un exemple topique[87]. D'abord écarté de la patrimonialité, il l'intègre progressivement avec la multiplication des activités humaines portant sur le corps entier d'une part, et le développement de la technique médicale d'autre part,

---

[81] Loi n° 2007-211 du 19 févr. 2007 instituant la fiducie (JO n° 44, 21 févr. 2007). Pour une application de ce mécanisme aux biobanques de recherche au Canada et aux États-Unis v. Y. JOLY, « Cadre de gouvernance des biobanques nord-américaines : une mosaïque de politiques publiques en rapide évolution », in *La régulation publique des centres de ressources biologiques, le cas des tumorothèques*, X. Bioy (dir.), Paris, LEH Édition, 2018, p. 258 et s.

[82] Loi n° 2010-658 du 15 juin 2010 relative à l'entrepreneur individuel à responsabilité limitée (JO n° 137, 16 juin 2010, texte n° 1).

[83] G. CORNU, *Vocabulaire juridique*, occ. « Patrimonialisation », Paris, PUF, 10ème éd., 2013.

[84] v. n° spéc. *RFDA*, « La patrimonialité des actes administratifs », janv-fév. 2009, n° 1, p. 1-48 ; F. BRENET, « La patrimonialisation des autorisations administratives – Réalités et implications », *Droit Administratif*, août-sept. 2007, p. 15.

[85] M. DEFFAIRI, *La patrimonialisation en droit de l'environnement*, Paris, LGDJ, Bibl. de l'IRJS – André Tunc, 2015, p. 43.

[86] P. CATALA, « La transformation du patrimoine dans le droit civil moderne », *RTD civ.*, 1966, p. 187.

[87] v. n° spé. des *Cahiers du droit de la santé* intitulé « Corps et Patrimoine », 2014, n° 18, not. S. DUMAS-LAVENAC, « La patrimonialisation du corps humain : introduction juridique », p. 47-62.

qui permettra le détachement et l'exploitation de ses parties au point de rendre les corps « fongibles »[88]. Devenu objet de valeur, intégré à une bioéconomie[89] en constant essor, le corps et ses éléments sont désormais patrimonialisés.

La patrimonialisation consiste ensuite en un mouvement de gestion et de valorisation *dans le patrimoine*, ayant vocation à optimiser les utilités de ces nouveaux actifs. Ces deux mouvements sont ramassés dans la définition proposée par Meryem Deffairi, selon laquelle la patrimonialisation constituerait cette « évolution qui tend ou/et aboutit à la reconnaissance de la patrimonialité d'une chose ou d'un bien en droit »[90].

2. Patrimonialisation et collections d'échantillons biologiques

Aptitude à la patrimonialité. Dès lors, le problème immédiat n'est pas tant de savoir quelle forme patrimoniale, subjective ou objective, les collections d'échantillons biologiques sont susceptibles d'intégrer, mais plutôt si ce phénomène d'attraction vers le patrimoine précédemment décrit s'appliquent à elles. Une telle attraction ne parait pas évidente de prime abord lorsque l'on songe aux principes d'indisponibilité[91] et de non-patrimonialité[92] du corps humain qui circonscrivent l'utilisation du corps entier et de ses éléments. La question qui précède à toute intégration d'une chose dans un patrimoine, personnel ou affecté, est celle de son aptitude à être l'objet d'une telle intégration, et donc la question de sa patrimonialité. Ne pourront intégrer un patrimoine que les biens patrimoniaux dont la typologie peine à être déterminée de manière certaine faute de consensus en doctrine autour des critères à retenir pour considérer un bien comme patrimonial. Il conviendra alors de savoir si la collection d'échantillons biologiques peut prétendre à la dénomination de bien patrimonial[93].

Ce problème n'en a jamais vraiment été un pour le législateur. Les pouvoirs publics ont appréhendé les échantillons biologiques et les collections formées par leur regroupement comme des biens patrimoniaux, sans même envisager en amont la question de leur patrimonialité. Leur patrimonialité semblerait se déduire des prérogatives dont ces choses peuvent être l'objet, non de leur confrontation rigoureuse aux règles issues des qualifications doctrinales qui leur

---

[88] C. BYK, « Le corps humain, entre patrimoine individuel et patrimoine commun. L'illusion perdue de l'humanité ? », *Les cahiers du droit de la santé du Sud-Est*, n° 18, 2014, p. 525

[89] C. LAFONTAINE, *Le corps-marché. La marchandisation de la vie humaine à l'ère de la bioéconomie*, Paris, Seuil, 2014, 267 p.

[90] M. DEFFAIRI, *op. cit.*, p. 44.

[91] M.-X. CATTO, *Le principe d'indisponibilité du corps humain. Limites de l'usage économique du corps*, Paris, LGDG, Bibl. dr. pub., Tome. 299, 750 p.

[92] S.-A. DUBERNAT, *La non-patrimonialité du corps humain*, thèse de doctorat, Université Bordeaux IV, 2000, 696 p.

[93] Pour une application de la démonstration aux ressources génétiques v. F. BELLIVIER, *Le patrimoine génétique humain*, thèse de doctorat, Université Paris I Sorbonne, Lille, ANRT, 1997, 525 p. ; F. BELLIVIER et L. BOUDOUARD-BRUNET, « Les ressources génétiques et les concepts juridiques de patrimoine », Mémoire de DEA, 53 p.

auront été données. Cette situation, malgré l'insécurité juridique qu'elle crée, était justifiée au début des années deux-mille par le besoin de réglementer une activité de biobanque en plein essor, et d'accroitre les ressources biologiques disponibles pour des chercheurs en demande. Ces difficultés théoriques ont été évacuées grâce à la distorsion usitée entre les principes contraignants du Code civil relatifs au respect du corps humain et leur mise en application libérale par le Code de la santé publique[94].

Critères de patrimonialité. La référence à un faisceau d'indices permettrait toutefois d'opérer une tentative d'assimilation des collections biologiques à des biens patrimoniaux, quand bien même il demeurerait un débat autour de la validité des critères retenus. Comme son nom l'indique, le bien patrimonial est avant tout un « bien ». Si cette notion peine à être circonscrite[95], la collection biologique devra être caractérisée en tant qu'« entité identifiable et isolable, pourvue d'utilités et objet d'un rapport d'exclusivité »[96]. Cette correspondance passera par la démonstration des utilités et de l'aptitude à l'appropriation de cet objet particulier. Nécessaire mais pas suffisante, la pécuniarité du bien, qui témoigne de sa valeur et de sa capacité liquidative pour le créancier, concourt également à son caractère patrimonial. Ces critères s'ajoutent à ceux de « la commercialité (de la qualité du bien de pouvoir circuler dans le commerce juridique), de l'aliénabilité (de sa qualité de pouvoir circuler à titre onéreux) et de la saisissabilité »[97], qui participent tous trois de la patrimonialité d'un bien, tout en s'en distinguant.

Les échantillons et les collections biologiques ne sauraient pour autant constituer des biens patrimoniaux comme les autres. En raison de leur intimité avec la personne, des conditions de leur collecte et de la constitution de ces ensembles, leur patrimonialité est incomplète et les prérogatives que leurs gestionnaires pourront avoir sur eux sont, à bien des égards, limitées.

La mise en évidence du caractère patrimonialisable des collections d'échantillons biologiques et des éléments qui les composent entérine une première étape dans ce processus de patrimonialisation. Elle représente un socle de qualification permettant d'envisager dans un second temps la gestion de leurs utilités en tant que biens patrimonialisés. La patrimonialisation revêt alors une dimension nouvelle, orientée vers la valorisation et l'organisation des rapports de droit y afférent.

État. Dans cette perspective, la patrimonialisation peut être regardée sous deux angles distincts. Du point de vue de l'État d'abord, bien souvent réduit à l'image du « clochard assis sur un tas d'or »[98] en raison de son incapacité à valoriser ses

---

[94] A. CHIOCCARELLO, *Le matériel biologique humain. Étude juridique sur l'utilisation à des fins scientifiques des éléments et produits du corps humain*, thèse de doctorat, Université Paris Descartes, 2014, n° 58 et s. p. 32.
[95] C. GRZEGORCZYK, « Le concept de bien juridique : l'impossible définition ? », *in* « Les biens et les choses », *APD*, n° 24, 1979, p. 259-272.
[96] F. ZÉNATI-CASTAING et T. REVET, *Les biens*, 3ème éd., Paris, PUF, 2008, n° 2, p. 21.
[97] J. ROCHFELD, *Les grandes notions du droit privé*, 2e éd., Paris, PUF, 2013, p. 356.
[98] P. YOLKA, « L'immatériel public en trompe-l'œil », *JCP A*, 2011, n° 48, act. 726.

biens domaniaux. Ce n'est pas le cas en l'espèce puisque ce dernier a montré qu'il était bien conscient de la valeur[99] sanitaire représentée par ces collections biologiques, hébergées pour la plupart au sein d'établissements publics de santé, et dont la constitution est financée par les fonds de la sécurité sociale. Son intervention a alors consisté à organiser cette activité, en usant de ses prérogatives de police, pour mettre en place un régime juridique conciliant respect des droits des donneurs et impératifs de la recherche scientifique[100], tout en protégeant l'intégrité de ces ensembles et leur affectation optimale à l'intérêt général de la recherche. Elle a ensuite consisté à déployer des politiques publiques volontaristes, financées par l'investissement, ayant pour objectif d'accroître les collections disponibles et de structurer en réseaux l'activité de biobanque[101].

Biobanquiers. Du point de vue des professionnels ensuite, sont impliqués à la fois les gestionnaires de centres de ressources biologiques et les responsables de collections. La patrimonialisation repose pour eux sur la mise en valeur de leur savoir-faire et des collections dont ils assurent la gestion quotidienne. Gestionnaires d'un patrimoine aux actifs originaux, les *biobanquiers* agissent néanmoins comme de véritables propriétaires lorsqu'ils administrent les collections d'échantillons biologiques dont ils sont dépositaires, et décident de leur mise à disposition, de leur démantèlement partiel ou encore de leur mise en sommeil. Toutefois, ils se trouvent confrontés à deux tendances parfois contradictoires. D'un côté, la mondialisation de la recherche les inscrit dans un environnement fortement concurrentiel, au sein duquel ils devront se démarquer s'ils souhaitent développer leurs activités, et qui les éloigne de leur vocation première à la recherche. De l'autre, apparaît une tendance au repli *propriétariste*, illustrée par une certaine frilosité à l'idée d'ouvrir l'accès à *leurs* collections, qu'ils ont patiemment contribué à constituer et à enrichir. Là encore, cette attitude contrevient à l'idée première de partage et de circulation, avec lesquelles la notion de propriété n'est pas antagoniste[102], et qui justifie la constitution de collections biologiques.

Entre ces deux attitudes, des solutions intermédiaires existent pour tendre vers cette « bioéquité »[103] appelée de leurs vœux par mesdames Bellivier et Noiville. Elles relèvent notamment de la technique contractuelle et du droit de la propriété intellectuelle.

---

[99] J.-P. DUPRAT, « L'évolution des logiques de gestion du domaine de l'État », *AJDA*, 2005, p. 578.

[100] D. THOUVENIN, « Les banques de tissus et d'organes : les mots pour les dire, les règles pour les organiser », *LPA*, 2005, n° 35, p. 31.

[101] I. POIROT-MAZÈRES, « Les instruments juridiques d'interventionnisme public : l'incitation », *in* X. Bioy (dir.), *La régulation publique des centres de ressources biologiques, le cas des tumorothèques*, Paris, LEH Édition, 2018, p. 355.

[102] J. ROCHFELD, « Penser autrement la propriété : la propriété s'oppose-t-elle aux "communs" ? », *RIDE*, t. 28, 2014/3, p. 351-369.

[103] F. BELLIVIER et C. NOIVILLE, « La bioéquité : naissance et contours d'un concept », *in* F. bellivier et C. Noiville (dir.), *La bioéquité. Batailles autour du partage du vivant*, Paris, éd. Autrement, 2009, p. 4.

Étudiées dans le cadre de leur utilisation en recherche scientifique au regard du mouvement général de patrimonialisation des éléments corporels, les collections d'échantillons biologiques laissent entrevoir leurs utilités et leurs potentialités en tant qu'objets juridiques. Leur compréhension demeure toutefois incomplète sans un travail de qualification et d'analyse des pratiques qui s'appliquent à elles.

III. Intérêt de l'étude

Les collections d'échantillons biologiques représentent pour le juriste des ensembles curieux, tant par leur composition que par le droit qui s'applique à elles. Leur analyse doit s'effectuer à un double niveau. Celui des éléments qui les composent d'abord. Celui de l'ensemble autonome constitué par la collection ensuite. À chacune de ces étapes, il sera possible de mettre en évidence l'apparition d'objets juridiques nouveaux (A) dont la valorisation prendra à chaque fois des formes particulières (B).

A. L'émergence d'objets juridiques nouveaux

Étudier les collections d'échantillons biologiques par le prisme de leurs éléments constitutifs suppose en premier lieu de trancher la question relative à leur contenu. À leur stade embryonnaire, les collections ne représentent qu'un agglomérat de prélèvements biologiques et de données personnelles obtenus auprès de donneurs volontaires (1). La mise en relation de ces prélèvements et des données permise par l'industrie humaine contribue à créer ce qu'il conviendra par la suite de nommer *échantillon biologique* (2). Le regroupement finalisé et à grande échelle d'échantillons biologiques procède de l'apparition de *collections d'échantillons biologiques*, dont la qualification et le régime en tant qu'ensemble diffère de celui qui trouve à s'appliquer à ses éléments (3).

1. Les éléments initiaux : prélèvements biologiques et données personnelles

Le prélèvement biologique. Le prélèvement biologique représente l'élément matériel, détaché d'un corps entier, et utilisé comme matière première à toute constitution de collection d'échantillons biologiques. Ce terme générique, employé dans la définition des collections d'échantillons biologiques posée à l'article L. 1243-3 du Code de la santé publique, soulève une série d'interrogations liées notamment à sa nature juridique, à la diversité du champ qu'il recouvre, et aux modalités qui en réglementent l'accès. Support matériel pour nombre de recherches scientifiques, le prélèvement biologique est devenu une ressource convoitée qui circule sur un marché internationalisé[104].

---

[104] C. DEPLAGNE, *Recherche sur le conflit de lois en matière d'accès aux ressources biologiques humaines*, thèse de doctorat, Université Paris Nanterre, 2019, p. 10 et s.

Les questions relatives à la nature des prélèvements biologiques susceptibles d'être collectionnés et aux conditions de leur recueil pour une utilisation en recherche peuvent paraître simplistes et éloignées des préoccupations premières des chercheurs. Pourtant, elles appellent des réponses multiples et nuancées en raison de l'hétérogénéité de cette catégorie et de la diversité des situations dans lesquelles des prélèvements biologiques pourront être obtenus[105].

Les prélèvements biologiques relèvent de la catégorie des éléments et produits du corps humain[106] dont le contenu et le régime sont régis par les dispositions cumulatives du Code civil, dans ses dispositions relatives aux principes protecteurs du corps humain, et du Code de la santé publique, pour les modalités opérationnelles de leur détachement et de leur utilisation[107]. Divisés en sous-catégories abordées chacune en « ordre dispersé »[108] et selon des règles spécifiques, les éléments et produits du corps humain concernent à la fois le sang humain, les organes, les tissus, les cellules, les phanères et l'ensemble des produits susceptibles d'être collectés sur une personne. L'hétérogénéité des prélèvements biologiques, auxquels sont souvent associés les dérivés qui en sont issus, explique la grande variété des collections d'échantillons biologiques pouvant être formées et hébergées par les centres de ressources biologiques. Cette diversité traduit également toute la complexité de ce régime, construit en fonction des spécificités de chaque élément, et des usages auxquels ils se destinent[109]. Sa compréhension réclame alors une connaissance précise des dispositions, générales et particulières, qui président au détachement de chaque élément ou produit pour une utilisation scientifique.

Le constat de la nature juridique des prélèvements biologiques débouche alors sur une interrogation supplémentaire, dont la simplicité de la formulation pourrait en partie expliquer le manque d'intérêt que son traitement aura jusqu'à présent suscité : d'où proviennent les échantillons biologiques placés en collection et utilisés à des fins de recherche scientifique ? La réponse est plurielle et sera fonction de plusieurs paramètres relatifs au statut de la personne concernée, à la nature de l'élément corporel, à la finalité poursuivie par l'acte de détachement et à la situation particulière des réutilisations. Ce travail de généalogie visant à déterminer les moyens « d'alimentation des banques »[110], au-delà de l'utile distinction qu'il permet d'opérer entre les prélèvements biologiques

---

[105] M. DUPONT, *Recueillir, conserver et utiliser des échantillons biologiques humains à l'hôpital*, Paris, APHP, Doin, Lamarre, 2008, 343 p.

[106] J.-R. BINET, « Respect et protection du corps humain – Eléments et produits du corps humain – Cadre général de la réglementation », *JCl. Civil Code Art. 16 à 16-14*, fasc. 20,15 déc. 2015.

[107] Le don et l'utilisation des éléments et produits du corps humain fait l'objet d'un livre spécifique au sein de la première partie du CSP (art. L. 1211-1 à L. 1274-3).

[108] X. BIOY, « Vers une politique publique des "biobanques" », *RDSS*, 2010, p. 888.

[109] X. BIOY, « Recherches sur les cellules souches, précisions relatives aux statuts de l'embryon et de l'espèce humaine », *RGDM*, n° 74, 2020, p. 69.

[110] M.-X. CATTO, « Le moment de la patrimonialisation », *in* X. Bioy (dir.), *La régulation publique des centres de ressources biologiques, le cas des tumorothèques*, Paris, LEH Édition, 2018, p. 310.

collectés directement pour une finalité de recherche scientifique et ceux issus d'une requalification, participe de la lisibilité des règles applicables aux collections biologiques et facilitera leur qualification juridique ultérieure.

À ce stade, le prélèvement biologique ne représente qu'un élément corporel brut, inexploitable tel quel en recherche faute d'avoir été l'objet d'investigations quant à son contenu informationnel. Dépourvu de valeur en l'état, relevant même parfois de la catégorie des déchets opératoires, sa mise en relation avec des informations médicales issues du patient participe de l'apparition de son utilité pour la recherche.

La donnée à caractère personnel. Grande oubliée de la définition des collections d'échantillons biologiques, la donnée personnelle s'est progressivement autonomisée au point de s'imposer aujourd'hui comme l'élément indispensable pour la réalisation de toute collection d'échantillons biologiques opérationnelle et exploitable. Pouvant être définie comme « toute information se rapportant à une personne physique identifiée ou identifiable »[111], la donnée à caractère personnel constitue le pendant immatériel du prélèvement biologique et recèle son contenu informationnel[112]. Les données concernées par la mise en collection sont diverses. Elles relèvent principalement d'« informations existantes »[113], collectées auprès du patient lors de sa prise en charge médicale (données administratives et cliniques), et d'« informations nouvelles »[114] extraites des prélèvements biologiques lors de leur analyse par un professionnel.

Leurs utilités sont multiples, mais également durables. Non consomptibles, les données sont en perpétuelle « construction »[115]. Elles demeurent et s'enrichissent de nouvelles informations, là où le prélèvement biologique se consomme par l'utilisation en recherche, ou se dégrade avec le temps. La démultiplication des capacités d'extraction et de stockage de données, à l'ère de la médecine génomique[116], positionne désormais la donnée comme l'élément central de la biobanque de demain. Même dépourvues du support matériel constitué par le prélèvement biologique, les recherches peuvent se poursuivre sur cette base immatérielle. L'inverse de cette proposition, à savoir la recherche sur prélèvements sans données associées, bien qu'existante, apparaît dénuée d'intérêt dans la finalité de recherche scientifique à laquelle cette étude est circonscrite.

---

111 RGPD, art. 4.

112 J.-Ch. GALLOUX, « Ébauche d'une définition juridique de l'information », *D.*, 1994, p. 229.

113 E. DEBAETS, « Les contraintes de la protection des données personnelles pour les tumorothèques », *in* X. Bioy (dir.), *La régulation publique des centres de ressources biologiques, le cas des tumorothèques*, Paris, LEH Édition, 2018, p. 33.

114 *Ibid.*

115 M. LOMBARD, « La régulation par la donnée », *in* AFDA (dir.), *Le droit administratif au défi du numérique*, Université de Bordeaux-Montesquieu, 14-15 juin 2018, Dalloz, 2019, p. 160.

116 CCNE, avis n° 130, *Données massives et santé : une nouvelle approche des enjeux éthiques*, mai 2019, p. 63 et s.

La production de données massives en santé transforme la relation médicale et emporte d'importantes conséquences sur l'organisation de la recherche scientifique en général, et des biobanques en particulier. Le *big data* marque le « passage d'une médecine diagnostique symptomatique à une médecine prévisionnelles asymptomatique »[117]. Dans cette nouvelle configuration, ce n'est plus le patient qui provoque la prise en charge médicale lorsqu'il constate l'apparition d'un symptôme, mais le traitement continuel de ses données qui permet de prévenir leur apparition, et qui l'invite à se rapprocher d'un professionnel de santé lorsqu'un dérèglement est détecté. La possibilité d'anticiper l'apparition de certaines pathologies, sur la base d'une analyse algorithmique de données médicales issues de patients ou de cohortes, bouleverse la façon de penser la recherche scientifique à plusieurs titres. D'abord, elle contribue à sa dématérialisation effrénée et *in fine* à sa déshumanisation[118]. Poussée à son paroxysme, cette logique conduirait à rendre caduques l'ensemble des entreprises d'échantillonnage de matériel biologique, et réorienterait l'activité de biobanque vers celle d'entrepôts de données de santé[119]. Ensuite, la précision du diagnostic et la personnalisation de la prise en charge médicale permise par ces nouveaux outils ne saurait remettre en cause l'intérêt général de la recherche, ni le principe de solidarité entre patients sans lequel elle ne pourrait se réaliser[120].

À l'instar des éléments et produits du corps humain, les données personnelles répondent à un régime juridique qui leur est propre et qui se superpose à celui des prélèvements biologiques. La collecte et le traitement de données personnelles fait désormais l'objet d'un encadrement européen suite à l'entrée en vigueur du règlement général sur la protection des données (RGPD) le 25 mai 2018[121] et de la modification de la loi nationale informatique et libertés (LIL)[122]. Les centres de ressources biologiques collectent, mais également produisent de la donnée dans le cadre de l'exploitation des prélèvements biologiques. Au même titre que n'importe quel organisme disposant d'une base de données, ils sont

---

[117] CCNE, avis n° 77, *Problèmes éthiques posés par les collections de matériel biologique et les données d'information associées : « biobanques » « biothèques »*, 2003, p. 12

[118] Sur le besoin de traitement des données par des algorithmes et les craintes suscitées par ces nouveaux outils v. D. CARDON, « Le pouvoir des algorithmes », *Pouvoirs*, 2018/1, n° 164, p. 63 et s.

[119] La création du groupement d'intérêt public *Health Data Hub* par la loi n° 2019-774 du 24 juillet 2019 relative à l'organisation et la transformation du système de santé (JO n° 172, 26 juill. 2019) marque une étape importante dans la constitution d'une base nationale des données de santé accessible pour la recherche.

[120] CCNE, avis n° 130, *Données massives et santé : une nouvelle approche des enjeux éthiques*, mai 2019, p. 34 et s.

[121] Règlement (UE) 2016/679 du Parlement européen et du Conseil du 27 avr. 2016, relatif à la protection des personnes physiques à l'égard du traitement des données à caractère personnel et à la libre circulation de ces données, et abrogeant la directive 95/46/CE (règlement général sur la protection des données). JOUE L119 du 4 mai 2016.

[122] Loi n° 78-17 du 6 janv. 1978 relative à l'informatique, aux fichiers et aux libertés récemment modifiée par loi 2018-493 du 20 juin 2018 (JO 21 Juin 2018) ; Décr. n° 2018-687 du 1er août 2018 (JO 3 août 2018) ; Ord. n° 2018-1125 du 12 déc. 2018 (JO 13 déc. 2018) et Décr. n° 2019-536 du 29 mai 2019 (JO 30 mai 2019).

considérés comme des responsables de traitements et n'échappent pas à l'application de ce texte[123].

Les données personnelles relatives aux patients ayant consenti à une utilisation scientifique de leurs prélèvements biologiques relèvent de la catégorie particulière des données dites « sensibles ». Exclues par principe de la possibilité de faire l'objet d'un traitement en raison de leur lien particulier à l'intimité de la personne, leur utilisation n'est possible qu'à titre dérogatoire, pour une finalité déterminée, et au prix d'un encadrement renforcé des règles présidant à leur collecte[124].

Dans le même temps, cet impératif de protection de la personne, se trouve perpétuellement concurrencé par le principe de liberté de la recherche[125], dont la satisfaction repose en partie sur la limitation des entraves au déroulement des projets scientifiques. La conversion progressive à la culture de l'*accountability*[126], inspirée des pratiques ayant cours outre-Atlantique, s'est matérialisée par le déploiement de méthodologies de référence qui ont partiellement substitué un régime de déclaration de conformité à celui d'autorisation préalable qui prévalait jusqu'alors[127]. Sans compromettre pour autant les pouvoirs de contrôle et de sanction[128] détenus par la Commission nationale de l'informatique et des libertés (CNIL), cette transformation témoigne nettement de la volonté de facilitation des recherches voulue par le législateur européen. Encadrées au moment de leur collecte, libéralisées lors de leur traitement pour une recherche scientifique, les données participent de la formation, par leur association à un prélèvement biologique, du bien nouveau qu'est l'échantillon biologique.

2. Premier objet juridique : l'échantillon biologique

Spécification. L'échantillon biologique est un construit, un agglomérat qui dépasse le prélèvement biologique et la donnée à caractère personnel considérés isolément. Ces derniers ne sauraient à eux seuls être exploitables en recherche.

---

[123] G. CHASSANG, M. HISBERGUES, E. RIAL-SEBBAG, "Research biobanking, personal data protection and implementation of the GDPR in France", *in* S. Slokenberga, O. Tzortzatou et J. Reichel (dir.), *GDPR and biobanking*, Springer, 2021, p. 265.

[124] L'art. 9.1 du RGPD pose un principe d'interdiction du « traitement des données génétiques, des données biométriques aux fins d'identifier une personne physique de manière unique, des données concernant la santé ». Le point 2 du même article liste dix situations dérogatoires à ce principe parmi lesquelles figurent le consentement exprimé par la personne, la sauvegarde des intérêts vitaux de la personne, la présence d'un intérêt public dans le domaine de la santé publique, une finalité médicale ou encore la nécessité du traitement pour une recherche scientifique.

[125] Cons. const., Décision n° 94-345 DC du 29 juillet 1994, *Loi relative à l'emploi de la langue française*. Ici, la liberté de la recherche est rapprochée de la liberté de communication des résultats de l'activité scientifique.

[126] CNIL, glossaire en ligne, occ. « Accountability » : « L'accountability désigne l'obligation pour les entreprises de mettre en œuvre des mécanismes et des procédures internes permettant de démontrer le respect des règles relatives à la protection des données ».

[127] C. FÉRAL-SCHUHL, *Cyberdroit. Le droit à l'épreuve de l'internet*, Paris, Dalloz, coll. Praxis, 2020-2021, n° 132.44, p. 312.

[128] V. GAUTRON, *Répertoire de droit pénal et de procédure pénale*, Fichiers de police – Règlementation française, avr. 2015, n° 29 et s.

Ils nécessitent l'intervention d'un tiers qui, par l'application de son savoir-faire, apportera à ces éléments la plus-value scientifique dont ils manquaient jusqu'alors. Ce « travail effectué sur les éléments et produits du corps humain [et les données] aboutit bien à leur conférer une valeur patrimoniale, que n'amenuise en rien le fait que toutes ces opérations se fassent désormais sous la stricte vigilance de l'administration sanitaire »[129]. Le savoir-faire et l'industrie humaine dont il sera ici question, contribuent au raffinement du prélèvement biologique originel. Ils le modifient au point d'en changer la qualification juridique et par voie de conséquence les droits y afférent[130].

L'échantillon biologique constitue le produit fini de ce processus de transformation qui met en relation un prélèvement biologique, des données à caractère personnel, et le savoir-faire d'un *biobanquier*[131]. D'un point de vue notionnel, ce processus de transformation s'apparente aux mécanismes de la spécification, dont le régime est présenté aux articles 570 et suivants du Code civil.

Appliquée au prélèvement biologique, la spécification prendra la forme d'actes opérés par le technicien du centre de ressources biologiques au moment de la préparation de celui-ci. Plus concrètement, cette entreprise de spécification se concrétise d'abord dans les investigations ayant pour finalité d'extraire des informations du prélèvement biologique brut afin d'en enrichir la caractérisation. Cette prestation est réalisée au cas par cas selon les besoins manifestés par les initiateurs d'un projet de recherche, ou à la demande d'un tiers souhaitant accéder à des échantillons particuliers. Elle englobe ensuite les pratiques ayant pour objet le conditionnement du prélèvement biologique sous des formes lui permettant d'être conservé et exploitable en recherche. Elle concerne enfin le travail de référencement et de croisement des informations obtenues à l'issue des analyses biopsiques avec les données personnelles et médicales déjà obtenues auprès du patient avant leur intégration à un traitement de données dédié.

À l'issue de ces étapes, l'échantillon biologique a peu en commun avec le prélèvement biologique initial et les quelques données qui lui étaient alors associées. D'abord détaché de la personne juridique et de son corps entier, la transformation du prélèvement biologique opérée par la spécification éloigne encore davantage l'échantillon biologique du donneur initial[132]. La question se posera alors des droits auxquels pourront prétendre les personnes sources sur

---

[129] F. BELLIVIER, *Le patrimoine génétique humain : étude juridique*, thèse de doctorat, Université Paris I Sorbonne, Lille, ANRT, p. 383.

[130] S. BECQUET, *Le bien industriel*, Paris, LGDJ, Bibl. dr. priv., t. 448, 2005, p.67, comm. C. JUBAULT, *RTD civ.*, 2007, p. 657.

[131] Qu'il soit ici permis de renvoyer à un article rédigé par l'auteur de ces lignes, T. COUSSENS-BARRE et Ph. ROCHAIX, « L'échantillon biologique et les degrés d'échantillonnage », *in* X. Bioy (dir.), *La régulation publique des centres de ressources biologiques, le cas des tumorothèques*, Paris, LEH Édition, 2018, p. 23-33.

[132] J.-E. ANTZ, « Le corps dans les collections médicales », *Les cahiers du droit de la santé*, n° 18, 2014, p. 353.

cette chose nouvellement apparue, dont ils auront contribué à la création par l'intermédiaire de leur don[133], mais non par celui de leur travail.

Bien nouveau. L'échantillon biologique constitue désormais un élément autonome, doté d'une utilité scientifique qui en fonde la valeur et le rend désirable pour la communauté des chercheurs. L'exploitation de son potentiel reposera sur sa disponibilité à l'échange et sur sa capacité à être affecté de manière optimale à des projets de recherche dont la pertinence aura été reconnue. Cette capacité passe par la reconnaissance de sa qualité de bien juridique, dont la démonstration reposera sur son aptitude à l'appropriation – la titularité du droit de propriété sur cette chose restant à déterminer –, et son intégration au commerce juridique.

3. Second objet juridique : la collection d'échantillons biologiques

Universalité de fait. La réunion d'échantillons biologiques dans le cadre d'un projet de recherche, ou au sein d'une infrastructure dédiée, aboutit à la constitution de collections qui pourront différer selon leur taille, leur contenu et leur spécialité. Comme cela a déjà pu être mentionné, la collection est une entité immatérielle, distincte des éléments qui la composent. La collection d'échantillons biologiques, en tant qu'outil de recherche, n'échappe pas à cette règle et se doit d'être distinguée des échantillons biologiques qui en sont le support.

Cette entité supérieure, abstraite, doit pour autant être qualifiée en vue de clarifier les prérogatives dont elle est susceptible de faire l'objet, mais surtout en vue de leur assurer la meilleure protection qui soit. Là encore, cette caractérisation passe par la mobilisation de mécanismes issus du droit privé, et plus particulièrement de la notion d'universalité de fait. Définie comme un « ensemble de biens constitutif d'un bien » par Frédéric Zénati-Castaing et Thierry Revet[134], l'université de fait est régulièrement mobilisée pour qualifier des ensembles se rapprochant par leur structuration des collections d'échantillons biologiques, à l'image des bibliothèques, du fonds de commerce ou du troupeau. Sa constitution repose sur un acte de volonté émanant du titulaire d'un pouvoir d'autorité sur l'ensemble[135], et réside dans une communauté d'affectation pour une finalité déterminée[136]. Son fonctionnement dynamique, qui autorise une évolutivité de son contenu et le remplacement de ses composants, correspond

[133] F. BELLIVIER et C. NOIVILLE, *Contrats et vivant*, Paris, LGDJ, 2006, p. 268 et s. ; F. BELLIVIER, C. NOIVILLE, « Contribution des association de patients à l'organisation, au fonctionnement et à la règlementation des collections d'échantillons biologiques » *Revue d'économie industrielle*, 2007/4 : « En donnant gratuitement des échantillons de son corps à des chercheurs qui les travailleront et en tireront des inventions par la suite brevetées, le patient non seulement ne s'est pas dépossédé – ce qu'il a donné n'a guère de valeur propre et n'en acquiert qu'à proportion du travail opéré par le chercheur – mais bénéficie du médicament ou du test mis au point et breveté ».

[134] F. ZÉNATI-CASTAING et T. REVET, *Les biens*, Paris, PUF, 3ème éd,2008, p. 204, n° 133.

[135] N. BINCTIN, « Volonté et universalité de biens », Actes du colloque *Volonté et biens – Regards croisés*, Paris, L'Harmattan, coll. Droit privé et sciences criminelles, p. 231.

[136] A. DENIZOT, *L'universalité de fait*, Paris, LGDJ, 2008, n° 203 et s.

aux mécanismes qui s'appliquent aux collections d'échantillons biologiques. Abordée par le prisme de l'universalité, la collection d'échantillons biologiques se montre sous un jour différent, en tant que bien nouveau, titulaire d'un régime juridique propre se superposant aux régimes applicables à ses parties.

Protection de l'ensemble. Moyen de définition de la collection d'échantillons biologiques, l'universalité de fait permet également d'en assurer la protection. La prise de hauteur que suggère l'application de cette notion, consistant à traiter la collection en tant qu'ensemble et pas uniquement au regard de droit applicable à ses parties, a pour principal intérêt de mettre en évidence les nombreux périls auxquels les collections sont susceptibles d'être confrontées. Démantèlement, destruction, perte de cohérence par un accroissement incontrôlé de leur volume, désaffectation, mise en sommeil, sont autant de risques contre lesquels il convient de les prémunir.

Face à cette situation, l'édiction de règles protectrices applicables à l'ensemble est alors indispensable[137]. Elle passe d'abord par la recherche de régimes protecteurs issus du droit positif, notamment les mécanismes tirés du droit de la propriété intellectuelle, du droit patrimonial, des règles de la domanialité publique ou du service public. Elle passe ensuite par la confrontation de ces régimes à la réalité de l'objet, et par une série d'ajustements qui permettront de concilier au mieux ce besoin de protection avec les impératifs de circulation induits par la finalité de recherche ainsi poursuivie.

Ce travail de « décomposition/recomposition » de la collection d'échantillons biologiques, envisagée d'abord à travers les éléments qui la composent, puis en tant qu'ensemble cohérent, laisse apparaître deux objets juridiques nouveaux, respectivement issus d'un processus de spécification pour l'échantillon biologique, et d'un rapprochement avec la notion d'universalité de fait pour la collection d'échantillons biologiques. S'arrêter à ce seul travail de qualification ne saurait être suffisant. Il débouche sur une série de nouveaux questionnements relatifs au traitement de ces objets par leurs destinataires ainsi que les tendances qui se dessinent dans la gestion de ces biens nouveaux.

B. La valorisation des collections d'échantillons biologiques

Notion. La valorisation renvoie instinctivement à l'idée d'un processus destiné à la mise en valeur d'une chose. Elle consisterait à accorder de l'intérêt à une chose dans le but de l'améliorer afin d'en retirer des avantages particuliers. Sa signification s'enrichit lorsque le terme est recherché dans le champ de la science économique où il est appréhendé comme « la hausse de la valeur marchande d'un produit ou d'un service provoquée soit par une mesure législative soit par une intervention sur le marché »[138]. La valorisation ne se mesure pas à l'aune des seuls avantages économiques qu'elle procure.

[137] C. NOIVILLE, « Pour une protection des collections scientifiques », *D.*, 1997, p. 246.
[138] CNRTL, occ. « Valorisation ».

Ses bénéfices sont divers et seront fonction de la chose concernée par le processus, et de la finalité poursuivie par l'instigateur. La valeur sociale, environnementale, scientifique ou encore l'utilité publique, sont autant de finalités qui pourront être recherchées par l'initiateur de la valorisation dans la gestion de ses biens.

Application. Nouveaux objets juridiques, intégrés à des patrimoines pour la plupart publics, les collections d'échantillons biologiques ont rapidement été dotées d'un régime juridique orienté à maints égards vers la valorisation[139]. Néanmoins, « là où on entendait le terme comme le fait de "mettre en valeur" un bien, il s'agissait tout autant, et peut-être au préalable, de lui "donner une valeur" »[140]. En 2004, lorsqu'il établit le régime juridique de l'activité de biobanque, le législateur est bien conscient de cet impératif. Il sait que « valoriser économiquement les biens publics ne doit pas conduire à sacrifier d'autres exigences d'intérêt général, telles que la préservation de leur intégrité ou de leur valeur patrimoniale »[141]. Il élabore un régime équilibré, dont le contenu a peu évolué depuis sa création. Cet encadrement s'est fondé sur la responsabilisation des acteurs et le recours aux prérogatives de police. L'administration déploie ainsi d'importants pouvoirs de contrôle à chacune des étapes de l'activité de préparation, de conservation, et de mise à disposition des éléments et des produits du corps humain. Dans le même temps, et à la demande des chercheurs, le législateur a autorisé la réutilisation des échantillons biologiques pour une autre finalité que celle qui prévalait au moment de leur collecte. En ce sens, il a substitué un mécanisme de non-opposition à la réutilisation à l'obtention du consentement exprès de la personne qui prévalait jusque-là[142]. Organisée et libéralisée, l'activité de biobanque s'est progressivement professionnalisée grâce aux financements publics dont l'objectif était d'accroitre le volume des ressources biologiques disponibles et d'organiser un réseau national de centres de ressources biologiques, dans le champ de la cancérologie en premier lieu[143].

Au-delà de cette seule valorisation quantitative s'est opérée une valorisation qualitative des collections d'échantillons biologiques[144]. Celle-ci a reposé sur la conversion des centres de ressources biologiques au management de la qualité et

---

[139] E. RIAL-SEBBAG, « « Genèse d'un cadre réglementaire pour les collections d'échantillons biologiques humains », *RGDM*, 2008, n° 27, p. 248.

[140] C. ROUX, *Propriété publique et droit de l'Union européenne*, Sylvie Caudal (préf.), Paris, LGDJ, Bibl. dr. pub., Tome 290, p. 284.

[141] J.-M. SAUVÉ, propos introductif au colloque *La valorisation économique des propriétés des personnes publiques* organisé le 6 juill. 2011 dans le cadre des entretiens du Conseil d'État en droit public économique, La documentation française, 2012. [Disponible en ligne].

[142] D. THOUVENIN, « La loi relative à la bioéthique ou comment accroître l'accès aux éléments biologiques d'origine humaine », *D.*, 2005, p. 116.

[143] Sur l'historique de la constitution de réseaux de centres de ressources biologiques v. S. VANDENBORGHT, M. THIEBAUD et A.-C. EDELMAN, *Garantir la qualité de vos ressources biologiques. Les clés d'une certification réussie selon la norme NF S96-900*, INSERM, 2013, p. 5

[144] J.- H. DI DONATO, « Certification des CRB : plus qu'un certificat, un levier de valorisation », *in* X. Bioy (dir.), *La régulation publique des centres de ressources biologiques, le cas des tumorothèques*, Paris, LEH Édition, 2018, p. 185.

au développement des procédures de certification à des standards de qualité élaborés par des institutions nationales et internationales de normalisation[145]. Nouveau paradigme de l'activité des biobanques, celles-ci sont désormais structurées et administrées en vue de produire des ressources biologiques de qualité et des données associées exhaustives. La qualité devenant le socle commun à toutes les biobanques désireuses de mettre en évidence leur savoir-faire dans cet environnement concurrentiel.

Ainsi qualifiés, les échantillons biologiques et les collections d'échantillons biologiques peuvent être étudiés dans la perspective d'une valorisation dynamique[146], conciliant circulation et protection de leur structure et de leur contenu.

IV. Éléments méthodologiques

Méthode. Au titre de la présente étude, il sera souscrit à la définition généraliste de la méthode proposée par Véronique Champeil-Desplats qui, selon elle, renverrait « à un chemin, un cheminement, une direction à suivre, un ensemble de démarches ou de procédés intellectuels plus ou moins complexes qui permettent de parvenir à une fin, un résultat, ou un objectif déterminé »[147].

Constats initiaux. Comme pour de nombreuses recherches, ce travail s'est fondé sur une série de prémices, de doutes et d'intuitions qui tous convergeaient pour conforter l'idée de l'existence d'un véritable sujet juridique derrière cet objet singulier et méconnu que sont les collections d'échantillons biologiques. Ces réflexions initiales, sommairement retranscrites, avaient la teneur des constats suivants : les collections d'échantillons biologiques constituent des ressources rares et précieuses, hébergées pour la plupart au sein d'organismes publics de santé et dont la constitution est financée par la collectivité. Compte tenu du potentiel scientifique renfermé par ces outils et de leur mode de constitution, il apparaît cohérent de penser que la personne publique puisse intervenir, d'abord pour réglementer leurs conditions d'utilisation et d'affectation, ensuite pour en assurer la protection, et enfin qu'elle puisse retirer une partie des avantages liés à leur exploitation afin qu'ils bénéficient à l'ensemble de la société.

Ces réflexions ont ensuite été englobées dans des finalités plus larges, utilisées comme fil conducteur de ce travail, et qui peuvent être énoncées sous la forme des interrogations suivantes : comment qualifier juridiquement la collection

---

[145] Les normes de certification qui s'appliquent principalement aux centres de ressources biologiques sont : la norme ISO 9001 « management de la qualité » ; la norme ISO 20387 : 2018 « exigences générales relatives au "biobanking" » ; la norme française NF S96-900 « Système de management d'un CRB et qualité des ressources biologiques ».

[146] Institut de la gestion déléguée, « Rapport du groupe de travail - valorisation des propriétés publiques », *LPA*, 23 juill. 2004, n° 47, p. 44.

[147] V. CHAMPEIL-DESPLATS, *Méthodologies du droit et des sciences du droit*, Paris, Dalloz, 2ème éd., 2016, p. 3.

d'échantillons biologiques ? Comment organiser les conditions de leur protection et de leur valorisation ?

La réponse à ces interrogations repose sur une méthode distincte, propre à caractériser au mieux les intentions ayant présidé à chacune de ces étapes.

Qualification des objets en présence. Le travail de qualification de la collection d'échantillons biologiques a ainsi reposé sur un processus de « décomposition/recomposition » à partir de la définition qui en était donnée par le Code de la santé publique. Constatant les insuffisances de cette définition à décrire sa réalité, il a été entrepris un travail de décomposition de son contenu, en partant du prélèvement biologique et de la donnée personnelle. Les questionnements ont été similaires pour chacun d'eux : quels sont ces éléments ? À quel régime juridique sont-ils soumis ? Peuvent-ils être rattachés à une notion ou une catégorie juridique issue du droit positif ? Si oui, ce rattachement influe-t-il sur leur qualification et modifie-t-il les prérogatives susceptibles de s'appliquer à eux ?

Cette analyse, élément par élément, met en évidence une définition stipulative de l'échantillon biologique, permettant de « déterminer comment [ces] mots doivent être compris et utilisés »[148]. À l'issue, l'échantillon biologique se présente comme un bien juridique, issu de la spécification d'un prélèvement biologique et de données personnelles associées, effectuée par un tiers détenteur d'un savoir faire.

Ce même procédé a été utilisé lorsqu'il s'est agi de qualifier l'ensemble constitué par la collection d'échantillons biologiques. Partant d'une recherche dans le droit positif de notions susceptibles d'être transposées, le recours à l'universalité de fait aura permis ce travail, si ce n'est de redéfinition, de conformation de la collection biologique à sa réalité juridique.

Protection et valorisation de l'objet en présence. La tentative visant à proposer des mécanismes de protection applicables aux collections d'échantillons biologiques s'est fondée sur une démarche analogique, issue de la recherche et de la transposition à cet objet de régimes juridiques issus du droit positif. À cet effet, la mobilisation de techniques, tirées de spécialités relevant du droit public et du droit privé, a été réalisée en vue d'envisager globalement l'ensemble des besoins en protection ainsi que les ressources juridiques disponibles pour les satisfaire.

L'appréciation des moyens de valorisation des collections d'échantillons biologiques s'est dans un premier temps appuyée sur l'analyse de leur régime juridique. À travers l'étude de ces normes, c'est l'intention même du législateur, et à travers lui de la puissance publique, qui a pu être retrouvée. Elle s'est appuyée dans un second temps sur l'analyse des pratiques professionnelles de ce secteur,

[148] V. CHAMPEIL-DESPLATS, *Op. cit.*, p. 301.

dont le contenu aura permis de mettre en évidence une série de tendances liées à la gestion des collections d'échantillons biologiques.

Pluridisciplinarité. Cette étude se veut résolument pluridisciplinaire. Il ne pouvait en aller autrement tant le sujet sur lequel elle porte renvoie à des notions qui sont abordées dans de multiples disciplines, allant de la science juridique à la science médicale, en passant par la science économique. Elle se fonde d'abord sur une pluridisciplinarité externe, bésée sur la mobilisation de connaissances placées *en dehors* du droit. Son contenu s'est trouvé enrichi par la présence, à Toulouse, d'acteurs majeurs autour de cette thématique et directement impliqués dans la plupart des travaux nationaux et internationaux relatifs aux biobanques et aux collections d'échantillons biologiques. Ainsi, les travaux menés au sein de l'équipe « Trajectoires d'innovations en santé : enjeux bioéthiques et sociétaux » de l'UMR 1295 INSERM – Université Toulouse III Paul Sabatier ont constitué une source d'inspiration précieuse et ont permis d'apporter à ce travail, l'indispensable rattachement *pratique* sans lequel les développements suivants auraient perdu de leur intelligibilité.

Elle se fonde ensuite sur une pluridisciplinarité interne, *dans* le droit, qui appelle à la mobilisation de notions et d'outils empruntés aussi bien au droit public – pour les développements consacrés aux pouvoirs de police exercés sur les collections, leur protection par les règles de la domanialité, et l'instauration d'un service public de la biobanque –, qu'au droit privé s'agissant des références au patrimoine, à la technique de la spécification ou encore à l'universalité de fait. Toutefois, ces références éparses ne doivent pas faire perdre de vue la logique d'ensemble inhérente à ce travail, élaborée dans une perspective publiciste ayant vocation à mettre en évidence les intérêts publics suscités par les collections d'échantillons biologiques, ainsi que les moyens mis en œuvre par les pouvoirs publics pour les satisfaire.

Prospection. Malgré le développement de leurs utilisations en recherche, les collections d'échantillons biologiques demeurent relativement confidentielles et méconnues du grand public. Leur encadrement, faisant cohabiter dispositions normatives et règles de *soft law* héritées des pratiques professionnelles, témoigne de cette volonté, essentiellement pragmatique, de garantir la sécurité sanitaire de l'activité et la protection des personnes se prêtant à ces recherches. Dans ce contexte, peu de place est laissée pour la mise en avant des intérêts publics liés à cette activité. Le constat est identique lorsque sont recherchées certaines interprétations ou clés de compréhension dans la jurisprudence. Utilisées par des professionnels extérieurs au monde du droit placés en situation de quasi-monopole, constituées d'échantillons prélevés sur des donneurs consentants ayant témoigné leur confiance dans la recherche, les collections d'échantillons biologiques n'ont suscité jusqu'alors qu'un volume contentieux très faible en France.

La plupart des réponses aux interrogations formulées ne pouvant être recherchées ni dans les textes, ni dans la jurisprudence, nombre de développements de la présente étude revêtent un caractère prospectif. Sans être péjoratif ni *ascientifique*, ce terme renvoie à un dépassement du cadre existant par la formulation de propositions réalistes visant à orienter dans un sens donné la perception d'un objet.

V. Problématique et annonce du plan

La compréhension unanime dont les collections d'échantillons biologiques sont l'objet en tant qu'outils de science, laisse place à un certain flottement lorsqu'il s'agit de les aborder en tant qu'objets juridiques. Cette incompréhension est légitime tant leur contenu interroge, de même que la nature des droits susceptibles de s'appliquer à ces éléments et à l'ensemble qu'ils forment par leur réunion.

Tout au long de ce travail, les collections d'échantillons biologiques seront entendues « comme des objets à valoriser comme patrimoines »[149]. Cette acception constitue en quelque sorte la conclusion de la démonstration qui sera menée ci-après, dont le fondement repose sur le questionnement suivant : les collections d'échantillons biologiques revêtent-elles une aptitude à la patrimonialité, et quelles seraient dès lors les modalités de leur valorisation ?

Le premier temps de la réponse reposera sur une appréhension de la collection d'échantillons biologiques à l'aune de ses éléments constitutifs. Ce passage par le *contenu* pour l'analyse des conditions de leur patrimonialité sera adossé à un travail de qualification juridique qui permettra de mieux en cerner les contours. Issue de ce travail, l'apparition de l'échantillon biologique fait montre de son caractère patrimonialisable (**Partie I**).

Le second temps de la réponse abordera la collection d'échantillons biologiques comme un ensemble d'échantillons biologiques. En tant que *contenant*, celle-ci se révèle comme une bien autonome et patrimonialisé, objet de politique publique et de prérogatives tendant à en assurer la valorisation (**Partie II**).

[149] X. BIOY, « Mettre du cancer dans des banques : pour un patrimoine à valoriser ? », introduction à l'ouvrage *La régulation publique des centres de ressources biologiques, le cas des tumorothèques*, X. Bioy (dir.), Paris, LEH Édition, 2018, p. 14.

PARTIE I
L'ÉCHANTILLON BIOLOGIQUE PATRIMONIALISABLE

À l'image de la méthode syllabique utilisée pour l'apprentissage de la lecture, dont l'objet consiste à identifier des lettres puis à les combiner en syllabes pour en dégager des mots, l'analyse des collections d'échantillons biologiques s'appuie sur un travail de décomposition similaire, animé par l'idée que la connaissance des parties est indispensable à la compréhension du tout. Dans cette perspective et en s'en tenant à la seule dénomination de l'objet d'étude, ce raisonnement identifie l'échantillon biologique comme partie d'un ensemble formé par leur regroupement, et qualifié de collection.

Mais l'échantillon biologique est lui-même un objet gigogne, dont l'appellation englobante masque la réalité des éléments qui le constituent. Pour le comprendre, il convient une nouvelle fois de réduire l'échelle d'analyse pour cerner précisément son contenu. Ce n'est qu'au prix de ce réductionnisme que l'identification de l'échantillon biologique devient possible, mettant alors en évidence ses utilités et sa prédisposition à être un objet de patrimonialisation (**Titre I**).

L'intérêt suscité par ces éléments chez des personnes désireuses de s'en réserver les utilités ne saurait toutefois suffire pour conclure à leur patrimonialité. Cette aptitude se déduit d'une série de moyens de patrimonialisation, parmi lesquels figure la confrontation des éléments constitutifs de l'échantillon biologique – les prélèvements corporels et les données personnelles associées – aux notions juridiques de bien et de propriété. Cette confrontation s'opère également pour l'échantillon biologique, alors entendu comme un bien nouveau issu d'un processus de spécification conduisant à le distinguer des éléments qui le composent (**Titre II**).

TITRE I. L'OBJET DE LA PATRIMONIALISATION

La première phase de ce processus de décomposition de la collection d'échantillons biologiques et du travail de qualification juridique qui lui est adossé, repose sur la mise en évidence de l'objet de cette patrimonialisation.

Par objet de la patrimonialisation, il convient de déterminer la diversité de ces choses placées en collection et qui, en raison de leur utilité scientifique, sont regardées par leurs destinataires comme de véritables objets de propriété. Cette démarche cherche à éclaircir une question en apparence anodine, mais qui s'avère en réalité chargée de significations : qu'est-ce que l'échantillon biologique ?

L'échantillon biologique repose d'abord sur une réalité matérielle, un élément corporel palpable, qualifié de prélèvement biologique, qui est utilisé comme support de la recherche scientifique. Les prélèvements biologiques s'illustrent par leur diversité et les règles spécifiques qui s'appliquent à chacun d'eux. Ils s'illustrent également par la pluralité des contextes et des finalités pour lesquels ils sont détachés d'un corps entier, en vue de leur mise en collection et de leur intégration à un patrimoine (**Chapitre I**).

L'échantillon biologique repose ensuite sur une partie immatérielle, constituée d'informations consignées sous la forme de données personnelles associées aux prélèvements biologiques. Là encore, les règles qui président à la collecte, à la production et au traitement de ces données varient en fonction de leur nature, du contexte de leur captation et de la finalité poursuivie par l'organisme gestionnaire. Le régime juridique applicable aux données personnelles se superpose à celui des prélèvements biologiques ainsi qu'à celui applicable aux collections d'échantillons biologiques. Cet encadrement s'inscrit dans un mouvement de massification des données de santé, dont la production et le stockage sont désormais permis par le perfectionnement des outils informatiques, et qui bouleverse en profondeur l'activité de biobanque (**Chapitre II**).

Chapitre I. L'élément matériel, le prélèvement biologique

La tentative de décomposition de la collection d'échantillons biologiques en plusieurs objets juridiques distincts conduit d'abord à étudier ce qui en constitue le fondement, à savoir le prélèvement biologique. La notion de prélèvement biologique est complexe et ne fait l'objet d'aucune définition susceptible de la rendre accessible aux juristes. S'ajoute à cette complexité les nombreuses imprécisions terminologiques issues des divers codes législatifs qui font évoluer le prélèvement biologique aux côtés de notions connexes telles que l'échantillon biologique[150], la matière biologique[151] ou encore les produits de santé[152].

Le prélèvement biologique constitue l'élément matériel qui, détaché du corps d'une personne, sera susceptible de faire l'objet d'actes de préparation et de conservation en vue d'être utilisé pour une recherche scientifique. À ce stade, il n'est pas encore un échantillon biologique, mais simplement une entité placée hors du corps à la suite d'un acte spécifique de détachement ou de collecte.

La question est alors de savoir ce qu'il convient d'entendre par le terme de prélèvement biologique. Ce dernier n'étant pas défini mais seulement mentionné à l'article L. 1243-3 du Code de la santé publique relatif aux collections d'échantillons biologiques, le recours aux catégories issues du droit positif s'avère utile pour tenter de le circonscrire. La seule catégorie à laquelle il soit permis de se rapporter pour opérer une telle définition est celle des éléments et produits du corps humain, créée par le législateur de 1994 en réponse aux évolutions médicales et scientifiques investissant toujours plus profondément un corps désormais morcelé.

L'étude de cette catégorie juridique permettra de cerner la typologie des prélèvements susceptibles d'être placés en collection pour faire l'objet de recherches. L'analyse systématique des composantes de la catégorie des éléments et produits du corps humain permettra la mise en évidence de règles spécifiques à certains prélèvements (Section I).

La qualification du prélèvement biologique ne constitue que la première étape d'un processus plus large de mise en banque. Il conviendra de s'intéresser dans un second temps à leurs conditions d'obtention en vue de clarifier et de sécuriser les pratiques de prélèvement menées par les professionnels. Ces situations sont multiples, issues d'un prélèvement direct ou d'une requalification, et représentent l'acte constitutif de toute collection (Section II).

---

150 G. CHASSANG, *Éthique et réglementation des biobanques de recherche*, Paris, INSERM, p. 218.

151 Art. L. 611-10 CPI.

152 Art. 1386-3 du C. civ. et art. L. 5311-1 CSP.

Section I. Le prélèvement biologique issu de la catégorie des éléments et produits du corps humain

La catégorie des éléments et produits du corps humain a fait l'objet d'une lente maturation avant sa consécration juridique par les premières lois bioéthique de 1994. L'encadrement, au départ parcellaire, visait à réglementer les pratiques des professionnels qui utilisaient des éléments et produits du corps humain pour une finalité thérapeutique. L'affirmation de dispositions communes à l'ensemble des éléments et produits du corps humain n'a toutefois pas permis de résoudre les incertitudes quant aux contours de cette catégorie compte tenu des divergences persistantes autour de la notion même d'élément et de produit (§1). Faute de pouvoir définir juridiquement les éléments et les produits, le législateur a opté pour une approche matérielle en introduisant des sous-catégories d'éléments et de produits du corps humain pour lesquelles il a mis en place des régimes particuliers (§2).

§1. Une construction progressive de la catégorie

Comme souvent dans le champ scientifique, l'appréhension juridique des éléments et produits du corps humain témoigne du décalage qui a toujours existé entre l'apparition de nouvelles pratiques médicales ou scientifiques et leur prise en considération par le droit. La création de la catégorie des éléments et produits du corps humain en 1994 a permis l'affirmation de principes cardinaux visant à protéger les personnes et à sécuriser les pratiques thérapeutiques (A). Toutefois, en l'absence de définition explicite de l'élément et du produit du corps humain, l'encadrement issu des dispositions du Code civil et du Code de la santé publique laisse subsister des incertitudes autour du contenu exact de cette catégorie (B).

A. L'origine de la catégorie des éléments et produits du corps humain

La perception et le traitement accordé aux éléments des produits du corps humain est intimement lié à l'évolution de la science médicale. De leur connaissance à un traitement parcellaire avant les premières lois de bioéthique (1), ils seront reconnus en tant que catégorie juridique à part entière avec l'adoption des lois de 1994 (2).

1. Avant les lois de bioéthique de 1994

Historique. Tout comme le corps humain dont ils constituent une partie intégrante et indispensable, les éléments et produits du corps humain ont tardé à faire l'objet d'une consécration juridique[153]. L'autonomisation de cette catégorie est allée de pair avec les progrès scientifiques et l'assouplissement des principes de l'Église qui a permis l'introduction, en marge de la vision personnaliste traditionnelle,

[153] A. LAUDE, B. MATHIEU et D. TABUTEAU, *Droit de la santé*, Paris, PUF, 2ème éd., 2009, p. 120. Pour une présentation du régime juridique du don et de l'utilisation des produits et des éléments du corps humain v. p. 670 et s.

d'une conception réaliste du corps humain[154]. L'intérêt des scientifiques pour le corps et ses éléments est fort ancien, que l'on pense aux premières vivisections à l'Antiquité ou aux dissections pratiquées sur des cadavres humains dès le Moyen-Âge. L'anatomie, s'imposera en tant que science à la Renaissance suite aux travaux d'André Vésale[155] ou encore du français Ambroise Paré[156].

La diversification progressive des interventions médicales sur le corps va rapidement marquer le passage d'une chirurgie essentiellement individuelle à vocation réparatrice –amputation et saignée –, vers une utilisation autonome d'éléments et de produits du corps dans l'intérêt thérapeutique d'un tiers. À ce titre la première transfusion sanguine pratiquée sur l'homme à partir de sang animal fut réalisée par Jean Baptiste Denis en 1667, et la première greffe d'organe à partir d'un donneur vivant en France date de 1952.

Encadrement parcellaire initial. Constatant la capacité nouvelle de conserver des éléments et des produits en dehors du corps[157] ainsi que les utilisations qui en étaient faites dans l'intérêt thérapeutique d'autrui, le législateur a opté pour un encadrement parcellaire de ces activités, créant des régimes juridiques rattachés à des éléments spécifiques du corps comme la cornée[158], le sang humain[159] ou encore les organes[160]. Pour Dominique Thouvenin, cette « extension constante s'est appuyée d'abord sur l'idée d'une solidarité entre les morts et les vivants – prélèvement de cornées sur les cadavres, puis prélèvement d'organes sur une personne décédée – puis sur celle d'une solidarité entre les vivants – prélèvement d'organes sur une personne vivante au bénéfice d'un membre très proche de sa famille, "don" de sperme pour permettre une assistance médicale à la procréation avec tiers "donneur" – enfin sur celle d'une solidarité entre la vie embryonnaire et les vivants – utilisation de tissus ou de cellules embryonnaires, voire de l'embryon lui-même à des fins de recherche »[161].

2. *Après les lois de bioéthique de 1994*

Consécration juridique de la catégorie. Il faudra attendre 1994 avec l'adoption des premières lois dites de « bioéthique » pour que le corps, ses éléments et produits fassent l'objet d'un encadrement par le droit. La loi relative au respect du corps humain[162] consacrera une série de « droits fondamentaux de la personne »[163] à

---

154 F. BELLIVIER, C. NOIVILLE, *Contrats et vivant*, Paris, LGDJ, 2006, p. 73-75.

155 A. VÉSALE, *De Humani Corporis Fabrica*, Bâle, édité par Johan Oporinus, 1543 [Consultable en ligne sur http://docnum.u-strasbg.fr/cdm/ref/collection/coll8/id/19332].

156 A. PARÉ, *Dix livres de la chirurgie : avec le magasin des instruments nécessaires à icelle*, Paris, édité par Jean le Royer, 1564, 556 p. [Consultable en ligne sur Gallica].

157 J.-P. BAUD, « Le pouvoir médical et le statut juridique du corps humain disloqué : les procès médicaux », *JIB*, 2001/2, (vol. 12), p. 15-22.

158 Loi n° 49-890 du 7 juill. 1949 dite loi *Lafay* permettant la pratique de la greffe de la cornée grâce à l'aide de donneurs d'yeux volontaires (JO 8 juill. 1949).

159 Loi n° 52-854 du 21 juill. 1952 sur l'utilisation thérapeutique du sang humain, de son plasma et de leurs dérivés (JO 22 juill. 1952).

160 Loi n°76-1181 du 22 déc. 1976 relative aux prélèvements d'organes dite loi *Cavaillet* (JO 23 déc. 1976).

161 D. THOUVENIN, « La loi relative à la bioéthique ou comment accroître l'accès aux éléments biologiques d'origine humaine », *D.*, 2005, p. 116.

162 Loi n° 94-653 du 29 juill. 1994 relative au respect du corps humain (JO n° 175, 30 juill. 1994).

163 Projet de loi relatif au corps humain et modifiant le code civil, n° 2599, déposé le 25 mars 1992, p. 3.

l'égard de son corps, en intégrant au livre premier du Code civil relatif aux personnes un chapitre traitant du respect du corps humain. La seconde loi de bioéthique, adoptée la même année[164], et relative au don et à l'utilisation des éléments et produits du corps humain, à l'assistance médicale à la procréation et au diagnostic prénatal modifie quant à elle la nomenclature du Code de la santé publique en y intégrant un livre relatif au don et à l'utilisation des éléments et produits du corps humain[165]. Cette loi, prévoyait notamment d'intégrer au Code de la santé publique une déclinaison des principes généraux de protection de la personne posés par le Code civil[166] et applicables à l'ensemble des éléments et produits du corps humain. À ce titre, on retrouvait le consentement préalable au prélèvement et sa révocabilité[167], l'interdiction de la publicité en faveur du don [168] et l'anonymat de celui-ci[169].

Révision des lois de bioéthique. Soumise par principe à une révision quinquennale[170], la première loi de bioéthique, pour des raisons d'opportunité politique[171], ne sera révisée que dix ans plus tard par la loi du 6 août 2004[172]. Le troisième titre de cette loi était consacré au « don et utilisation des éléments et produits du corps humain ». Modifiant en profondeur le Code de la santé publique, le législateur a « assoupli les conditions d'accès aux éléments et produits du corps humain »[173], notamment en encadrant les finalités de leur cession et de leur utilisation[174], en clarifiant les modalités financières de leur prélèvement[175] et en autorisant sous conditions[176] leur réutilisation pour une finalité autre que celle ayant conduit à leur prélèvement initial[177].

La loi du 7 juillet 2011 relative à la bioéthique[178] ne viendra pas remettre en cause les principes communs à l'ensemble des éléments et produits du corps humain, ni cette démarche visant à en favoriser l'accès pour une finalité médicale ou scientifique.

Autres mentions aux éléments et produits. Les éléments et produits du corps humain sont explicitement mentionnés par d'autres textes législatifs. Le Code civil tout d'abord, qui pose une série de principes d'ordre public relatifs à la protection

---

164 Loi n° 94-654 du 29 juill. 1994 relative au don et à l'utilisation des éléments et produits du corps humain, à l'assistance médicale à la procréation et au diagnostic prénatal (JO n° 175, 30 juill. 1994).

165 CSP, Partie I, Livre deuxième « Don et utilisation des éléments et produits du corps humain », art. L.1211-1 à L. 1274-3. Les dispositions réglementaires sont contenues dans les art. R. 1211-1 à R. 1261-9 CSP.

166 J.-Ch. GALLOUX, « La loi du 6 août 2004 sur la bioéthique », *D.*, 2004, p. 2379.

167 Art. L. 1211-2 CSP.

168 Art. L. 1211-3 CSP.

169 Art. L. 1211-5 CSP.

170 Ce principe de révision périodique avait été introduit pour la première fois dans la loi du 1er déc. 1988 relative au revenu minimum d'insertion (JO 3 déc. 1988).

171 J.-Ch GALLOUX, « La loi du 6 août 2004 sur la bioéthique », *D.*, 2004, p. 2379.

172 Loi n° 2004-800 du 6 août 2004 relative à la bioéthique (JO n° 182, 7 août 2004).

173 Dic. Perm., étude « Statut du corps humain, de ses éléments et produits », *Éd. Lég.*, 2015, §4.

174 Art. L. 1211-1 al. 2 CSP.

175 Art. L. 1211-4 CSP.

176 D. THOUVENIN, « Les banques de tissus et d'organes : les mots pour les dire, les règles pour les organiser », *LPA*, 18 fév. 2005, n° 35, p. 31.

177 Art. L. 1211-2 al. 2 CSP.

178 Loi n° 2011-814 du 7 juill. 2011 relative à la bioéthique (JO n° 157, 8 juill. 2011).

de la personne et de son corps[179]. Le manquement à ces principes fait l'objet d'un chapitre spécifique du Code pénal traitant des infractions en matière d'éthique biomédicale[180] et plus particulièrement d'une seconde section consacrée à la protection du corps humain dans laquelle sont recensées les pratiques illicites afférentes aux éléments et produits du corps humain[181]. L'article L. 222-1 du Code de la recherche quant à lui, ne fait que renvoyer aux dispositions du Code de la santé publique pour déterminer le régime juridique applicable au sang, aux organes, aux tissus et aux cellules. Enfin, le Code de la propriété intellectuelle fait mention des éléments du corps humain à l'article L. 611-18 et considère que ne peuvent être des inventions brevetables que celles « constituant l'application technique d'une fonction d'un élément du corps humain ».

Malgré les multiples références à la notion d'éléments et produits du corps humains, celle-ci n'est définie par aucun texte. Bien qu'imparfaite, une approche matérielle de cette notion permettra de mieux en cerner les contours.

B. Les incertitudes autour de la catégorie des éléments et produits du corps humain

Le législateur n'a pu que constater l'émergence des éléments et produits du corps humain en tant que ressource scientifique d'abord puis comme objet de droit. La consécration juridique qu'il a apporté à cette catégorie traduit l'adoption d'une approche réaliste du corps humain. Pourtant, ce nouveau régime a été inséré dans un paysage réglementaire fortement marqué par une vision personnaliste du corps humain – dans le Code civil notamment –, contribuant de fait à créer une première incertitude pour les destinataires de ces normes (1). La seconde incertitude résidait dans la terminologie employée par le législateur pour nommer cette catégorie. Faute de définition, il convient de rechercher ce que recouvrent précisément la notion d'élément et de produit du corps humain (2).

1. Quant à l'introduction de cette catégorie dans le paysage réglementaire existant

Autonomisation progressive de la catégorie. En l'absence de définition posée par le législateur, l'appréhension de la catégorie des éléments et produits du corps humain s'avère malaisée. Son contenu nécessite de s'en référer à la nomenclature du Code de la santé publique, mais la justification d'une telle classification n'emporte pas la conviction sur le plan théorique.

L'autonomisation de la catégorie des éléments et produits du corps humain repose sur un double mouvement conjuguant d'une part l'« essor des connaissances scientifiques, des techniques médicales et de l'hygiène opératoire [ayant] permis de

[179] Art. 16-1, 16-2, 16-5, 16-6, et 16-8 C. civ.
[180] Art. L. 511-1 à L. 511-28 C. pén.
[181] Art. L. 511-2 à L. 511-13 C. pén.

rendre utilisable nombre d'éléments issus du corps »[182] et d'autre part une intervention législative venant encadrer *a posteriori* l'ensemble de ces pratiques[183].

Approche réaliste du corps humain. L'affirmation d'un véritable droit des éléments et produits du corps humain traduit l'adoption par le législateur d'une conception réaliste du corps humain selon laquelle, bien que le corps constitue le support matériel de la personne, il n'en demeure pas moins l'« objet de diverses pratiques, soit dans son ensemble, soit par parties »[184] et devient à ce titre un « réservoir utile »[185] pour les praticiens. L'introduction par les premières lois de bioéthique en 1994 d'un article 16-2 dans le Code civil aux termes duquel « le juge peut prescrire toutes mesures propres à empêcher ou faire cesser une atteinte illicite au corps humain ou des agissements illicites portant sur des éléments ou des produits de celui-ci, y compris après la mort » constitue l'illustration de cette autonomisation des éléments et produits du corps humain vis à vis de la personne d'un côté, et du corps humain, pris en son entier, de l'autre.

Les lois de 1994 ont consacré cette approche réaliste du corps humain sans pour autant totalement se départir de la conception personnaliste qui prévalait jusqu'alors. Conscient d'une part que les nécessités scientifiques justifiaient une réification du corps, de ses éléments et de ses produits, et d'autre part du besoin de protection imposé par la sacralité de ces derniers, le législateur s'est trouvé dans l'impossibilité d'intégrer le corps humain à la catégorie des choses faute de pouvoir assumer les conséquences juridiques découlant de ce choix (droit de propriété, disponibilité…).

Champ de l'encadrement législatif. Une solution intermédiaire a donc été adoptée visant à réglementer le corps humain pris dans ses trois états. Rattaché à la personne d'abord, l'article 16 du Code civil réaffirme « la primauté de la personne » justifiée par le principe de dignité de la personne humaine. Détaché de la personne ensuite, mais considéré en son entier – les éléments et produits étant parties intégrantes du corps puisqu'ils contribuent à son fonctionnement normal –, le corps humain est l'objet des principes généraux posés aux articles 16-1 à 16-8 du Code civil. Enfin, le corps démembré fait également l'objet d'une réglementation spécifique avec la consécration législative de la catégorie des éléments et produits du corps humain dans le Code de la santé publique.

L'encadrement qui leur est offert se décompose en deux volets. Le premier réside en l'édiction de principes généraux applicables à l'ensemble des éléments et produits du corps humain inscrits dans le Code civil et le Code de la santé publique[186].

---

[182] B. PAUVERT, « Le droit des éléments et produits du corps - ou les enjeux d'une réification silencieuse », *Les cahiers de droit de la santé du Sud-Est*, 2011, n° 12, p. 11-26.

[183] Pour une critique de la position du législateur dans son rôle d'encadrement de la science, v. J. HAUSER, « La vie humaine est-elle hors du commerce ? », *LPA*, num. spé. 5 déc. 2002, n° 243, p. 19. Ce suivisme législatif a également été largement vilipendé par d'autres auteurs comme Bernard Edelman pour qui « le législateur s'est fait le scribe du scientifique ». B. EDELMAN, « Expérimentation su l'homme : une loi sacrificielle », *in La personne en danger*, Paris, PUF, 1999, p. 323-340.

[184] F. BELLIVIER, C. NOIVILLE, *Contrats et vivant*, Paris, LGDJ, 2006, p. 78.

[185] *Ibid.*

[186] Art. L. 1211-1 à L. 1211-9 C. civ.

Le second a consisté pour le législateur à dresser une typologie des éléments et produits du corps humain pour leur appliquer au cas par cas une réglementation spéciale[187]. Le « sang », les « organes », les « tissus, cellules, produits du corps humain et leurs dérivés » ont ainsi fait l'objet de titres spécifiques au sein du Code de la santé publique.

Bien que pertinentes dans un souci de clarification du droit, toutes les tentatives de catégorisation juridique se heurtent néanmoins à d'importantes limites. La typologie des éléments et produits du corps humain n'a pas dérogé à cette règle. Nombreuses sont les critiques qui se sont élevées à l'encontre du législateur, visant notamment le réductionnisme d'un tel classement face à la complexité du corps et la diversité de ses composants.

2. Quant à la terminologie employée

Intitulé de la catégorie. C'est d'abord l'intitulé de cette catégorie qui a été l'objet de contestations. Le législateur n'ayant pris la peine – ou ayant soigneusement évité – de définir les notions d'élément et de produit du corps humain ni d'en dresser une liste exhaustive, il s'avère difficile pour le juriste de rattacher les composants du corps à l'un ou l'autre des intitulés proposés. Pour reprendre les termes du professeur Jean-René Binet, ces catégories constitueraient de véritables « "fourre-tout" répondant à l'objectif consistant à trouver des termes à la fois suffisamment larges et suffisamment précis pour englober a priori toute parcelle du corps humain, qui en est détachable et utilisable »[188].

Le législateur ayant pourtant clairement affiché dans les intitulés du Code de la santé publique et les articles de loi sa volonté de distinguer les « éléments » des « produits », l'on peut en déduire que ces deux notions ne sont pas synonymes. Face à cette situation, deux critères subjectifs ont été avancés pour les distinguer.

Critères de distinction entre élément et produit. Le premier pourrait s'opérer selon le critère du renouvellement. Les éléments du corps humain, non reproductibles, seraient « constitutifs du corps et s'y [trouveraient] depuis l'origine »[189], tandis que les produits « seraient les résultats du fonctionnement du corps, pas seulement régénérables, mais entièrement renouvelables ou reproductibles périodiquement par le corps »[190]. Ce critère n'est toutefois pas entièrement satisfaisant tant l'on sait que certains éléments ont une capacité de régénération, notamment le foie, et que d'autres en sont dépourvus, c'est le cas par exemple des dents que l'on considère pourtant comme des produits.

---

187 ASSEMBLÉE NATIONALE, Rapport n° 2871 de M. Bernard Bioulac au nom de la commission spéciale, 30 juin 1992, p. 11 : « le projet de loi ne propose pas de définition des catégories visées. Il est en effet difficile de définir juridiquement des réalités biologiques qui de surcroît ne sont pas toujours scientifiquement clarifiées ».

188 J.-R. BINET, « Respect et protection du corps humain – Eléments et produits du corps humain – Cadre général de la réglementation », *JCl. Civil Code*, 15 déc. 2015, p. 15.

189 J.-R. BINET, *Ibid.*, p. 18.

190 *Ibid.*

Une seconde distinction s'opère classiquement en fonction des modalités d'obtention de ces ressources. Il est courant de parler de prélèvement s'agissant des éléments et de collecte pour les produits. Cette affirmation se trouve confortée par la nomenclature du Code de la santé publique qui intitule le chapitre premier du titre troisième consacré aux organes « prélèvement sur une personne vivante » tandis que le chapitre premier du second titre consacré au sang s'intitule quant à lui « collecte, préparation et conservation du sang, de ses composants et des produits sanguins labiles ». De même, le titre quatrième traitant à la fois des tissus et des cellules, mais également des produits du corps humain se compose d'un chapitre premier intitulé « prélèvement et collecte ».

Ces éléments conduisent à penser que le législateur a voulu opérer une distinction en fonction du caractère invasif ou non de l'accès à ces composants corporels. L'accès aux éléments supposerait une action invasive tandis que la collecte de produits ne conduirait à aucune atteinte corporelle.

Bien que séduisante par sa simplicité, cette distinction n'est pas applicable à toutes les situations. En témoigne le cas du sang humain pour lequel on ne peut déterminer précisément la volonté du législateur de le consacrer comme élément ou comme produit tant il fait une utilisation alternative des mots prélèvement et collecte[191] dans le titre qui lui est dédié au sein du Code de la santé publique.

Dépassement de la distinction. Si l'on s'en tient à cette distinction prélèvement/collecte, que penser alors des collections d'échantillons biologiques qui, selon la définition donnée par le Code de la santé publique à l'article L. 1243-3, se composent de « prélèvements biologiques » effectués sur un groupe déterminé dans une finalité scientifique ? Doit-on interpréter cette définition comme un refus du législateur de constituer des collections d'échantillons biologiques humains composées de produits de celui-ci ? Si l'on s'en tenait à une telle position, cela signifierait que les collections d'échantillons biologiques ne pourraient être constituées que d'organes, de tissus et de cellules. Quid alors de certains composants corporels dont l'appartenance à l'une ou l'autre catégorie peine à être réglée, comme les gamètes par exemple. Les gamètes se collectent et sont reproductibles, faisant d'elles *a priori* des produits du corps humain. Mais leur encadrement étant en partie commun à celui des cellules – que le législateur entend comme des éléments corporels –, il laisse planer un doute quant à leur statut. Fort heureusement, le législateur ne s'est pas rattaché à cette position et nombreuses sont les collections de produits biologiques contenant notamment des urines, du plasma sanguin ou du liquide céphalo-rachidien.

§2. Une catégorie au contenu élargi

Faisant fi des incertitudes qui affectent la catégorie des éléments et produits du corps humain, le législateur – perpétuant une tradition de pragmatisme lorsqu'il

[191] L'art. L. 1221-2 CSP traite ainsi de « la collecte du sang humain ou de ses composants » tandis que l'art. L. 1221-3 CSP dispose que « le prélèvement [du sang humain] ne peut être fait qu'avec le consentement du donneur ».

légifère dans le domaine scientifique – est venu apporter un contenu à cette catégorie, en déclinant dans des titres spécifiques du Code de la santé publique les composants corporels qui, selon lui, y appartenaient. Pour Jean-René Binet, l'objectif du législateur était d'« englober [...] tout ce qui faisait l'objet d'applications connues et avait été, déjà, réglementé (comme le sang) ou lui a paru devoir l'être [...], mais la démarche n'[était] ni exhaustive, ni parfaitement rigoureuse »[192]. Adoptant une démarche identique à celle qui avait été la sienne s'agissant des éléments et produits du corps humain – c'est-à-dire en utilisant des dénominations larges pour lesquelles il ne posait aucune définition –, il appliquera ce précepte aux composants de cette catégorie. Par l'autonomisation du « sang humain » (B), des « organes » (C) et des « tissus, cellules, produits du corps humain et leurs dérivés » (D), le législateur fera apparaître de nouvelles incertitudes au sein de ces sous-catégories. Par souci de clarté, la démarche ici entreprise suivra l'ordre de présentation des sous-catégories figurant dans le Code de la santé publique et rattachées par le législateur à la catégorie des éléments et produits du corps humain (A).

A. Les phanères écartés de la mise en collection

Les premiers produits du corps humain dont il est fait mention dans le Code de la santé publique sont les phanères. Plus exactement, le législateur les qualifiera à l'article L. 1211-8 du Code de la santé publique de « produits du corps humain pour lesquels il est d'usage de ne pas appliquer l'ensemble des principes qu'énoncent les articles L. 1211-1 à L. 1211-7 ». Bien que consacrés en tant que produits du corps humain, ils n'ont pas fait l'objet d'une protection particulière par la loi, et se trouvent exclus du régime général des éléments et produits du corps humain par une justification liée à la tradition et à leur caractère renouvelable et « facilement détachable »[193]. Les conséquences de cette exclusion sont importantes, puisqu'elles conduisent à la réification immédiate des phanères et à leur soumission au droit commun des choses. Cette réification emporte leur disponibilité ainsi que leur commercialité juridique[194]. Les phanères peuvent ainsi faire l'objet d'un prix, être vendus librement[195] et également être à l'origine d'inventions brevetées[196].

L'article L. 1211-9 renvoie à un décret pris en Conseil d'État pour fixer le contenu de cette catégorie. Ce décret interviendra le 4 août 1995 pour être ensuite codifié à l'article R. 1211-49 du Code de la santé publique. Aux termes de cet article, se trouvent exclus des principes généraux applicables aux élément et produits du

---

[192] J.-R. BINET., *Ibid.*, p. 16.

[193] J.-Ch. GALLOUX, *Essai de définition d'un statut juridique pour le matériel génétique*, Jean-Marie Auby (dir.), thèse de doctorat, Université Bordeaux 1, Lille, ANRT, 1988, p. 70. L'auteur s'interroge : « Les excrétions sont-elles le corps humain ? N'en sont-elles pas de simples accessoires facilement détachables et destinés par nature à être détachés, dont le régime juridique serait précisément adapté à cette amovibilité ».

[194] E. UMBERTO-GOÛT, « Sommes-nous propriétaires de notre corps ? », *RTD civ.*, 2020, p. 315.

[195] Le site internet *jevendsmescheuveux.com* met en relation des personnes désireuses de mettre en vente leurs cheveux et des particuliers ou des professionnels souhaitant s'en porter acquéreurs.

[196] J.-Ch. GALLOUX, « Bioéthique et brevet », *D.*, 2001, p. 1354. L'auteur y réfute l'absolutisme du principe de non-patrimonialité du cors humain en mettant en évidence les utilisations commerciales d'éléments et de produits du corps humain, dans l'industrie pharmaceutique notamment.

corps humain, les cheveux, les ongles, les poils et les dents. Dans une perspective de patrimonialisation, les phanères constituent plutôt des objets de vente que des objets de collection. Pour s'en persuader, une recherche par typologie d'échantillons sur les divers catalogues nationaux et internationaux de collections d'échantillons biologiques permet de mettre en évidence l'absence des phanères en tant qu'objets de collection. S'ils n'en sont pas exclus, les phanères ne semblent pas comporter un intérêt scientifique suffisant pour être les éléments centraux de recherches scientifiques.

B. Le sang humain, un produit entre soin et recherche

L'encadrement juridique du sang humain établit un régime précurseur de l'ensemble des difficultés auxquelles se trouvent soumis les éléments et produits du corps humain (1). L'exploitation toujours plus importante des éléments issus du sang et son absence de définition tendent à laisser persister un ensemble d'incertitudes autour de ce qu'il convient d'appréhender au sens juridique comme le sang (2). Ces difficultés n'ont toutefois pas empêché l'essor de sa mise en banque (3).

1. Un encadrement juridique précurseur à l'ensemble des éléments et produits du corps humain

Portée symbolique. Le sang humain constitue un cas d'école qui cristallise autour de lui l'ensemble des problématiques afférentes aux éléments et produits du corps humain.

Ressource hautement symbolique aux potentialités multiples, autant dans le champ thérapeutique que scientifique, le sang circule à l'intérieur d'un corps servant de support à une personne juridique. Ce postulat conduit à placer les acteurs investis dans des activités liées au sang – et aux éléments et produits du corps humain en général – en situation de « dépendance de l'obtention de cet élément du corps humain, qui ne se trouve que dans le corps d'autres personnes »[197]. En conséquence, l'accès à cette ressource ne peut se faire que selon des procédures préétablies et protectrices de la personne.

Le sang témoigne également des risques encourus par la personne et inhérents à certains éléments et produits du corps humain. Dénaturés au sein de l'organisme, ils peuvent s'avérer nocifs et entraîner la mort. C'est le cas des cellules tumorales dont le retrait est nécessaire au patient. Manipulés en dehors de l'organisme, puis utilisés à des fins thérapeutiques pour autrui, ils peuvent causer des préjudices, suscitant alors des scandales sanitaires comme ce fut le cas dans l'affaire dite du « sang contaminé »[198].

---

[197] D. THOUVENIN, « Sang », *in* M. Marzano (dir.), *Dictionnaire du corps*, Paris, PUF, 2010, p. 835.

[198] M.-A. HERMITTE retrace remarquablement l'ensemble de cette affaire dans son ouvrage intitulé *Le sang et le droit, essai sur la transfusion sanguine*, Paris, Seuil, 1996, 478 p.

Encadrement juridique. En France, l'appréhension juridique du sang résulte d'un long processus entamé avec la loi du 21 juillet 1952[199]. Cet encadrement s'est avéré nécessaire lorsque les évolutions scientifiques et techniques ont permis de maitriser la composition sanguine[200], sa conservation et sa transfusion.

Cette loi est venue poser les principes cardinaux de l'activité transfusionnelle – d'applicabilité constante depuis lors –, parmi lesquels l'on retrouve la gratuité, le non-profit, l'anonymat ou encore le monopole des centres de transfusion. L'ensemble de ces règles ayant été inscrit au sein d'un livre spécifique du Code de la santé publique relatif au sang humain dont la vocation première était d'encadrer le don du sang pour autrui[201].

Faisant suite aux affaires de contamination transfusionnelle et sous l'influence du droit communautaire[202], la loi du 4 janvier 1993[203] modifiera le régime antérieur issu de la loi de 1952 en instaurant un véritable service public de la transfusion sanguine géré par l'Agence française du sang. Tout en instituant des dispositifs d'hémovigilance[204], la loi a également assoupli la position française quant à la commercialité des produits sanguins, en conférant à certains d'entre eux la qualité de médicament[205]. La loi de 1993 sera reprise pour être incluse au Code de la santé publique par la loi du 29 juillet 1994. Conformément aux dispositions de la loi du 1er juillet 1998[206], l'Établissement français du sang succédera à l'Agence française du sang le1er janvier 2000. Dépourvu de compétences en matière de police sanitaire[207], la gestion de l'activité transfusionnelle est confiée à cet établissement public de l'État, placé sous la tutelle du ministre de la Santé, dont les compétences sont énumérées à l'article L. 1222-1 du Code de la santé publique. Les lois de bioéthique adoptées postérieurement en 2004, 2011 et 2016 traiteront du sang, mais n'opèreront que des ajustements marginaux du régime juridique applicable, si ce n'est l'ouverture des prélèvements sanguins pour une finalité de recherche scientifique[208].

---

199 Loi n° 52-854 du 21 juill. 1952 sur l'utilisation thérapeutique du sang humain, de son plasma et de leurs dérivés (JO 22 juill. 1952).

200 Depuis la découverte des groupes sanguins par Karl Landsteiner en 1901 et de la technique du fractionnement du plasma en 1940 par Edwin Cohn.

201 R. SAVATIER, « De sanguine Jus », D., 1954, p. 141.

202 Directive n° 89/381/CEE du conseil du 14 juin 1989 élargissant le champ d'application des directives 65/65/CEE et 75/319/CEE (JOUE L 181/44, 28 juin 1989).

203 Loi n° 93-5 du 4 janv. 1993 relative à la sécurité en matière de transfusion sanguine et de médicament (JO n° 3 du 4 janv. 1993).

204 L'hémovigilance constitue une application au sang du principe général de vigilance applicable à l'ensemble des éléments et produits du corps humain à l'art. L. 1211-7 CSP. Elle est définie à l'art. L. 1221-13 al. 1 CSP.

205 Le médicament est défini à l'art. L. 5111-1 CSP.

206 Loi n° 98-535 du 1 juill. 1998 relative au renforcement de la veille sanitaire et du contrôle de la sécurité sanitaire des produits destinés à l'homme (JO n° 151, 2 juill. 1998).

207 Ces compétences ayant été transférées par le Décr. n° 99-142 du 4 mars 1999 à l'Agence française de sécurité sanitaire des produits de santé (AFSSAPS), aujourd'hui ANSM..

208 Art. L. 1221-8-1 CSP créé par la loi du 6 août 2004 (art. 8-4°) relative à la bioéthique.

2. *La persistance d'incertitudes autour du sang*

Absence de définition. Bien que le Code de la santé publique ait consacré un titre spécifique au sang humain depuis la loi du 21 juillet 1952 jusqu'à aujourd'hui[209], ce dernier n'a jamais fait l'objet d'une définition juridique. L'on se réfèrera alors à la définition donnée par le dictionnaire selon laquelle le sang est un « liquide visqueux, de couleur rouge, qui circule dans les vaisseaux, à travers tout l'organisme, où il joue des rôles essentiels et multiples (nutritif, respiratoire, régulateur, de défense, etc. »[210].

Cette absence de définition est d'autant plus problématique que le sang a « historiquement contribué à la construction d'un modèle français de l'obtention comme de l'utilisation de tous les éléments du corps humain »[211]. Ce « référent originel »[212], reposant sur un modèle de non-profit et une finalité thérapeutique aura servi de base à la construction de nombreux régimes juridique relatifs à des éléments et produits du corps humain comme les organes[213] par exemple.

Pourtant les débats parlementaires de 1992 relatifs aux premières lois de bioéthique ont bien montré les enjeux liés à la qualification juridique du sang. Ils témoignent de l'hésitation du législateur « à placer [le sang humain] soit dans la catégorie des éléments, soit dans celle des produits »[214]. Si l'on s'en réfère aux critères précédemment évoqués, le sang devrait s'assimiler à un produit du corps humain en vertu du principe de renouvellement. Pourtant, le doute subsiste en raison de l'emploi par la loi des termes de collecte et de prélèvement s'agissant du sang humain[215].

Approche organique. Dans cette situation, il convient de s'en référer à la loi pour cerner ce qu'il faut entendre par « sang humain ». Le Code de la santé publique, fidèle à sa vision techniciste du corps humain[216], traite du sang par le prisme des éléments qui le composent. Le code distingue le sang humain, ou sang total, de ses composants – à savoir le plasma, les globules blancs, les globules rouges et les plaquettes –, ainsi que des dérivés de ces composants. Cette distinction fait sens dans la mesure où l'on assiste à une multiplication des prélèvements par aphérèse.

Le Code de la santé publique va même considérer comme faisant partie de la catégorie des éléments et produits du corps humain l'ensemble des préparations faites à partir du sang ou de ses composants. L'article L. 1221-8 du Code de la santé publique fait ainsi référence aux « produits sanguins labiles », il mentionne également les « pâtes plasmiques », le « plasma à finalité transfusionnelle », les « médicaments issus du fractionnement du plasma », les « dispositifs médicaux de diagnostic in vitro », les « produits cellulaires à finalité thérapeutique », ou encore

[209] Partie I, Livre deuxième, Titre II : art. L. 1221-1 à L. 1224-3 CSP.

[210] Dictionnaire *Le Petit Robert*, occ. « Sang ».

[211] D. THOUVENIN, « Sang », *in* M. Marzano (dir.), *Dictionnaire du corps*, Paris, PUF, 2010, p. 834.

[212] M.-X. CATTO, *Le principe d'indisponibilité du corps humain, limite de l'usage économique du corps*, thèse de doctorat, Université Paris Ouest-Nanterre-La Défense, 2014, p. 37.

[213] Loi n° 76-1181 du 22 déc. 1976 relative aux prélèvements d'organes (JO 23 déc. 1976).

[214] ASSEMBLÉE NATIONALE, Rapport n° 2871 de M. Bernard Bioulac fait au nom de la commission spéciale, 30 juin 1992, p. 11.

[215] Art. L. 1221-2 et L. 1221-3 CSP.

[216] J.-R. BINET., *Ibid.*, p. 8-10.

les « excipients à usage pharmaceutique et des substances utilisées lors de la fabrication d'un médicament mais n'entrant pas dans sa composition ».

Le degré de transformation de certains produits dérivés du sang est tel qu'il est permis de s'interroger sur leur appartenance à la catégorie des éléments et produits du corps humain.

C'est le cas notamment des médicaments issus du fractionnement du plasma qui sont soumis à la législation sur les médicaments et sont placés dans le commerce marchand. Ces préparations à base de sang font davantage appel à la signification marchande du terme de produit plutôt qu'à sa signification biologique.

Même si tout n'est pas encore réglé, la sous-catégorie du sang humain est pour l'heure composée par : le sang total, ses composants et leurs dérivés, mais également les préparations à base de sang ou de ses composants comme les produits sanguins labiles et les autres préparations mentionnées à l'article L. 1221-8 du Code de la santé publique.

3. La mise en banque du sang humain

Sang et biobanque. La question du rapprochement entre l'activité de biobanque et le sang humain s'est d'abord posée dans le champ thérapeutique. Le développement des offres de conservation de sang de cordon pour une finalité autologue proposées par des banques privées a conduit le Comité consultatif national d'éthique (CCNE) à être saisi de la question pour avis. En décembre 2002, le CCNE rendait un avis[217] dans lequel il s'opposait à la généralisation d'une finalité autologue pour la conservation du sang ainsi que la prolifération de ces banques privées poursuivant un but lucratif[218]. Une telle conception remettait en cause, sur le plan éthique, le principe de solidarité sur lequel repose l'ensemble du modèle d'utilisation des éléments et produits du corps humain.

Spécialisation. Dans le même temps, la mise en banque du sang humain ou de ses dérivés pour une finalité de recherche scientifique s'est généralisée. Les centres de ressources biologiques français sont désormais nombreux à abriter des collections composées uniquement de prélèvements sanguins. À titre d'exemple, le CRB-Cancer du CHU de Bordeaux détient cinq collections composées de prélèvements sanguins issus de la moelle osseuse, toutes destinées à des recherches autour de plusieurs formes de leucémies. D'autres CRB ont fait du sang leur domaine de spécialité, à l'image du CRB « hématologie et pathologie vasculaire » de l'assistance publique des hôpitaux de Marseille. Le sang est un prélèvement biologique à part entière de l'activité de biobanque. Il est un produit susceptible de faire l'objet de

[217] CCNE, avis n° 74, *Les banques de sang de cordon ombilical en vue d'une utilisation autologue ou en recherche*, 12 déc. 2002, 19 p.

[218] Le CCNE invitait au contraire les pouvoirs publics à développer des banques de sang de cordon publiques à vocation allogénique.

multiples actes de préparation et la mise en évidence de ses composants est à la base de nombreuses prestations proposées par les CRB[219].

Des biothèques dédiées spécifiquement à la conservation d'échantillons sanguins ont vu le jour. Dès 1992, la biothèque d'Annemasse a entrepris la conservation d'échantillons sanguins issus de patients pris en charge au sein de l'établissement de soin. En 1998, une collection d'échantillons sanguins fut constituée à l'initiative de l'Établissement français du sang. Cette collection avait vocation à assurer la conservation pour une durée de cinq années d'une partie de chaque prélèvement sanguin collecté dans le cadre d'un don[220]. Réalisés en vue de sécuriser le cadre transfusionnel au sortir de la crise du sang contaminé, ces prélèvements systématiques ont rapidement permis de constituer un échantillonnage important. Au-delà des cinq années de conservation initiale, la décision fut prise de conserver une partie des échantillons recueillis – de l'ordre de 2% et pour une période de trente ans – en vue de mener des études épidémiologiques rétrospectives à grande échelle et participer au dispositif national d'hémovigilance[221] .

Plus généralement, les collections sanguines se présentent également comme des outils de santé publique de nature patrimoniale. Elles constituent « autant de cartes sanitaires d'une population à un moment donné de son histoire, cela sous réserve que soient conservés à la fois un matériel biologique en quantité suffisante et les données associées, le tout sur un très long terme »[222].

C. Les organes principalement destinés aux activités de greffe

Difficultés pour la définition de l'organe. Comme pour le sang humain, le Code de la santé publique consacre un titre spécifique aux organes, mais ne les définit pas juridiquement. Les définitions disponibles montrent toute la difficulté de cerner l'entité biologique que constitue l'organe. Selon une définition classique, l'organe est une « partie du corps d'un être vivant remplissant une fonction déterminée »[223]. Même si le critère de la « fonction déterminée » demeure, pour l'Académie nationale de médecine, l'organe serait une « structure anatomique constituée de différents tissus en vue d'une fonction déterminée »[224] tandis que le dictionnaire du centre national des ressources textuelles et lexicales appréhende l'organe comme un « ensemble d'éléments cellulaires physiologiquement différenciés et combinés, remplissant une fonction déterminée »[225]. La seule définition émanant d'un texte juridique ne se départit pas de cette vision technique de l'organe. La directive

---

[219] La plupart des CRB ont la capacité de mettre à disposition des fractions sanguines telles que du plasma, du sérum, du sang total ou encore du *buffy coat*. En complément, les CRB proposent des opérations d'extraction d'ADN à partir d'échantillons de sang total.

[220] T. SAPEY *et alii*, "EFS Centre-Atlantique donor's biobank : ten years of sample usage", *Transfusion clinique et Biologique*, 2016, n° 23, p. 95-97.

[221] En 2007, cette collection représentait plus de 5 millions de paillettes sanguines conservées au sein de la biothèque.

[222] J.-J. LEFRÈRE et N. COUDURIER, « Les biothèques de transfusion sanguine en France : un outil de santé publique », *Transfusion clinique et Biologique*, 2009, n° 16, p. 151.

[223] Dictionnaire *Le Petit Robert*, occ. « Organe ».

[224] Disponible en ligne : http://dictionnaire.academie-medecine.fr/?q=organe.

[225] CNRTL, occ. « Organe ».

2010/45 du Parlement européen et du Conseil envisage l'organe comme « une partie différenciée du corps humain, constituée de différents tissus, qui maintient, de façon largement autonome, sa structure, sa vascularisation et sa capacité à exercer des fonctions physiologiques »[226].

Détermination de critères de reconnaissance de l'organe. La distinction entre organes, tissus et cellules est malaisée puisqu'« un organe inclut dans sa composition à la fois des tissus et des cellules : schématiquement, un ensemble de cellules va former un ensemble de tissus qui va former un organe, sachant que cet ensemble va remplir une fonction nécessaire à la vie »[227]. Bien que procédant d'une composition commune, l'encadrement juridique de l'organe diffère en partie de celui des tissus et des cellules.

La caractérisation juridique de l'organe doit s'opérer selon une démarche déductive et par référence à la nomenclature du Code de la santé publique qui consacre un titre spécifique aux organes et un autre aux « tissus, cellules, produits du corps humain et leurs dérivés ». On déduit de ce découpage que le législateur a souhaité ériger deux régimes juridiques distincts afin d'éviter toute assimilation des organes aux tissus et cellules. Deux arguments permettent de justifier ces règles distinctives.

Le caractère indispensable à la vie. Les organes auraient une fonction nécessaire à la vie tandis que les tissus et les cellules ne participeraient pas directement au maintien en vie de la personne. La fonction vitale qu'ils entretiennent ainsi que leur non-reproductibilité[228] contribueraient à la sacralité des organes, dont seraient dépourvus les tissus et les cellules. Toutefois, ce critère n'est pas vérifiable en toutes circonstances, certains éléments considérés par le droit comme des organes n'apparaissent pas comme essentiels à la vie. Le cas de l'œil, considéré comme un organe, ne va pas sans poser problème tant certains pourront considérer qu'il n'exerce pas une fonction nécessaire à la vie. L'œil participe d'une fonction nécessaire à la vie, la vue, sans que cette fonction n'apparaisse comme indispensable à celle ci. Au contraire, la peau qui constitue l'enveloppe corporelle de la personne, pourtant considérée par le droit comme un tissus, paraît bien plus nécessaire à la vie que ne peut l'être l'œil. Ce critère est amené à progressivement disparaitre entrainant de fait une réduction de la liste des organes compte tenu des progrès techniques qui permettront de diversifier davantage les situations dans lesquelles le maintien en vie d'une personne sera possible.

L'inaptitude à la conservation des organes. La distinction entre organe, tissus et cellules résiderait ensuite dans leur capacité à être conservés par les professionnels. La conservation ouvrant des possibilités d'utilisations plus diversifiées. C'est précisément cet argument qui a conduit le législateur à distinguer l'encadrement juridique des tissus et des cellules de celui des organes.

---

[226] Directive 2010/45/UE du Parlement européen et du Conseil du 7 juill. 2010 relative aux normes de qualité et de sécurité des organes humains destinés à la transplantation (JOUE L 207/14, 6 août 2010).
[227] J.-R. BINET., *Ibid.*, p. 19.
[228] La plupart des organes ne se régénèrent pas. *A contrario*, le foie.

Les organes sont des éléments du corps dont la durée de conservation est pour l'heure très limitée[229]. Cela a justifié que leur régime ait été principalement axé autour d'une finalité thérapeutique. Les tissus et cellules, quant à eux, se conservent aisément. Le législateur se devait alors de fixer des règles relatives à leur transformation, leur conservation et leur utilisation pour une finalité thérapeutique, mais également de recherche scientifique.

Toujours valable aujourd'hui, ce critère de distinction risque de s'estomper à mesure que les progrès techniques autoriseront la conservation prolongée des organes. Cette capacité technique à conserver des organes a même été prise en compte par le Code de la santé publique. Son article L. 1234-1 dispose que les règles relatives à la préparation, la conservation et l'utilisation des tissus et des cellules contenues dans l'article L. 1243-2 sont applicables « aux organes lorsqu'ils peuvent être conservés » et renvoie aux dispositions réglementaires du code pour les déterminer[230]. Seules les cellules hématopoïétiques issues de la moelle osseuse sont pour l'heure concernées par cette disposition. Assimilées jusqu'à la loi du 6 août 2004 à des organes, les cellules hématopoïétiques issues de la moelle osseuse ont été transférées dans le titre du code consacré aux tissus, cellules et produits[231]. Elles conservent toutefois un lien privilégié avec le régime des organes puisque les règles relatives à leur prélèvement sont calquées sur celles des organes prélevés sur des donneurs vivants. L'article R. 1241-4 du Code de la santé publique exige notamment que le consentement au don de cellules issues de la moelle osseuse soit exprimé « devant le président du tribunal de grande instance ou son délégué » ou devant le procureur de la République « en cas d'urgence vitale ».

L'enjeu de cette distinction est de taille puisque les finalités allouées au prélèvement vont différer selon qu'elles concerneront des organes, des tissus et des cellules. L'article L. 1231-1 dispose par exemple que le prélèvement d'organe sur un donneur vivant « ne peut être opéré que dans l'intérêt thérapeutique direct d'un receveur » tandis que l'article L. 1241-1 détermine une série de finalités pour lesquelles le prélèvement sur un donneur vivant de tissus et de cellules est possible, notamment le « but thérapeutique ou scientifique ».

Mise en collection des organes. La mise en collection d'organes humains relève d'une longue tradition dans l'histoire scientifique. Elle remonte aux premières collections anatomiques utilisées comme support d'observation et de description pour des chercheurs désireux de développer les connaissances médicales. Utile dans un premier temps, la conservation scientifique des organes est peu à peu tombée en désuétude, dépassée par le développement des recherches menées à l'échelle du tissus puis de la cellule. Désormais, les organes sont dans leur grande majorité utilisés pour satisfaire aux besoins de greffe. Dès lors, les collections d'organes relèvent aujourd'hui davantage d'ensembles patrimoniaux, témoignant de l'histoire

---

229 Selon les informations disponibles sur le site www.dondorganes.fr « entre le moment où l'organe est prélevé et le moment où il est greffé, il ne faut pas dépasser 3 à 4 heures pour un cœur, 12 à 18 heures pour un foie, 6 à 8 heures pour un poumon, 24 à 36 heures pour un rein. Ces délais sont des moyennes qui dépendent de l'état de l'organe ».

230 Art. D. 1234-1 CSP.

231 Art. L. 1241-3 et L. 1241-4 CSP.

de la science médicale d'une époque que de supports exploitables en recherche. Leur conservation soulève alors des questions ayant trait à la dignité de la personne humaine et rejoignent indirectement celles relatives aux collections de cadavres humains ayant fait l'objet d'une abondante littérature[232] et d'une jurisprudence de la Cour de cassation[233].

D. Les tissus, cellules et produits du corps humain privilégiés pour la mise en banque

Éléments de définition. Comme pour le sang et les organes, le législateur ne définit pas dans le titre qu'il leur consacre les notions de tissus, de cellules ou de produit du corps humain. On notera simplement dans les débats parlementaires précédant la loi de 1994 relative au don et à l'utilisation des éléments et produits du corps humain, que le rapport du député Bernard Bioulac entendait le tissu comme « un ensemble organisé de cellules », tandis que « sous le vocable de produits sont généralement visées, hormis le sang dont la spécificité a déjà été soulignée, l'ensemble des sécrétions (les urines, les cheveux et le lait maternel [...] »[234]. Jean-René Binet opère une distinction entre les produits qu'il nomme « primaires », résultant du fonctionnement du corps et directement collectés à partir de celui-ci, et les produits « secondaires [...] issus d'une transformation des éléments [ou des produits] du corps »[235] grâce à une intervention humaine extérieure.

Selon la définition donnée par le dictionnaire de l'Académie nationale de médecine, une cellule est la « plus petite unité structurale et fonctionnelle fondamentale des organismes vivants, constituée d'un protoplasme ou cytoplasme, séparée du milieu externe par une membrane »[236]. Le tissu est quant à lui une « partie constituante de l'organisme composée de cellules, de fibres, ayant une structure générale orientée vers une même fonction »[237].

Hétérogénéité de la sous-catégorie. L'intitulé du titre relatif aux « tissus, cellules, produits du corps humain et leurs dérivés » peut surprendre par son hétérogénéité. La distinction entre les tissus et les cellules peut se comprendre par l'individualisation de la cellule, devenue « objet de perception »[238] grâce à la technique médicale. Les cellules sont devenues des objets de recherches à part entière nécessitant un encadrement. Pour autant, l'intégration des produits du corps humain au sein de cette sous-catégorie suscite une incohérence. En effet, tissus, cellules et produits sont traités au sein d'un même titre du Code de la santé publique. Si les règles présidant à leur prélèvement et à leur collecte s'appliquent

---

232 C. CREMIÈRE, « Les cadavres de nos musées sont-ils exquis ?: les collections d'anatomie et de la médecine », *Musées et collections publiques de France*, 2010, n° 259 , p. 2-39; C. DUGUEURCE, « Les écorchés de Fragonard », *La Recherche*, 2007, n° 414, p. 67-73 ; CCNE, avis n° 89, *À propos de la conservation des corps des fœtus et enfants mort-nés*, 22 sept. 2005, 10 p. ; CCNE, avis n° 111 *Avis sur les problèmes éthiques posés par l'utilisation des cadavres à des fins de conservation ou d'exposition muséale*, 7 janv. 2010, 15 p.

233 Cass. civ. 1ère, 16 sept. 2010, n° 0967456.

234 ASSEMBLÉE NATIONALE, Rapport n° 2871 de M. Bernard Bioulac, 30 juin 1992, p. 50.

235 J.-R. BINET., *Ibid.*, p. 21.

236 http://dictionnaire.academie-medecine.fr/?q=cellule.

237 http://dictionnaire.academie-medecine.fr/?q=tissu.

238 P. d'ALESSIO, « Cellule », *in* M. Marzano (dir.), *Dictionnaire du corps*, Paris, PUF, 2010, p. 170.

uniformément à ces trois composants[239], il n'en est pas de même des règles relatives à leur préparation, leur conservation et leur utilisation, qui s'appliquent exclusivement aux tissus et aux cellules[240]. Même si cette exclusion s'inscrit dans le prolongement du traitement juridique réservé aux phanères[241] – qui sont également exclus des principes généraux relatifs au don et à l'utilisation des éléments et produits du corps humain –, elle soulève toutefois une importante interrogation.

Situation des produits du corps humain. L'exclusion des produits du corps humain du chapitre relatif à la préparation, la conservation et l'utilisation des tissus, des cellules et de leurs dérivés contribue à exclure les produits de la réglementation relative aux collections d'échantillons biologiques pour une finalité thérapeutique ou de recherche scientifique. Si la volonté affichée du législateur en 2004 a été d'unifier le régime des collections d'échantillons biologiques humaines à des fins de recherche génétique (art. L. 1131-4 CSP) et le régime relatif aux « activités de prélèvement et de transformation d'éléments et produits du corps humain à des fins scientifiques »[242] tel qu'il résulte de l'article L. 1243-3 et suivant du Code de la santé publique, force est de constater que des incohérences se sont glissées dans cet encadrement.

Désormais, l'article L. 1131-4 du Code de la santé publique traitant de « la conservation et [de] la transformation d'éléments et produits du corps humain, incluant la constitution et l'utilisation de collections d'échantillons biologiques humains à des fins de recherche génétique » renvoie aux dispositions des articles L. 1243-3 et L. 1243-4 pour son application. Bien que le champ d'application de l'article L. 1243-3 issu de la loi du 6 août 2004 ait été élargi et s'applique désormais aux tissus, aux cellules, aux organes ainsi qu'au sang, à ses composants et à ses produits dérivés, on ne retrouve nulle trace des produits du corps humain tels qu'envisagés largement par l'article L. 1131-4 du Code de la santé publique.

Le constat est similaire quand on se réfère aux dispositions réglementaires faisant application des articles L. 1243-3 et L. 1243-4 du Code de la santé publique. Ainsi l'article R. 1243-49 mentionne les « organismes assurant la conservation et la préparation à des fins scientifiques de tissus et de cellules issus du corps humain et de leurs dérivés lorsque ces activités sont exercées pour les besoins de leurs propres programmes de recherche ». L'article R. 1243-61 fait de même pour les organismes exerçant une activité de cession. L'on constatera ici qu'il n'est fait mention que des tissus, des cellules et de leurs dérivés – les références aux organes ainsi qu'au sang ayant disparu –, et la mention aux produits du corps humain n'ayant pas été ajoutée. Enfin, les produits du corps humain sont également exclus des dispositions pénales prévues à l'article L. 1272-4-2 reproduisant les dispositions de l'article L. 511-5-2 du Code pénal qui incriminent la conservation et la transformation à des fins scientifiques de tissus, cellules, d'organes ou de sang, sans s'être conformé au

[239] Art. L. 1241-1 à L. 1241-7 CSP.
[240] Art. L. 1243-1 à L. 1243-9 CSP.
[241] Art. L. 1211-8 CSP.
[242] ASSEMBLÉE NATIONALE, Rapport n° 3528 fait au nom de la commission spéciale sur le projet de loi relatif à la bioéthique (n° 3166), Mr. Alain Claeys, Rapporteur, p. 92.

préalable aux exigences des articles L. 1243-3 ou L. 1243-4 du Code de la santé publique.

Si l'on s'en tient à cette situation, cela signifierait que des produits peuvent être légalement collectés pour une finalité scientifique en vertu de l'article L. 1241-1 du Code de la santé publique. Toutefois, leur préparation, leur conservation au sein d'une collection d'échantillons biologiques et leur utilisation dans le cadre d'une activité commerciale ou scientifique n'est pas réglementée. Les seules exceptions admises par ce dispositif concernent les produits sanguins comme le plasma ou les produits cellulaires qui sont indirectement mentionnés par la loi. Il serait alors possible d'admettre une utilisation scientifique des produits du corps humain, et leur constitution en collections d'échantillons biologiques qui ne soumettrait pas les organismes qui en seraient à l'initiative aux procédures contraignantes prévues aux articles L. 1243-3 et L. 1243-4 du Code de la santé publique.

Ces incohérences pourraient relever d'une maladresse sémantique ou d'une forme de tolérance émanant des pouvoirs publics plutôt que d'une réelle volonté d'écarter les produits du corps humain des activités afférentes aux collections d'échantillons biologiques. En témoignent les nombreux centres de ressources biologiques qui hébergent des collections de liquides biologiques, assimilés à des produits du corps humain, comme les liquides céphalo-rachidiens, le placenta ou les urines.

Au-delà des incertitudes relatives à la constitution de collections de produits biologiques, la multiplication des régimes d'exception applicables à certains tissus, cellules et produits tend à démontrer la relativité de cette sous-catégorie. C'est le cas notamment des cellules hématopoïétiques issues de la moelle osseuse, du sang de cordon et du sang placentaire, des cellules du cordon et du placenta, des tissus et des cellules embryonnaires ou fœtaux, des gamètes[243] ou encore du lait maternel[244].

Section II. La provenance du prélèvement biologique utilisé en recherche

Les éléments et produits du corps humain ne deviennent des échantillons biologiques qu'après leur intégration à une collection ayant vocation à être utilisée dans une finalité de recherche scientifique. La notion de recherche scientifique fait l'objet de nombreux débats pertinemment retracés dans la thèse d'Ibrahim Coulibaly[245]. Pour tenter de la circonscrire, la définition finaliste posée par Ibrahim Coulibaly sera ici retenue. Selon lui, la recherche scientifique serait une « activité finalisée exercée par des personnes en ayant les compétences, à titre d'activité professionnelle ». Cette définition peut être précisée par référence au « rapport Belmont » dans lequel la recherche est entendue comme une « activité visant à vérifier une hypothèse et à en tirer des conclusions et, de ce fait, cherchant

[243] Les gamètes font l'objet d'un chapitre dédié au sein du CSP relatif au « Don et utilisation des gamètes ». Art. L. 1244-1 à L. 1244-9 CSP.

[244] Sur le régime juridique des lactariums cf. art. L. 2323-1 à L. 2323-3 CSP.

[245] I. COULIBALY, *La protection des données à caractère personnel dans le domaine de la recherche scientifique*, thèse de doctorat, Université de Grenoble, 2011, p. 33-39.

à développer ou contribuer à des connaissances susceptibles d'être généralisées (s'exprimant par exemple, sous forme de théories, de principes et de formulations de relations). On décrit généralement la recherche comme un protocole officiel qui établit un objectif et un ensemble de procédures ayant pour but d'atteindre cet objectif »[246]. Outre la finalité thérapeutique, le Code de la santé publique reconnait la possibilité de prélever des éléments ou de collecter des produits pour une finalité scientifique. La recherche scientifique menée à partir de collections d'échantillons biologiques vise donc – dans le cadre de programmes de recherche déclinés en projets de recherche mettant chacun en œuvre des protocoles déterminés – à accroitre les connaissances relatives à une pathologie en s'appuyant sur l'outil que représente les collections.

Nombreux sont les articles qui traitent des résultats obtenus à partir de recherches menées sur des collections d'échantillons biologiques déjà constituées, des droits des personnes sur leur matériel biologique ou encore sur la valorisation de ces collections. Toutefois, les questions relatives à la provenance de ces échantillons biologiques et aux situations pouvant faire l'objet d'un prélèvement à visée scientifique n'ont été que peu envisagées. Comment les chercheurs se procurent-ils les éléments et produits nécessaires à la constitution de collections d'échantillons biologiques destinées à la recherche ? C'est à cette question que tenteront de répondre les présents développements.

La loi détermine deux situations dans lesquelles des éléments et produits du corps humain peuvent être utilisés dans le cadre d'une recherche scientifique et faire l'objet d'un placement au sein d'une collections d'échantillons biologiques. Il sera question dans un premier temps des cas où les éléments et produits du corps humain sont directement prélevés dans une finalité scientifique (§1). Dans un second temps, il sera démontré que les échantillons biologiques utilisés en recherche sont le plus fréquemment issus d'une requalification. Prélevés initialement dans un cadre thérapeutique, la loi permet depuis 2004 de modifier la finalité des éléments prélevés pour les affecter à un usage scientifique (§2).

§1. Le prélèvement biologique obtenu directement pour une finalité scientifique

Le champ des prélèvements d'éléments et de produits corporels opérés directement pour une finalité scientifique n'a cessé de s'élargir depuis 1994. Initialement limité à des prélèvements effectués sur des personnes décédées, le cercle des personnes susceptibles d'être prélevées a été élargi aux vivants à partir de 2004.

L'objet de ces développements sera de déterminer les situations dans lesquelles des éléments et produit du corps humain peuvent être prélevés directement pour une finalité scientifique sur une personne vivante ou décédée. Présentée du point de vue du chercheur, la question sera de savoir comment il parvient à se procurer directement des échantillons biologiques lui permettant de constituer ou d'alimenter des collections d'échantillons biologiques.

---

[246] Commission nationale américaine pour la protection des sujets humains, Rapport Belmont, *Principes éthiques et Directives concernant la Protection des Sujets Humains dans le cadre de la recherche*, 18 avr. 1979, p. 4.

Quatre situations sont envisageables. La première consiste à prélever sur des personnes décédées n'ayant pas préalablement exprimé leur refus (A). La seconde permet aux chercheurs de prélever des personnes vivantes n'ayant pas fait part de leur opposition au cours d'une intervention chirurgicale pratiquée dans leur intérêt (B). Dans un contexte de pénurie ou lorsque leur recherche nécessite des échantillons spécialisés non disponibles sur le territoire, les chercheurs peuvent recourir à l'importation d'éléments et de produits corporels (C). Enfin, l'utilisation scientifique du sang humain fera l'objet d'un traitement particulier tant les règles qui l'encadraient avant 2012 étaient originales et ouvraient la possibilité d'entrevoir l'existence d'une « recherche sur prélèvements » (D).

A. Le prélèvement d'organes, de tissus ou de cellules effectué sur des personnes décédées à des fins de recherche scientifique

Consentement présumé ou exprès ? Depuis la loi Cavaillet du 22 décembre 1976[247], le Code de la santé publique ouvre la possibilité de prélever des éléments et des produits du corps humain sur des personnes dont la mort a été dûment constatée[248]. Ce régime reposant sur la règle du consentement présumé avait pour fonction initiale d'accroître le nombre d'organes disponibles pour la greffe. Même si la finalité thérapeutique pour autrui était la principale motivation de cet encadrement législatif, la possibilité d'utiliser ces éléments dans une finalité scientifique avait également été prévue et bénéficiait du même régime que les prélèvements destinés à la transplantation.

La règle du consentement présumé pour les prélèvements d'organes *post mortem* dans une finalité scientifique sera suspendue et remplacée par un consentement exprès donné du vivant de la personne par la première loi de bioéthique en 1994[249]. Cette modification, justifiée à l'époque par une série de faits divers ayant jeté le discrédit sur les expérimentations scientifiques sur des sujets décédés[250] ne résistera pas à la révision des lois de bioéthique en 2004. La règle du consentement présumé, dont le rétablissement fut réclamé par nombre d'institutions[251], sera restaurée par la loi du 6 août 2004. L'article L. 1232-1 pose désormais des règles harmonisées s'agissant des prélèvements d'organes *post mortem* pour une finalité scientifique ou thérapeutique.

---

[247] Loi n° 76-1181 du 22 déc. 2016 relative aux prélèvements d'organes (JO 23 déc. 1976).

[248] Selon les dispositions des articles R. 1232-1 et R. 1232-2 du CSP. Sur les implications biopolitiques d'une définition de la mort, v. G. AGAMBEN, *Homo Sacer. L'intégrale 1997-2015*, Paris, Seuil-Opus, 2016, et particulièrement le chapitre intitulé « Politiser la mort », p. 142-146 ; M. IACOUB, « La construction de la mort en droit français », *Enquête*, n° 7, 1999, p. 39-54 [Disponible en ligne].

[249] Au sein des prélèvements pour une finalité scientifique, la loi distinguait deux situations : d'une part les autopsies cliniques visant à rechercher les causes de la mort pour lesquelles le consentement du défunt était présumé, et d'autre part les autopsies scientifiques pour lesquelles le consentement devait avoir été expressément donné du vivant de la personne ou avoir été témoigné par un membre de la famille après sa mort.

[250] Notamment l'affaire Milhaud au sujet d'une expérimentation effectuée « sur un sujet maintenu en survie somatique, bien que ledit sujet fût en état de mort cérébrale » et qui avait donné lieu à un arrêt d'assemblée du Conseil d'État du 2 juill. 1993, req. n° 124960.

[251] OPECST, 18 fév. 1999, Rapp. n° 232 (1998-1999) de MM. Claude HURIET, sénateur et Alain CLAEYS, député, p. 63.

Conditions de mise en œuvre du prélèvement. L'utilisation scientifique d'organes prélevés *post mortem* n'est toutefois possible que si elle s'inscrit dans le cadre d'un protocole soumis à l'examen de l'Agence de la biomédecine[252] et dont le contenu ainsi que les modalités de dépôt sont fixés par décret[253]. Après réception du dossier complet, l'Agence de la biomédecine adresse un accusé de réception et transmet le dossier au ministre chargé de la recherche[254] qui pourra s'opposer dans un délai de deux mois à la mise en œuvre du protocole « lorsque la nécessité du prélèvement ou la pertinence de la recherche n'est pas établie »[255]. Ces protocoles s'inscrivent dans le cadre d'une activité de conservation et de préparation d'organes à des fins scientifiques et, comme en dispose l'article R. 1235-1 du Code de la santé publique, sont soumis aux mêmes dispositions que la conservation et la préparation de tissus et de cellules à des fins scientifiques. Cette activité peut inclure la constitution de collections d'organes et supposera une déclaration – ou une autorisation si une cession est envisagée – effectuée auprès du ministère de la recherche selon la procédure définie à l'article L. 1243-3 du Code de la santé publique[256].

Situation du prélèvement de tissus et de cellules. Le prélèvement de tissus, de cellules et de produits du corps humain sur une personne dont la mort a été dûment constatée pour une finalité scientifique est également permis. Cette possibilité est régie par l'article L. 1241-6 du Code de la santé publique qui renvoie aux règles applicables en matière d'organes s'agissant des conditions de ces prélèvements.

Le recours aux éléments prélevés sur une personne décédée dans une finalité scientifique reste toutefois « marginal »[257], et on les retrouve peu dans les collections d'échantillons biologiques. Les délais étant restreints avant les funérailles, les prélèvements ayant une finalité thérapeutique pour autrui sont privilégiés.

B. Le prélèvement d'organes, de tissus ou de cellules effectués sur des personnes vivantes à des fins de recherche scientifique

Les prélèvements d'éléments et de produits corporels sur une personne vivante ne peuvent en principe être opérés sans le consentement préalable du donneur[258]. Toutefois, des dérogations à ce principe ont été prévues, notamment lors de prélèvements réalisés pour une finalité scientifique au cours d'une intervention chirurgicale pratiquée dans l'intérêt de la personne opérée (1). Au terme de ces activités thérapeutiques, il demeure fréquemment du matériel biologique qualifié de déchet opératoire, dont la disponibilité à la fois pour les chercheurs et pour l'industrie a connu des évolutions (2).

---

[252] Art. L. 1232-3 et R. 1232-15 CSP.
[253] Décr. n° 2007-1220 du 10 août 2007 (JO 14 août 2007).
[254] Art. R. 1232-16 CSP.
[255] Art. L. 1232-3 CSP.
[256] L'avis d'un CPP peut s'avérer nécessaire si la collection est constituée dans le cadre d'une recherche impliquant la personne humaine. Art. L. 1123-7 CSP.
[257] M.-X. CATTO, « Le moment de la patrimonialisation », *in* X. Bioy (dir.), *La régulation publique des centres de ressources biologiques, le cas des tumorothèques*, Paris, LEH Édition, 2018, p. 313.
[258] Art. L. 1211-2 al. 1 CSP.

1. Les éléments et produits prélevés ou collectés au cours d'une intervention chirurgicale

Organes prélevés lors d'une intervention chirurgicale. L'encadrement du prélèvement d'organes en France s'est construit selon une approche finaliste, guidée par l'impératif d'affecter les organes à la greffe[259]. Cette vision justifiait que le prélèvement d'organes sur personne vivante ne soit pratiqué que dans l'intérêt thérapeutique direct d'un receveur, et jamais sans son consentement préalable. Toutefois, d'autres finalités justifiant l'utilisation d'organes prélevés sont apparues. La finalité diagnostique dans le cadre d'autopsies d'une part, et la finalité scientifique d'autre part, qui intéresse à la fois les organes prélevés à des personnes vivantes ou décédées. La loi du 6 août 2004 a introduit une dérogation à l'impossibilité de prélever un organe sur une personne vivante pour une finalité autre que thérapeutique et pour autrui dans le cadre d'une intervention chirurgicale.

Greffes en domino. L'article L. 1235-2 du Code de la santé publique dispose ainsi que « les organes prélevés à l'occasion d'une intervention chirurgicale, pratiquée dans l'intérêt de la personne opérée, peuvent être utilisés à des fins thérapeutiques ou scientifiques ». Bien que l'intervention chirurgicale doive avant tout poursuivre l'intérêt thérapeutique de la personne opérée, la loi accorde à cette activité une finalité annexe à vocation scientifique. L'intervention chirurgicale constitue un « temps fort » pour le chercheur. C'est à cette occasion qu'il disposera d'un accès direct à de nombreuses ressources biologiques.

Cet article avait été introduit en 2004 pour encadrer en particulier la pratique des « greffes en domino ». Cette situation – qui n'était pas envisagée par la législation antérieure – consiste, chez un patient atteint de mucoviscidose par exemple et dont les poumons ne sont plus fonctionnels, à lui retirer à la fois les poumons mais également le cœur – quand bien même il serait fonctionnel –, pour le remplacer par un bloc poumon/cœur. Plus aisée d'un point de vue médical, cette double greffe libère un organe sain qui aura été retiré dans l'intérêt du patient opéré, et qui devient immédiatement disponible pour une greffe ou une utilisation scientifique. Jusqu'alors envisagés comme des déchets opératoires, car retirés dans l'intérêt de la personne opérée, ces « organes subsistants »[260] faisaient l'objet d'une libre disposition. Pourtant, le fait que certains de ces organes soient réutilisés pour être greffés aboutissait à pratiquer un don d'organe à partir d'un donneur vivant sans son consentement, quand bien même l'organe aurait été retiré initialement dans l'intérêt du patient opéré.

Pour remédier à cette situation, le législateur a choisi d'accorder aux personnes prélevées dans leur intérêt un droit de non-opposition plutôt que d'affirmer un consentement exprès, jugé inadapté à une situation ou « l'organe en question n'a pas été à proprement parler prélevé aux fins d'être greffé, mais, enlevé à l'occasion d'une

[259] Depuis 2004, « le prélèvement et la greffe d'organes constituent une priorité nationale » aux termes de l'art. L. 1231-1 A CSP.

[260] CONSEIL d'ÉTAT, *Les Lois de la bioéthique : cinq ans après : étude adoptée par l'Assemblée générale du Conseil d'État le 25 novembre 1999*, p. 51.

intervention, il se trouve disponible pour un second receveur. Il est donc moins donné qu'utilisé »[261]. Le législateur a également choisi, afin de ne pas pénaliser les chercheurs, d'étendre cette non-opposition aux utilisations à finalité scientifique pour les organes prélevés dans ces conditions.

Après avoir été informés des utilisations envisagées des organes qui leur auront été prélevés, les patients pourront s'opposer à ce qu'ils soient utilisés dans l'intérêt thérapeutique d'un tiers receveur, ou pour une finalité scientifique.

L'utilisation scientifique de ces organes subsistants est ouverte et peut conduire à leur intégration au sein de collections d'échantillons biologiques. Pourtant, il paraît difficile, compte tenu de la priorité nationale que constitue l'activité de greffe, que ces organes fonctionnels soient affectés à des recherches plutôt qu'à une transplantation.

Tissus, cellules et produits prélevés lors d'une intervention chirurgicale. Le régime applicable aux organes a été étendu aux tissus, cellules et produits du corps humain[262] et leur prélèvement pour une utilisation scientifique repose désormais sur la non-opposition de la personne opérée. Le recueil du placenta est également soumis à un régime de non-opposition[263], mais la loi s'est rapidement attachée à le singulariser par rapport aux conditions de prélèvement des tissus, cellules et produits du corps humain. En effet, le législateur a considéré que l'acte d'accouchement au cours duquel le placenta était recueilli ne relevait ni de la catégorie des interventions médicales telle que posée par la loi du 29 juillet 1994, ni de la catégorie des interventions chirurgicales s'y substituant depuis la loi du 6 août 2004, mais consistait plutôt en un acte physiologique non médical.

La loi du 7 juillet 2011[264] a toutefois exclu de ces dispositions les cellules du sang de cordon et du sang placentaire ainsi que les cellules du cordon et du placenta qui relèvent du quatrième alinéa de l'article L. 1241-1 du Code de la santé publique, et pour lesquelles le consentement de la femme doit avoir été donné par écrit au cours de la grossesse après avoir reçu une information adéquate sur les finalités de cette utilisation[265].

La loi du 6 août 2004 a également autorisé l'utilisation scientifique des tissus et des cellules embryonnaires ou fœtaux prélevés au cours d'une interruption volontaire de grossesse (IVG)[266]. Prenant en compte la nature des tissus collectés au cours d'une IVG, et face à la découverte en 2005 de trois cent cinquante et un corps de fœtus congelés au sein de l'hôpital Saint Vincent-de-Paul à Paris, le législateur a pris en compte la spécificité des conditions de ce recueil. Il reprendra notamment les recommandations du groupe européen d'éthique qui considérait que

---

[261] *Ibid.*

[262] Art. L. 1245-2 al. 1 CSP.

[263] Art. L. 1245-2 al. 3 CSP.

[264] Loi n° 2011-814 du 7 juill. 2011 relative à la bioéthique (JO n° 157, 8 juill. 2011).

[265] La question d'une utilisation thérapeutique de ces cellules pour une finalité autologue avait fait l'objet d'un contentieux ayant conduit à la décision n° 2012-249 QPC du 16 mai 2012, *Société Cryo-Save France* rendue par le Cons. const. et dans laquelle il confirmait la constitutionnalité du quatrième alinéa de l'article L. 1241-1 du CSP.

[266] Art. L. 1241-5 CSP.

« dans le cas d'une interruption, volontaire ou spontanée, de grossesse, tout prélèvement de tissu requiert un consentement spécifique, libre et informé, de la femme ou éventuellement du couple »[267] et du comité consultatif national d'éthique pour lequel le fœtus « ne peut en aucune façon être considéré comme un "déchet hospitalier" »[268].

Aujourd'hui, cette utilisation scientifique ne peut être mise en œuvre que sur la base du consentement écrit de la personne concernée, informée de cette volonté postérieurement à sa décision d'interrompre sa grossesse. Cette utilisation doit s'inscrire dans le cadre de protocoles de recherche préalablement transmis à l'Agence de la biomédecine et contrôlés par le ministre chargé de la recherche.

Qu'il s'agisse d'organes, de tissus, de cellules ou de produits du corps humain prélevés sur une personne vivante à l'occasion d'une intervention chirurgicale, les modalités d'expression du consentement pour leur réutilisation en recherche s'inscrivent dans une volonté du législateur de vider de son contenu la catégorie des déchets opératoires qui étaient jusqu'alors librement accessibles pour les chercheurs. En soumettant l'utilisation scientifique des tissus et des cellules les plus sensibles – tissus ou cellules embryonnaires ou fœtaux – à un consentement écrit tout en imposant une non-opposition des personnes concernées pour la réutilisation des résidus opératoires, le législateur a considérablement encadré la disponibilité de ces ressources.

De plus, il soumet aux dispositions de l'article L. 1211-2 du Code de la santé publique ainsi qu'aux règles relatives à l'activité de préparation, de conservation et d'utilisation[269], l'ensemble des éléments et produits prélevés au cours d'une intervention chirurgicale. Anodine en apparence, cette mesure encadre les réutilisations de ce matériel biologique en imposant une nouvelle non-opposition du patient à chaque changement de finalité de la recherche. De plus, l'organisme qui aura ce matériel à disposition, devra satisfaire aux dispositions réglementaires relatives à l'activité de préparation, de conservation et d'utilisation d'éléments et de produits du corps humain.

2. L'encadrement des accès aux déchets opératoires

Définition du déchet. Les déchets opératoires constituent l'une des déclinaisons de la notion de déchet, définie par la loi du 15 juillet 1975 comme « tout résidu d'un processus de production, de transformation ou d'utilisation, toute substance, matériau, produit ou plus généralement tout bien meuble abandonné ou que son détenteur destine à l'abandon »[270]. La notion de déchet, désormais codifiée à l'article L. 541-1-1 du Code de l'environnement conserve une définition similaire puisqu'il s'agit de « toute substance ou tout objet, ou plus généralement tout bien meuble, dont le détenteur se défait ou dont il a l'intention ou l'obligation de se défaire ».

---

[267] Groupe européen d'éthique des sciences et des nouvelles technologies (GEE), avis n°11, *Aspects éthiques des banques de tissus humains*, 21 juill. 1998, p. 8.

[268] CCNE, avis n° 89, *À propos de la conservation des corps des fœtus et enfants mort-nés*, 22 sept. 2005, p. 8.

[269] Art. L. 1243-1 à L. 1243-9 CSP.

[270] Loi n° 75-633 du 15 juill. 1975 relative à l'élimination des déchets et à la récupération des matériaux (JO 16 juill. 1975), art. 1.

Spécificité de la catégorie des déchets opératoires. L'hétérogénéité des déchets opératoires susceptibles d'être produits conduit à rechercher l'unité de cette catégorie davantage dans le contexte qui la produit plutôt que dans sa composition. Ainsi, « les déchets opératoires sont le fruit de l'activité de soin, produits à l'hôpital en raison d'un événement qui n'avait pas pour objet de les faire apparaître »[271]. L'activité thérapeutique de diagnostic, de prévention ou de soin, une intervention chirurgicale, ou encore une autopsie sont autant de situations potentiellement productrices de déchets opératoires.

Nature juridique des déchets opératoires. Si l'on s'en tient à la définition des déchets posée par le Code de l'environnement, les déchets opératoires s'assimilent sur le plan juridique à des *res derelictae*, c'est-à-dire des choses abandonnées. Leur particularité réside dans le fait que cet abandon, en principe, n'ouvre pas la possibilité d'une appropriation secondaire par un tiers, puisque les déchets sont voués à la destruction. C'est le cas notamment pour les pièces anatomiques. Pourtant, si l'on s'en réfère aux pratiques des chercheurs et des industriels, ces acteurs ont eu historiquement l'habitude d'accéder aux déchets opératoires afin d'alimenter leurs besoins en ressources biologiques pour des projets de recherche, ou dans le cadre d'un processus industriel de transformation à des fins commerciales[272]. Les dispositions issues de la loi de 1994 permettaient que cette réutilisation se fasse sans le consentement des personnes concernées[273]. Cette situation avait pour conséquence de soustraire ces ressources de la catégorie des déchets, en les maintenant au sein de la catégorie des éléments et produits du corps humain. Cela revenait à considérer les déchets opératoires comme des *res nullius*, choses inappropriées disponibles par tous au même titre que pourrait l'être l'air ou l'eau de pluie. Cette conception rejoignait celle du professeur Jean Savatier qui écrivait en 1994 qu'en « consentant à l'intervention médicale pratiquée dans son propre intérêt thérapeutique, cette personne a, par là même, autorisé le prélèvement. La conservation, en vue d'une utilisation au profit d'un tiers, de ces déchets opératoires, correspond à une appropriation par la collectivité d'une *res nullius* »[274].

Alerté par plusieurs institutions spécialisées[275], le législateur a eu pour objectif d'extraire les déchets de cette clandestinité afin de renforcer la relation de confiance entre le patient et l'institution médicale. Pour ce faire, il a renforcé l'encadrement des activités de préparation et de conservation d'éléments et de produits du corps humain et a octroyé aux personnes prélevées un droit de regard sur les utilisations de ce matériel biologique.

---

[271] M. X. CATTO, *Op. cit.*, p. 211.

[272] M.-A. HERMITTE, « Le corps hors du commerce, hors du marché », *APD*, 1988, t. 33, p. 338. L'auteur décrit ce phénomène de captation des éléments corporels détachés à la suite d'un acte chirurgical et met en évidence l'existence d'une forme d'enrichissement sans cause.

[273] Art. L. 672-1 CSP, abrogé par l'Ord. n° 2000-548 du 15 juin 2000 relative à la partie Législative du code de la santé publique (JO n° 143, 22 juin 2000).

[274] J. SAVATIER, « Les prélèvements sur le corps humain au profit d'autrui », *LPA*, 14 déc. 1994, n° 149, p. 10.

[275] IGAS, *Enquête sur les banques de tissus d'origine humaine*, 1993, 91 p.

Réglementation applicable aux déchets opératoires. Les éléments et produits apparus au cours de l'activité de soins et faisant l'objet d'un projet de réutilisation auquel la personne ne s'est pas opposée sont régis par les dispositions relatives aux activités de conservation, préparation et d'utilisation des tissus, cellules et produits du corps humain[276]. Quant aux déchets opératoires, leur situation est réglementée par les articles R. 1335-1 à R. 1335-14 du Code de la santé publique qui définissent le contenu de cette catégorie et les modalités de leur élimination[277].

La non-opposition prévue par les articles L. 1235-2 du Code de la santé publique s'agissant des organes, et L. 1245-2 du même code s'agissant des tissus, cellules et produits du corps humain, ne s'applique que dans les cas où une utilisation ultérieure aurait été prévue pour une finalité thérapeutique ou scientifique. Pour les éléments et produits n'ayant pas vocation à être réutilisés, leur destruction n'est soumise à aucun consentement préalable, mis à part le consentement à l'intervention chirurgicale donné en amont par le patient.

La catégorie des déchets opératoires se décompose en deux sous-catégories que sont les déchets d'activités de soins présentant ou non un risque infectieux et les pièces anatomiques. Cette distinction repose, s'agissant des déchets humains, sur un critère subjectif, à savoir le caractère identifiable ou non des éléments ou produits dont l'élimination est programmée.

Les déchets d'activités de soins sont définis comme « les déchets issus des activités de diagnostic, de suivi et de traitement préventif, curatif ou palliatif, dans les domaines de la médecine humaine et vétérinaire »[278]. Il s'agit notamment des « déchets anatomiques humains, correspondant à des fragments humains non aisément identifiables ». Ces déchets ont vocation à être éliminés par incinération ou par désinfection préalable à un traitement pris en charge par la commune ou le groupement de communes et devront au préalable avoir été conditionnés, étiquetés, entreposés et transportés dans le respect des dispositions réglementaires en vigueur.

Les pièces anatomiques sont quant à elles des organes ou des membres, aisément identifiables par un non spécialiste, recueillis à l'occasion des activités de soins ou des activités déterminées au dernier alinéa de l'article R. 1335-1. Leur régime d'élimination est en grande partie calqué sur celui des déchets issus d'activités de soins. La seule distinction réside dans le fait que la destruction des pièces anatomiques ne peut se faire que par incinération et dans un crématorium autorisé.

[276] Régime posé par les art. L. 1243-1 et s. CSP.

[277] Précisé par arrêté du 7 sept. 1999 relatif aux modalités d'entreposage des déchets d'activités de soins à risques infectieux et assimilés et des pièces anatomiques (JO n° 230, 3 oct. 1999).

[278] Art. R. 1335-1 et s. CSP.

C. Les organes, tissus et cellules importés à des fins de recherche scientifique

Import/Export d'organes. L'importation et l'exportation d'organes, de tissus ou de cellules ont fait l'objet d'un traitement par plusieurs textes européens[279] transposés en droit interne[280]. Si organes, tissus et cellules font l'objet d'un traitement différencié en droit européen, ce n'est pas complètement le cas en droit interne puisque les règles relatives à leur importation et exportation pour des fins scientifiques font l'objet de dispositions communes[281]. L'utilisation de ces échantillons importés peut également conduire à constituer ou à alimenter des collections d'échantillons biologiques.

L'importation et l'exportation d'organes pour une finalité scientifique est soumise à une procédure d'autorisation auprès du ministère chargé de la recherche après avis de l'Agence de la biomédecine[282]. Le modèle de dossier de demande d'autorisation est fixé par arrêté. Cette autorisation peut être octroyée aux organismes qui utilisent des organes à des fins scientifiques pour les besoins de leurs propres programmes de recherche après avoir effectué la déclaration prévue à l'article L. 1243-3 du Code de la santé publique, mais également aux organismes ayant obtenu l'autorisation de conserver des organes dans une finalité de cession selon les termes de l'article L. 1243-4 du Code de la santé publique. Cette autorisation entraîne la possibilité pour tout organisme d'exporter ou d'importer des organes à un autre organisme public ou privé mettant en œuvre des programmes de recherche. Une fois le dossier complet réceptionné, le ministère de la recherche dispose de trois mois pour rendre son avis. Il transmet le dossier à l'ABM pour avis. Au-delà du délai d'un mois, le silence gardé par l'ABM vaut avis favorable. Sauf demande d'informations complémentaires, le silence gardé par le ministère au-delà du délai réglementaire d'instruction équivaut à un refus implicite de la demande. Les autorisations sont délivrées pour cinq ans et sont sujettes à des procédures modificatives en cas de changements substantiels.

L'autorisation pourra être modifiée, suspendue ou retirée par le ministère de la recherche dans les conditions de l'article L. 1245-1 du Code de la santé publique si l'organisme n'a pas satisfait aux obligations éthiques mentionnées aux articles R. 1235-2 et R. 1235-3 du même code ainsi qu'à ses obligations en matière sanitaire. Ces dispositions obligent les titulaires de l'autorisation à apposer une série de mentions sur les colis de transport, mais surtout à s'assurer que les organes importés ont été prélevés avec le consentement préalable du donneur et sans qu'aucune contrepartie financière n'ait été allouée à la personne à l'origine du don.

---

[279] Pour les tissus et cellules : Directive 2004/23/CE du 31 mars 2004 (JOUE L 102/48, 7 avr. 2004), précisée par les directives 2006/17/CE et 2015/566/CE de la Commission. Pour les organes : Directive 2010/45 du 7 juill. 2010 (JOUE L 207/14, 6 août 2010).

[280] Loi 2004-800 du 6 août 2004 relative à la bioéthique et particulièrement Décr. n° 2008-891 du 2 sept. 2008 relatif à l'importation et à l'exportation de produits du corps humain (JO 4 sept. 2008).

[281] L'art. R. 1245-18 CSP traitant de l'importation et de l'exportation des tissus et des cellules pour une finalité scientifique renvoie à l'article R. 1235-7 et s. du CSP pour trouver son application.

[282] Art. L. 1235-1 CSP.

Import/Export de tissus et de cellules. Le septième alinéa de l'article L. 1245-5 du Code de la santé publique soumet l'importation ou l'exportation de tissus ou de cellules pour une finalité scientifique à une autorisation du ministère de la recherche[283]. Les dispositions réglementaires[284] renvoient, pour les modalités de demande et d'obtention de cette autorisation, aux articles relatifs à l'importation et à l'exportation d'organes pour une finalité scientifique.

Il convient de constater que l'article L. 1245-5, qui pose le cadre général des activités d'importation et d'exportation des tissus, cellules et produits cellulaires traite spécifiquement dans son sixième alinéa des « échantillons biologiques ». En circonscrivant à certaines finalités l'importation et l'exportation des échantillons biologiques[285], le législateur a entendu singulariser cette notion par rapport à celle de tissu ou de cellule. Cette référence aux échantillons biologiques hors du contexte des collections semble inopportune car elle rajoute de la confusion à un environnement réglementaire déjà complexe. Les échantillons biologiques dont il est fait mention à l'article L. 1245-5 ne sont autre que des tissus et des cellules affectés à une finalité particulière qu'est la recherche scientifique.

Transport des organes, tissus et cellules. Si l'échange d'échantillons biologiques entre des organismes implantés au sein de l'Union européenne est libre, il reste soumis aux dispositions réglementaires nationales[286] et aux règles relatives au transport de matières dangereuses[287]. Ces règles nationales sont issues d'une transposition de textes internationaux qui fixent des règles différentes selon que le transport aura lieu par voie routière[288], ferroviaire[289], maritime[290] ou aérienne[291].

Les échantillons biologiques importés et /ou exportés en provenance ou à destination d'un pays tiers à l'Union européenne sont soumis aux règles internationales de transport précédemment mentionnées ainsi qu'aux modalités fixées par les cocontractants dans leur accord de transfert de matériel biologique (ATM). La difficulté réside dans le transfert des données associées aux échantillons

---

[283] Des règles particulières trouvent à s'appliquer pour l'import et l'export de cellules embryonnaires ou fœtaux. L'art L. 2151-6 CSP soumet à une autorisation de l'Agence de la biomédecine leur importation et/ou exportation pour une finalité scientifique.

[284] Art. R. 1245-18 CSP créé par Décr. n° 2008-891 du 2 sep. 2008 relatif à l'importation et à l'exportation des produits du corps humain (JO 4 sept. 2008).

[285] L'art. R. 1245-20 CSP limite l'importation ou l'exportation d'échantillons biologiques à certaines finalités.

[286] Les banques de tissus autorisées par l'ANSM à importer et/ou exporter vers les pays tiers sont – conformément à l'article R. 1235-11 CSP – listées dans un document disponible en ligne.

[287] Arrêté du 29 mai 2009 modifié, relatif aux transports de marchandises dangereuses par voies terrestres (dit « arrêté TMD ») (JO n° 147, 27 juin 2009).

[288] Accord « ADR », accord européen relatif au transport international des marchandises dangereuses par route, conclu à Genève le 30 sept. 1957.

[289] Accord « RID », Règlement concernant le transport international ferroviaire des marchandises dangereuses, élaboré par l'Organisation intergouvernementale pour les transports internationaux ferroviaires (OTIF). Cet accord a été repris dans le droit européen par la directive 2008/68/CE et transposée en droit interne par l'arrêté du 29 mai 2009 modifié.

[290] Code maritime international des matières dangereuses (IMDG) élaboré par l'Organisation maritime internationale créée en 1958.

[291] Organisation de l'aviation civile internationale (OACI), *Instructions techniques pour la sécurité du transport aérien des marchandises dangereuses.*

vers des pays tiers. Il conviendra alors de justifier d'une équivalence de protection des données dans les pays partenaires[292].

Conditions sanitaires et éthiques. La circulation internationale de ressources biologiques se réalise dans des conditions respectueuses des exigences établies par le Code de la santé publique en matière de sécurité sanitaire. Pour chaque catégorie de prélèvement des règles fixent les obligations relatives à leur caractérisation, aux conditions de leur conservation ou encore de leur transport.

Dans le même temps, l'importation de ressources biologiques repose sur le respect d'une série de principes éthiques par le fournisseur. Ne pourront ainsi être utilisées en recherche que les ressources ayant été prélevées avec le consentement du donneur et sans contrepartie financière[293].

D. La constitution de collections d'échantillons sanguins et les recherches sur prélèvements

Le don du sang relève, dans l'opinion commune, d'une activité dont la finalité serait exclusivement thérapeutique. Ce n'est pourtant pas le cas, et beaucoup de donneurs ignorent que leurs prélèvements sanguins peuvent également faire l'objet d'une utilisation scientifique. Au même titre que les autres produits du corps humain, les prélèvements sanguins peuvent alors être placés au sein de collections pour des recherches déterminées (1). Cette possibilité a donné naissance à l'éphémère catégorie des recherches sur prélèvements (2).

1. L'utilisation scientifique du sang méconnue chez les donneurs

Utilisation scientifique du sang. Traditionnellement destiné à une utilisation thérapeutique[294], la finalité de la collecte du sang humain a été élargie par la loi du 6 août 2004 aux utilisations poursuivant des fins scientifiques étrangères aux recherches biomédicales.

L'article L. 1221-8-1 du Code de la santé publique, créé à cette occasion, disposait que « le sang et ses composants peuvent être utilisés dans le cadre d'une activité de recherche, qu'ils aient été ou non prélevés par un établissement de transfusion sanguine ». Cette formulation, neutre en apparence, bouleversait pourtant l'économie générale du système sur lequel reposait le don du sang, en permettant à tout organisme – public ou privé – d'effectuer des prélèvements sanguins destinés à une utilisation scientifique et sans faire mention d'un quelconque projet de recherche associé à ces prélèvements. Cette disposition s'inscrivait dans une tendance à l'élargissement des champs d'activités des établissements de transfusion sanguine pour en faire de véritables biobanques[295].

---

[292] G. CHASSANG, *Op. cit.*, p. 112.
[293] Art. R. 1245-2 CSP.
[294] Art. L. 1221-1 et L. 1221-2 CSP.
[295] Art. R. 1223-14 CSP, modifié par Décr. n° 2014-1042 du 12 sept. 2014 relatif au sang humain (JO n° 213, 14 sept. 2014), art. 10.

Confusion chez les donneurs. D'une part, le prélèvement à finalité scientifique d'échantillons sanguins déroge au principe selon lequel « la transfusion sanguine s'effectue dans l'intérêt du receveur »[296]. Le don du sang n'a désormais plus pour unique finalité la transfusion pour autrui, les modalités de ces prélèvements non thérapeutiques ayant été réglées par un arrêté du 12 janvier 2009[297]. Cette situation contribue à créer une réelle confusion chez les donneurs, historiquement conscients de la finalité altruiste de leur don mais peu au fait de la possibilité d'utiliser leurs échantillons pour une finalité scientifique. Pourtant, l'arrêté distingue trois types de prélèvements sanguins ayant une finalité non thérapeutique. D'abord, les prélèvements destinés à l'enseignement. Ensuite, les prélèvements destinés à la fabrication de dispositifs médicaux de diagnostic in vitro ou à la réalisation de tests et d'analyses de biologie médicale. Enfin, les prélèvements destinés à des laboratoires de recherche. Il est donc admis que certains prélèvements effectués par des établissements de transfusion sanguine puissent être cédés et intègrent des réseaux commerciaux, notamment lorsqu'ils sont utilisés pour la fabrication de dispositifs médicaux. Le doute est d'autant plus permis que l'arrêté du 12 janvier 2009 ne distingue pas clairement entre la finalité thérapeutique et scientifique du don, « les candidats au don [étant] soumis à une procédure d'accueil identique à celle mise en place pour un don à usage thérapeutique »[298]. Cette situation et les conséquences qu'elle emporte est parfaitement résumée par Marie-Xavière Catto. Selon elle, « il est ainsi possible de se faire prélever du sang par l'EFS conservé dans une banque à finalité lucrative pour une recherche réalisée à des fins lucratives si l'on répond positivement à la question rapidement énoncée d'un usage scientifique du sang donné »[299].

2. *L'éphémère catégorie des recherches sur prélèvements*

Consécration de la catégorie. Dans sa version issue de la loi de 2004, l'article L. 1221-8-1 énonçait trois situations dans lesquelles des échantillons sanguins pouvaient être prélevés et servir ensuite pour une recherche scientifique. Une loi du 18 avril 2006[300] était venue rajouter une quatrième situation. Il s'agissait des prélèvements réalisés « dans une finalité médicale », de ceux effectués « dans le cadre d'une recherche visant à évaluer les soins courants », des prélèvements recueillis « dans le cadre d'une recherche biomédicale » et enfin ceux réalisés « dans une finalité de constitution de collection d'échantillons biologiques humains ».

S'agissant de cette dernière finalité, la loi soumettait les organismes constituant ces collections à l'obtention du consentement écrit des personnes et aux dispositions des articles L. 1243-3 et/ou L. 1243-4 du Code de la santé publique. De plus, ces prélèvements sanguins ne devaient comporter que des risques négligeables pour la personne, et leur réalisation sur des personnes vulnérables devait au préalable être soumise à l'avis d'un comité de protection des personnes

---

[296] Art. L. 1221-1 CSP.

[297] Arrêté du 12 janv. 2009 fixant les critères de sélection des donneurs de sang, Annexe IV (abrogé par arrêté du 5 avr. 2016/abrogation réelle au 10 juill. 2016).

[298] *Ibid.*

[299] M.-X. CATTO, *Op. cit.*, p. 656.

[300] Loi n° 2006-450 du 18 avr. 2006 de programme pour la recherche (JO n° 92, 19 avr. 2006), art. 33.

qui évaluait la nécessité de recourir à des prélèvements sur ce type de population au regard des recherches envisagées.

La possibilité d'effectuer des recherches sur des échantillons ayant été spécialement prélevés dans le but de constituer une collection d'échantillons biologiques était totalement inédite dans le paysage de la recherche française. Il s'agissait d'une nouvelle finalité pour laquelle un prélèvement d'échantillons sanguin était possible. En déconnectant la collecte du matériel biologique et la constitution de collections d'un projet de recherche associé, le législateur souhaitait accroitre la ressource disponible et permettre son utilisation à l'envi pour des recherches déterminées postérieurement à la constitution de la collection. Cette situation marquait le passage d'un régime encadrant les prélèvements pour la recherche à un régime de « recherche sur prélèvements »[301]. Elle permettait également d'opérer une distinction claire avec les recherches sur l'« être humain » pratiquées dans le cadre des anciennes recherches biomédicales.

L'extension de la finalité de constitution de collections d'échantillons biologiques à d'autres éléments et produits du corps humain avait même été envisagée[302], à condition de respecter les précautions prévues par l'article L. 1121-8-1 du code. Elle aurait permis de donner un encadrement explicite à tous ces prélèvements « directs ». Mais la loi du 5 mars 2012 a maintenu cette confusion en revenant sur la possibilité de prélever directement pour constituer une collection d'échantillons biologiques.

Suppression de la catégorie depuis la loi du 5 mars 2012. L'entrée en vigueur de la loi Jardé marque la suppression des second et troisième alinéas de l'article L. 1221-8-1 du Code de la santé publique qui mentionnaient la possibilité de prélever des échantillons sanguins pour une finalité de constitution de collections d'échantillons biologiques. Désormais, les prélèvements sanguins utilisés en recherche ne pourront être issus que d'une activité médicale ou d'une recherche impliquant la personne humaine.

Bien que la finalité de « prélèvement en vue de la constitution d'une collection d'échantillons biologiques humains » ait disparue des textes, son principe semble avoir survécu et même avoir été élargi à tous les éléments et produit du corps humain si l'on s'en réfère au nouveau cadre des recherches impliquant la personne humaine qui confie aux comités de protection des personnes le soin d'évaluer « la pertinence scientifique et éthique des projets de constitution de collections d'échantillons biologiques au cours de recherches impliquant la personne humaine »[303]. Cette disposition peut être interprétée à double titre. D'une part, elle peut s'entendre comme la possibilité de constituer spécialement une collection dans le cadre d'un protocole de recherche impliquant la personne humaine afin de mener à bien cette recherche. D'autre part, elle peut être perçue comme la faculté de

---

[301] F. LEMAIRE, « Recherche biomédicale : évolutions récentes », *in* A. Laude, D. Tabuteau (dir.), *Essais cliniques. Quels risques ?*, Paris, PUF, 2007, p. 33.

[302] M. DUPONT, *Recueillir, conserver et utiliser des échantillons biologiques humains à l'hôpital*, Paris, APHP, Doin, Lamarre, 2008, p. 54.

[303] Art. L. 1123-7 CSP.

constituer une collection *au cours* d'un protocole de recherche impliquant la personne humaine sans que cette collection ne soit associée à ce protocole en particulier. La recherche impliquant la personne humaine n'est ici qu'une occasion d'accéder à des ressources biologiques, de les regrouper en collection, et de les stocker pour des recherches ultérieures. Si l'on s'en tient à la formulation large de l'article L. 1123-7 du Code de la santé publique, le prélèvement effectué au cours d'une recherche en vue de constituer une collection serait possible pour l'ensemble des éléments et produits du corps humain, et non plus limité au sang comme cela était jusqu'à présent le cas.

§2. Le prélèvement biologique utilisé pour une recherche scientifique à la suite d'une requalification

La requalification de ressources biologiques pour la recherche « peut concerner la réutilisation d'échantillons biologiques humains [et] de données associées issues de la pratique clinique mais également des ressources déjà collectées et/ou utilisées dans le cadre d'une recherche dont la finalité constitue un changement substantiel par rapport à la finalité pour laquelle ces ressources ont été stockées ou utilisées »[304]. Les finalités initiales auxquelles il est généralement fait référence s'agissant du prélèvement d'éléments et de produits corporels sont la finalité thérapeutique (C) et la finalité de recherche impliquant la personne humaine (B). La requalification des échantillons biologiques originellement prélevés dans l'une de ces deux finalités a été élargie par la loi du 6 août 2004, le régime actuel penchant nettement pour la promotion de la recherche, au détriment parfois de la protection des personnes (A).

A. La requalification du prélèvement biologique pour une finalité de recherche scientifique

La possibilité de requalifier les prélèvements biologiques en vue de les utiliser pour une finalité différente de celle ayant présidé à leur obtention était appelée de leurs vœux par l'ensemble des chercheurs. Cette possibilité a largement contribué à faciliter l'activité de biobanque (1). Elle s'est toutefois accompagnée de dérogations à l'obligation d'information ayant conduit à atténuer le droit des personnes à l'origine de ces prélèvements (2).

1. La requalification comme facilitateur de l'activité de biobanque

Objet de la requalification. « L'utilisation d'éléments et de produits du corps humain à une fin médicale ou scientifique autre que celle pour laquelle ils ont été prélevés ou collectés est possible »[305] depuis la loi du 6 août 2004 relative à la bioéthique. Reprenant le principe posé à l'article 22 de la convention d'Oviedo, l'insertion de ce nouvel alinéa à l'article L. 1211-2 venait combler un «vide juridique » en permettant « l'utilisation à des fins scientifiques d'un prélèvement fait à des fins thérapeutiques [...] ou diagnostiques » mais également

---

304 G. CHASSANG, *Op. cit.*, p. 223.
305 Art. L. 1211-2 al. 2 CSP.

« l'utilisation d'un prélèvement fait dans le cadre d'une recherche scientifique pour une autre recherche »[306]. Cette solution répondait au besoin des chercheurs d'utiliser les « fonds de tube » dans une finalité de recherche, chose jusqu'à présent interdite si la personne à l'origine du don n'avait donné son consentement que pour une finalité diagnostique ou thérapeutique[307].

Cette libéralisation du champ d'utilisation des éléments et produits du corps humain s'est accompagnée de mesures visant à prolonger les droits des personnes à l'origine de ces échantillons. Le principe étant que la personne prélevée doit être informée de ce changement de finalité et ne pas s'y opposer. Si l'on s'en tient aux recommandations de l'AP/HP, cette information doit être donnée au patient par l'équipe médicale au « moment le plus adapté »[308]. Retracée dans un document écrit, souvent intitulé « formulaire d'information et de non-opposition », l'information fournie au patient doit être précise et intelligible. Ce document mentionne généralement les informations relatives à la thématique générale de la recherche envisagée, l'établissement et les responsables scientifiques des échantillons, les modalités de traitement des donnée personnelles associées ainsi que le lieu et la durée de conservation des échantillons ainsi requalifiés. Si la personne est mineure, ou majeure sous tutelle, l'application de ces règles revient aux parents ou au tuteur légalement désigné.

Une telle démarche, malgré le fait qu'elle s'avère « facilitatrice pour celui qui exerce l'activité considérée »[309], ne permet pas d'assimiler l'absence d'opposition à un consentement présumé. À juste titre « on est seulement autorisé à dire que l'absence d'opposition rend la pratique possible, et non pas que la personne est censée l'accepter, le silence étant insusceptible d'interprétation »[310].

Si l'on peut émettre des doutes quant à l'efficacité du principe de non-opposition à faire valoir les droits du patient[311], deux autres situations viennent limiter l'obligation d'information de la personne en vue d'une réutilisation de ses échantillons biologiques.

Dérogations à l'obligation d'information. D'une part, l'impossibilité de retrouver la personne concernée exonère le responsable de la recherche de son obligation d'information.

D'autre part, saisi par le responsable de la recherche ayant mené des investigations infructueuses pour revenir vers les donneurs, le comité de protection des personnes peut, s'il ne l'estime pas nécessaire, faire obstacle à cette obligation d'information[312].

---

306 ASSEMBLÉE NATIONALE, Rapport n° 3528 fait au nom de la commission spéciale sur le projet de loi relatif à la bioéthique (n° 3166), Mr. Alain Claeys, Rapporteur, p. 28.

307 « Ces deux visées constituant la finalité médicale » aux termes du rapport AN n° 3528 fait au nom de la commission spéciale sur le projet de loi relatif à la bioéthique (n° 3166), Mr. Alain Claeys, Rapporteur, p. 31.

308 M. DUPONT, *Op. cit.*, p. 99.

309 D. THOUVENIN, « Les banques de tissus et d'organes : les mots pour les dire, les règles pour les organiser », *LPA*, 18 fév. 2005, n° 35, p. 31.

310 *Ibid.*

311 D. THOUVENIN, *Consentement présumé ou droit d'opposition au prélèvement d'organes sur personne décédée : un exemple de conflit entre représentations communes et règles juridiques*, rapport remis à l'Établissement français des greffes, 2004, 147 p.

312 Art. L. 1211-2 CSP.

Cette possibilité fut introduite par un amendement gouvernemental en première lecture devant le Sénat au moment du débat sur les secondes lois de bioéthique en 2004. Elle marquait une évolution de la réflexion sur ce sujet depuis la première lecture devant l'Assemblée nationale. Le ministre de la Santé d'alors, monsieur Jean François Mattei, interpellé en séance par le sénateur Guy Fischer, arguait de l'utilité d'un tel ajout pour les recherches menées à partir de collections d'échantillons biologiques relevant d'un changement substantiel de finalité par rapport au consentement initialement donné[313].

Recherche génétique. La loi n° 2012-300 du 5 mars 2012 relative aux recherches impliquant la personne humaine a étendu ce dispositif aux recherches génétiques poursuivant une finalité scientifique. Proposé par le Conseil d'État dès 2009[314] et inséré dans la loi par une amendement du sénateur Jean-Pierre Godefroy[315], l'article L. 1131-1-1 dispose dans son second alinéa qu'« il peut être dérogé à l'obligation d'information prévue au premier alinéa lorsque la personne concernée ne peut pas être retrouvée. Dans ce cas, le responsable de la recherche doit consulter, avant le début des travaux de recherche, un comité de protection des personnes qui s'assure que la personne ne s'était pas opposée à l'examen de ses caractéristiques génétiques et émet un avis sur l'intérêt scientifique de la recherche »[316].

Les dispositions prévues aux articles L. 1131-1-1 et L. 1211-2 du Code de la santé publique ne font peser sur le responsable de la recherche scientifique qu'une obligation de moyen et non de résultat s'agissant de retrouver les patients afin de les informer de la nouvelle utilisation envisagée. Dans les deux cas, le défaut d'information de la personne concernée peut toutefois conduire à l'engagement d'une recherche utilisant les échantillons de cette personne après validation par un comité de protection des personnes.

Après une recherche infructueuse, le responsable d'une recherche génétique à finalité scientifique devra saisir le comité de protection des personnes afin de s'exonérer de son obligation d'information, en témoigne l'emploi des termes « dans ce cas » au second alinéa de l'article L. 1131-1-1 du Code de la santé publique. Ce même article dispose que le comité de protection des personnes devra alors « s'assure(r) que la personne ne s'était pas opposée à l'examen de ses caractéristiques génétiques » et émettre « un avis sur l'intérêt scientifique de la recherche ». Cette disposition semble surabondante car l'on ne voit pas comment le CPP pourrait s'acquitter de sa tâche de connaître la non-opposition de la personne alors que le responsable de la recherche n'était pas parvenu à l'informer dans un premier temps, sauf à procéder à un réexamen du consentement initialement donné par la personne afin de voir s'il ne contenait pas d'opposition à un examen de ses caractéristiques génétiques. La non-opposition serait-elle présumée si ce consentement initial, fort ancien parfois, ne prévoyait pas la possibilité d'une

313 SÉNAT, compte rendu des débats de la séance du 29 janv. 2003.

314 CONSEIL d'ÉTAT, *La révision des lois de bioéthique*, étude adoptée en assemblée plénière, 2009.

315 Amendement n° 15 déposé le 23 oct. 2009 par MM. Godefroy, Le Menn, Mmes Schillinger, Jarraud-Vergnolle, les membres du Groupe Socialiste, apparentés et rattachés.

316 Art. L. 1131-1-1 CSP.

réutilisation des échantillons dans une finalité génétique ? Rien n'est moins sûr, même si la tendance est nettement en faveur d'un assouplissement des conditions de réutilisation des échantillons biologiques.

Hors recherche génétique. Pour les recherches scientifiques ne concernant pas la génétique, les termes de l'article L. 1211-2 ne permettent pas de déterminer clairement les étapes à suivre par le responsable de la recherche. Rien n'indique en effet qu'il ne puisse pas directement se tourner vers un comité de protection des personnes afin de s'exonérer de son obligation d'information. L'obligation pour le responsable de la recherche de tenter dans un premier temps d'informer les personnes par tous moyens n'étant pas mentionnée[317].

L'article 18 du projet de loi relatif à la bioéthique déposé en 2019[318], toujours en débat au Parlement, va plus loin dans cette faculté de réutilisation des échantillons biologiques. Il propose la création d'un nouvel article L. 1130-5 du Code de la santé publique qui, à l'instar des dispositions de l'article L. 1131-1-1 du même code, reprendrait la dérogation établie pour les examens génétiques réalisée sur la base d'éléments du corps prélevés à d'autres fins, pour l'élargir aux programmes de recherche désormais considérés comme « un ensemble d'activités de recherche organisées en vue de faciliter et d'accélérer les découvertes dans un domaine scientifique déterminé, défini par un organisme exerçant des activités de recherche ou en assurant la promotion »[319]. La substitution de la notion de programme de recherche, plus large, à celle de projet de recherche actuellement utilisée permettrait de faciliter les recherches en limitant les obligations de retour vers le patient. Le programme de recherche regrouperait ainsi plusieurs projets et « l'obligation d'information assortie du droit d'opposition ne s'appliquerait plus projet par projet mais à l'échelle du programme de recherche »[320]. La temporalité du droit d'opposition à l'examen des caractéristiques génétiques est également contrainte puisque la personne pourra s'opposer par tout moyen tant qu'aucune intervention n'aura été réalisée sur ses échantillons dans le cadre de la recherche envisagée.

2. La requalification comme atténuateur des droits des patients

Apparition de nouvelles perspectives contentieuses. Cette obligation d'information s'apparente à une obligation de moyen qui « oblige le débiteur à faire tout ce qui est normalement possible pour parvenir à l'exécution correcte de l'obligation »[321]. En principe, la responsabilité du débiteur ne pourra être engagée que si le créancier parvient à prouver « un manquement à ses devoirs de prudence

---

[317] La HAS procède à une interprétation extensive de l'article L. 1211-2 CSP en affirmant qu'un responsable scientifique pourrait se passer de l'exonération d'un CPP pour réutiliser des échantillons biologiques sans n'avoir informé ni obtenu la non-opposition préalable des personnes à l'origine du prélèvement. HAS, *Cryopréservation des tissus, cellules et liquides biologiques issus du soin*, 2009, p. 17.

[318] Projet de loi n° 2187 relatif à la bioéthique déposé à l'Assemblée nationale le 24 juill. 2019.

[319] Projet de loi n° 2187 relatif à la bioéthique, art. 18. Cette formulation a été adoptée en termes identiques lors de la première lecture au Sénat.

[320] ASSEMBLÉE NATIONALE, Rapport n° 2243 fait au nom de la commission spéciale chargée d'examiner le projet de loi relatif à la bioéthique, t. 1, p. 294.

[321] Y. BUFFELAN-LANORE et V. LARRIBAU-TERNEYRE, *Droit civil. Les obligations*, Paris, Dalloz, Coll. Université, 15ème éd., 2017, p. 602.

et de diligence »[322] de la part du premier, sauf en matière médicale ou la charge de la preuve est renversée et incombe au professionnel de santé[323]. Il en est de même en matière de recherche scientifique en vertu d'une jurisprudence constante aux termes de laquelle « celui qui est légalement ou contractuellement tenu d'une obligation particulière d'information doit rapporter la preuve de l'exécution de cette obligation »[324].

Afin de s'assurer de la qualité de l'information délivrée au patient et de la validité de la non-opposition, les dossiers accompagnant les déclarations ou les demandes d'autorisation d'activités de préparation ou de conservation d'échantillons biologiques humains pour une finalité scientifique doivent contenir une description détaillée des procédures mises en place par le demandeur pour recueillir le consentement des patients et vérifier leur non-opposition à une requalification[325]. Ces procédures sont propres à chaque établissement, le droit n'imposant aucune contrainte de forme ni de fond. L'harmonisation est donc difficile à ce niveau, malgré l'existence de « formulaires type » élaborés par des institutions de référence[326], repris en totalité ou en partie par la communauté scientifique. Face à l'hétérogénéité des formulaires d'information et de non-opposition, et en l'absence d'indications juridiques, c'est au ministère chargé de la recherche que revient la responsabilité – lors de l'examen des dossiers de déclaration ou de demande d'autorisation d'activités – de contrôler la pertinence du contenu de ces formulaires ainsi que la méthode adoptée par le responsable scientifique pour vérifier la non-opposition des personnes concernées. Cette analyse subjective ne repose sur aucun critère juridique et ne saurait suffire à évacuer tous les risques contentieux suscités par l'exercice de ces compétences.

Contestation de la décision d'un CPP. Premièrement, en application de l'article L. 1211-2 du Code de la santé publique, l'on pourrait imaginer une situation dans laquelle le responsable d'une recherche voudrait contester la décision d'un CPP qui estimerait l'information des personnes nécessaire, quand bien même le responsable scientifique de la recherche n'aurait pas réussi à les retrouver, l'empêchant alors de mettre en œuvre sa recherche et générant de fait un préjudice pour lui. Les avis du CPP sont susceptibles de recours uniquement lorsqu'ils statuent sur des projets de recherche impliquant la personne humaine et non sur un changement de finalité tel que mentionné au 2°) de l'article R. 1123-21 du Code de la santé publique. L'article L. 1123-6 détaillé par les dispositions de l'article R. 1123-25 du Code de la santé publique ouvre la possibilité au « promoteur » de la recherche, dans un délai d'un mois suivant la notification de l'avis défavorable d'un comité de protection des personnes, de « saisir le secrétariat de la commission nationale des recherches impliquant la personne humaine [...] d'une demande de réexamen de son projet par un autre comité »[327]. Aucune voie de recours n'ayant été prévue en faveur du « responsable scientifique » de la recherche, on en déduit que lorsqu'ils statuent dans

---

[322] G. CORNU, *Vocabulaire juridique*, occ. « Obligation », Paris, PUF, 10ème éd. 2014.
[323] Art. L. 1111-2 CSP.
[324] Cass. civ. 1ère, 25 fév. 1997.
[325] Exigences fixées par l'arrêté du 16 août 2007 (JO n° 190, 18 août 2007).
[326] INCa, *Charte éthique des tumorothèques hospitalières*, 2006, Annexe I, p. 33 ; M. DUPONT, *Op. cit.*, p. 101-103.
[327] Art. R. 1123-25 CSP.

le domaine des recherches scientifiques et particulièrement dans le domaine des collections d'échantillons biologiques, l'avis des CPP sont insusceptibles de recours.

Grief tiré du défaut d'information de la personne. Deuxièmement, comment régler la situation d'une personne qui, *a posteriori*, se rendrait compte que ses échantillons ont été utilisés dans une autre finalité que celle pour laquelle elle avait donné son consentement initial, et qui estimerait n'avoir pas été informée par le responsable scientifique de la recherche, quand bien même ce dernier aurait obtenu une exonération de son obligation d'information de la part d'un CPP ? Si le recours contre le professionnel de santé pour défaut d'information est somme toute classique, qu'en est-il du recours contre un CPP qui aurait exonéré à tort un responsable de recherche de son obligation d'information vis-à-vis des personnes concernées ? Dans cette situation pourrait être engagée une action récursoire du responsable de la recherche contre le CPP qui l'aurait exonéré. L'on pourrait également imaginer l'introduction devant la justice administrative d'un référé liberté sur le fondement de l'article L. 521-2 du Code de justice administrative à l'encontre de la décision du CPP autorisant le déroulement de la recherche sans information ni non-opposition préalable des personnes concernées. Encore faudra-t-il prouver l'urgence de la situation et le caractère manifestement illégal de l'action du CPP – personne morale de droit public[328] –, portant ainsi atteinte à une liberté fondamentale ou à un doit qui en découle. L'on songe ici à une atteinte au droit du patient de consentir à l'utilisation de ses éléments et produits corporels[329].

Inapplicabilité de la non-opposition aux gamètes. Le législateur a néanmoins pris soin d'écarter du dispositif de non-opposition les tissus et les cellules germinaux pour lesquels la réutilisation ne peut se faire qu'avec le consentement exprès de la personne concernée et demeure interdite en cas de décès[330]. Cette situation était justifiée dans les débats parlementaires par la finalité solidaire du don de gamètes, notamment l'assistance médicale à la procréation. Particulièrement sensible s'agissant des ovocytes compte tenu des contraintes relatives à leur prélèvement et à la pénurie à laquelle les chercheurs sont confrontés, les parlementaires estimaient qu'« il importe de retenir une définition stricte des conditions du don de gamètes afin d'éviter qu'un acte de très grande solidarité ne puisse être détourné à des fins tout autres »[331].

B. La requalification du prélèvement biologique à la suite d'une recherche impliquant la personne humaine

Les protocoles de recherche impliquant la personne humaine peuvent nécessiter pour leur réalisation la constitution de collections d'échantillons biologiques.

---

328 Art. L. 1123-1 CSP.

329 Le droit du patient à consentir à un traitement médical a été reconnu par le juge comme une liberté fondamentale invocable en application de l'art. L. 521-2 du CJA.

330 M.-X. CATTO, « Circulation des gamètes : La marchandisation est-elle inéluctable ? », *in* Marie-Xavière Catto et Alicia-Dorothy Mornington (dir.), *Les limites du marché*, Paris, mare & martin, 2020, p. 247 et s.

331 ASSEMBLÉE NATIONALE, Rapport n° 3528 fait au nom de la commission spéciale sur le projet de loi relatif à la bioéthique (n° 3166), Mr. Alain Claeys, Rapporteur, p. 32.

Leur mise en œuvre est suspendue à l'avis favorable d'un comité de protection des personnes dont les pouvoirs ont été élargis depuis la loi du 5 mars 2012 (1). Si les échantillons ainsi mis en collection sont normalement voués à la destruction au terme de la recherche, une requalification conditionnée au respect des dispositions réglementaires est possible (2).

1. La constitution d'une collection d'échantillons biologiques au cours d'une recherche impliquant la personne humaine

Catégorisation des recherches impliquant la personne humaine. Des collections d'échantillons biologiques sont susceptibles d'être élaborées pour chaque catégorie de recherche impliquant la personne humaine[332]. Ces recherches sont définies à l'article L. 1121-1 du Code de la santé publique comme « les recherches organisées et pratiquées sur l'être humain en vue du développement des connaissances biologiques ou médicales »[333]. Les recherches sur la personne se décomposent désormais en trois catégories « établies en fonction des risques encourus par les personnes qui s'y prêtent »[334] et du décalage que ces interventions sur le corps font naitre par rapport à leur prise en charge habituelle[335]. D'une part, le législateur traite des recherches interventionnelles comportant une intervention sur la personne non justifiée par sa prise en charge habituelle (Type 1). Elles remplacent l'ancienne catégorie des recherches biomédicales. D'autre part, les recherches interventionnelles ne comportant que des risques et des contraintes minimes pour la personne (Type 2) qui, même si elles ont vocation à couvrir un champ plus large, se substituent aux recherches visant à évaluer les soins courants[336]. Enfin les recherches non interventionnelles, qui ne comportent aucun risque ni contrainte, et dans lesquelles tous les actes sont pratiqués et les produits utilisés de manière habituelle (Type 3). Ces recherches, dites observationnelles, ont été consacrées juridiquement à l'occasion de la loi *Jardé*.

Conditions de mise en œuvre des RIPH. Le lancement d'une recherche impliquant la personne humaine répond à des conditions scientifiques et administratives strictes. Ces considérations scientifiques n'entrant pas dans le champ de la présente étude, elles seront évacuées afin de focaliser le propos sur les préalables administratifs nécessaires au lancement d'une RIPH et témoigner des contraintes liées à la constitution de collections biologiques dans ce contexte.

Lors de la réforme de 2012, un rôle central a été dévolu aux comités de protection des personnes qui font désormais office de « guichet unique »[337] lors du dépôt de tous les projets de recherche impliquant la personne humaine, qu'ils prévoient ou

---

[332] Notion introduite par la loi n° 2012-300 du 5 mars 2012 entrée en vigueur depuis l'Ord. n° 2016-800 du 16 juin 2016. Les RIPH sont définies dans le Décr. n° 2017-884 du 9 mai 2017.

[333] Art. L. 1121-1 CSP.

[334] ASSEMBLÉE NATIONALE, Rapport n° 1377 fait au nom de la commission des affaires culturelles, familiales et sociales sur la proposition de loi (n° 1372) relative aux recherches sur la personne, par Mr. Olivier Jardé, député, p. 5.

[335] Rapport AN n° 1377 préc., p. 23-24.

[336] Le contenu des RIPH de cat. 2 et 3 a été fixé par deux arrêtés du 12 avr. 2018 (JO n° 89, 17 avr. 2018).

[337] IGAS, *Évolution des comités de protection des personnes (CPP) évaluant les projets de recherches impliquant la personne humaine, après la loi "Jardé" du 5 mars 2012*, Rapport n° 2013-103R, p. 3.

non la constitution de collections biologiques pour leur réalisation. Pilotés par une commission nationale des recherches impliquant la personne humaine[338], ils délivrent obligatoirement un avis sur l'ensemble des projets de recherche qui leur sont soumis[339]. Les CPP rendent un avis obligatoire conforme qui doit nécessairement être favorable pour que la recherche puisse être mise en œuvre. Ce dispositif, auparavant applicable aux seules recherches biomédicales, a été élargi à l'ensemble des recherches portant sur la personne humaine, notamment les recherches non interventionnelles qui étaient jusqu'alors contrôlées par un comité consultatif sur le traitement de l'information en matière de recherche (CCTIRS) puis autorisées par la CNIL.

Cette évolution est en partie le fruit d'une demande des chercheurs qui souhaitaient simplifier les modalités de dépôt de leurs protocoles de recherche, mais également d'un ajustement de la France aux standards internationaux de publication obligeant la soumission des protocoles de recherche à des comités d'éthique pour espérer une publication des résultats dans une revue internationale à comité de lecture. Un argument tiré de l'« obligation d'assurance des dommages éventuels causés par la recherche pesant sur le promoteur »[340] a également été avancé pour justifier l'évaluation systématique des projets de recherche par un comité d'éthique[341].

Évaluation d'un projet de collection par un CPP. Lorsqu'il évalue un projet de recherche impliquant la personne humaine, le comité de protection des personnes rend, le cas échéant, un avis sur « la pertinence scientifique et éthique des projets de constitution de collections d'échantillons biologiques au cours de recherches impliquant la personne humaine »[342]. Cette compétence nouvelle témoigne de la volonté de simplifier les démarches des chercheurs puisque « la collection sera déclarée au sein du protocole de recherche et sera donc soumise au comité de protection des personnes en même temps que le reste du protocole. Ce n'est qu'à l'issue de la recherche qu'une déclaration d'activité sera effectuée auprès du ministère de la recherche »[343]. Toutefois, l'imprécision de cette disposition laisse subsister quelques doutes sur le moment de la constitution de la collection. Les projets de collection « au cours » de la RIPH, peuvent s'entendre comme des collections qui auraient été prévues dans le protocole de RIPH déposé au CPP avant le début des recherches. Mais cela pourrait également signifier qu'une collection non prévue initialement dans le protocole pourrait être constituée au cours de la recherche dans l'intérêt de cette recherche. Il s'agirait alors d'une modification substantielle de la recherche soumise à des procédures définies. Enfin, la collection constituée au cours de la RIPH peut être totalement déconnectée de l'objectif

---

338 Art. L. 1123-1-1 CSP.

339 Art. L. 1121-4 CSP.

340 D. THOUVENIN, « La loi n° 2012-300 du 5 mars 2012 : des recherches pratiquées *sur* la personne aux recherches *avec* la personne », *RDSS*, 2012, n° 5, p. 789.

341 Dès 1988, la création par la loi Huriet-Sérusclat des comités consultatifs de protection des personnes en matière de recherche biomédicale (CCPPRB) témoigne d'une volonté de traduire dans le droit français les grands principes éthiques.

342 Art. L. 1123-7 CSP.

343 Rapport AN n° 1377 pré., p. 14-15.

poursuivi initialement par cette même recherche. Il s'agira alors d'une finalité de collecte dépourvue d'un protocole de recherche associé.

Modification substantielle du projet de recherche. Lors de leur déroulement, les projets de recherche peuvent faire l'objet de modifications substantielles prévues par l'article L. 1123-9 du Code de la santé publique. Dans ce cas, le promoteur devra obtenir un avis favorable de la part d'un comité de protection des personnes et le cas échéant une autorisation de l'autorité compétente pour les recherches de type 1[344]. Le CPP compétent pour se prononcer sur les modifications substantielles est en principe celui s'étant prononcé initialement sur le projet de recherche. Un avis défavorable du CPP sera insusceptible de recours[345], et le silence gardé par l'autorité compétente au-delà de trente-cinq jours après le dépôt du dossier complet vaudra décision implicite d'acceptation, exception faire des recherches interventionnelles de type 1 qui nécessitent une autorisation expresse[346]. Le contenu et la présentation des demandes de modification substantielle sont fixés par arrêté[347]. Aux termes de l'article R. 1123-42 du Code de la santé publique, constituent des modifications substantielles celles qui « ont un impact significatif sur tout aspect de la recherche, notamment sur la protection des personnes, y compris à l'égard de leur sécurité, sur les conditions de validité de la recherche, le cas échéant sur la qualité et la sécurité des produits expérimentés, sur l'interprétation des documents scientifiques qui viennent appuyer le déroulement de la recherche ou sur les modalités de conduite de celle-ci ».

La constitution d'une collection d'échantillons biologiques au cours d'un projet de recherche, quand bien même elle n'aurait pas été prévue dans le protocole initial, constitue une modification substantielle. Cette création emporte avec elle un bouleversement des équilibres initiaux du protocole. Elle modifie la méthodologie de la recherche, oblige au respect de règles sanitaires spéciales, et déroge au consentement initialement donné par les personnes. L'avis d'un CPP sera donc à nouveau nécessaire.

2. Le devenir de la collection au terme d'une recherche impliquant la personne humaine

Situation au terme de la recherche. Les recherches impliquant la personne humaine étant menées sur une période déterminée, les collections d'échantillons biologiques spécialement constituées à cet effet doivent en principe être détruites à leur terme. C'est pour éviter la disparition de cette précieuse ressource et accroitre les recherches effectuées sur le matériel biologique que le législateur a ouvert une possibilité de requalification ouvrant droit à une réutilisation des collections d'échantillons biologiques pour une autre finalité que celle ayant présidé à leur constitution. Cette réaffectation était appelée de leurs vœux par les acteurs de la

---

[344] En cas de modification substantielle, les obligations du promoteur ont été précisées par l'arrêté du 26 janv. 2021 (JO 5 fév. 2021).
[345] Art. R. 1123-43 CSP.
[346] Art. R. 1123-44 CSP.
[347] À titre d'exemple v. arrêté du 2 déc. 2016 (JO n° 284, 7 déc. 2016).

recherche. Ces derniers s'en sont emparés au point que désormais, la majorité des collections d'échantillons biologiques initialement constituées au cours de recherches impliquant la personne humaine font l'objet d'une requalification afin d'être utilisées pour une autre finalité scientifique.

Destruction de la collection. Au terme d'une recherche impliquant la personne humaine ayant nécessité la constitution d'une collection d'échantillons biologiques, trois options s'offrent au promoteur. Premièrement il peut décider de détruire la collection spécialement constituée – sans justification particulière – en se conformant aux règles de destruction des déchets d'activités de soins à risques infectieux[348]. Aucun mécanisme coercitif n'existe à l'heure actuelle pour empêcher ces destructions qui s'apparentent à des prérogatives de gestion exercées par un propriétaire sur son ensemble.

Réutilisation de la collection pour la même finalité. Deuxièmement, le promoteur peut décider de conserver la collection et de l'utiliser dans la même finalité que celle ayant conduit au recueil des consentements initiaux. Dans ce cas, au terme de la recherche, il devra déclarer cette activité de conservation selon les modalités prévues à l'article L. 1243-3 du Code de la santé publique[349]. Cette déclaration est faite au ministre chargé de la recherche et conjointement au directeur de l'agence régionale de santé, lorsque l'organisme est un établissement de santé. Cette déclaration d'activité couvre un champ large puisqu'elle permettra à l'organisme de conserver et de préparer des éléments et produits du corps humain, mais également de constituer de nouvelles collections d'échantillons biologiques. La collection se trouvera dès lors affectée aux programmes de recherche de l'organisme ayant effectué la déclaration d'activité. Sa réutilisation sera possible, sans nouvel avis d'un comité de protection des personnes, si elle avait été prévue dans le formulaire de consentement initial et qu'elle poursuit une finalité de recherche qui ne relève pas d'une modification substantielle par rapport au consentement initialement donné. Cette réutilisation ne s'inscrit plus dans le cadre d'une recherche impliquant la personne humaine. La collection constituée dans le cadre d'une recherche impliquant la personne humaine sera désormais utilisée pour des recherches à finalité scientifique telles que mentionnées par l'article L. 1243-3 du Code de la santé publique.

Réutilisation de la collection avec changement de finalité. Troisièmement, le promoteur pourra décider de conserver la collection et de l'utiliser pour une autre finalité de recherche que celle pour laquelle il avait obtenu les consentements initiaux. Ce changement de finalité de la recherche induit l'application des dispositions de l'article L. 1211-2 du Code de la santé publique. Le responsable de la recherche devra informer les personnes et obtenir leur non-opposition à ce changement, sauf dans les cas dérogatoires prévus par le second alinéa de l'article

---

348 Art. R. 1335-1 à R. 1335-14 CSP.

349 Les dispositions législatives laissent entrevoir une confusion terminologique. Les recherches impliquant la personne humaine s'organisent autour de la figure du « promoteur » tandis que la déclaration d'activités de préparation, de conservation et d'utilisation d'éléments et de produits du corps humain doit être effectuée par un « organisme ».

L. 1211-2. Le comité de protection des personnes vérifie cette absence d'opposition[350] avant le déclenchement des nouvelles recherches.

L'appréciation du changement de finalité de la recherche est relativement malaisée pour le responsable d'une collection. Les dispositions normatives ne font état d'aucun référentiel qui permettrait au responsable de savoir s'il se trouve dans le cadre d'un changement de finalité par rapport à la recherche initiale. Une indication pourrait être donnée par les catégories majeures de diagnostic (CMD) telles que définies par l'Agence technique de l'information sur l'hospitalisation. Cette nomenclature ayant vocation à compiler l'ensemble des troubles susceptibles d'affecter les personnes, elle semble « suffisamment précise pour permettre à la personne source de comprendre les utilisations qui seront faites de ses ressources biologiques, et suffisamment large pour permettre aux chercheurs de réaliser plusieurs études sur la base des mêmes ressources »[351]. Le passage d'une CMD à une autre dans le cadre d'une recherche constituerait donc une indication pour son responsable de l'existence d'un changement de finalité nécessitant le respect des procédures réglementaires précitées.

Nouvel avis d'un CPP. À la suite d'une RIPH, la réaffectation d'une collection d'échantillons biologique pour un nouveau projet de recherche, poursuivant la même finalité ou non, ne fera pas l'objet d'un nouvel avis de la part d'un comité d'éthique. Sous l'empire de la loi précédente, ces requalifications faisaient l'objet d'une nouvelle saisie d'un CPP qui avait alors compétence pour intervenir « en cas d'utilisation d'éléments et de produits du corps humain à des fins scientifiques relevant d'un changement substantiel de finalité par rapport au consentement initialement donné »[352] et « évaluer la qualité de l'information des participants, les modalités de recueil du consentement et la pertinence éthique et scientifique du projet »[353]. L'adoption de la loi Jardé est venue circonscrire les prérogatives des CPP et leur a ôté cette compétence, qui se limite désormais à un contrôle de la non-opposition à la réutilisation. Certains auteurs se sont émus de la disparition d'une telle évaluation par un comité d'éthique. Ils mettaient alors en évidence les contradictions françaises par rapport aux orientations fixées par plusieurs textes internationaux[354], notamment la déclaration d'Helsinki ou une recommandation du Conseil de l'Europe[355]. À rebours de cette position, la suppression du second examen dans le cadre d'une requalification et de l'examen initial dans le cadre d'une déclaration d'activité de préparation et de conservation paraît opportune. Dans le premier cas, elle évite une redondance, la pertinence du projet de collection ayant déjà été évalué dans le cadre de la RIPH. Dans le second cas, elle simplifie la déclaration d'activités et évite aux professionnels de devoir affecter leurs

[350] Art. L. 1123-22 CSP.
[351] G. CHASSANG, *Op. cit.*, p. 101.
[352] L. 1123-7 CSP (ancien).
[353] L. 1243-3 CSP (ancien).
[354] M. FALLOIS (DE) *et alii*, « Les limites de l'approche fondée sur le risque de la loi du 5 mars 2012 relative aux recherches impliquant la personne humaine, dite « loi *Jardé* » – Lecture critique des arrêtés du 12 avril 2018 », *Médecine & Droit*, 2019, p. 118-129.
[355] CM/Rec (2016) 6 du Comité des Ministres aux États membres sur la recherche utilisant du matériel biologique d'origine humaine ; 2016.

échantillons à un projet de recherche préétabli, dont l'objet n'est pour la plupart du temps pas fixé au moment de la déclaration des activités au ministère.

C. La requalification du prélèvement biologique à la suite du soin

Contexte du passage du soin à la recherche. Lors de la prise en charge médicale d'un patient, certains éléments et/ou produits du corps humain peuvent lui être prélevés ou retirés dans son intérêt thérapeutique ou dans celui d'autrui. C'est le cas par exemple d'une biopsie réalisée à des fins d'analyses, le retrait d'une tumeur au cours d'une intervention chirurgicale ou encore le prélèvement d'un organe en vue d'une greffe[356].

Au terme de la prise en charge médicale, qu'elle se soit soldée par le rétablissement du patient ou par son décès, se pose la question du devenir de ces éléments et produits. Le législateur, par la loi du 6 août 2004, est venu encadrer la situation de ces échantillons biologiques surabondants communément regroupés sous la dénomination de « fonds de tubes ». En ouvrant la possibilité d'une requalification des échantillons biologiques en vue d'une utilisation scientifique, l'article L. 1211-2 du Code de la santé publique visait à maintenir ces ressources précieuses dans le circuit de la santé, tout en assurant leur traçabilité pour les personnes dont elles étaient issues. Le système antérieur, qui assimilait les « fonds de tubes » ainsi que les déchets opératoires à des *res derelictae* ou encore à des *res nullius*, disponibles sans conditions pour les chercheurs, ne pouvait plus avoir cours dans un système sanitaire reposant sur la primauté de la personne et de son consentement.

Conditions de la requalification. La requalification d'éléments et de produits du corps humain d'une finalité thérapeutique à une finalité de recherche scientifique est possible dans les conditions prévues par le second alinéa de l'article L. 1211-2 du Code de la santé publique qui dispose que les personnes soient informées de cette possibilité sans s'y être opposées. Le responsable de la recherche est tenu d'une obligation d'information des personnes sur ce changement de finalité. Il pourra s'exonérer de cette obligation s'il fait face à une impossibilité de retrouver les personnes concernées ou si un comité de protection des personnes n'estime pas cette information nécessaire.

Une fois requalifiés, ces éléments et produits s'inscrivent dans le cadre d'une activité de conservation et de préparation gérée par des organismes publics ou privés poursuivant une finalité scientifique. Les organismes qui accueilleront ces éléments devront avoir au préalable effectué les démarches réglementaires nécessaires à l'exercice de cette activité, à savoir une démarche déclarative si cette activité est menée pour leurs propres programmes de recherche, et obtenir une autorisation si leur activité inclut la possibilité de céder le matériel biologique conservé.

La mise en collection de ces éléments requalifiés à partir du soin s'inscrit dans le cadre d'une activité scientifique n'entrant pas dans le champ des recherches impliquant la personne humaine. Toutefois, le projet de constitution d'une collection d'échantillons biologique pour cette finalité scientifique constitue un

[356] Pour une analyse juridique exhaustive sur les modalités de prise en charge des patients atteints d'un cancer v. B. APOLLIS, « Parcours de soins et traitement du cancer », *RDSS*, 2014, p. 51 et s.

« changement substantiel dans les conditions d'exercice des activités déclarées » aux termes de l'article R. 1243-55 du Code de la santé publique. L'organisme se devra alors de signifier au ministre chargé de la recherche et le cas échéant au directeur de l'agence régionale de santé cette modification d'activité.

Persistance d'un intérêt thérapeutique. La possibilité offerte aux chercheurs de réutiliser des échantillons biologiques pour une recherche scientifique ne fait pas pour autant disparaître leur finalité thérapeutique initiale. La charte éthique des tumorothèques dispose à cet égard que : « pour les échantillons prélevés dans le cadre des soins, il est de bonne pratique médicale de conserver, au-delà de son utilisation à des fins de recherche, dans l'intérêt potentiel du patient, tant que ce patient est en vie et chaque fois que possible, un fragment de la tumeur initialement prélevée au cas où une nouvelle thérapeutique ciblée serait découverte »[357]. L'on pourrait élargir cette recommandation à l'ensemble des éléments et produits du corps humain puisque la recherche scientifique sur ces éléments n'a d'autre objectif que d'améliorer les thérapeutiques existantes.

[357] INCa, *Charte éthique des tumorothèques. Recommandations pour le recueil, la conservation et l'utilisation des échantillons tumoraux humains dans le cadre de la prise en charge médicale et de la recherche en cancérologie*, 2006, p. 11.

Chapitre II. L'élément immatériel, la donnée personnelle

À ce stade, les éléments détachés du corps humain ne sont encore que de simples prélèvements corporels dont l'utilité et la valeur potentielle pourraient leur permettre d'accéder au rang de biens juridiques. Dans la plupart des situations en recherche, les prélèvements sont associés à des données à caractère personnel, de nature médicale ou administrative issues de la prise en charge thérapeutique du patient. À ces données initiales, plus ou moins détaillées, viennent s'ajouter des données scientifiques issues de l'exploitation des prélèvements biologiques.

L'ensemble de ces données, dites « sensibles » en raison de leur lien direct avec la personne, constituent un complément indispensable à la réalisation d'études scientifiques portant sur les prélèvements biologiques. Un régime juridique particulier, issu du règlement général sur la protection des données[358] (RGPD) et de la loi informatique et libertés[359], vient s'appliquer à la gestion de ces éléments immatériels, que ce soit au moment de leur collecte, de leur traitement, de leur conservation ou de leur transfert. Concernées par le champ d'application de ces textes, les biobanques voient leur activité transformée et se trouvent dans l'obligation de repenser leur organisation interne.

L'évolution des capacités d'analyse informatique et de stockage des informations générées par les exploitations algorithmiques autorisent désormais le traitement de données massives en santé. Ces bouleversements modifient la nature de la relation médicale et le rapport de la personne à ses données. Ils mettent au défi les responsables politiques de préserver les droits individuels dans un environnement mondialisé, où l'accès et le partage des données est devenu une condition indispensable à l'efficacité de la recherche (Section I).

Le cadre juridique issu du RGPD témoigne d'une importante permissivité à l'égard des activités de recherche et des traitements nécessaires à leur réalisation. Outre la libéralisation des conditions d'accès aux données, le règlement invite les autorités nationales à faciliter les conditions de mise en œuvre et d'exploitation des traitements poursuivant une finalité scientifique (Section II).

[358] Règlement (UE) 2016/679 du Parlement européen et du Conseil du 27 avr. 2016 relatif à la protection des personnes physiques à l'égard du traitement des données à caractère personnel et à la libre circulation de ces données, et abrogeant la directive 95/46/CE (règlement général sur la protection des données) (JOUE, L 119/1, 4 mai 2016).

[359] Loi n° 78-17 du 6 janvier 1978 relative à l'informatique, aux fichiers et aux libertés (JO 7 janv. 1978) dont les dernières modifications ont été opérées par l'Ord. n° 2018-1125 du 12 déc. 2018 (JO n° 288, 13 déc. 2018) et Décr. n° 2019-536 du 29 mai 2019 (JO n° 125, 30 mai 2019).

Section I. Un accès à la donnée encadré

Les obligations nouvelles assorties à l'entrée en vigueur du RGDP ont modifié les conditions d'accès aux données des patients. Le règlement induit d'importantes conséquences qui touchent à la fois la structuration des organismes assurant le traitement de données et les obligations qui leur incombent vis-à-vis des personnes auprès desquelles elles sont collectées. Les biobanques n'ont pas échappé à cette évolution, et beaucoup d'entre elles ont adapté leur organisation interne pour satisfaire à ces nouvelles obligations (§1). En parallèle, la biobanque doit mener une démarche responsable dans la collecte et la gestion de ces données. Elle se retrouve balancée entre les impératifs de protection des donneurs, et la réalisation de ses objectifs scientifiques. Fidèle à son inspiration libérale, le contenu du RGPD marque un attachement particulier à la finalité de recherche scientifique. Celle-ci devient une justification fréquemment invoquée pour limiter l'effectivité des prérogatives individuelles sur les données (§2).

§1. La biobanque restructurée autour du RGPD

L'adoption du RGPD a constitué un bouleversement important de l'activité de biobanque. Sans en changer la nature, ce règlement en a indéniablement modifié les conditions d'exercice en imposant aux gestionnaires de données de nouvelles obligations, mais plus encore une nouvelle culture de la protection des données. Comme l'ensemble des organismes ayant vocation à assurer le traitement de données à caractère personnel identifiantes, les biobanques entrent dans le champ d'application du RGPD (A). Leur organisation interne s'en trouve bouleversée afin de répondre à la logique de responsabilisation, aussi présentée sous le nom d'*accountability*, qui irrigue désormais la mise en conformité des traitements à la norme européenne (B).

A. La biobanque soumise au champ d'application du RGPD

Le RGPD trouve une application aux activités de biobanque dans la mesure où ces dernières traitent des données personnelles identifiantes dites « sensibles » en raison de leur nature médicale (1). Par principe, le traitement des données sensibles demeure interdit, mais il fait l'objet de plusieurs dispositions dérogatoires qui autorisent leur traitement pour une finalité scientifique (2).

1. Le traitement de données identifiantes

Applicabilité du RGPD. Le champ d'application du RGPD concerne uniquement les données à caractère personnel permettant l'identification de la personne dont elles émanent. Les données non-identifiantes sont ainsi exclues de l'application de ce règlement aux termes de son considérant 26. Cela signifie concrètement que les principes protecteurs du RGPD ne s'appliquent pas « aux informations anonymes, à savoir les informations ne concernant pas une personne physique identifiée ou identifiable, ni aux données à caractère personnel rendues anonymes de telle manière que la personne concernée ne soit pas ou plus identifiable »[360]. C'est ainsi que les biobanques qui auraient à traiter des données irréversiblement anonymisées – dans de très rares situations –, ne seraient pas soumises aux dispositions du présent règlement.

Le RGPD s'applique aussi bien aux données identifiantes de manière directe qu'indirecte. Par donnée indirectement identifiante, il convient d'entendre l'ensemble des données ayant fait l'objet d'une « pseudonymisation »[361] ou d'une procédure connexe permettant, à travers l'utilisation de procédés sécurisés de cryptage, de remonter jusqu'à l'identité de la personne. L'appréciation du caractère identifiable d'une donnée s'effectue au regard des moyens raisonnablement susceptibles d'être mis en œuvre par le responsable du traitement ou une autre personne pour tenter de retrouver l'identité d'une personne. Cette notion mouvante, impose aux gestionnaires de données de s'adapter en permanence aux évolutions techniques afin de proposer des procédés sécurisés.

Applicabilité aux biobanques. Les CRB ont à traiter des données identifiantes, directement et indirectement. Il en va ainsi de la nature des données dont ils ont la charge, qui relève de l'information médicale et avise leur gestionnaire sur ce que la personne possède de plus intime. Les données traitées par les CRB peuvent être identifiantes par nature lorsqu'elles font directement référence aux informations administratives du patient (nom, adresse, nationalité). Elles peuvent également être identifiantes par croisement lorsqu'elles font l'objet d'un traitement et sont mises en relation avec d'autres données conservées (antécédents médicaux, groupe sanguin…). Enfin, les CRB sont des producteurs de données par destination, dans la mesure ou leur activité de préparation des échantillons biologiques consiste à les qualifier et à en extraire des informations utiles à la recherche.

Il en va également de la nature de l'activité de biobanque, qui, pour sa bonne réalisation, nécessite le traitement de données qui puissent être identifiées. L'anonymisation irréversible des données, au-delà du fait qu'elle soit impossible à garantir de façon absolue, nuit à l'activité de biobanque en « diminuant la quantité d'information dans les données et la capacité à les réutiliser pour la recherche »[362]. Sans retour possible vers la personne, la recherche sur les collections d'échantillons biologiques perdrait beaucoup d'intérêt et condamnerait *de facto* beaucoup d'études menées sur des cohortes[363].

L'anonymisation n'étant pas souhaitable, les CRB investissent et mettent en œuvre des mesures techniques et organisationnelles qui leur permettent de « pseudonymiser » les données afin de garantir le droit des patients, tout en

[360] RGPD cons. 26.

[361] Au sens de l'art. 4 du RGPD, la « pseudonymisation » s'entend comme « le traitement de données à caractère personnel de telle façon que celles-ci ne puissent plus être attribuées à une personne concernée précise sans avoir recours à des informations supplémentaires ».

[362] J. DEMOTES-MAINARD *et alii*., « Quel impact du nouveau Règlement européen sur la protection des données sur la recherche clinique et recommandations », Ateliers du GIENS 2018, Thérapie, n° 74, 2019, p. 23.

[363] En raisonnant par l'absurde, toute tentative d'anonymisation des données hébergées par un CRB se heurterait à des difficultés dans la mesure où beaucoup d'entre elles renferment des informations génétiques, consubstantiellement attachées à la personne, qui permettraient à terme, par des moyens dérivés, de ré-identifier la personne en étant à l'origine.

conservant des accès strictement réglementés à leur identité et justifiés par l'intérêt scientifique des recherches menées.

2. L'interdiction générale du traitement des données dites « sensibles »

Principe de l'interdiction générale. Le RGPD a repris le principe cardinal inscrit dans la loi Informatique et Libertés d'interdiction du traitement des données dites « sensibles ». Le RGPD, reprenant en partie la formulation de la directive de 1995[364], dispose en son article 9 que « le traitement des données à caractère personnel qui révèle l'origine raciale ou ethnique, les opinions politiques, les convictions religieuses ou philosophiques ou l'appartenance syndicale, ainsi que le traitement des données génétiques, des données biométriques aux fins d'identifier une personne physique de manière unique, des données concernant la santé ou des données concernant la vie sexuelle ou l'orientation sexuelle d'une personne physique sont interdits ». Cette interdiction générale est justifiée par les atteintes aux libertés et droits fondamentaux, notamment la vie privée, qu'est susceptible d'engendrer le traitement de telles données[365].

Application du principe aux biobanques. Plusieurs catégories de données dites « sensibles » concernent le champ des collections d'échantillons biologiques et plus généralement celui de la recherche scientifique. Il s'agira d'abord et avant tout des « données concernant la santé » entendues par le RGPD comme « les données à caractère personnel relatives à la santé physique ou mentale d'une personne physique, y compris la prestation de services de soins de santé, qui révèlent des informations sur l'état de santé de cette personne »[366]. Cette catégorie générale ne cesse de voir ses frontières repoussées par les évolutions technologiques qui permettent désormais le croisement avec d'autres informations de n'importe quelle donnée primaire[367], collectée hors du champ de la santé, pour la transformer en donnée secondaire à caractère sanitaire. Selon cette logique, n'importe quelle donnée personnelle est susceptible de devenir une donnée de santé et à ce titre revêtir un caractère sensible. Le RGPD prévoit deux autres catégories de données dont l'apparition est liée aux progrès scientifiques, les données biométriques et les données génétiques[368].

Dérogations à l'interdiction générale de traitement. Toutefois, le règlement assortit ce principe général de prohibition d'une série de neuf exceptions dans le cadre desquelles le traitement de données sensibles sera autorisé[369]. Trois situations concernent particulièrement l'activité de mise en banque d'échantillons et de données. Il s'agira d'abord du cas où « la personne concernée a donné son

[364] Directive 95/46/CE du 24 oct. 1995 (JOUE L 281, 23 nov. 1995), art. 8.
[365] RGPD, cons. 51.
[366] RGPD, cons. 35.
[367] Certains auteurs réfutent cette notion de « donnée primaire ». Selon eux, il n'existerait pas de données brutes dans la mesure ou leur apparition et leur production résultent d'un travail organisé. v. H. ISAAC, « La donnée numérique, bien public ou instrument de profit ? », *Pouvoirs*, 2018, n° 164, p. 75.
[368] Les données génétiques et biométriques sont définies à l'art. 4, n° 13 et 14 RGPD.
[369] RGPD, art. 9, 2.

consentement explicite au traitement de ces données à caractère personnel pour une ou plusieurs finalités spécifiques »[370]. Il s'agira ensuite de la situation où le traitement « est nécessaire aux fins [...] de diagnostics médicaux, de la prise en charge sanitaire ou sociale »[371]. Il s'agira enfin des traitements nécessaires « à des fins de recherche scientifique » entendus au sens large comme couvrant « la recherche fondamentale, la recherche appliquée et la recherche financée par le secteur privé [et]les études menées dans l'intérêt public dans le domaine de la santé publique »[372].

Lorsque le traitement poursuivra une finalité scientifique – comme c'est généralement le cas pour ceux réalisés par les CRB –, les responsables devront également se conformer aux dispositions de l'article 89§1 du RGPD et prévoir des mesures « techniques et organisationnelles » permettant de préserver les droits reconnus aux donneurs, notamment la minimisation des données traitées ainsi que leur « pseudonymisation ».

B. L'organisation de la biobanque conforme aux obligations d'*accountability*

En France, l'entrée en vigueur du RGPD a provoqué un changement culturel dans la gestion des données personnelles. Désormais fondée sur une logique de responsabilisation (1), la protection des données à caractère personnel suppose l'application d'une série d'obligations qui s'imposent aux responsables de traitements (2) ainsi qu'aux organismes qui assurent le traitement de données (3).

1. L'accountability, nouveau credo du traitement des données personnelles

Signification de l'*accountability*. Synonyme de « responsabilisation », l'*accountability* est une notion anglo-saxonne faisant initialement référence à l'obligation universelle des mandataires de rendre compte à leurs mandants. Elle s'appliquait aussi bien dans le domaine de la représentation politique que dans le champ des affaires, à l'image du *fiduciary duty* américain[373].

Rapportée au champ des données personnelles, l'*accountability* et la logique qu'elle sous-tend constituent un bouleversement paradigmatique majeur pour tous les acteur concernés, notamment français. Proposée dès 2010 par les membres du G29[374], l'*accountability* peut s'entendre « comme la mise en œuvre de mesures et de procédures internes en vue d'appliquer les principes de protection des données personnelles ainsi qu'une obligation de rendre compte de ce qui a été fait pour assurer la conformité »[375]. Elle se traduit « concrètement par le développement d'une gouvernance de la donnée, un travail documentaire, la mise en œuvre et la

---

370 RGPD, art. 9, 2., a).
371 RGPD, art. 9, 2., h).
372 RGPD, cons. n° 159.
373 W. MAXWELL, et S. TAÏEB, « L'accountability, symbole d'une influence américaine sur le règlement européen des données personnelles ? », *Dalloz IP/IT*, 2016, p. 123.
374 Groupe de travail « Article 29 » sur la protection des données, *Avis n° 3/2010 sur le principe de la responsabilité*, adopté le 13 juill. 2010 (00062/10/FR WP 173).
375 Code de la protection des données personnelles, commentaire sous chap. IV RGPD, Paris, Dalloz, 1ère éd. 2018/2019, p. 95.

formalisation de procédures, l'utilisation d'outils et la réalisation d'audits, la mise en place de mesures de sensibilisation et de formation permettant d'attester du niveau de conformité »[376] de l'organisme vis-à-vis des obligations imposées par le règlement européen.

Importation de la notion et changement culturel. Cette définition contraste avec les pratiques qui avaient cours jusqu'alors en France. Les organismes gestionnaires de données fonctionnaient selon un modèle de contrôle des traitements *a priori* opéré par la CNIL. Désormais, le traitement de données s'opère dans une logique d'autorégulation et d'appréciation *a posteriori* de la conformité au cadre normatif des pratiques mises en œuvre. Cette apparente confiance accordée aux gestionnaires, est assortie de lourdes sanctions en cas d'infraction constatée[377]. Si l'entrée en vigueur du RGPD a entraîné la suppression de la quasi-totalité des contrôles *a priori* opérés par la CNIL, le texte offre la possibilité aux États membres de maintenir un régime d'autorisation pour certains types de traitements, notamment dans le domaine de la santé. En contrepartie, la CNIL met en place des outils à destination des responsables de traitements ou de leur sous-traitants pour les accompagner dans leur mise en conformité (lignes directrices, référentiels et méthodologies de référence en santé, règlements type, consultations ou encore dispositifs de certification).

2. Les obligations documentaires incombant aux responsables de traitements

Tenue d'un registre d'activités. En pratique, l'*accountability* impose aux responsables de traitements de mettre en œuvre une série de mesures « techniques et organisationnelles ». Ces obligations sont renforcées s'agissant de données sensibles. Elles obligent les structures telles que les CRB à adapter leur organisation interne afin de satisfaire à ces obligations dont l'objet consiste à documenter leur conformité au RGPD.

Tout d'abord, le RGPD impose au responsable d'un traitement de tenir à jour un registre d'activités relatif aux traitements effectués[378]. Présenté sous forme écrite, son contenu est précisé à l'article 30 du règlement. Émanation du principe d'*accountability*, ce registre encadre *a priori* les activités du responsable de traitement et le dispense de l'obligation de déclaration auprès de la CNIL qui pesait antérieurement sur lui. Le registre doit être tenu à jour régulièrement et pourra désormais être demandé à tout moment par l'autorité de contrôle – la CNIL dans le cas français – aux fins d'inspection.

Les CRB sont tenus de mettre en œuvre et de réviser régulièrement leur registre d'activités de traitement. Il concernera aussi bien les traitements mis en œuvre pour une finalité de recherche et adossés à des collections d'échantillons biologiques que

---

[376] F. LESAULNIER, « Recherche en santé et protection des données personnelles à l'heure du Règlement général relatif à la protection des données », *Médecine & Droit*, 2019, p. 104.

[377] Les manquements aux obligations issues du RGPD sont assortis de sanctions pécuniaires pouvant s'élever jusqu'à vingt millions d'euros, ou jusqu'à 4% du chiffre d'affaires annuel mondial pour une entreprise.

[378] La tenue d'un registre ne sera pas obligatoire pour les entreprises ou les organisations de moins de 250 salariés, ou lorsque le traitement sera considéré comme occasionnel, non attentatoire aux droits et libertés des personnes concernées et ne portera pas sur des données sensibles.

les traitements de nature administrative utilisés pour la gestion des ressources humaines et les aspects organisationnels de la biobanque.

Élaboration d'une analyse d'impact. Le responsable sera ensuite tenu de réaliser une analyse d'impact relative à la protection des données qu'il entend traiter. Cette analyse est obligatoire[379] pour les traitements qui, compte tenu de de leur nature, leur portée, leur contexte ou leurs finalités, seraient susceptibles d'engendrer un risque élevé pour les droits et libertés des personnes physiques concernées[380]. Elle concerne particulièrement les traitements en lien avec la constitution de collections d'échantillons biologiques dans la mesure où cette opération remplit au moins deux des neuf critères retenus dans les lignes directrices du G29[381], à savoir la collecte de données sensibles et la présence de personnes vulnérables faisant l'objet du traitement. La CNIL a établi une liste de traitements devant obligatoirement faire l'objet d'une analyse d'impact et en impose la réalisation pour les « traitements de données de santé nécessaires à la constitution d'un entrepôt de données ou d'un registre »[382] en précisant à titre d'exemple qu'il peut s'agir d'un « entrepôt de données de santé mis en œuvre par un établissement de santé ou une personne privée, pour servir des finalités de recherche »[383].

L'analyse d'impact, par les questionnements qu'elle soulève et les évaluations qu'elle impose, a vocation d'« aider le responsable du traitement dans ses arbitrages lors de la conception d'un nouveau traitement »[384]. Elle pourra porter sur plusieurs traitements similaires. Dans cette démarche, le responsable de traitement pourra être assisté par son délégué à la protection des données, consulter ses éventuels sous-traitants pour obtenir des informations les concernant ainsi que les personnes potentiellement concernées par le traitement. Il pourra également s'appuyer sur des outils d'accompagnement proposés par la CNIL, notamment le logiciel open source PIA (*privacy impact assessment*) qui établit de façon didactique les étapes de réalisation d'une analyse d'impact.

De cette phase d'auto-évaluation peuvent émerger deux cas de figure. Dans un premier cas, le responsable du traitement peut estimer, au regard des résultats de l'analyse d'impact, que le traitement envisagé ne présente pas de risque élevé pour les droits et libertés des personnes concernées. Il pourra alors mettre en œuvre unilatéralement le traitement. Dans un second cas, et si, au contraire, il estimait que le traitement « présenterait un risque élevé [s'il] ne prenait pas de mesures pour

[379] Seront exemptés de l'obligation de réaliser une analyse d'impact les traitements soumis précédemment à autorisation mis en œuvre avant le 25 mai 2018 et n'ayant fait l'objet d'aucune modification substantielle.

[380] RGPD, art. 35§1

[381] Groupe de travail « Article 29 » sur la protection des données, « Lignes directrices concernant l'analyse d'impact relative à la protection des données (AIPD) et la manière de déterminer si le traitement est « susceptible d'engendrer un risque élevé » aux fins du règlement (UE) 2016/679 », adoptées le 4 avr. 2017 (17/FR WP 248 rév. 01).

[382] CNIL, « Liste des types d'opérations de traitement pour lesquelles une analyse d'impact relative à la protection des données est requise » [Disponible en ligne]. *A contrario*, la CNIL a également établi une liste de situations dans lesquelles la réalisation d'une analyse d'impact n'est pas obligatoire.

[383] *Ibid.*

[384] Code de la protection des données personnelles, comm. sous art. 35 RGPD, Paris, Dalloz, 1ère éd. 2018/2019, p. 118.

atténuer le risque »[385], l'analyse devra alors être communiquée à la CNIL pour avis[386]. En pratique, il s'agira des situations dans lesquelles « le responsable du traitement est d'avis que le risque ne peut être atténué par des moyens raisonnables compte tenu des techniques disponibles et des coûts de mise en œuvre »[387]. Qu'il soit favorable, défavorable, ou en l'absence de réponse de l'autorité de contrôle, cet avis facultatif et non conforme ne vaut pas autorisation pour le responsable de mettre en œuvre son traitement, ce dernier étant souverain dans son déploiement. Toutefois, l'existence ou non d'un avis, ainsi que la teneur de celui-ci, ne font pas obstacle aux contrôles *a posteriori* qui seront effectués par la CNIL en vertu des articles 57 et 58 du règlement européen.

3. Les obligations structurelles incombant aux organismes assurant le traitement de données

Nomination d'un délégué à la protection des données. La nomination obligatoire d'un délégué à la protection des données (DPD)[388] témoigne de ces nouvelles contraintes pesant sur les organismes assurant le traitement de données personnelles au titre desquelles figurent les biobanques. La nomination d'un DPD s'inscrit dans la logique d'*accountability* qui vise à accompagner les responsables de traitement dans leurs démarches de mise en conformité avec les règles européennes. Si elles sécurisent leurs activités, ces obligations en alourdissent également les coûts de fonctionnement.

La désignation d'un DPD est rendue obligatoire lorsque le traitement est organisé par une autorité publique, un organisme public ou un organisme privé, qui effectuerait des opérations de traitement exigeant le suivi régulier et systématique à grande échelle des personnes concernées, ou qui concerneraient des données sensibles. Les organismes de santé, publics ou privés, qui collectent des données sensibles pour les associer à des échantillons biologiques sont ainsi concernés par cette mesure. De la même manière, les CRB publics et privés sont concernés, sur des fondements différents. Les premiers y sont soumis au titre de leur hébergement par un organisme public, les seconds en raison de la nature du traitement qui consiste en une exploitation à grande échelle de données sensibles.

Fonctions du DPD. Le DPD exerce auprès du responsable du traitement, de l'éventuel sous-traitant ainsi que des employés qui sont en contact avec les données traitées, des fonctions d'information et de conseil juridique. Il conseille le responsable dans la réalisation de son analyse d'impact, notamment sur les aspects méthodologiques de cette démarche et sur la minimisation des risques. Le DPD exerce également une mission de contrôle de la conformité des traitements à la

---

385 RGPD, art. 36 §1.

386 L'autorité de contrôle dispose d'un délai de huit semaines à compter de la réception de l'ensemble des éléments, prorogeable de six semaines compte tenu de la complexité du dossier, pour formuler un avis sur la situation.

387 RGPD, cons. 94.

388 RGPD, art. 37. Le DPD vient supplanter la fonction du « conseiller informatique et libertés » (CIL) dont l'existence avait été recensée dans plus de 20 000 organismes depuis sa création en 2004. Le recours à un CIL était alors facultatif.

réglementation européenne ainsi qu'aux législations nationales. Enfin, il sert d'intermédiaire entre le responsable du traitement et l'autorité de contrôle. Il entretient un dialogue avec la CNIL qu'il pourra solliciter pour obtenir certaines recommandations.

Si la responsabilité personnelle du DPD ne peut être engagée en cas de non-conformité d'un traitement au RGPD[389] – l'absence de délégation de pouvoir[390] fait du responsable du traitement le seul responsable des mesures techniques et organisationnelles mises en œuvre[391] –, la réglementation est vigilante aux situations de conflits d'intérêts.

§2. La biobanque (dé)responsabilisée par l'application du RGPD ?

Des obligations marquées pèsent désormais sur les responsables de traitements depuis l'entrée en vigueur du RGPD. Les centres de ressources biologiques, au-delà d'avoir eu à réformer leur organisation interne, sont tenus d'appliquer une conduite responsable dans la collecte et la gestion des données qu'ils exploitent. Cela se traduit par des précautions particulières tendant à la préservation des droits du patient au moment de la collecte des données (A), ainsi que la mise en place de procédures effectives visant à garantir l'exercice de ses droits au moment du traitement de ses données (B). Toutefois, le RGPD assortit les droits ainsi conférés d'abondantes dérogations lorsque le traitement sera justifié par une finalité scientifique ou d'intérêt public. Favorables à la continuité de l'activité de biobanque, ces dispositions tendent néanmoins à remettre en cause l'effectivité des droits issus de la réglementation européenne.

A. La préservation des droits de la personne au moment de la collecte des données

La collecte de données personnelles n'est pas un acte anodin, d'autant plus dans le domaine de la santé où les données en cause sont considérées comme « sensibles » et font l'objet d'une protection renforcée. Qu'il s'agisse du praticien opérant dans un cadre thérapeutique ou du chercheur faisant appel à des données pour mener à bien ses investigations, leur collecte repose sur une série de conditions protectrices de la personne. Ces conditions relèvent d'un double niveau, relatif d'une part à la légalité du traitement envisagé (1) et d'autre part à la légalité de la collecte effectuée (2).

1. Les conditions relatives à la légalité du traitement

Trois conditions de fond président à la collecte et au traitement de données personnelles et assurent leur légalité au regard du droit. La licéité de la collecte suppose que le traitement envisagé repose sur une base légale définie par le RGPD

---

389 La responsabilité pénale du DPD pourra toutefois être engagée, de même que la responsabilité civile en cas de faute.

390 Sur cette notion v. *Délégation de pouvoirs*, éd. Francis Lefebvre, Dossier pratique, 2018, 368 p.

391 RGPD, art. 24 §1.

(a). Elle repose ensuite sur la fixation d'une finalité au traitement (b) pour lequel des données seront collectées dans une démarche de minimisation et d'exactitude (c).

a. Une collecte loyale et licite

Loyauté. L'article 6 de la loi informatique et libertés[392] (LIL), énonce que « les données sont collectées de manière loyale et licite ». Le règlement européen ajoute à ces deux conditions un impératif de transparence dans la collecte des données, qui suppose une information adéquate des personnes concernées, notamment sur l'existence d'un profilage et d'une réutilisation de leurs données[393]. À cet égard, l'article 226-18 du Code pénal punit de cinq ans d'emprisonnement et 300 000 euros d'amende « le fait de collecter des données à caractère personnel par un moyen frauduleux, déloyal ou illicite ».

La loyauté de la collecte implique « que, sauf cas exceptionnel (par exemple pour les fichiers de sûreté), les données ne soient pas collectées à l'insu de la personne »[394]. Cela suppose deux obligations pour le responsable. D'une part, il doit fournir une information approfondie sur les finalités du traitement qui permettront d'éclairer le consentement au traitement. D'autre part, il doit informer la personne sur l'existence d'un droit effectif au retrait de son consentement en cours d'utilisation des données, ou au moment de leur réutilisation.

Licéité. La licéité d'un traitement est quant à elle conditionnée au respect de l'une des bases légales prévues par l'article 6 du RGPD. Outre le consentement, la licéité d'un traitement de données peut reposer sur une base légale alternative. Le traitement est ainsi possible lorsqu'il se fonde : sur le respect d'une obligation légale incombant au responsable du traitement, sur l'exécution d'une mission d'intérêt public par ce dernier, sur l'exécution d'un contrat, lorsque le traitement apparaît nécessaire à la sauvegarde de la vie de la personne concernée ou à la réalisation d'un intérêt légitime poursuivi par le responsable du traitement ou le destinataire et qui ne méconnaitrait pas les droits et libertés de la personne concernée.

Le consentement ne constitue pas l'unique base légale permettant de procéder au traitement de données personnelles, même s'il s'agit du principal fondement mobilisé par les CRB pour procéder aux traitements. Il serait possible d'envisager l'application d'une base légale alternative au consentement pour justifier des traitements mis en œuvre par les CRB. Il pourrait ainsi être admis que les traitements de données associés aux échantillons biologiques soient mis en œuvre sur la base de l'exécution d'une mission d'intérêt public. La reconnaissance de cette mission d'intérêt public accordée aux activités de biobanques serait à rapprocher de la possibilité d'ériger cette même activité en service public. Elle permettrait d'assurer le traitement de ces données dans le strict cadre de l'activité d'intérêt public définie, sans pour autant être soumettre le responsable à l'obligation d'obtenir le

---

[392] Reprenant sur ce point les dispositions de l'article 5 a) du RGPD.

[393] RGPD, cons. 58, 59 et 60.

[394] Code de la protection des données personnelles, commentaire sous art. 5 RGPD, Paris, Dalloz, 1ère éd. 2018/2019, p. 59.

consentement des personnes intéressées pour traiter leurs données. Cette possibilité s'avère toutefois peu susceptible de s'appliquer, dans la mesure ou la collecte de données est la plupart du temps associée à un prélèvement biologique, et que la personne aura donné un consentement commun aux deux opérations. Il s'avère alors difficile de se détacher du consentement, obtenu systématiquement pour chaque prélèvement biologique.

b. Un traitement finalisé

Détermination d'une ou plusieurs finalités au traitement. La collecte de données et leur traitement repose sur la détermination d'une ou plusieurs finalités par le responsable. Cette exigence de délimitation est apparue concomitamment aux nouveaux risques engendrés par l'informatisation des fichiers[395], notamment leur interconnexion. La finalité du traitement constitue désormais la clé de compréhension de l'encadrement des traitements de données à caractère personnel, et le fondement des contrôles de conformité dont ils font l'objet. De la détermination d'une ou plusieurs finalités vont découler l'appréciation des critères de proportionnalité, de minimisation, de durée de conservation, de sécurité ainsi que la nature des données collectées et les modalités de leur réutilisation.

Les formes actuelles de production du savoir scientifique tendent à remettre en cause ce principe de finalité de la collecte et du traitement des données de santé. C'est désormais l'accumulation de données et leur traitement informatique qui permettent la « production de nouvelles hypothèses et connaissances à partir de données accumulées sans qu'elles aient été sélectionnées pour répondre à une interrogation (ou une intention) explicitement énoncée (démarche inductive) »[396]. Plus que la finalité du traitement, c'est la finalité du consentement donné par la personne auprès desquelles les données sont collectées qui se trouve affaibli.

Pour établir la finalité de son traitement, le responsable d'une collection d'échantillons biologiques devra s'interroger sur les objectifs qu'il souhaite assigner à son fichier, ainsi que leur légitimité. La réponse à ces questions permettra de déterminer la nature et le volume des données nécessaires ainsi que leur durée de conservation. Il est nécessaire d'être conseillé au stade de la détermination de la finalité du traitement dans la mesure ou l'ensemble des responsabilités pesant sur le responsable vont découler des choix opérés à ce moment-là.

Situation en cas de réutilisation des données. La réutilisation des données doit être compatible avec les finalités initialement prévues par le traitement. S'il ne dispose pas du consentement de la personne concernée à une réutilisation de ses données pour une nouvelle finalité, le responsable, pour s'assurer de la compatibilité

[395] Ph. BOUCHER, « SAFARI ou la chasse aux français », *Le Monde*, 21 mars 1974.
[396] CCNE, avis n° 130, *Données massives et santé : une nouvelle approche des enjeux éthiques*, 29 mai 2019, p. 45.

du nouveau traitement envisagé avec les finalités du traitement initial, devra se référer à un faisceau d'indices[397].

Pour faciliter les conditions de réutilisation des données en recherche, l'article 5.1(b) du RGPD établit une présomption de compatibilité avec le consentement initial des traitements ultérieurs opérés à des fins archivistiques, statistiques, de recherche scientifique ou historique[398]. Cette compatibilité présumée pour une recherche scientifique devra toutefois répondre aux exigences posées par l'article 89 du RGPD, qui impose au responsable du traitement de garantir par des mesures techniques et organisationnelles – notamment la « pseudonymisation » et la limitation des accès aux données – les droits de la personne participant à la recherche.

Les recherches effectuées à partir de collections d'échantillons biologiques sont concernées par cette présomption de compatibilité. Dans ce cas, la réutilisation des données pour une nouvelle recherche sera possible sauf opposition explicitement manifestée par un participant.

Cette dérogation permise par le RGPD facilite considérablement les réutilisation des données associées aux échantillons biologiques en permettant le déroulement de nouvelles recherches sur les collections. Ce régime se calque sur celui des échantillons biologiques, qui autorise leur réutilisation lorsque la personne concernée ne s'y est pas opposée, lorsqu'il s'avère impossible de l'informer, ou lorsqu'une dispense d'informer est spécialement accordée par un comité d'éthique.

c. Une minimisation des données collectées

Contenu du principe de minimisation. Le principe de minimisation, ou « principe de proportionnalité » dans les textes français, suppose que les données traitées soient « adéquates, pertinentes et non excessives au regard des finalités pour lesquelles elles sont collectées »[399]. Il impose de la modération aux responsables de traitements qui devront ajuster la quantité et la nature des données traitées par rapport à la finalité poursuivie. Le responsable ne doit collecter que les données strictement utiles à la réalisation de la finalité poursuivie et doit être en mesure de prouver leur utilité. En cas de contrôle, l'autorité compétente vérifiera la proportionnalité des dispositifs de traitement mis en œuvre au regard des finalités poursuivies par le traitement, et pourra sanctionner toute disproportion manifeste[400].

Application du principe de minimisation. Le responsable d'un traitement sera également tenu au principe d'exactitude des données traitées. Cette exigence impose

---

397 Parmi ces indices figurent notamment : l'existence d'un lien entre les finalités envisagées et les finalités initiales ; le contexte du recueil des données ainsi que les liens entre les personnes concernées et le responsable du traitement ; la nature des données collectées ; les conséquences du traitement envisagé pour les personnes concernées et l'existence de garanties appropriées dans le nouveau traitement afin de préserver leurs droits et libertés.

398 LIL, art. 6, 2 : sous réserve de respecter les obligations légales d'établissement d'un traitement et de ne pas être utilisés pour prendre des décisions à l'égard des personnes concernées.

399 LIL, art. 6, 3°.

400 Pour un exemple de disproportion v. CNIL, Délib. n° 2010-113 du 22 avr. 2010.

que les données traitées soient exactes et mises à jour régulièrement afin d'assurer la plénitude du droit de rectification accordé aux participants. S'agissant des données inexactes ou inadéquates avec les finalités poursuivies, le responsable sera tenu à la mise en œuvre de dispositifs techniques et organisationnels permettant qu'elles « soient effacées ou rectifiées sans tarder »[401]. La minimisation supposera également que le responsable d'un traitement s'astreigne à limiter la durée de conservation des données traitées en les rendant « accessibles par les services opérationnels uniquement le temps nécessaire à l'accomplissement de l'objectif poursuivi lors de leur collecte »[402].

2. Les conditions relatives à la légalité de la collecte de données

La collecte de données personnelles ne déroge pas aux principes d'information et de consentement qui s'appliquent également aux prélèvements d'échantillons biologiques. Il apparaît toutefois que l'information est bien souvent inadaptée au déroulement de la recherche scientifique et qu'il peut y être dérogé dans beaucoup de situations (a). Ce décalage se retrouve également au niveau de l'obtention du consentement, dont l'intérêt se trouve remis en cause par les traitements poursuivant une finalité scientifique (b).

a. Une information inadaptée

Nature de l'information. En matière de traitement des données personnelles, le consentement exprimé par la personne dont les données feront l'objet d'une exploitation se doit d'être éclairé. À ce titre, lorsqu'il collecte les données directement auprès de la personne concernée, le responsable du traitement porte à sa connaissance – soit directement, soit par le biais d'un formulaire distinct et lisible[403] – l'ensemble des informations mentionnées à l'article 13 du RGPD et l'article 116 de la loi LIL[404]. En tout état de cause, les informations communiquées par le responsable, son représentant ou son sous-traitant, devront être claires, loyales et intelligibles.

Obligation d'information. Lorsque les données sont collectées directement auprès de la personne concernée, celle-ci devra notamment être informée de l'identité et des coordonnées du responsable du traitement ou de son représentant[405], des coordonnées du délégué à la protection des données éventuellement désigné, des finalités du traitement envisagé, des destinataires des données traitées, de la durée de conservation envisagée, de l'existence d'une possibilité de transfert des données vers un État non-membre de l'Union

[401] RGPD, art. 5, 1, d).
[402] CNIL, « Limiter la conservation des données », fiche pratique, 28 mai 2018.
[403] Décr. n° 2019-536 du 29 mai 2019 pris pour l'application de la loi n° 78-17 du 6 janv. 1978 relative à l'informatique, aux fichiers et aux libertés (JO n° 125, 30 mai 2019), art. 147.
[404] Créé par l'art. 1 de l'Ord. n° 2018-1125 du 12 déc. 2018 (JO n° 288, 13 déc. 2018).
[405] Lorsque les données ont vocation à être anonymisées à court terme selon un procédé certifié conforme par la CNIL, alors l'information se limitera à l'identité du responsable du traitement et à la finalité poursuivie par le traitement (art. 32, IV LIL).

européenne, de leur réutilisation éventuelle pour une autre finalité que celle initialement prévue ainsi que des droits dont elle pourra se prévaloir à l'égard du traitement (accès, rectification, limitation du traitement, opposition au traitement). L'information est en principe propre à chaque projet de recherche et se devrait d'être réitérée à chaque changement de finalité. Pourtant, cette information « est difficilement compatible avec les projets reposant sur une réutilisation secondaire renouvelée et réitérée de données ou d'échantillons biologiques faiblement identifiants »[406]. L'exemple des cohortes et des biobanques est en ce sens topique, dans la mesure ou les données auront vocation à être réaffectées au gré des projets de recherche envisagés. Pour faciliter la réutilisation des données tout en préservant les droits des donneurs, l'instauration d'un formulaire commun à l'ensemble des recherches scientifiques[407] serait le bienvenu, tout comme le développement de modalités d'information dynamique et accessible.

Dérogations à l'obligation d'information. La règle diffère lorsque les données n'ont pas été collectées directement auprès de la personne concernée par le responsable du traitement. Dans ce cas, le responsable doit s'efforcer, au moment de l'enregistrement des données, d'informer la personne concernée dans les mêmes conditions que lors d'un recueil direct. À défaut, l'absence d'information sur l'existence d'un traitement compromet la mise en œuvre de l'ensemble des droits reconnus à la personne par le RGPD, notamment sa faculté de s'opposer au traitement, d'accéder aux données ou d'en demander l'effacement.

Mais ce principe connait d'importantes limitations lorsque la réutilisation envisagée poursuit une finalité scientifique et intègre le champ d'application de l'article 89 du règlement. Cette situation est fréquemment rencontrée dans le cadre de l'activité des CRB, qui procèdent à la réutilisation en recherche de données préalablement collectées dans le cadre du soin. Dans ce cas, le CRB pourra se dispenser d'informer les donneurs de cette nouvelle utilisation lorsqu'une telle information sera impossible à fournir, ou nécessitera des efforts disproportionnés par rapport à l'intérêt de la démarche[408].

De même, il pourra être dérogé à l'obligation d'information lorsque celle-ci risquerait de compromettre la réalisation de la finalité du traitement[409]. En contrepartie de cette limitation à l'exercice des droits individuels, le responsable est tenu de mettre en œuvre les mesures propres à garantir la sécurité des données et leur minimisation. Il devra également satisfaire à cette obligation d'information, mais par des moyens alternatifs à l'information individuelle. Notamment par des procédés d'information collective par voie de presse, ou la mise en ligne de contenus informatifs aisément accessibles, sur le site internet de la biobanque ou de son institution de rattachement.

---

406 F. LESAULNIER, « Recherche en santé et protection des données personnelles à l'heure du Règlement général relatif à la protection des données », *Médecine & Droit*, 2019, p. 108.

407 J. DEMOTES-MAINARD *et alii*, art. préc., p. 25.

408 Le cons. n° 62 du RGPD fait notamment référence aux difficultés liées au nombre de participants à contacter, ainsi qu'au coût engendré par ces démarches (qui pourraient remettre en cause l'équilibre financier de la recherche).

409 RGPD art. 14.5.b).

Les dérogations ainsi permises sont lourdes de conséquences sur les obligations applicables aux CRB. Interprétées largement, elles permettent aux CRB qui collectent des données auprès de tiers, de procéder à leur traitement en recherche sans avoir l'obligation d'en informer les personnes concernées. Pourtant, ces dispositions ne doivent pas s'interpréter comme un renoncement à l'obligation d'information, ni comme un blanc-seing accordé aux CRB pour faciliter le déroulement de leurs activités. Un responsable de traitement ne saurait se prévaloir des dispositions de l'article 89 pour justifier de sa propre incapacité à informer les participants d'une recherche[410]. De même qu'il ne saurait invoquer la finalité scientifique de son traitement pour contourner volontairement le droit des personnes concernées, et faciliter la mise en œuvre de ses recherches. En tout état de cause, l'emploi de cette dérogation par un CRB devra être dûment motivé et renseigné sur le registre d'activités de la structure. L'impossibilité d'informer ou le risque pour le bon déroulement de la recherche devront être justifiés et faire l'objet d'un examen approfondi par l'autorité administrative en cas de contrôle.

b. Un consentement fragilisé

Nature du consentement. Au moment où ses données sont collectées, et de la même manière qu'elle consent à l'utilisation des échantillons biologiques, la personne doit consentir, ou *a minima* ne pas s'opposer, au recueil et à l'utilisation de ces informations médicales qui leur sont associées. Au sens du RGPD, le consentement s'entend comme « toute manifestation de volonté, libre, spécifique, éclairée et univoque par laquelle la personne concernée accepte, par une déclaration ou par un acte positif clair, que des données à caractère personnel la concernant fassent l'objet d'un traitement »[411]. La matérialisation du consentement par un « acte positif clair », spécifique et distinct d'une prise en charge médicale par exemple, remplace les termes utilisés par la directive de 1995. Ce texte faisait référence à un consentement donné de manière « indubitable »[412], et reprenait la doctrine employée par la CNIL depuis 2013[413] s'agissant du mécanisme de l'*opt-in.* Le consentement pour la recherche est donné pour une ou plusieurs finalités spécifiques pour lesquelles la personne aura préalablement été informée. Sur la base de ce consentement large initialement donné, il serait permis d'envisager que les données associées puissent être réutilisées pour plusieurs projets de recherche similaires, ou pour l'ensemble des projets portant sur un domaine particulier de la recherche.

Limites du consentement. La configuration traditionnelle du consentement peine à s'accorder avec les formes nouvelles et massives prises par le traitement de données. Ce modèle, « conçu dans le cadre d'une relation entre un individu (parfois un patient) et un acteur (chercheur/médecin), œuvrant pour un projet précis (finalité), limité dans le temps, collectant des données spécifiques en adéquation

---

410 A.-M. DUGUET et J. HERVEG, "Safegards and derogations relating to processing for scientific purposes: Article 89 analysis for biobank research" *in* S. Slokenberga *et alii* (dir), *GDPR and biobanking*, Springer, 2021, p. 111.
411 RGPD, art. 4 §11.
412 Directive 95/46/CE (JOUE L 281, 23 nov. 1995), art. 7§1.
413 CNIL, Délib. n° 2013-378 du 5 déc. 2013.

avec le projet, régi par une réglementation stable [...] n'est plus approprié pour un tel flux de données ni pour un partage généralisé, alors que les possibilités d'exploitation sont multiples et qu'aucune information précise sur le devenir de ces données n'est disponible au moment de leur collecte »[414]. La forme parcellaire du consentement, liée à l'incertitude de son objet, appelle désormais à tempérer son caractère absolu et définitif dans le champ de la recherche scientifique. En effet, il n'est souvent pas possible de « cerner entièrement la finalité du traitement des données à caractère personnel à des fins de recherche scientifique, au moment de la collecte des données »[415].

Plusieurs alternatives à cette forme limitée et finalisée du consentement ont été avancées. Un consentement large, également dénommé *broad consent*, dans lequel les données sont confiées à un organisme qui les utilise comme elle l'entend mais garantit en contrepartie leur sécurité. C'est le modèle retenu pour la constitution de la biobanque populationnelle britannique *UK Biobank*.

Un consentement à « options », dans lequel la personne sélectionne les finalités de recherche pour lesquelles elle souhaite que ses données soient utilisées. Cette modalité se rapproche des préconisations du 33ème considérant du RGPD disposant que « les personnes concernées devraient pouvoir donner leur consentement uniquement pour ce qui est de certains domaines de la recherche ou de certaines parties de projets de recherche, dans la mesure ou la finalité visée le permet ».

Une consentement « dynamique » dans lequel l'accord du patient pourrait être régulièrement actualisé sur la base des informations transmises par le responsable du traitement en cas de changement de finalité ou de nouvelle recherche envisagée.

Un consentement présumé, fondé sur le modèle de l'*opt-out*, dans lequel l'accord au traitement sera considéré comme acquis, sauf opposition explicite émanant de la personne concernée.

Consentement à la réutilisation des données. La réutilisation de données personnelles pourra s'effectuer sur la base d'un nouveau consentement obtenu directement auprès de la personne, ou en l'absence de consentement si la nouvelle finalité poursuivie est compatible avec la finalité initiale du traitement[416]. Cette réutilisation fonctionne sur le mécanisme de l'*opt-out*, ou consentement présumé, dont la généralisation répond à un souci des pouvoirs publics « d'accroître le vivier de ressources »[417] disponibles pour la recherche et ce, malgré les craintes soulevées par de nombreux auteurs[418]. Plusieurs justifications ont pu être avancées pour expliquer ces atteintes aux libertés individuelles à travers la remise en cause du consentement. Pour certains, l'affaiblissement du consentement est justifié par l'existence d'un « droit à la science »[419] et de la finalité d'intérêt général poursuivie

[414] CCNE, avis n° 130 préc., p. 55.
[415] RGPD, cons. 33.
[416] Aux termes de l'art. 6, 2° de la LIL, le traitement ultérieur de données personnelles pour une finalité de recherche scientifique « est considéré comme compatible avec les finalités initiales de la collecte des données ». *Cf.* ég. RGPD art. 5.
[417] F. BELLIVIER, et C. NOIVILLE, *Les biobanques*, coll. « Que sais-je ? », p. 61.
[418] F. BELLIVIER, et C. NOIVILLE, *Contrats et vivant*, LGDJ, 2006, p. 24 ; M. FABRE-MAGNAN, *L'institution de la liberté*, Paris, PUF, 2018, 251 p.
[419] B.-M. KNOPPERS, A.-M. THOROGOOD, "Ethics and Big Data in health", *Current Opinion in Systems Biology*, 2017, 4 : 53-7.

par les chercheurs. Pour d'autres, il existerait un droit collectif sur les données de santé[420], et l'absence de consentement au traitement des données par la personne publique serait la contrepartie de la prise en charge médicale gratuite en France[421].

B. La garantie de l'exercice des droits de la personne au moment du traitement des données

Les données utilisées en recherche, non-anonymisées, font l'objet d'un véritable droit de suite au bénéfice du donneur. L'intérêt scientifique du traitement est fréquemment avancé pour justifier des aménagements à l'exercice des droits des patients sur leurs données. Ces droits sont multiples et peuvent se répartir en deux catégories. D'une part les droits portant sur la donnée en tant qu'information relative à une personne identifiée (1). D'autre part, les droits portant sur la gestion de la donnée, qui se traduisent en autant d'obligations pour les responsables de traitements (2).

1. Les droits portant sur la donnée en tant qu'information

Le patient est dépositaire d'une série de prérogatives sur les données qu'il met à la disposition de la recherche. Certains de ces droits lui permettent d'intervenir directement sur le contenu de l'information (a), tandis que d'autres produisent leurs effets au moment de l'utilisation de l'information (b).

a. Les droits sur le contenu de l'information

Accès et communication. Afin de « prendre connaissance [d'un] traitement et d'en vérifier la licéité »[422], les dispositions de l'article 15 du RGPD, reprises aux articles 49 et 105 de la loi LIL, ouvrent à toute personne concernée un droit d'accès aux données ayant été collectées à son sujet[423]. Cette faculté, déjà ancienne dans le champ administratif[424], offre la possibilité à quiconque et sans justification, de prendre contact avec le responsable d'un traitement pour savoir si des données personnelles le concernant sont en sa possession, et dans l'affirmative, de savoir si ces données font l'objet d'un traitement. L'existence d'un traitement autorise la personne à se voir communiquer une série d'informations liées à cette activité[425] ainsi que les données détenues par le responsable qui la concerneraient. La concrétisation du droit d'accès s'effectue par la communication de ces données.

---

[420] D. BOURCIER et P. FILIPPI, « Vers un droit collectif sur les données de santé », *RDSS*, 2018, p.444-450.

[421] Cette position trouve immédiatement sa limite lorsque la personne publique met ces données à la disposition de partenaires privés poursuivant un but lucratif.

[422] RGPD, cons. 63.

[423] CE, 20 oct. 2010, *Société Centrapel*, n° 327916.

[424] G. BRAIBANT, « Droit d'accès et droit à l'information », *in Service public et libertés, Mélanges offerts à Robert-Édouard Charlier*, éd. de l'Université et de l'enseignement moderne, 1981, p. 703-714.

[425] Ces informations sont énumérées à l'art. 15 du RGPD.

Cette communication d'informations est strictement personnelle[426] , gratuite[427], et s'effectue selon la voie par laquelle a été formulée la demande[428]. Elle doit être claire et intelligible pour le demandeur[429]. Dans le domaine de la santé, cette procédure se retrouve également quand une demande d'accès au dossier médical est formulée par un patient[430]. Ce dernier dispose de la possibilité de saisir la CNIL pour faire respecter cette obligation[431].

Plusieurs situations – fortuites ou provoquées par les dispositions normatives – viennent toutefois limiter la portée du droit d'accès. D'abord, sa mobilisation suppose que la personne ait été préalablement informée du traitement de ses données. Or, beaucoup de situations permettent de déroger à cette obligation d'information, avec pour conséquence directe l'impossibilité d'invoquer un quelconque droit d'accès faute d'avoir connaissance de l'existence d'un traitement.

Ensuite, ce droit s'avère inopérant « lorsque les données à caractère personnel sont conservées sous une forme excluant manifestement tout risque d'atteinte à la vie privée et à la protection des données des personnes concernées et pendant une durée n'excédant pas celle nécessaire aux seules finalités d'établissement de statistiques ou de réalisation de recherche scientifique ou historique »[432].

Enfin, un problème se pose quant à la nature des informations qui devront être communiquées par la biobanque à la personne faisant valoir son droit d'accès. Si le données issues d'un travail de caractérisation du prélèvement biologique sont exclues des informations communicables, le problème reste entier s'agissant de la communication de certaines catégories de données, notamment génétiques, et des découvertes incidentes qui pourraient découler de leur exploitation. Pour satisfaire à ses obligations vis-à-vis du RGPD, le CRB sera tenu de communiquer des données génétiques brutes au demandeur, au risque de le placer dans une situation d'insécurité discutable sur le plan éthique. La biobanque devrait alors informer le demandeur qu'il s'agit de données non interprétées, et l'inviter à prendre contact avec un professionnel de santé susceptible de procéder à une telle interprétation[433].

Portabilité des données. Dans le prolongement de ce droit d'accès, l'article 20 du RGPD établit un droit à la portabilité des données. L'interprétation de cet article doit se faire à la lumière des préconisations formulées par le G29 dans ses lignes directrices du 5 avril 2017. Le droit à la portabilité ouvre la possibilité aux personnes qui en feraient la demande de recevoir, dans un format lisible et exploitable, les données qu'elles auraient fourni à un responsable de traitement. De la même

---

[426] Possibilité d'établir un mandat pour les mineurs et les majeurs incapables.

[427] Un paiement fondé sur des « frais raisonnables » pourra être exigé par le responsable lorsqu'une copie supplémentaire sera demandée.

[428] La communication par voie informatique est encouragée.

[429] CNIL, 19ème rapport d'activité, 1998 : « Ce droit d'accès s'exerce donc sur l'ensemble des informations enregistrées et celles-ci doivent être communiquées en langage clair et non sous la forme elliptique d'un code ».

[430] Les modalités d'accès au dossier médical sont précisées aux articles R. 1111-1 et s. du CSP.

[431] CE, 10ème ch., 23 mars 2020, n° 430591 : sur les pouvoirs d'injonction de la CNIL en matière d'accès à son dossier médical par un patient.

[432] LIL, art. 49 al. 3.

[433] C. STAUNTON, "Individual right in biobanking research under the GDPR", *in* S. Slokenberga *et alii* (dir.), *GDPR and biobanking*, Springer, 2021, p. 95

manière, la personne dispose du droit de transférer ces données à un autre responsable de traitement. Elle peut également demander que ce transfert s'effectue directement d'un responsable de traitement à un autre si la faisabilité technique d'un tel transfert est permise. En l'espèce, ce droit permet à un patient de demander le transfert des données qui le concernent d'une biobanque à une autre. Charge à la biobanque d'assurer cette tâche dans des conditions techniques et de sécurité adéquates.

Ce droit ne s'applique que pour les traitements fondés sur le consentement de la personne à partir de données collectées directement auprès d'elle. Sont ainsi exclues de l'application de ce droit, les situations dans lesquelles le traitement se fonde sur une autre base légale que le consentement, et les situations où les données auraient été obtenues indirectement.

Il ne concerne que les données fournies directement par la personne au responsable. Cela signifie que sont écartées du droit à la portabilité les données induites par le traitement et qui constituent la plus-value apportée par le responsable. L'on pourra penser ici aux informations extraites de l'analyse d'un prélèvement biologique qui relèvent du travail d'un professionnel de la biobanque. Ces données ne pourront pas être remises au patient pour être transférées à un autre responsable de traitement, dans le cadre d'une autre recherche par exemple. Une telle situation pouvant constituer une atteinte à la liberté de la recherche et plus encore à la liberté du commerce et de l'industrie.

La biobanque ne saurait interpréter une demande de portabilité comme un retrait du consentement de la personne. Au contraire, la portabilité ne vaut pas suppression des données pour le responsable initial. La biobanque pourra continuer à les exploiter en recherche mais devra simplement en communiquer une copie au demandeur. Dans ces conditions, la portabilité n'impose aucune restriction aux activités de recherche menées par un CRB. Elle l'oblige simplement à adopter une organisation interne lui permettant de répondre promptement à ces demandes.

Rectification. Corollaire de l'obligation d'exactitude et de mise à jour régulière des données traitées, le droit de rectification est posé par l'article 16 du RGPD et incombe au responsable du traitement. Il permet à toute personne d'obtenir la rectification des données inexactes la concernant, et de voir complétées les données incomplètes. L'article 119 de la LIL reprend ces exigences en les précisant. Il ouvre un droit de rectification pour toutes les données « inexactes, incomplètes, équivoques, périmées, ou dont la collecte, l'utilisation, la communication ou la conservation est interdite »[434].

Seules l'inexactitude et l'incomplétude des données conservées pourront justifier leur rectification. Les données générées par le travail du CRB et sur lesquelles pourront avoir lieu des recherches ne sont pas considérées comme des données inexactes, bien que leur contenu et leur utilité demeurent incertains au moment des investigations. De même, une personne ne pourra pas demander la rectification des données issues d'une recherche menée par un CRB, et dont les résultats auront déjà été publiés.

---

[434] Ancienne formulation issue de la loi n° 2016-1321 du 7 oct. 2016 (JO n° 235, 8 oct. 2016), art. 63-1-a.

À la suite d'une demande, le responsable du traitement devra faire état auprès du demandeur de la prise en charge de sa requête. Il devra également justifier des démarches qu'il aurait accompli auprès d'un tiers lorsque des données auraient été transférées, exception faite des situations où l'entreprise s'avère impossible ou nécessite des efforts disproportionnés pour le CRB. Ces demandes sont peu fréquentes et les CRB y sont rarement confrontés. Toutefois, l'existence d'un tel droit suppose une nouvelle fois l'établissement de procédures internes qui permettront de satisfaire les demandes formulées dans le cas où elles se présenteraient.

b. Les droits sur l'utilisation de l'information

Droit à l'oubli. L'oubli, en tant que droit, trouve aujourd'hui une application diversifiée. Avant d'être invoqué dans le domaine du numérique, il a d'abord été revendiqué dans le champ de la presse écrite[435]. Intimement lié au droit au respect de la vie privée, le droit à l'oubli s'inscrit dans la continuité des exigences relatives au traitement des données personnelles : révocabilité du consentement, minimisation des données exploitées et limitation de leur durée de conservation. Récemment, un arrêt fondateur de la Cour de justice de l'Union européenne[436] a consacré, avant même son inscription à l'article 17 du RDPG, un droit au déréférencement sur les moteurs de recherche[437] qui laissait entrevoir la reconnaissance future d'un droit plus général à l'oubli. Cette reconnaissance a notamment été transposée dans le domaine de la santé par la loi du 26 janvier 2016[438]. À cette occasion furent créés les articles L. 1141-5 et L. 1141-6 du Code de la santé publique dont l'objet consiste à interdire que les données médicales des personnes atteintes de pathologies cancéreuses soient communiquées à des organismes d'assurance au-delà d'un délai prévu dans une grille de référence nationale. En tout état de cause, ces données ne pourront être recueillies par des assureurs au-delà de dix années suivant la fin d'un protocole thérapeutique visant à guérir une pathologie cancéreuse.

Le droit à l'oubli est en réalité une notion parapluie. Elle regroupe sous cette appellation le droit à l'effacement des données[439] et le droit d'opposition au traitement des données.

Droit d'effacement. Le droit à l'effacement des données ouvre la possibilité pour la personne concernée d'obtenir du responsable d'un traitement l'effacement de données personnelles la concernant. Dans le champ des biobanques, trois situations énoncées à l'article 17 du RGPD sont susceptibles de légitimer l'effacement de

---

[435] Ord. 6 mai 1944 relative à la répression des délits de presse modifiant la loi du 29 juill. 1881 sur la liberté de la presse (JO n°0042 du 20 mai 1944).

[436] CJUE, gr. ch., 13 mai 2014, *Google Spain*, C-131/12.

[437] Sur les modalités d'appréciation du déréférencement par le juge, v. not. CE, 6 déc. 2019, *Mme X.*, n°405464.

[438] Loi n° 2016-41 du 26 janv. 2016 de modernisation de notre système de santé (JO n° 22, 27 janv. 2016), art. 190.

[439] À la suite de J.-M. Bruguière, il est convenu que « le droit à l'oubli numérique renvoie en réalité au droit de demander l'effacement des données personnelles ». J.-M. BRUGUIÈRE, « Le « droit à » l'oubli numérique, un droit à oublier », *D.*, 2014, p. 299.

données. Premièrement, lorsque les données collectées n'apparaitront plus nécessaires au regard des finalités ayant conduit à leur collecte. Deuxièmement, lorsque la personne concernée aura retiré son consentement sans qu'il n'existe d'autre base légale au traitement. Troisièmement, lorsque la personne aura fait valoir son droit d'opposition sans qu'aucun motif légitime et impérieux ne lui soit rétorqué pour justifier de l'impossibilité de faire droit à sa demande d'effacement.

Lorsqu'elle reçoit une demande d'effacement, la biobanque devra cesser toute exploitation des données concernées pour les recherches en cours et à venir, puis procéder à leur suppression. Elle devra également informer de cette demande l'ensemble des partenaires avec lesquels ces données auraient été partagées pour qu'ils procèdent également à cette opération.

Dérogations au droit d'effacement. Des critiques ont été formulées à l'encontre de l'exercice du droit d'effacement dans le cadre d'une recherche scientifique. Pour le CCNE, l'effacement pourrait affecter la qualité de la recherche « par un risque de biais et de conclusions faussés si certaines catégories de données étaient soustraites du projet »[440]. Plus précisément, « les données manquantes constituent une menace pour la validité de l'effet du traitement dans les études contrôlées randomisées »[441]. De même, l'effacement pourrait remettre en cause la sécurité des participants à une recherche impliquant la personne humaine, en condamnant le retour vers la personne en cas d'évènement indésirable.

Tenant compte de ces inquiétudes, le texte européen a prévu une série de dérogations au droit à l'effacement, allant même jusqu'à remettre en cause la capacité matérielle de la personne à s'en prévaloir. D'abord, la biobanque n'aura pas à communiquer la demande d'effacement aux tiers avec lesquels elle aurait partagé ces données lorsque cette prise de contact s'avère impossible ou nécessitera des efforts disproportionnés pour sa mise en œuvre. Cette facilité est à rapprocher de ce que le texte prévoit en matière d'information de la personne lors de la réutilisation de ses données. Là encore, la biobanque devra apporter une justification objective et motivée lorsqu'elle invoquera l'argument de l'impossibilité ou de l'effort disproportionné pour écarter l'exercice du droit d'effacement.

Ensuite, en vertu de l'article 17§3(c) du RGPD, la demande d'effacement ne sera pas recevable lorsque le traitement sera justifié par un motif d'intérêt public dans le domaine de la santé publique. C'est notamment le cas pour les traitements associés à des collections poursuivant des objectifs de médecine préventive, de lutte contre les épidémies ou l'évaluation de la qualité des médicament ou de certains dispositifs médicaux.

Enfin, l'article 17§3(d) du RGPD interdit l'effacement lorsque le traitement poursuit une finalité de recherche scientifique telle que mentionné à l'article 89§1, et serait susceptible de compromettre la réalisation des objectifs scientifiques déterminés. Là encore, le responsable devra mettre en œuvre un ensemble de mesures techniques et organisationnelles pour garantir la sécurité des données conservées.

---

[440] CCNE, avis n° 130 préc., p. 57.
[441] J. DEMOTES-MAINARD *et alii*, art. préc., p. 25.

En définitive, le régime actuel est très favorable aux CRB qui pourront user des diverses dérogations pour contourner les demandes d'effacement qui pourraient leur parvenir. Lorsqu'une personne accepte que ses données soient exploitées en recherche, il apparaît très difficile, voire impossible pour elle, de revenir sur cette décision en demandant l'effacement des données ainsi mises à disposition. Plutôt que de restreindre l'exercice de ce droit, il est également envisageable de renforcer l'information des personnes concernées par un traitement en recherche. En les sensibilisant aux modalités de réutilisation de leurs données ainsi qu'aux conséquences de leur retrait, il serait possible de les dissuader de faire valoir leur droit à l'effacement.

Opposition. Le droit d'opposition à un traitement de données est souvent entendu comme un synonyme du droit à l'effacement. Si ces deux prérogatives partent d'une même revendication – la volonté de la personne de ne pas ou de ne plus faire l'objet d'un traitement – et aboutissent aux même conséquences –, la mise à l'écart du traitement des données concernées – ils diffèrent pourtant dans leurs conditions de mise en œuvre[442]. L'opposition à un traitement ne signifie pas automatiquement l'effacement des données concernées. L'opposition doit s'entendre comme « le droit des personnes, dont les données ont été régulièrement collectées et qui font l'objet d'un traitement, de demander que les données les concernant ne fassent plus l'objet d'un tel traitement et soient éventuellement détruites »[443].

Le champ d'application de ce droit n'est pas absolu[444]. Il ne pourra être invoqué que pour les traitements fondés sur un intérêt légitime, sur une mission d'intérêt public[445], ou pour les traitements poursuivant une finalité de recherche scientifique. Dans chacune de ces situations, la personne devra justifier « des raison tenant à sa situation particulière »[446] pour s'opposer à la poursuite du traitement de ses données.

Face à une telle demande, la biobanque pourra une nouvelle fois invoquer certaines disposition pour écarter l'application de ce droit. D'une part, lorsque le traitement se fondera sur un intérêt public, elle pourra démontrer que le traitement poursuit des « motifs légitimes et impérieux » dont l'importance prévaut sur l'application des droits individuels. D'autre part, lorsque la personne souhaitera s'opposer à un traitement justifié par une finalité scientifique, la biobanque pourra invoquer la nécessité d'un tel traitement à l'exercice d'une mission d'intérêt public pour motiver son refus de faire droit à cette demande[447].

De manière identique à l'argument développé s'agissant de la base légale du traitement, la reconnaissance de l'activité de biobanque comme mission d'intérêt public, ou plus largement de service public, permet d'écarter l'application d'un droit

---

[442] Le RGPD les présente dans deux articles distincts. Le droit d'effacement est abordé à l'art. 17 tandis que le droit d'opposition est traité à l'art. 21.

[443] I. COULIBALY, *La protection des données à caractère personnel dans le domaine de la recherche scientifique*, thèse de doctorat, Université de Grenoble, 2011, p.734

[444] Le droit d'opposition pourra expressément être écarté par l'acte normatif fondant le traitement : CE, 24 août 2011, *HSBC Private Bank (suisse) SA*, n° 336382..

[445] Les situations concernées par le droit d'opposition sont mentionnées à l'art. 6 §1 (e) et (f) du RGPD.

[446] Art. 21 1. RGPD.

[447] Art. 21 6. RGPD.

d'opposition au traitement des données associées à des échantillons biologiques. Mais cette reconnaissance aurait également pour conséquence de placer la personne dans une situation d'impasse. S'il devait être considéré que les traitements opérés par les biobanques poursuivent à la fois une mission d'intérêt public et une finalité de recherche scientifique – ce qui semble cohérent –, l'exercice d'un quelconque droit d'opposition deviendrait alors impossible pour le demandeur. Lorsqu'il souhaiterait faire valoir son droit d'opposition sur la base de l'intérêt public poursuivi par le traitement, il pourrait lui être rétorqué que la finalité scientifique permet d'écarter l'application de son droit. Lorsqu'il souhaiterait faire valoir son droit d'opposition sur la base de la finalité de recherche scientifique poursuivie par le traitement, il pourrait lui être rétorqué qu'au-delà de cette finalité primaire, le traitement poursuit plus largement une mission d'intérêt public justifiant d'écarter à nouveau l'application de son droit. Dans tous les cas, l'effectivité du droit d'opposition est remise en cause.

Limitation. La limitation d'un traitement prévue à l'article 18 du RGPD constitue une nouvelle prérogative offerte aux personnes dont les données personnelles sont traitées. Par limitation, l'on entend la possibilité de demander pour une période temporaire, une interruption totale ou partielle du traitement des données, afin que la personne concernée puisse faire valoir ses droits, de rectification[448] et d'opposition[449] notamment. La limitation d'un traitement supposera une continuité dans la conservation des données mais empêchera le responsable d'en assurer l'exploitation, la réplication ou le transfert par exemple. Ce dernier devra assurer l'information de la personne sur la mise en œuvre de cette limitation.

2. Les droits portant sur la gestion de la donnée

Le responsable du traitement assure la gestion de la donnée tout au long de son existence. Cette gestion repose sur la détermination d'une durée de conservation de la donnée, pour laquelle certains aménagements spécifiques à la recherche ont été mis en place (a). Cette gestion suppose encore de sécuriser leur stockage ainsi que les échanges dont elles pourront faire l'objet (b).

a. Une durée de conservation adaptée à la recherche

Détermination d'une durée de conservation des données. Les textes nationaux et européens ne fixent aucune durée de conservation des données. Ils posent un principe plus large selon lequel les données sont conservées « pendant une durée n'excédant pas celle nécessaire au regard des finalités pour lesquelles elles sont traitées »[450]. Cette proportionnalité implique l'inférence selon laquelle la finalité du traitement va déterminer la durée du stockage des données. Ce refus d'imposer une

448 La limitation vaudra le temps de la vérification de l'exactitude des données en cause et sera éventuellement prolongée si une rectification s'avère nécessaire.

449 À la suite d'une demande d'opposition, le traitement pourra être limité pendant la durée de vérification de la prévalence des motifs légitimes poursuivis par le responsable du traitement sur les motifs avancés par le demandeur.

450 RGPD, art. 5, 1, e) et LIL art. 6, 2°.

durée de conservation s'explique par la grande diversité des finalités poursuivies par les traitements. Pour une biobanque par exemple « la question de la durée de stockage en vue d'une recherche est très variable en fonction des objectifs scientifiques d'une part et du temps de réalisation des recherches d'autre part. Le temps de la recherche nécessite souvent des stockages allant d'une à plusieurs années »[451].

Prérogative du responsable. La durée de conservation est fixée au cas par cas et avant la mise en œuvre du traitement. Elle est consignée dans le registre des activités tenu par le responsable ou mentionnée dans le dossier de demande d'autorisation CNIL. Pour déterminer cette durée de conservation, le responsable pourra s'appuyer sur une série de documents qui lui permettront d'estimer cette durée en fonction des données traitées, des finalités poursuivies et des risques encourus par les personnes concernées. La CNIL a publié en juin 2020 un référentiel « durée de conservation » à destination des gestionnaires de données dans le domaine des recherches en santé. Si ce document renvoie au principe de proportionnalité pour la fixation d'une durée de conservation dans le domaine de la recherche médicale et indique qu'« en tout état de cause la durée de conservation doit être très courte », il rend possible des comparaisons avec des traitements réalisés dans des domaines similaires[452].

Dans le champ des études scientifiques, les méthodologies de référence (MR) en santé publiées par la CNIL contiennent également des indications relatives à la durée de conservation des données traitées. Pour des recherches n'impliquant par la personne humaine effectuées en conformité avec la MR-004 – qui concerne notamment les recherches effectuées sur des collections d'échantillons biologiques –, le texte fixe à deux années « après la dernière publication des résultats de la recherche ou, en cas d'absence de publication, jusqu'à la signature du rapport final de la recherche »[453] la durée de conservation en base active[454] des données traitées. Leur durée de conservation en archives intermédiaires[455] est fixée à vingt années maximum. Au titre de la MR-001 relative aux recherches impliquant la personne humaine avec recueil du consentement – là encore des collections d'échantillons biologiques pourront servir de support à la recherche –, les données pourront être conservées « jusqu'à la mise sur le marché du produit étudié ou jusqu'à deux ans après la dernière publication des résultats de la recherche ou, en cas d'absence de publication, jusqu'à la signature du rapport final de la recherche »[456].

---

[451] G. MOUTEL, I. PLU, I. CALLIES, N. DUCHANGE, E. GRAND-LAFORÊT, M.-F. MAMZER, H. KREIS, C. HERVÉ, « Collecte et stockage de produits et éléments du corps humain en vue de recherche biomédicale : quels enjeux et quelles régulations ? », *Journal de Médecine Légale, Droit Médical, Victimologie et Dommage Corporel*, 2007, vol. 50, n° 6-7, p. 343-352.

[452] CNIL, « Les durées de conservation. Recherches dans le domaine de la santé », mis à jour en juin 2020.

[453] CNIL, Délib. n° 2018-155 du 3 mai 2018 portant homologation de la MR-004 (JO n° 160, 13 juill. 2018).

[454] La durée de conservation en base active correspond à la durée nécessaire à la réalisation de la finalité du traitement ayant justifié la collecte de données.

[455] La durée de conservation en archives intermédiaires correspond à la période au cours de laquelle les données ne seront plus utilisées, mais pourront toutefois continuer de présenter un intérêt pour le responsable du traitement, soit relever d'une obligation légale de conservation pour ce dernier.

[456] CNIL, Délib. n° 2018-153 du 3 mai 2018 portant homologation de la MR-001 (JO n° 160, 13 juill. 2018).

Si le responsable est libre de fixer une durée de conservation qu'il estimera proportionnée aux finalités poursuivies par son traitement, la CNIL demeure la seule autorité souveraine en France pour apprécier la légitimité d'un délai de conservation préalablement établi. L'autorité de contrôle pourra ainsi demander au responsable de modifier la durée de conservation des données avant d'autoriser son traitement.

Cette limitation de la durée de conservation se cumule avec une exigence formelle qui suppose une conservation des données « sous une forme permettant l'identification des personnes concernées »[457]. *A contrario*, passé ce délai de conservation, les données devraient soit cesser d'être identifiantes par la mise en œuvre des procédures spécifiques tendant à l'anonymisation[458], soit être détruites.

Dérogations à la durée de conservation. Certaines données, dans des circonstances particulières, peuvent voir leur conservation prolongée. Prenant en compte les revendications des chercheurs désireux de pouvoir procéder à une réutilisation de données patiemment collectées, l'article 36 de la LIL – faisant une application nationale des dispositions de l'article 89§1 du RGPD – prévoit la possibilité d'assurer la conservation de données personnelles au-delà du délai initialement fixé en vue d'un traitement à des fins « archivistiques dans l'intérêt public, à des fins de recherche scientifique ou historique ou à des fins statistiques ». Cette disposition s'applique aux données conservées par les centres de ressources biologiques et permet ainsi, à discrétion du responsable, de prolonger leur durée de conservation afin de les réaffecter à de nouvelles utilisations. Ce dispositif laisse une marge d'appréciation importante au responsable du traitement sur la durée de conservation des données. Dans le champ scientifique, cette marge de manœuvre est d'autant plus importante que cette finalité permet de justifier un allongement du délai de conservation. Sans réels moyens matériels de contrôle, il semble difficile pour l'autorité compétente d'apprécier l'opportunité de ces prorogations ainsi que leur durée, tout comme il lui sera difficile de contrôler l'effectivité de la durée de conservation des données conservées par les CRB.

b. Une sécurisation des données et des échanges

Sécurité de l'entreposage des données. Parallèlement aux exigences relatives à la mise en œuvre de leurs traitements, les biobanques sont également tenues de mettre en place des mesures de sécurité pour protéger les données personnelles qu'elles conservent. À cet effet, la CNIL propose un « Guide de la sécurité des données personnelles » qui permet aux professionnels de réaliser un diagnostic de leur situation et qui regroupe des préconisations pour améliorer leur niveau de sécurité informatique en fonction des risques relevés[459], notamment en termes d'authentification des utilisateurs, de sécurisation des postes de travail, de gestion et

---

457 LIL, art 6, 5°.

458 Groupe de travail « Article 29 » sur la protection des données, *Avis 05/2014 sur les techniques d'anonymisation*, 10 avr. 2014, 0828/14/FR WP 216, 42 p.

459 Cette *risk based approach* repose sur la détermination des risques en amont de la mise en œuvre d'un traitement, et la mise en œuvre de mesures susceptibles de remédier à ces risques préalablement identifiés.

de traçabilité des incidents ou encore dans le cadre d'un contrat de sous-traitance. Ces exigences sont rigoureusement contrôlées par des organismes indépendants dans le cadre des démarches de certification entamées par les centres de ressources biologiques. Une déclinaison de ces mesures de sécurité dans le champ des biobanques est proposée dans les référentiels de certification élaborés par les organismes de normalisation tels que l'ISO ou l'AFNOR.

La France en général, et les biobanques publiques en particulier, se trouvent confrontées à de nouvelles problématiques liées au déploiement de la médecine génomique. À l'heure actuelle, le pays ne dispose pas des capacités suffisantes pour le stockage des données de santé générées par le développement de ces nouvelles pratiques. Le recours à des hébergeurs extérieurs – les géants du numérique américains tels que Microsoft ou Amazon – est alors nécessaire, mais emporte avec lui un risque accru de perte de souveraineté. L'obligation de certification[460] désormais opposée aux hébergeurs de données de santé apparaît comme une solution bien insuffisante au regard du volume et de la sensibilité des données que ces prestataires privés ont vocation à héberger.

Transfert international de données. La bonne réalisation d'une recherche scientifique pourra également impliquer de recourir à des transferts ou à des importations de données personnelles depuis ou vers des pays étrangers. Le RGPD encadre ces situations avec comme objectif premier de garantir la continuité des droits des ressortissants de l'Union européenne, partout où leurs données pourront être utilisées.

Le transfert de données au sein des pays membres de l'Union européenne est libre et ne nécessite aucune formalité spécifique. De la même manière, la Commission européenne a reconnu l'adéquation des règles de protection avec une liste de pays tiers, situés en dehors de l'Union européenne, autorisant ainsi l'échange libre de données avec eux[461].

L'échange avec les États-Unis est couvert par un accord international plus connu sous le nom de *Privacy Shield*. Cet accord conditionne l'échange de données avec des responsables de traitements situés au sein de l'Union européenne à l'obtention d'une certification par les entreprises américaines.

Les échanges sont également possibles avec les pays tiers ne figurant pas sur la liste d'adéquation fixée par la Commission européenne via l'existence de clauses contractuelles protectrices spécifiques. En intégrant à leur contrat d'échange des clauses standardisées, les deux parties pourront s'engager à respecter le niveau d'exigence fixé par le RGPD en matière de protection et des droits et de sécurité des données échangées en vue d'un traitement[462]. S'agissant d'échanges qui auraient vocation à s'effectuer au sein d'une même groupe implanté sur plusieurs continents, dont l'Europe, l'article 47 du RGPD prévoit la possibilité d'établir des

---

[460] Art. L. 1111-8 CSP, précisé par Décr. n° 2018-137 du 26 fév. 2018 (JO n° 49, 28 fév. 2018).

[461] Sur la base de l'art. 45 du RGPD, la Commission européenne a rendu une série d'*adequacy decisions* pour l'Andorre, l'Argentine, le Canada, les îles Féroé, l'île de Man, Guernesey, Jersey, Israël, la Nouvelle-Zélande, l'Uruguay, le Japon et la Suisse.

[462] Décision de la Commission du 15 juin 2001 relative aux clauses contractuelles types pour le transfert de données à caractère personnel vers des pays tiers.

binding corporates rules afin d'encadrer les échanges entre ses différentes entités. Une fois approuvées par l'autorité de contrôle d'un pays membre de l'Union européenne, ces règles internes à un groupe international permettent d'éviter le passage systématique par la contractualisation, et garantissent un niveau élevé de protection des données transférées depuis l'Union européenne vers un pays tiers.

Section II : Un traitement de la donnée facilité

Les règles afférentes à la collecte de données personnelles pour une recherche scientifique doivent être distinguées des règles relatives à leur traitement par un responsable identifié. En France, les recherches dans le domaine de la santé se scindent en deux catégories : les recherches impliquant la personne humaine et les recherches n'impliquant pas la personne humaine. Les protocoles sur lesquels reposent ces recherches peuvent mentionner le recueil, la réutilisation et le traitement de données personnelles associées à des échantillons biologiques. Dans ce cas, la mise en œuvre de ces traitements devra répondre aux exigences posées par le règlement européen et la loi informatique et libertés, notamment la section concernant les « traitements de données à caractère personnel dans le domaine de la santé »[463] et la sous-section traitant des « dispositions particulières relatives aux traitements à des fins de recherche, d'étude ou d'évaluation dans le domaine de la santé »[464]. Le règlement européen ayant laissé une marge de manœuvre aux États membres pour légiférer dans le domaine de la santé, la mise en œuvre de ces traitements en France repose sur un dualisme procédural qui fait cohabiter un régime d'autorisation *a priori* (§2) avec un régime déclaratif de mise en conformité (§1).

§1. La généralisation des traitements mis en œuvre par un engagement de conformité à une méthodologie de référence

La mise en œuvre de traitements de données personnelles pour la recherche a été considérablement facilitée par le développement des méthodologies de référence issues des travaux de la CNIL, et le remplacement du régime de l'autorisation par celui de la déclaration. Les CRB peuvent bénéficier de ces modalités pour la mise en œuvre de leurs traitements (A), lors d'une modification substantielle du traitement ou en cas de réutilisation des données (B).

A. L'applicabilité des méthodologies de référence aux recherches sur les collections

La matérialisation du principe d'*accountability* s'est soldée par l'établissement d'un régime déclaratif pour la mise en œuvre de la plupart des traitements de données à caractère personnel dans le domaine de la recherche. Ces déclarations de conformité s'effectuent par rapport à des méthodologies de référence élaborées par la CNIL

[463] LIL, chap. III, sect. 3, art. 64 et s.
[464] LIL, chap. III, sect. 3, sous-section 2, art. 72 et s.

(1). Ces méthodologies sont applicables aux recherches impliquant la personne humaine (2) et aux recherches n'impliquant pas la personne humaine (3).

1. Le développement de l'usage des méthodologies de référence

Déploiement des méthodologies de référence par la CNIL. L'homologation et la publication de méthodologies de référence destinées à favoriser la conformité des traitements de données de santé à caractère personnel relève d'une compétence de la CNIL fixée à l'article 8 de la LIL. Dès 2006, la CNIL homologuait une première méthodologie de référence (MR-001) pour les traitements réalisés dans le cadre de recherches biomédicales[465]. Elle poursuivra cette démarche en 2015 puis 2016 par l'établissement de deux nouvelles méthodologies – MR-002 et MR-003[466] – et enfin en 2018 par l'adoption de trois nouvelles méthodologies – MR-004, MR-005 et MR-006[467] –, portant ainsi leur nombre à six. Ces méthodologies, ont vocation à régir l'ensemble des champs de la recherche en santé : recherches impliquant la personne humaine (MR-001/MR-002 et MR-003), recherches n'impliquant pas la personne humaine (MR-004), recherches nécessitant l'accès aux données du programme de médicalisation des systèmes d'information par les établissements de santé (PMSI) par les fédérations hospitalières et les industriels (MR-005 et MR-006). Le développement de ces méthodologies s'inscrit dans la lignée du principe européen d'*accountability* dont la logique de responsabilisation irrigue désormais la plupart des procédures de mise en œuvre de traitements de données personnelles dans le champ de la recherche.

Fonction et procédure de mise en conformité. Elaborées par la CNIL en concertation avec l'Institut national des données de santé (INDS), ces méthodologies fixent chacune dans son champ d'intervention la finalité des traitements concernés, l'origine et la nature des données traitées, la nécessité du recours à de telles données, la liste des destinataires, les modalités d'information ainsi que les droits des personnes concernées, la durée de conservation des données inscrites, les procédures de sécurisation des traitements ainsi que les conditions d'un transfert des données traitées en dehors de l'Union européenne. À partir de ces critères et selon la recherche envisagée, les responsables de traitements pourront établir un engagement de conformité à l'une des six méthodologies proposées. Après obtention d'un avis favorable d'un comité de protection des personnes[468], la mise en œuvre du traitement pourra s'effectuer dès que l'engagement aura été notifié à la CNIL, et après inscription au registre des activités de traitement géré par le responsable. Les promoteurs peuvent transmette un seul engagement de

---

[465] CNIL, Déc. du 5 janv. 2006 portant homologation de la MR-001 (JO n° 43, 19 fév. 2006).

[466] CNIL, Délib. n° 2015-256 du 16 juill. 2015 portant homologation de la MR-002 (JO n° 195, 22 août 2015) et CNIL, Délib. n° 2016-263 du 21 juill. 2016 portant homologation de la MR-003 (JO n° 189, 14 août 2016), abrogée par Délib. n° 2018-154 du 3 mai 2018.

[467] Délib. n° 2018-155 du 3 mai 2018 portant homologation de la MR-004 (JO n° 160, 13 juill. 2018) ;Délib. n° 2018-256 du 7 juin 2018 portant homologation de la MR-005 (JO n° 160, 13 juill. 2018) ;Délib. n° 2018-257 du 7 juin 2018 portant homologation de la MR-006) (JO n° 160, 13 juill. 2018).

[468] L'avis d'un CPP n'est requis que dans le cadre d'une recherche impliquant la personne humaine.

conformité qui sera valable pour l'ensemble des traitements mis en œuvre dans le cadre des recherches envisagées et se rapportant à la méthodologie concernée.

2. Les méthodologies de référence applicables aux recherches impliquant la personne humaine

MR-001. L'article L 1121-1 du Code de la santé publique détermine les trois catégories de recherches impliquant la personne humaine. La MR-001 est applicable aux « traitements de données à caractère personnel présentant un caractère d'intérêt public et ayant pour finalité la réalisation de recherches dans lesquelles l'inclusion d'une personne requiert le recueil de son consentement, ou celui de ses représentants légaux »[469]. En l'espèce, du fait de leur caractère invasif, les RIPH concernées sont celles des deux premières catégories, à savoir les recherches interventionnelles qui comportent une intervention sur la personne non justifiée par sa prise en charge habituelle, et les recherches interventionnelles ne comportant que des risques et des contraintes minimes[470]. Sont également concernées les recherches nécessitant la réalisation d'un examen des caractéristiques génétiques, ainsi que les essais cliniques de médicaments à l'exception des essais cliniques par grappes[471].

Le promoteur souhaitant traiter des données de santé pour mener à bien sa recherche devra, outre l'obtention de l'avis favorable d'un comité de protection des personnes et d'une autorisation de l'ANSM[472], se conformer aux exigences de la MR-001. Son contenu concerne notamment les modalités d'information et de recueil du consentement auprès des personnes concernées, ainsi que des obligations relatives à la sécurité et la confidentialité des données. L'information communiquée aux participants à la recherche devra être conforme aux exigences de l'article 13 du RGPD (identité du responsable, finalité du traitement…) et l'obtention d'un consentement exprès ou écrit à la participation à la recherche incluant le traitement des données sera requis auprès de la personne concernée.

Les données traitées ne peuvent être directement identifiantes et devront avoir fait l'objet d'une procédure de pseudonymisation. Elles ne pourront provenir que des personnes concernées, des intervenant dans la recherche, ou de bases de données ou de collections d'échantillons biologiques légalement constituées. Leur durée de conservation dans le système d'information du responsable ne pourra pas dépasser la date de mise sur le marché du produit étudié. De même, les données pourront être conservées jusqu'à deux ans après la dernière publication des résultats de la recherche ou, en cas d'absence de publication, jusqu'à la signature du rapport final de la recherche[473]. Au-delà de ces échéances, les données font l'objet d'un archivage. Seules les données indirectement identifiantes des personnes se prêtant à la recherche pourront faire l'objet d'un transfert en dehors de l'Union européenne.

---

[469] CNIL, Délib. n° 2018-153 du 3 mai 2018.

[470] La liste de ces recherches est fixée par arrêté du 12 avr. 2018 (JO n° 89, 17 avr. 2018).

[471] Pour une déf. De cette notion v. not. B. GIRAUDEAU, « L'essai clinique randomisé par grappes », *Med. Sci.* (Paris), 2004, 20(3), p. 363–366.

[472] Uniquement pour les RIPH de catégorie I.

[473] CNIL, Délib. n° 2018-153 du 3 mai 2018 préc., Titre II, 2.6.

MR-003. La MR-003 est applicable aux « traitements de données à caractère personnel présentant un caractère d'intérêt public ayant pour finalité la réalisation de recherches dans lesquelles l'inclusion d'une personne suppose qu'elle et/ou ses représentants légaux ou les personnes, organes ou autorités chargées de les assister, de les représenter ou d'autoriser la recherche ne se soit pas opposée(s) à sa participation à la recherche après avoir été dûment informée(és) »[474]. En l'espèce, cette méthodologie a principalement vocation à s'appliquer aux recherches issues de la troisième catégorie de recherche impliquant la personne humaine, à savoir les recherches non interventionnelles qui ne comportent aucun risque ni contrainte, et dans lesquelles tous les actes sont pratiqués et les produits utilisés de manière habituelle.

Le consentement étant le critère de démarcation principal entre les différentes MR, la MR-003 est inapplicable aux recherches nécessitant le recueil d'un consentement exprès. Elle s'appliquera aux recherches pour lesquelles la non-opposition est requise et les recherches pour lesquelles « les exigences méthodologiques ne sont pas compatibles avec le recueil du consentement »[475]. C'est notamment le cas pour les RIPH de catégorie 2 pour lesquelles l'information est donnée collectivement. Si certaines RIPH de troisième catégorie nécessitent le traitement de données génétiques – sans finalité d'identification ou la réidentification des personnes concernées –, le consentement exprès sera requis et la MR-001 s'appliquera dans ces situations.

De la même manière que pour les RIPH des deux premières catégories, la mise en œuvre des recherches non interventionnelles est suspendue à l'obtention d'un avis favorable d'un comité de protection des personnes. Les principales différences entre la MR-001 et la MR-003 résident dans l'exigence du consentement – exprès pour l'une et non-opposition pour l'autre[476] –, ainsi que dans la durée de conservation des données[477]. Les données concernées par la méthodologie, les destinataires, et les conditions de leur transfert en dehors de l'Union européenne, sont identiques.

3. La méthodologie de référence applicable aux recherches n'impliquant pas la personne humaine et privilégiée par les biobanques

MR-004. Entrée en vigueur depuis le mois de mai 2018, la quatrième méthodologie de référence adoptée par la CNIL concerne spécifiquement les recherches n'impliquant pas la personne humaine. Dans le cadre de cette méthodologie, les finalités poursuivies par les traitements concernent notamment les recherches

---

474 CNIL, Délib. n° 2018-154 du 3 mai 2018 préc., Titre I, 1.2.

475 C'est notamment le cas pour certaines RIPH de catégorie II, normalement soumises à la MR-001 mais qui, lorsque le recueil du consentement ou de la non-opposition est impossible, peuvent-être mises en œuvre dans le cadre d'un engagement de conformité à la MR-003.

476 La MR-003 consacre simplement une rubrique à l'« information des personnes » tandis que la MR-001 intitule cette même rubrique « information et consentement des personnes ».

477 Les données ne pourront être conservées dans le système d'information du responsable que pour une durée de deux ans après la dernière publication des résultats de la recherche, ou en l'absence de publication, jusqu'à la signature du rapport final de la recherche. Les données font ensuite l'objet d'un archivage pour une durée maximale de vingt années.

effectuées sur des données déjà collectées ou les recherches n'entrant pas dans la définition des RIPH. Dans les deux cas, le traitement doit reposer sur un intérêt public et la recherche devra reposer sur un protocole rédigé et validé scientifiquement par le responsable de traitement avant sa mise en œuvre.

Cette méthodologie a vocation à s'appliquer de façon privilégiée aux activités menées par les biobanques dans la mesure où elle concerne les recherches portant sur la réutilisation des données issues du soin, d'une collection d'échantillons biologiques ou d'une recherche impliquant la personne humaine. Dans le cadre d'une recherche n'impliquant pas la personne humaine et ne faisant pas appel à des données déjà utilisées, une information générale du patient sur la recherche envisagée et sur les finalités poursuivies par le traitement doit être effectuée. S'agissant d'une réutilisation de données, l'information de la personne concernée ne sera pas nécessaire lorsque cette dernière aura déjà fait l'objet d'une information générale selon les dispositions de l'article 13 et 14 du RGPD, ou lorsque le consentement initialement donné prévoit la possibilité d'une réutilisation de ces données. Tous les projets de recherche menés sur le fondement de la MR-004 sont renseignés sur le site de l'INDS, qui en assure la centralisation ainsi que la publication.

B. Le maintien de l'applicabilité des méthodologies de référence en cas de réutilisation ou de modification substantielle du traitement

Cas de modification substantielle d'un traitement. La question des modifications substantielles d'une recherche, déjà abordée dans son versant « échantillons biologiques », concerne également les bouleversements qui pourraient intervenir dans le traitement des données personnelles associées. La CNIL liste une série de modifications substantielles susceptibles d'affecter les traitements de données en recherche. Celles-ci concernent notamment le changement d'identité du responsable du traitement, l'ajout d'une nouvelle finalité au traitement, le recueil de catégories de données non prévues initialement, le changement de catégories de personnes concernées par le traitement, l'allongement conséquent de la durée de l'étude et de la conservation des données. En cas de modification substantielle de la recherche ayant des conséquences sur le traitement des données personnelles des participants, le responsable devra accomplir une série de formalités auprès des autorités compétentes. Ces formalités seront différentes en fonction des procédures engagées au moment de la mise en œuvre de la recherche (avis d'un CPP ou non, engagement de conformité à une MR ou non).

Si la recherche concernée par la modification substantielle a initialement fait l'objet d'un examen par un comité de protection des personnes, alors ce comité devra à nouveau être saisi pour avis. Dans le même temps, si la recherche a été mise en œuvre dans le cadre d'une MR, il conviendra de s'assurer que la modification substantielle envisagée soit conforme à cette méthodologie. Dans l'affirmative, le nouvel avis du comité de protection des personnes et une documentation interne mentionnant les changements opérés suffiront pour poursuivre la recherche. Si la recherche n'a pas été effectuée dans le cadre d'une MR, ou si la modification envisagée s'avère non conforme à la MR sur laquelle se fonde le traitement, alors le dossier de demande de modification devra être adressé à la CNIL accompagné de l'avis favorable du CPP. Il sera alors instruit dans le cadre d'une procédure d'autorisation.

Réutilisation des données issues d'une RIPH. Le devenir des données traitées dans le cadre d'une RIPH varie selon les intentions du promoteur de la recherche. Trois situations sont susceptibles d'apparaître.

La première suppose que les données traitées dans le cadre d'une RIPH ne fassent l'objet d'aucune réutilisation. Dans ce cas, les dispositions de la MR sur laquelle se fondent la recherche ou celle de l'autorisation délivrée par la CNIL s'appliqueront de plein droit. Le responsable procédera à un archivage des données pour une durée légalement fixée en fonction des catégories de données conservées, puis en assurera la destruction.

La seconde admet la réutilisation des données issues d'une RIPH afin de les affecter à la réalisation d'une nouvelle RIPH. Dans ce cas les MR-001 et MR-003 prévoient que les données des participants peuvent provenir « des bases de données et/ou de collections d'échantillons biologiques, légalement constituées et ayant fait l'objet des formalités nécessaires auprès des autorités compétentes ». Dès lors, ces données pourront être réutilisées dans le cadre d'un nouveau protocole de RIPH qui lui-même sera soumis à la procédure classique d'engagement de conformité à une MR ou à l'obtention d'une autorisation à la suite d'un avis favorable rendu par un CPP[478].

La troisième situation concerne la réutilisation des données issues d'une RIPH pour les affecter à la réalisation d'une recherche n'impliquant pas la personne humaine. Dans ce cas, la MR-004 prévoit également que les données utilisées pour la recherche puissent être issues de bases de données ou de collections d'échantillons biologiques légalement constituées. Le responsable de la recherche pourra alors procéder à un engagement de conformité de la recherche envisagée à la MR-004. À défaut de conformité à la MR-004, une procédure d'autorisation faisant intervenir l'INDS, le CEREES et la CNIL sera nécessaire pour mettre en œuvre une recherche utilisant un traitement dont les données sont issues d'une précédente RIPH.

§2. La persistance de traitements résiduels mis en œuvre sur la base d'une autorisation de recherche

Toutes les recherches dans le domaine de la santé ne sont pas nécessairement conformes à une méthodologie de référence. Dans ce cas, le droit antérieur à l'entrée en vigueur du RGPD continue de s'appliquer, et des procédures d'autorisation spécifiques sont nécessaires pour les traitements inclus dans des recherches impliquant la personne humaine (A) et les recherches n'impliquant pas la personne humaine (B).

[478] Et une autorisation de l'ANSM en présence d'une RIPH de catégorie I.

A. Les autorisations délivrées dans le cadre d'une recherche impliquant la personne humaine

Champ d'application. Toutes les recherches impliquant la personne humaine n'entrant pas en conformité avec une méthodologie de référence voient leur mise en œuvre soumise à l'obtention d'une autorisation « recherche » délivrée par la CNIL. Les motifs de non-conformité à une méthodologie de référence sont nombreux et concernent notamment la finalité poursuivie par le traitement, la nature des données traitées, les modalités d'information et de recueil du consentement ou encore les traitements pour lesquels l'analyse d'impact laisserait apparaître des risques[479]. Dans ce cas, le promoteur d'une RIPH devra entamer une démarche auprès de la CNIL pour obtenir une autorisation au traitement de données personnelles.

Procédure d'autorisation. Cette procédure d'autorisation, qui était obligatoire pour tous les promoteurs avant la simplification opérée par l'entrée en application des MR, repose sur un système de guichet unique. Le promoteur de la RIPH devra effectuer une demande d'autorisation « recherche dans le domaine de la santé » en ligne via le site de la CNIL. Outre les informations mentionnées à l'article 33 de la LIL, le promoteur devra joindre à sa demande l'avis d'un CPP préalablement obtenu. À compter de la réception de la demande et sous réserve de son caractère complet, la CNIL dispose d'un délai de deux mois pour se prononcer. Ce délai est susceptible d'être prorogé une fois pour la même durée, soit par décision discrétionnaire et motivée du président de la CNIL, soit lorsque l'INDS est saisi du dossier afin d'apprécier la finalité d'intérêt public du traitement envisagé[480]. L'autorisation sera réputée accordée dans le silence gardé par la CNIL au-delà du délai imparti. Toutefois, cette autorisation tacite ne vaudra pas dans le cas où le protocole envisagé aurait fait l'objet d'un avis préalable défavorable de la part du CPP compétent[481].

B. Les autorisations délivrées en dehors d'une recherche impliquant la personne humaine

Le régime d'autorisation subsiste dans deux situations pour des recherches n'impliquant pas la personne humaine : la non-conformité à la méthodologie de référence dédiée aux recherches n'impliquant pas la personne humaine (1) et les traitements de données collectées « au fil de l'eau », en dehors de tout protocole de recherche déterminé (2).

---

[479] Les délibérations portant homologation d'une méthodologie de référence contiennent toutes des développements relatifs à leur champ d'application.

[480] Institut national des données de santé, « Principes d'appréciation de l'intérêt public » [consultable en ligne].

[481] Ou du CEREES s'agissant des recherches n'impliquant pas la personne humaine.

1. Les recherches n'impliquant pas la personne humaine (RNIPH)

Situations concernées. Il s'agit ici des recherches normalement soumises à la MR004/005/006 mais qui, pour des raisons tenant aux modalités d'information des participants, aux destinataires des données traitées ou encore à la nature de la recherche envisagée, n'intègrent pas le champ prévu par la MR004. Pour ces RNIPH non conformes à la méthodologie de référence, l'obtention d'une autorisation CNIL est indispensable pour pouvoir entamer la recherche et le traitement des données. Ici, la procédure d'obtention d'une autorisation recherche diffère du régime d'autorisation applicable aux RIPH.

Démarche à engager. En l'espèce le responsable du traitement ou la personne habilitée pour le représenter devra compléter sur le site de l'institut national des données de santé (INDS) un « formulaire de soumission d'un traitement de données à caractère personnel, dans le cadre d'une recherche, étude ou évaluation en santé n'impliquant pas la personne humaine ». L'INDS fait ici office de guichet unique et se charge de transmettre le dossier dans un délai de sept jours ouvrés au comité d'expertise pour les recherches, les études et les évaluations dans le domaine de la santé (CEREES)[482]. Le comité évaluera la recherche envisagée, notamment sur « la méthodologie retenue, sur la nécessité du recours à des données à caractère personnel, sur la pertinence de celles-ci par rapport à la finalité du traitement et, s'il y a lieu, sur la qualité scientifique du projet »[483]. Le CEREES dispose d'un délai d'un mois pour rendre un avis, à défaut celui-ci sera déclaré favorable. Le comité transmet son avis à l'INDS qui en informe le demandeur. Si cet avis est favorable, l'INDS transmet alors la demande à la CNIL qui demeure la seule autorité habilitée à délivrer les autorisations. En cas de réserves ou d'avis défavorable émis par le comité, le demandeur pourra compléter son dossier pour en demander une nouvelle étude par le CEREES. Il pourra également décider de saisir directement la CNIL via l'INDS, qui rendra alors une décision en dernier ressort.

2. Les traitements de données collectées « au fil de l'eau »

Données concernées. Les données collectées « au fil de l'eau » sont recueillies dans le cadre d'une prise en charge thérapeutique. Elles peuvent être associées à des échantillons biologiques et leur traitement s'effectue dans un premier temps en dehors de tout protocole de recherche. La personne concernée par la collecte est informée de cette situation et consent à leur utilisation ultérieure en recherche. Beaucoup de ces données collectées « au fil de l'eau » sont hébergées par des biobanques. Elles en assurent le stockage et l'affectation à des programmes de recherche.

Applicabilité aux biobanques. Pour les données initialement collectées dans une finalité médicale, le traitement est possible dans le cadre d'une RNIPH par simple

---

[482] Ce comité a été créé par la loi n° 2016-41 du 26 janv. 2016 de modernisation de notre système de santé (JO n° 22, 27 janv. 2016), art. 193.
[483] Décr. n° 2019-536 du 29 mai 2019, art. 90.

déclaration de conformité à la MR004[484]. Dans le cas où le traitement envisagé ne correspondrait pas au champ d'application de la MR004, ou qu'il impliquerait un traitement de données génétiques, la procédure d'autorisation recherche précédemment décrite s'applique.

C'est le cas notamment du traitement de données adossé à la collection d'échantillons biologiques « Périnat Collection » mis en œuvre par la fondation *PremUp*. Cette collection réunit un ensemble de prélèvements fœtaux et périnataux en vue de leur mise en relation avec des données de santé de la mère et de son ou ses enfants, recueillies au fil de l'eau, afin de pouvoir évaluer l'impact d'un facteur ou d'une pathologie sur l'état de santé de l'enfant. Dans la mesure ou le traitement contient des données à caractère génétique, sa mise en œuvre reposait sur l'obtention d'une autorisation de la CNIL[485].

---

484 La CNIL précise le champ d'application de la MR004 en indiquant que cette dernière concerne les « recherches sur des données déjà collectées, lors du soin ou de recherches antérieures (réutilisation de données) ou des données collectées dans le cadre de la prise en charge médicale, au fil de l'eau ».

485 CNIL, Délib. n° 2018-027 du 25 janv. 2018.

TITRE II. LES MOYENS DE LA PATRIMONIALISATION

L'objet de la patrimonialisation est désormais circonscrit. Toutefois, la patrimonialité des prélèvements biologiques et des données personnelles qui leur sont associées n'est pas encore acquise et doit être démontrée. Pour valider la conjecture selon laquelle ils seraient des biens patrimoniaux, plusieurs moyens peuvent être mobilisés.

D'abord, c'est la patrimonialité des parties qui constituent l'échantillon biologique qui peut être étudiée. Elle passe par la confrontation des caractéristiques du prélèvement biologique et de la donnée personnelle aux notions juridiques qui fondent traditionnellement la patrimonialité d'une chose, à savoir le bien et la propriété. La reconnaissance de leur qualité de bien juridique permettrait alors d'envisager les modalités de leur intégration individuelle à un patrimoine. (**Chapitre I**).

Ensuite, c'est la patrimonialité de l'échantillon biologique qui peut être recherchée en usant d'un procédé similaire d'assimilation au bien juridique. Elle repose sur la mise en évidence de l'autonomie de l'échantillon biologique vis à vis de ses parties. Cette autonomisation résulte d'un travail effectué sur le prélèvement biologique et qui consiste à en assurer la préparation, la qualification et le conditionnement afin de le rendre exploitable pour la recherche. Cette opération est communément réalisée par des techniciens employés par les biobanques, formés à cet effet, et qui usent de leur savoir-faire pour accomplir ces tâches. Sur un plan juridique, ce processus s'assimile à une entreprise de spécification dont les caractéristiques sont mentionnées aux articles 570 et suivants du Code civil. De cette transformation du prélèvement biologique initial, résulte une modification de sa nature juridique L'échantillon biologique peut alors se dévoiler en tant que chose nouvelle, qui devra à son tour faire état de son aptitude à la qualification de bien juridique (**Chapitre II**).

Chapitre I. Le prélèvement biologique intégré à la catégorie des biens

Les prélèvements biologiques sont des éléments et produits du corps humain mais également des biens au sens juridique. Cette affirmation ne va pourtant pas de soi tant cette notion est rétive à toute tentative de définition[486], d'autant plus lorsque l'on tente de l'appliquer dans le champ du vivant, et au corps humain en particulier.

Avancer l'hypothèse que les prélèvements biologiques sont des biens nécessite de mobiliser un dispositif probatoire propre à la valider. Un bien pouvant être entendu comme « toute entité identifiable et isolable, pourvue d'utilités et objet d'un rapport d'exclusivité »[487]. L'on peut considérer que les éléments corporels sont d'abord « identifiables », puis « isolables », car détachés du corps, « pourvus d'utilités » par la finalité pour laquelle ils ont été détachés, et « objet d'un rapport d'exclusivité » en ce que l'organisme qui gère la collection en tire toutes les utilités, peut exclure mais a également la possibilité d'inclure en admettant d'autres personnes à en bénéficier[488]. Pour justifier d'une assimilation des prélèvements biologiques aux biens, il sera nécessaire d'adopter une démonstration en deux temps. D'abord, par l'autonomisation – le fait d'identifier et isoler – des éléments et produits par rapport au corps entier. Cette distinction est opérée par l'intermédiaire d'un procédé technique de détachement conditionné au respect d'une série de principes protecteurs de la personne. Le détachement constitue le moment de la réification des éléments et produits. Il témoigne de leur existence à part entière aux yeux du droit, en tant que chose distincte de la personne ils sont originaires (Section I). Ensuite, par la confrontation de ces choses nouvellement détachées aux critères de reconnaissance des biens admis par la jurisprudence et la doctrine à partir des articles 544 et suivants du Code civil (Section II).

Section I : Le prélèvement biologique réifié par son détachement

Si le terme de « détachement » est utilisé pour qualifier l'acte matériel révélant les éléments et produits du corps humain sur la scène juridique, c'est bien qu'auparavant ces éléments étaient « attachés » à un corps entier. Il ne s'agira pas ici de se confronter au « "casse-tête" juridique »[489] visant à définir le corps entier ou l'être humain, ni de savoir si le corps s'assimile à la personne, ni même de trancher

[486] C. GRZEGORCZYK, « Le concept de bien juridique : l'impossible définition ? », *in Les biens et les choses*, *APD*, n°24, 1979, p. 259-272.

[487] F. ZÉNATI-CASTAING et T. REVET, *Les biens*, 3ème éd., Paris, PUF, 2008, n° 2, p. 21.

[488] M. XIFARAS, « Le copyleft et la théorie de la propriété », *Multitudes* 2010/2 (n° 41), p. 63 ; M. Boul, *Le patrimoine immatériel des personnes publiques*, thèse de doctorat, Université Toulouse I Capitole, 2017, n° 147 et s., p. 119 et s.

[489] X. BIOY, *Biodroit. De la biopolitique au droit de la bioéthique*, Paris, LGDJ, coll. Systèmes, 2016, p. 89.

la question de la nature juridique des relations que ces deux entités entretiennent. Il s'agira davantage de préciser le lien existant entre les éléments biologiques, issus d'un corps morcelé et dotés d'une existence autonome, et la personne juridique dont ils sont issus.

Le détachement des éléments et produits du corps humain est encadré par une série de dispositions protectrices de la personne établies par le Code civil et le Code de la santé publique (§1). Il résulte du détachement une série de conséquences liées à l'apparition sur la scène juridique d'une nouvelle entité autonome. N'étant plus rattachés à la personne juridique, ni au corps pris en son entier, les éléments et produits doivent être considérés comme des choses (§2).

§1. Un détachement conditionné

Le détachement d'éléments et de produits du corps humain ne peut avoir lieu qu'à la condition que les principes protecteurs de la personne se prêtant à une recherche soient respectés (A). Sa réalisation répond également à une finalité déterminée (B).

A. Les conditions relatives aux droits de la personne objet du détachement

Le détachement n'est possible qu'à la condition de pouvoir accéder au corps de la personne concernée. Cet accès repose sur les principes cardinaux du droit des patients que sont le consentement (1) et la gratuité du don (2).

1. Une atteinte corporelle consentie

Objet de l'information et du consentement. Que le détachement soit effectué dans le cadre du soin ou dans un cadre scientifique, il est, sauf exceptions[490], toujours précédé d'une procédure d'information permettant au patient de fournir un consentement éclairé à l'acte qui lui est proposé[491]. L'information et le consentement pour une finalité déterminée sont les deux faces d'une même pièce qui contribuent à la « *validité de l'acte médical* »[492] de détachement.

Le paternalisme[493] médical en vertu duquel « le médecin attend du patient qu'il lui obéisse tel un serf à son seigneur »[494] est largement dépassé aujourd'hui, si bien que

---

[490] Urgence ou souhait du patient de ne pas être informé dans le cadre de sa prise en charge thérapeutique.

[491] F. VIALLA, « Bref retour sur le consentement éclairé », *D.*, 2011, p. 292 à propos de l'arrêt CA Toulouse, 1ère ch., 25 oct. 2010.

[492] F. VIALLA, « Enjeux et logiques de l'information comme préalable au consentement » *in* Association française de droit de la santé (dir.) *Consentement et santé*, Dalloz, 2014, p. 38.

[493] CCNE, avis n°58 *Consentement éclairé et information des personnes qui se prêtent à des actes de soins ou de recherche*, 12 juin 1998, p. 10.

[494] G. CHAULIAC (DE), *La grande chirurgie*, achevée en l'an 1363 [Consultable sur gallica.bnf.fr].

l'information et le consentement constituent une obligation pour les praticiens[495] et relèvent par là même des droits subjectifs de la personne[496].

L'obligation de consentement aux soins a été consacrée au niveau international[497] et dans certains textes législatifs nationaux parcellaires. Depuis 1994, ce principe était également inscrit à l'article 16-3 du Code civil. La généralisation de l'obligation d'information et de consentement n'interviendra qu'en 2002, avec l'inscription de ces exigences aux articles L. 1111-2 et suivants du Code de la santé publique.

Avant leur consécration législative, l'information et le consentement étaient cantonnés à de simples préconisations déontologiques et étudiés par certains praticiens éclairés[498]. C'est en jurisprudence qu'ils furent d'abord utilisés. Depuis l'arrêt *Teyssier*[499], la Cour de cassation faisait reposer la faute liée au défaut de consentement sur le principe de respect de la personne humaine. Ce n'est qu'à partir de 2001[500] que les juges du Quai de l'Horloge fonderont la faute constitutive d'un défaut d'information sur le principe constitutionnel de sauvegarde de la dignité de la personne humaine, assimilant l'information et le consentement à des composantes du principe de dignité. Entre temps, l'arrêt *Milhaud* du Conseil d'État[501] avait rattaché l'obligation de consentement au principe fondamental de respect de la personne humaine, et le consentement aux soins figure avait été ajouté sur la liste des libertés fondamentales susceptibles d'être invoquées dans le cadre d'un référé-liberté[502].

Signification juridique de l'acte de consentement. Le consentement peut s'entendre comme « une forme explicite d'attestation, par laquelle je pose ma volonté comme cause d'une action, cela en accord avec la volonté d'autrui et conformément à l'intention déclarée de cette volonté »[503]. À ce titre, il s'agit d'un « acte performatif »[504] dans la mesure où il constitue en matière médicale le point de départ de l'atteinte à l'intégrité corporelle de la personne par un tiers.

Il convient de distinguer le consentement à la relation médicale qui, lorsqu'il est donné à un professionnel exerçant dans le privé, concrétise la formation d'un

[495] La charge de la preuve en matière d'information médicale a été renversée et incombe désormais au médecin depuis l'arrêt *Hédreul*, Cass. civ. 1ère, 25 fév. 1997, n° 94-19685. Note, J.-Aubert, *RTD civ.* 1997, p. 434.

[496] Cass. civ. 1ère, 3 juin 2010, n° 09-13591, qui fonde la responsabilité du défaut d'information sur la violation d'un droit subjectif de la personne et non sur une simple perte de chance.

[497] Convention sur les Droits de l'Homme et la biomédecine (dite Convention d'Oviedo), 4 avr. 1997, art. 5 à 9.

[498] A. LECA et C. BERLAND-BENHAIM, « Le consentement aux soins, replacé dans une perspective historique », in *Consentement et santé*, Paris, Dalloz, 2014, p. 19 et s.

[499] Cass. req., 28 janv. 1942, *Teyssier*. Note B. HOERNI et J.-p. BOUSCHARAIN « Arrêt Teyssier de la Cour de cassation, quelques remarques sur une décision « oubliée » », *Histoire des sciences médicales*, t. XXXV, n°3, 2001, p. 299.

[500] Cass. civ. 1ère, 9 oct. 2001, n° 00-14564.

[501] CE, Ass., 2 juill. 1993, *Milhaud*, n° 124960.

[502] CE, ord. réf. 16 août 2002, *Feuillatey c/ CHU de Saint-Étienne*, n° 249552. Rec. p. 309 ; ég. CE, ord., 8 sept. 2005, n°284803, Rec. p. 389.

[503] S. BOARINI, « Le consentement : pacte et impacts » *in* Association française de droit de la santé (dir.) *Consentement et santé*, Paris, Dalloz, 2014, p. 53.

[504] *Idem*

contrat médical[505], du consentement à un acte médical, qui doit s'envisager comme un « assentiment »[506] particulier à une atteinte corporelle dans le cadre de l'exécution du contrat. En matière de prélèvement d'éléments et de produits du corps humain, c'est cette deuxième forme de consentement, à savoir cette autorisation à l'atteinte corporelle en tant qu'acte de libre disposition de la personne sur son corps, qui retiendra l'attention.

Prolongement de la parabole christique *noli me tangere*[507], le consentement est l'acte pivot de la réalisation des principes fondamentaux du respect du corps humain et de dignité de la personne. Sa présence « met bien en avant l'idée que c'est à des sujets sociaux que s'adressent les médecins et non à des corps vivants »[508], réduits à être de simples gisements de matériaux biologiques. Stéphane Prieur analyse avec pertinence la portée juridique de l'acte de consentement. Ce dernier considère le consentement comme un acte de disposition de la personne sur son corps. Le consentement constitue une dérogation temporaire[509] et pour une finalité déterminée au principe d'inviolabilité du corps humain[510]. Ainsi consentie, l'atteinte corporelle opérée par un tiers devient légale et permet à ce dernier d'échapper au caractère normalement délictuel de son geste[511]. Cette *autorisation*, circonscrite dans le temps et dans sa finalité, est l'illustration d'un usage de la liberté corporelle. Elle participe également du respect d'un ordre public corporel[512] au titre duquel l'intégrité physique de la personne doit être respectée.

Du point de vue de la personne à l'origine du don, le consentement constitue un acte de volonté qui matérialise l'existence d'une relation entre la personne et son corps. Pour reprendre la formule du professeur Florence Bellivier : « avant le détachement, il n'y a pas, à proprement parler, de lien entre la personne et son corps qui ne font qu'un ; après le détachement la volonté fait le lien »[513].

Application aux éléments corporels. Mais ce mode de consentement exprès, dans sa forme pure et livresque, ne trouve que rarement à s'appliquer en matière de prélèvement d'éléments et de produits du corps humain. La variété des situations de prélèvement et la diversité du matériel biologique concerné remettent largement en cause la portée du consentement et la protection qu'il accorde à la personne. Muriel Fabre-Magnan va même plus loin dans cette analyse et considère que le

---

505 Cass. civ., 20 mai 1936, *Mercier*, *RTD civ.*, 1936, p. 691, obs. DEMOGUE. Cette jurisprudence a largement été battue en brèche avec la reconnaissance d'une responsabilité civile professionnelle et l'indemnisation des préjudices sur le fondement de l'art. 1382 du C. civ. D. BERT, « Feu l'arrêt *Mercier* », *D.*, 2010, p. 1801.

506 Expression employée par R. NERSON dans sa note sous l'arrêt Cass. civ., 29 mai 1951, *S.*, 1953, *Jur*, p. 41.

507 JEAN, XX, 17.

508 D. THOUVENIN, « La personne et son corps : un sujet humain, pas un individu biologique », *LPA*, déc. 1994, n° 149.

509 Le consentement ne vaut que pour un seul acte médical préalablement déterminé et pour lequel le patient a été informé. v. CE, 16 déc. 2016, n° 386998.

510 S. PRIEUR, *La disposition par l'individu de son corps*, Paris, LEH, 1998, p. 159.

511 F. ARCHER, *Le consentement en droit pénal de la vie humaine*, Paris, L'Harmattan, coll. Sciences criminelles, 2003, p. 30.

512 X. BIOY, *Op. cit.*, p. 118.

513 F. BELLIVIER, *Droit des personnes*, Paris, LGDJ, 2015, p. 251.

consentement, généralement assimilé à un acte de liberté, peut s'avérer être, dans certaines situations, un acte d'asservissement[514].

Dans le cadre d'un passage du soin à la recherche, les prélèvements d'éléments et de produits du corps humain ne sont que la conséquence indirecte d'un consentement explicite à une prise en charge médicale initiale, et leur utilisation pour des recherches scientifiques ultérieures repose sur une non-opposition de la personne prélevée. C'est le cas notamment pour les éléments et produits prélevés au cours d'une intervention chirurgicale qui se trouvent requalifiés pour une recherche scientifique. Les seules situations ou un consentement exprès est demandé pour une utilisation en recherche (hors cadre des recherches impliquant la personne humaine) concernent les prélèvements de tissus et cellules embryonnaires ou fœtaux obtenus à la suite d'une interruption de grossesse[515], les cellules hématopoïétiques du sang de cordon et du sang placentaire ainsi que les cellules du cordon et du placenta[516].

Appliqué aux collections d'échantillons biologiques, il convient de rejoindre les propos de Marie-Xavière Catto selon lesquels : « le but du consentement [...] est de régler un conflit d'intérêts : on reconnaît comme légitime un intérêt tiers (autrui qui a besoin d'un organe, la science) donc son rôle n'est plus d'autoriser l'atteinte, mais de résoudre le conflit entre intérêt tiers et intérêt du sujet. Le consentement n'est pas requis par respect pour l'individu pris pour fin, mais précisément parce qu'il est instrumentalisé comme un moyen au profit d'autrui »[517]. Cette volonté de faciliter l'accès et l'utilisation d'échantillons biologiques pour des utilisations scientifiques explique notamment l'assouplissement de la législation et l'instauration d'un principe de non-opposition à la réutilisation en recherche des éléments et produits du corps humain[518]. En matière de recherche scientifique « l'intention de prélever est première sur l'intention de donner »[519], et l'acte de consentement ne représente qu'une autorisation émise par le donneur d'accéder aux éléments et produits de son corps, d'où le développement des situations de consentement présumé. On rejoint ici les propos de mesdames Florence Bellivier et Christine Noiville qui interprètent le consentement « moins comme l'exercice d'une liberté que comme une soumission volontaire à une offre prenant place dans une politique publique de gestion des ressources biologiques humaines »[520].

---

514 M. FABRE-MAGNAN, *L'institution de la liberté*, Paris, PUF, 2018, p. 55 et s. ; V. PANITCH, « La marchandisation, le libéralisme et la vente du corps », *in* Marie-Xavière Catto et Alicia-Dorothy Mornington (dir.), *Les limites du marché*, Paris, mare & martin, 2020, p. 185 et s.

515 Art. L. 1241-5 CSP.

516 Art. L. 1241-1 CSP.

517 M.-X. CATTO, *Le principe d'indisponibilité du corps humain, limite de l'usage économique du corps*, thèse de doctorat, Université de Paris Ouest – Nanterre – La Défense, 2014, p. 412.

518 Art. L. 1211-2 CSP.

519 M.-X. CATTO, *Op. cit.*, p. 412.

520 F. BELLIVIER et C. NOIVILLE, *Contrats et vivant*, Paris, LGDJ, 2006, p. 24.

2. Une atteinte corporelle gratuite

Le système français d'accès aux ressources corporelles repose sur le modèle don, consenti et opéré titre gratuit. Souvent assimilé à la gratuité, le don revêt plusieurs significations sur le plan juridique (a). Toutefois, le don ne saurait être totalement gratuit, et plusieurs situations mettent en évidence certaines limites à sa gratuité (b).

a. La signification de la gratuité

Gratuité de l'atteinte corporelle. Qu'il s'agisse du Code civil disposant qu'« aucune rémunération ne peut être allouée à celui qui se prête [...] au prélèvement d'éléments de son corps ou à la collecte de produits de celui-ci »[521] ou du Code de la santé publique selon lequel « aucun paiement, quel qu'en soit la forme, ne peut être alloué à celui qui se prête au prélèvement d'éléments de son corps ou à la collecte de ses produits »[522], la gratuité est la règle qui préside à l'acte de détachement. En témoignent les dispositions du Code pénal qui punissent de sept ans d'emprisonnement et 100 000 euros d'amende « le fait d'obtenir des embryons humains contre un paiement, quelle qu'en soit la forme »[523] ou de servir d'intermédiaire contre paiement dans leur obtention.

Pourtant, la posture législative qui refuse au corps « toute valeur d'échange »[524] et institue le don comme seul moyen d'accéder à ses éléments, repose sur des fondements théoriques discutables placés au service d'« intérêts »[525] divers et non nécessairement concordants. La gratuité revêt ainsi plusieurs significations.

Elle signifie d'abord que le corps humain, pris dans son ensemble, est disponible. En effet, l'indisponibilité absolue du corps humain supposerait qu'aucun acte juridique de disposition ne puisse être effectué sur le corps par la personne elle-même ou par autrui, même à titre gratuit. Or, ce n'est pas le cas en pratique et les exemples d'actes de disposition sur le corps sont pléthoriques. Par exemple, le contrat de travail formalise la mise à disposition de sa force de travail[526], et indirectement de son corps, au profit d'un tiers en contrepartie d'une rémunération. Mais cette disponibilité se trouve réglementée, la gratuité n'étant qu'une condition parmi d'autres de cette mise à disposition.

Elle est ensuite une conséquence de l'application du principe de non-patrimonialité du corps humain pour les personnes qui se prêtent à un acte de détachement. Protégeant la sacralité du corps pris dans son entier, la gratuité permet de porter atteinte au corps tout en empêchant sa réification. À ce titre, elle matérialise la volonté du législateur de 1994 de refuser à la personne toute forme de propriété sur son corps en lui ôtant toute valeur patrimoniale. Si l'article 21 de la Convention d'Oviedo prévoit que « le corps humain et ses parties ne doivent pas

[521] Art. 16-6 C. civ.
[522] Art. L. 1211-4 CSP.
[523] Art. 511-15 C. pén.
[524] A. MAZOUZ, *Le prix du corps humain*, thèse de doctorat, Université Paris 1 Panthéon – Sorbonne, 2014, p. 52.
[525] G. KOUBI, « Réflexions sur la gratuité dans le droit de la santé », *RDSS*, 1999, p. 1.
[526] v. T. REVET, *La force de travail. Étude juridique*, Paris, Litec, Bibl. de dr. de l'ent., 1992, 727 p.

être, en tant que tels, source de profit », la gratuité s'impose comme la seule relation possible entre le donneur et le préleveur.

Elle participe enfin à l'affermissement de la libre disposition de son corps et du respect de la dignité de la personne en extrayant le corps entier du commerce marchand et en permettant « aux actes de disposition de soi les plus graves [...] de se dérouler sans pression financière »[527]. Les dispositions pénales assorties aux actes de prélèvement ne prévoient aucune sanction à l'encontre de la personne qui consentirait à un prélèvement contre rémunération, mais punit de cinq ans d'emprisonnement et 50 000 euros d'amende toute personne qui obtiendrait contre un paiement des tissus, cellules ou produits prélevés sur autrui[528].

Don ou donation. Le détachement d'éléments et de produits du corps humain repose sur le mécanisme du don, lequel constitue une contorsion juridique visant à préserver à la fois les intérêts de la personne tout en garantissant un accès et une circulation des éléments et produits du corps au bénéfice de la société.

Pour Stéphane Prieur, ce « don bioéthique »[529] serait la finalité attribuée à l'autorisation accordée par la personne d'accéder à son corps. Le consentement serait cet acte d'autorisation et « faire don » serait la raison pour laquelle la personne accepterait l'atteinte à son intégrité corporelle. La gratuité ne constituerait ainsi que l'une des caractéristiques du don d'éléments et de produits du corps humain. Marie-Xavière Catto va plus loin en estimant que le don n'est rien d'autre qu'un « abandon [...] volontaire, anonyme et inconditionnel » dans la mesure où le consentement au prélèvement n'a plus nécessairement comme finalité autrui et que l'individu ne peut revendiquer aucun droit sur les éléments une fois prélevés. Le don indiquerait ainsi « le terme par lequel est également désignée l'absence de tout droit sur la chose produite par l'atteinte »[530].

En parlant de « don » et non de « donation », le législateur a souhaité ôter toute dimension patrimoniale à ce type d'acte en refusant toute valeur d'échange au corps. Pourtant, parler de don ne reflète pas pleinement la réalité des éléments et produits une fois détachés du corps.

Le don était initialement entendu dans le champ médical comme la situation où un transfert direct d'éléments ou de produits était effectué entre deux personnes déterminées. Ce fut le cas pendant longtemps en matière de transfusion sanguine avec la transfusion de « bras à bras » qui opérait un passage direct du sang entre deux individus. La conservation d'éléments et de produits en dehors du corps, rendue possible par la technique, a remis en cause la conception initiale du don. Leur réification subséquente a soulevé de nouvelles interrogations quant à la titularité ainsi qu'à la nature des droits sur ces prélèvements.

527 A.-B. CAIRE, « Le corps gratuit : réflexions sur le principe de gratuité en matière d'utilisation de produits et d'éléments du corps humain », *RDSS*, 2015, p. 865.

528 Art. 511-4 C. pén.

529 S. PRIEUR, *Op. cit.*, p. 149 et s.

530 M.-X. CATTO, *Op. cit.*, p. 410.

Inapplicabilité de la donation. Plusieurs raisons permettent d'expliquer que les mécanismes traditionnels de la donation issus de l'article 894 du Code civil[531] n'aient pas été transposés aux prélèvements d'éléments et de produits du corps humain.

La donation implique une propriété initiale sur la chose donnée et un transfert de propriété à titre gratuit. Or, le corps entier ne pouvant faire l'objet d'un droit de propriété du fait de son assimilation à la personne, les éléments qui le composent et qui n'en sont pas encore détachés ne peuvent être appréhendées comme des choses ni être appropriés. La donation consistant en une disposition à titre gratuit des biens d'une personne, elle se trouve impossible en l'espèce faute de pouvoir qualifier de biens le corps entier et les éléments non détachés qui le composent.

D'autre part, la donation suppose une identification entre le donateur et le donataire et une acceptation de l'acte par le donataire[532]. Si, pour le domaine concerné, l'acceptation est acquise puisque le consentement au prélèvement vaut à la fois acceptation à l'atteinte au corps du donneur et acceptation de l'élément prélevé par le receveur, c'est l'identification des acteurs qui fait défaut puisque la loi impose l'anonymat du don[533]. L'anonymat est partiellement atténué en matière de recherche scientifique. Cela se justifie par la nécessité de disposer d'informations sur les donneurs et de pouvoir retourner vers eux dans le cadre d'études épidémiologiques par exemple, ou en cas de découvertes incidentes au cours des recherches. Certaines recherches utilisent des échantillons totalement anonymes, tandis que d'autres utilisent des échantillons simplement anonymisés grâce à des procédures de cryptage, permettant ainsi une réversibilité des informations médicales associées aux échantillons et un retour possible vers les donneurs.

Enfin, l'irrévocabilité de la donation et son caractère contractuel font également défaut en matière d'éléments et de produits du corps humain puisque le consentement à leur utilisation pour autrui ou en recherche est « révocable à tout moment »[534], sauf anonymisation irréversible des échantillons prélevés. Ainsi, le don d'éléments et de produits ne relève pas du champ contractuel lorsqu'il est effectué au sein d'un établissement public de santé. Le patient relève alors du champ statutaire en tant qu'usager d'un service public. S'agissant d'un don qui aurait été effectué dans le cadre d'une recherche impliquant la personne humaine, la valeur juridique du consentement donné est plus délicate à déterminer. Il sera souscrit à la position de Stéphane Prieur, pour lequel le consentement à une RIPH serait de nature contractuelle et non un simple « acquiescement » aux investigations menées par un promoteur. Toutefois, ce contrat serait d'une nature particulière dans la mesure où seul le promoteur de la recherche serait tenu à des obligations vis-à-vis du participant, de sécurité et d'assurance notamment[535]. Toutefois, le caractère unilatéral d'un tel contrat et la possibilité offerte au patient de retirer son consentement à tout instant fragilisent la relation ainsi établie, au point de rendre impossible l'assimilation à une forme de donation[536].

---

531 Le régime juridique de la donation étant développé aux art. 931 et s. du même code.
532 C. NEIRINCK, "Le droit de filiation et la procréation médicalement assistée », *LPA*, 1994, n°149, p. 54.
533 Art.16-8 C. civ.
534 Art. L. 1211-2 CSP.
535 Art. L. 1121-2 et L. 1121-10 CSP.
536 S. PRIEUR, *Op. cit.*, p. 174.

b. La limitation de la gratuité

Défraiement. L'ensemble des dispositions relatives au corps humain, ses éléments et ses produits, témoignent de la volonté des législateurs successifs de ne pas « marchandiser » le vivant en exploitant la vulnérabilité de certaines personnes. Toutefois, la législation ne doit constituer ni une source d'incitation[537], ni un frein au don d'éléments et de produits du corps humain ou à la participation à une recherche.

Pour ne pas pénaliser les participants aux recherches, inciter au don d'éléments et de produits et ainsi éviter les pénuries, le législateur a mis en place une série de compensations financières qui ne sauraient être assimilées à des rémunérations. La loi prévoit que « les frais afférents au prélèvement ou à la collecte sont intégralement pris en charge par l'établissement de santé chargé d'effectuer le prélèvement ou la collecte »[538]. La nature et le montant de ces frais sont précisés aux articles R. 1211-2 et suivants du Code de la santé publique. Ils consistent à opérer le remboursement des frais de transport et d'hébergement exposés par les donneurs pour les prélèvements « réalisés à des fins thérapeutiques ». Cette précision est assez étonnante puisqu'elle exclurait du droit au remboursement les personnes qui se prêteraient à un prélèvement dans une finalité de recherche scientifique alors même que l'utilisation d'éléments et produits pour cette finalité est prévue par l'article L. 1211-2 du même code. Cela reviendrait donc à dire qu'il serait possible d'utiliser les échantillons biologiques dans une finalité scientifique mais que la justification initiale de leur prélèvement ne pourrait être que thérapeutique.

Les conditions de prise en charge se précisent en matière de don de sang puisque les textes mentionnent « l'absence de profit »[539] et de « rémunération directe ou indirecte » impliquant « tout paiement en espèces, toute remise de bons d'achat, coupons de réduction et autres documents permettant d'obtenir un avantage consenti par un tiers, ainsi que tout don d'objet de valeur, toute prestation ou tout octroi d'avantages »[540]. Dans le cadre des recherches impliquant la personne humaine, il revient au promoteur de procéder au « remboursement des frais exposés et, le cas échéant, l'indemnité en compensation des contraintes subies »[541].

Sur un plan plus théorique et dans la perspective des travaux proposés par Marcel Mauss, le don ne constitue jamais un acte totalement gratuit dans la mesure où il crée une dette pour le receveur à l'encontre du donneur, ou du corps social, et peut appeler à un contre-don[542].

Existence d'un coût. Au-delà de cette dette sociale, certains dons peuvent engendrer un coût pour le donneur. C'est le cas notamment lorsqu'une personne

---

537 La publicité en faveur du don d'éléments ou de produits du corps humain est interdite en vertu de l'art. L. 1211-3 CSP. Les campagnes d'information réalisées sous la responsabilité du ministère de la santé sont en revanche autorisées.

538 Art. L. 1211-4 CSP.

539 Art. L. 1221-1 CSP

540 Art. D. 1221-1 CSP.

541 Art. L. 1121-11 CSP

542 M. MAUSS, *Essai sur le don. Forme et raison de l'échange dans les sociétés archaïques*. Paris, PUF, coll. « Quadrige Grands Textes », 2007.

décide du don de son corps à la science. La loi prévoit que l'établissement légataire « assure à ses frais l'inhumation ou la crémation du corps » mais rien n'est précisé s'agissant des frais de transport du corps jusqu'au lieu d'accueil. En pratique, chaque établissement fixe ses propres règles en ce domaine, mais la plupart ne disposent pas de ressources suffisantes pour prendre en charge les frais de transport ni de crémation, d'où la présence d'un reste à charge pour le donateur pouvant varier entre 200 et 900 euros[543]. Pour remédier à cette situation, une proposition de loi déposée par la députée Marine Brenier visait à faire du don de corps à la science un acte totalement gratuit pour le donateur. La proposition introduisait un nouvel article L. 2223-44-1 du Code général des collectivités territoriales qui prévoyait que « lorsqu'un établissement de santé, de formation ou de recherche accepte le don d'un corps, il prend en charge l'ensemble des frais relatifs au transport, à la conservation, à l'inhumation ou à la crémation de ce corps »[544]. L'exemple du don de corps à la science, au-delà de remettre en cause le principe de gratuité du don, ajoute à la confusion autour du statut juridique du corps entier. En effet, l'article R. 2213-13 du Code général des collectivités territoriales assimile à un legs le don de corps à la science[545]. Or un legs consiste en un « acte unilatéral de disposition à cause de mort et à titre gratuit contenu dans un testament par lequel le testateur laisse tout ou partie de ses biens en pleine propriété, en usufruit ou en nue-propriété à un légataire »[546]. Cela revient à accepter l'idée que le corps mort, bien qu'il soit le prolongement de la personne, est un bien pouvant faire l'objet d'un transfert de propriété à titre gratuit vers un établissement universitaire dans une finalité d'enseignement ou d'expérimentation.

Par ailleurs, plusieurs dispositions législatives ont remis en cause ce principe de gratuité en instillant le doute sur le caractère altruiste de certains dons consentis dans une finalité thérapeutique. La lutte contre les pénuries d'éléments et de produits a d'abord conduit à introduire un consentement présumé en matière de don d'organe *post mortem*, puis à autoriser le « don croisé » en 2011. Louable et nécessaire sur le fond, le don croisé est ouvert à « toute personne apportant la preuve d'une vie commune d'au moins deux ans avec le receveur ainsi que toute personne pouvant apporter la preuve d'un lien affectif étroit et stable depuis au moins deux ans avec le receveur »[547]. Ces critères traduisent la volonté du législateur de faire primer l'accès et la circulation des éléments corporels sur la préservation des personnes et les risques de marchandisation afférents à de telles pratiques. En effet, cette formulation laisse ouverte la possibilité « contre rémunération, de se trouver un bon ami histocompatible pour un don de rein et de construire

---

[543] Ces montants ont été constatés et rapportés par le site www.reseau-chu.org qui regroupe 32 CHU sur le territoire.

[544] Proposition de loi relative au don de corps à la science, n° 1252, déposée le 19 sept. 2018.

[545] L'art. R. 2213-13 CGCT dispose qu'une « copie de la déclaration [d'acceptation du don de corps] est adressée à l'établissement auquel le corps est légué ».

[546] G. CORNU, *Vocabulaire juridique*, 10ème éd., Paris, PUF, 2013.

[547] Art. L. 1231-1 CSP.

artificiellement avec lui un lien affectif étroit et stable depuis au moins deux ans »[548]. Ici encore, l'intérêt social prime sur la protection individuelle.

Utilisations postérieures au don. La gratuité issue du principe de non-patrimonialité ne vaut que pour le donneur initial. Une fois prélevé, l'échantillon biologique devient disponible, « laissant hors du champ des principes protecteurs du Code civil tous les intervenants successifs auprès de ces échantillons biologiques »[549]. Il est alors intégré à une « chaîne [...] gratuite au début, puis de plus en plus onéreuse, au fur et à mesure que l'on s'éloigne du donneur initial »[550]. Même lorsque l'échantillon sera « destiné à une utilisation thérapeutique [il] va entrer dans un circuit économique tout à fait organisé et dans lequel la gratuité n'a plus sa place »[551]. Cette exclusion est contestée par Thibault Lahalle qui s'interroge en ces termes : « Pourquoi le particulier qui cède une partie de ses produits et éléments corporels serait-il exclu du profit que font industries pharmaceutiques, hôpitaux et pharmaciens ? Pourquoi le principe de gratuité ne s'appliquerait-il qu'aux seuls particuliers pendant que les personnes morales, sociétés commerciales ou non, s'enrichissent ? »[552].

Le Comité consultatif national d'éthique considère que la patrimonialisation des cellules au profit des tiers est rendue possible grâce au travail de transformation effectué sur ces ressources « brutes »[553]. Le produit final n'étant plus de même nature, il peut faire l'objet de transactions et être inséré dans un marché lucratif. Sur ce sujet, Michèle Harichaux distingue les éléments et produits en fonction de la sacralité qui peut leur être rattachée et de leur caractère régénérable. Elle en arrive à la conclusion qu'une contrepartie financière peut être allouée pour la mise à disposition ou la cession d'éléments et de produits du corps humain par les institutions les ayant prélevés. Mais « cette contrepartie, et la convention qui lui donnent naissance, doivent échapper aux lois du marché et aux règles civiles de la vente. Une tarification doit donc être fixée par le ministre de la Santé Publique »[554]. Cela a été fait pour les produits sanguins labiles[555] ainsi que pour le lait humain[556]. Le Code de la santé publique prévoit également la fixation par chaque établissement de santé d'un coût associé aux prélèvements d'éléments ou de produits du corps humain, à l'exception des organes[557].

---

[548] J.-R. BINET, « La gratuité des éléments et produits du corps humain : entre esquive et faux semblant », *in* N. Martial-Braz et C. Zolynski (dir.), *La gratuité, un concept aux frontières de l'économie et du droit*, Paris, LGDJ, 2013, p. 271.

[549] S. PARICARD, « L'extrapatrimonialité pour le patient », *in* X. Bioy (dir.), *La régulation publique des centres de ressources biologiques, le cas des tumorothèques*, Paris, LEH Édition, 2018, p. 297.

[550] F. BELLIVIER, *Le patrimoine génétique humain : étude juridique*, thèse de doctorat, Université Paris I Sorbonne, Lille, ANRT, 1997 p. 382.

[551] J.-R. BINET, art. préc., p. 268.

[552] T. LAHALLE, *La qualification juridique du corps humain*, Lille, ANRT, 2002, p. 424.

[553] CCNE, avis n°9, *Problèmes posés par le développement des méthodes d'utilisation de cellules humaines et de leurs dérivés*, 23 fév. 1987, p. 2.

[554] M. HARICHAUX, « Le corps objet », *in* R. Draï et M. Harichaux (dir.), *Bioéthique et droit*, Paris, PUF, 1988, p. 139.

[555] Arrêté du 9 mars 2010. Dernière modification par arrêté en date du 26 mars. 2019 (JO n° 77, 31 mars. 2019).

[556] Arrêté du 18 mars 2009 (JO n° 70, 24 mars 2009).

[557] Art. R. 1211-11 CSP.

La fixation d'un tarif par la puissance publique permet d'assurer cette circulation sans profit des éléments. Dans chacune des situations ci-dessus décrites, le prix fixé est justifié par la prestation médicale de prélèvement et la conservation des échantillons détachés du corps. Pour les professionnels du secteur, il ne s'agit en aucun cas de fixer un prix des éléments corporels, mais plutôt d'évaluer leur coût de prélèvement, de traitement et de conservation, afin de le répercuter sur les établissements de santé ou les organismes désireux de les utiliser.

Ce prélèvement, aussi qualifié de don, constitue le mécanisme par lequel les prélèvements biologiques apparaissent sur la scène juridique. Hors du corps, autonomes, « indentifiables et isolables » pour reprendre les termes de la définition retenue du bien, les éléments et produits peuvent alors être qualifiés juridiquement.

B. Les conditions relatives à la finalité de l'acte de détachement

Une atteinte corporelle justifiée. Plus que le consentement éclairé, qui représente l'acceptation par la personne d'une atteinte à son corps, c'est la présence d'un intérêt légitime et proportionné[558] qui justifie les atteintes corporelles et permet aux professionnels de santé d'exercer leurs activités. Bien qu'une personne puisse consentir à ce qu'une atteinte soit faite à son corps, ce consentement ne lie pas la compétence du professionnel de santé, lequel pourra toujours refuser de pratiquer l'intervention demandée s'il la considère illégitime et étrangère aux finalités posées par la loi.

L'application stricte du principe d'inviolabilité du corps humain, sans les exceptions prévues par la loi, rend illégale et pénalement répréhensible toute atteinte à l'intégrité du corps d'autrui, même dans l'intérêt thérapeutique du patient. Dans des conditions aussi restrictives, l'exercice de la médecine ou de la recherche serait impossible. C'est pour s'exonérer du spectre de cette responsabilité que le législateur a assorti le principe d'inviolabilité du corps humain de multiples dérogations.

Evolution des finalités.de l'atteinte corporelle. Dans sa rédaction issue de la loi de 1994, l'article 16-3 du Code civil disposait qu'il « ne peut être porté atteinte à l'intégrité du corps humain qu'en cas de nécessité thérapeutique pour la personne ». La formulation restrictive retenue ne reflétait pourtant pas le projet de loi initialement déposé en 1992[559] qui prévoyait que les atteintes à l'intégrité du corps humain pouvaient être justifiées par une « nécessité thérapeutique » ou par « la loi »[560]. Cette référence à la loi permettait d'englober les atteintes pratiquées dans l'intérêt d'autrui ou dans l'intérêt général, notamment la recherche scientifique. Le législateur de 1994 a pourtant préféré circonscrire l'atteinte à l'intégrité corporelle au seul intérêt de la personne concernée. L'interprétation de l'article 16-3 par les juges faisait également état d'une forme de malaise. Les formulations employées dans les jurisprudences successives traitaient tantôt d'un « intérêt

[558] Un renvoi est ici opéré vers la notion d'obstination déraisonnable telle que définie par l'art. L. 1110-5 du CSP.

[559] Projet de loi n°2599 *relatif au corps humain* déposé à l'Assemblée nationale le 25 mars 1992.

[560] *Ibid.*, art. 2.

thérapeutique »[561], tantôt de « justification thérapeutique »[562], de « but thérapeutique »[563] ou encore de « fin thérapeutique »[564]. De telles incertitudes faisaient naître un risque d'insécurité juridique.

Cette formulation a rapidement soulevé des contradictions puisque « à s'en tenir à ce texte, toute atteinte effectuée dans un but autre [que thérapeutique] est illicite. Mais d'autres textes autorisent ce qu'il exclut, puisqu'ils fixent les conditions d'intervention sur le corps humain dans le but soit d'obtenir toutes sortes d'éléments et produits du corps humain nécessaires à autrui, soit de réaliser des recherches pour améliorer les connaissances de nature biomédicale »[565]. De même, l'interprétation par les médecins de ce qui relevait d'une atteinte « thérapeutique » ou non, les conduisait nécessairement à une application différenciée de l'article 16-3 et faisait ressortir la crainte d'un engagement de leur responsabilité[566]. Dans ces conditions, se posait même la question de la légalité des actes de prévention, par nature non thérapeutiques. Confronté aux paradoxes qu'il avait lui-même généré, le législateur a pris en compte les revendications des médecins, lesquels estimaient que « la rédaction de l'art. 16-3 ne leur convenait pas, faute de leur assurer la protection totale à laquelle ils aspirent »[567].

En 1999, profitant de l'examen au Parlement de la loi portant création d'une couverture maladie universelle[568], il substituera la finalité « médicale » à la finalité « thérapeutique » initialement adoptée. Si cette formulation, en adéquation avec le Code de la santé publique, semble davantage protectrice pour le corps médical en lui permettant des atteintes plus larges sur le corps, non nécessairement justifiées par l'intérêt direct de la personne, elle n'en demeure pas moins obscure pour les personnes qu'elle est censée protéger. En préférant une rédaction orientée sur les finalités de l'atteinte dont les médecins seront seuls juges, plutôt que sur les intérêts poursuivis par l'atteinte – intérêt direct de la personne, intérêt d'autrui ou intérêt de la recherche –, comme cela est systématiquement mentionné dans le Code de la santé publique, le Code civil s'est doté d'un « mot valise », certes protecteur pour le corps médical, mais cause d'incertitudes pour les patients quant aux utilisations ultérieures de leurs éléments corporels.

§2. Un détachement théorisé

L'autonomisation des éléments et produits du corps humain à la suite de leur détachement induit une série de conséquences juridiques. Elle marque d'abord leur dissociation du corps humain pris dans son ensemble. Elle marque ensuite leur dissociation de la personne juridique (A). Les éléments et produits du corps humain

---

[561] Cass. crim., 30 mai 1991.
[562] Cass. civ. 1ère, 27 mai 1998, *D.*, 1998, p. 530 note F. LAROCHE-GISSEROT.
[563] Cass. ass. plén., 11 déc. 1992, *RTD civ*, 1993, p. 97 note J. HAUSER.
[564] CE, 3 nov. 1997, *Hôpital Joseph Imbert d'Arles*, req. n° 153686.
[565] D. THOUVENIN, « Les avatars de l'article 16-3, alinéa 1er, du code civil », *D.*, 2000, p. 485.
[566] La question s'est posée sur le caractère thérapeutique de la ligature des trompes, faisant craindre aux médecins qui la pratiquaient un engagement de leur responsabilité pénale sur le fondement des blessures volontaires.
[567] D. THOUVENIN, art. préc., p. 485.
[568] Loi n°99-641 du 27 juill. 1999 *portant création d'une couverture maladie universelle*, art. 70.

n'étant plus la personne à la suite de leur détachement, ils ne peuvent être que des choses. Toutefois, les caractéristiques particulières des éléments issus du corps en font des choses originales qu'il convient de confronter à la typologie traditionnelle des choses (B).

A. La fin du rattachement au corps entier et à la personne juridique

Le corps est-il la personne ou est-il une chose ? Les éléments biologiques sont-ils encore le corps, la personne ? Oscillant entre nécessité de protéger l'intégrité corporelle, la personne qui lui est rattachée et les besoins toujours plus importants d'éléments biologiques pour satisfaire les impératifs des médecins, chercheurs et industriels, « le statut du corps humain doit être observé de deux points de vue différents. Il faut pouvoir le voir de loin, de très loin, à une distance d'où il n'est pas possible de distinguer le corps et la personne. C'est principalement ce que fait le Code civil. Il faut aussi pouvoir le voir de très près, à une distance où la personne s'efface totalement au profit d'un corps morcelé »[569]. Pour cette raison, il convient de dépasser la thèse personnaliste du corps humain (1) pour procéder ensuite à une distinction entre les éléments biologiques et le corps entier d'une part (2) et avec la personne d'autre part (3).

1. Le dépassement de la thèse personnaliste

Mise en retrait de la personne Ce débat doctrinal[570] oppose les tenants de la thèse personnaliste qui assimilent le corps à la personne, aux réificateurs[571] qui considèrent le corps comme une chose soumise à un droit de propriété. Pourtant, il ne trouve qu'un intérêt partiel dans son application aux éléments biologiques car il relève de l'évidence qu'ils ne sont ni le corps entier, ni la personne (juridique ou humaine). Partant de ce constat, et en vue d'évacuer le débat portant sur l'assimilation du corps à la personne, il sera souscrit à la position de bon sens adoptée par Xavier Bioy pour lequel « il apparaît plus exact d'admettre l'indépendance conceptuelle de la personnalité juridique et du corps et d'attribuer à la théorie de l'identité corps-personne une influence éthique qui sera reprise par le droit positif »[572].

Ceci admis, il apparaît que « les éléments et produits qui ne font plus corps avec le corps humain »[573] deviennent autonomes sur la scène juridique. Alors, la question « n'est pas de savoir s'il y a une trace de la personne biologique dans l'élément ou le produit détaché d'elle (c'est un fait scientifiquement prouvé), mais de savoir si, dans l'affirmative, dans quelle mesure, la personne physique juridique doit et peut garder

---

[569] J.-R. BINET, « protection de la personne. Le corps humain. », *JCl*, fasc. 12.

[570] Pour une analyse synthétique des arguments avancés par les personnalistes et les réificateurs v. E.-U. GOÛT, « Sommes-nous propriétaires de notre corps ? », *RTD civ.*, 2020, p. 315 et s.

[571] not. B. LEMMENICIER, « Le corps humain : propriété de l'État ou propriété de soi ? », *Droits*, 1991 ; F. ZÉNATI-CASTAING et T. REVET, *Manuel de droit des personnes*, Paris, PUF, p. 237 ; I. MOINE qualifie dans sa thèse le corps de chose « hors commerce » et J.-P. BAUD de chose « sacrée » dans son ouvrage *L'affaire de la main volée.*

[572]. X. BIOY, *Le concept de personne humaine en droit public. Recherche sur le sujet des droits fondamentaux*, Paris, Dalloz, Nlle. bibl. th., vol. 22, 2003, p. 238.

[573] F. BELLIVIER, *Droit des personnes*, Paris, LGDJ, 2015, p. 244.

une maîtrise des utilisations qui sont faites du matériel détaché d'elle »[574]. Les éléments corporels détachés font l'objet d'un traitement spécifique par le droit qui ne permet pas de les assimiler au corps, ni à la personne. Face à ce constat, il sera convenu avec Bernard Edelman, reprenant pour l'occasion les propos clairvoyants de Jean Hauser que « les jeux sont faits ; les juristes ont abandonné leurs grands principes ; ils ne croient plus aux "droits des personnes"; ils constatent, amèrement, que la science, bonne ou mauvaise, triomphe, passé un temps de résistance symbolique ; peut-être faut-il alors changer de terrain et revenir au champ culturel du juriste : organiser ce qu'on ne peut empêcher, cesser de se battre sur des terrains où le combat est perdu d'avance et se transporter sur celui de l'application »[575].

2. *Le prélèvement biologique distinct du corps entier*

Principes issus de l'approche personnaliste. Entendu comme « ce qui fait l'existence matérielle d'un homme ou d'un animal »[576], le corps entier, sans pour autant avoir été défini par le droit, est protégé par des dispositions du Code civil inspirées des auteurs personnalistes. Pour les tenants de ce courant doctrinal, incarné par le doyen Carbonnier, « le corps humain est le *substratum* de la personne »[577], son « support »[578] ou encore son « signalisateur »[579]. Selon cette conception, les relations entre le corps et la personne juridique relèvent de l'*être* (« je *suis* un corps »), non de l'*avoir* (« j'*ai* un corps »). En effet, « le corps ne justifie sa protection qu'envisagé au travers de l'éminente dignité de la personne »[580] et l'on pourra constater qu'il s'agit bien d'un régime de « protection de la personne au travers de son corps »[581] qui a été introduit dans le Code civil en 1994. Cette assimilation exclut d'emblée toute forme de propriété de la personne sur son corps, et annihile toute tentative de diviser ces deux entités, en vertu du principe de *dignité* de la personne humaine. Dans ce contexte, séparer le corps de la personne reviendrait à la déshumaniser. L'attachement à la fusion corps/personne, au-delà du débat doctrinal, a d'importantes conséquences sur le contenu du droit. Il va justifier en France, l'inscription dans la loi des principes d'extra-patrimonialité et d'inviolabilité du corps humain. Par extension, il exclut le corps du commerce juridique et matérialise l'indisponibilité de la personne.

Inadaptation à la science médicale. Cette conception et les principes protecteurs qui en découlent s'accordent mal avec les évolutions médicales et les besoins d'une

---

574 *Ibid.*

575 B. EDELMAN, *Ni chose ni personne. Le corps humain en question*, Paris, Hermann, « Philosophie », 2009, p. 65, reprenant les propos de J. HAUSER, « La vie humaine est-elle hors du commerce ? », *LPA*, 5 déc. 2002, p. 19.

576 Dictionnaire de la langue française *Le Littré*, occ. « Corps ».

577 J. CARBONNIER, *Droit civil 1/ Les personnes. Personnalité, incapacités, personnes morales*, Paris, PUF, Thémis, Droit privé, 19e éd., 1994, p. 17.

578 G. CORNU, *Droit civil. Introduction, les personnes, les biens*, Paris, Montchrestien, Domat/Droit privé, 7ème éd., 1994, p. 168.

579 X. LABBÉE, *La condition juridique du corps humain avant la naissance et après la mort*, PU Lille, 1990, p. 49.

580 J.-Ch. GALLOUX, « Le corps humain dans le code civil », *in Le Code civil. Un passé, un présent, un avenir*, Paris, Dalloz, 2004, p. 383.

581 D. THOUVENIN, « La personne et son corps : un sujet humain, pas un individu biologique », *LPA*, 1994, n° 149.

recherche scientifique qui systématise les interventions sur le corps et les utilisations de ses éléments et produits. Nécessité faisant loi en ce domaine, le Code de la santé publique est venu utilement compléter les dispositions du Code civil en organisant les utilisations et la circulation des éléments et produits du corps humain dans le respect des principes cardinaux énoncés par le code pilote. Ces adaptations ont entériné la réification des éléments et produits du corps humain, traduite par leur disponibilité et leur intégration au commerce juridique, à titre onéreux ou gratuit. En témoignent les dispositions du Code de la santé publique qui organisent la mise à disposition de gamètes[582], les arrêtés fixant notamment les tarifs de cession des produits sanguins[583], ou l'importation et l'exportation de cellules souches embryonnaires[584].

3. Le prélèvement biologique distinct de la personne

Lien éminent. Plusieurs arguments pourraient laisser penser que les éléments et produits détachés du corps entier sont un prolongement de la personne, et doivent à ce titre être soumis à son régime juridique protecteur.

D'abord, la distanciation entre les éléments et la personne à la suite d'un détachement n'élude pas le fait que les éléments et produits obtenus demeurent teintés d'humanité. Outre le fait que les personnes prélevées peuvent ressentir « un attachement individuel [...] vis-à-vis de ces éléments et ces produits »[585], ils en constituent sa « « duplication » et sa traduction « physico-chimique »[586]. Les informations qu'ils renferment, notamment génétiques, touchent à l'intimité même de la personne, à « sa véritable identité biologique »[587]. Vu le risque que ces informations peuvent représenter, sur un plan personnel mais plus généralement pour l'espèce humaine, le Code civil encadre strictement les pratiques en lien avec la génétique, en interdisant les pratiques eugéniques, le clonage reproductif ou la modification par la voie génétique de la descendance d'une personne.

Personne par destination. Reprenant les conceptions civilistes de l'immeuble par nature et par destination, certains auteurs[588] ont annoncé l'existence d'une « personne par destination ». Celle-ci impliquerait que la personnalité humaine puisse se retrouver dans des éléments détachés ou intégrés au corps d'une tierce personne. Valable selon Jean-Pierre Baud pour « situer le corps dans sa globalité entre les personnes et les choses », cette théorie s'avère « inutile lorsqu'il s'agit de

---

582 Art. R. 1211-27 CSP.

583 Arrêté du 26 déc. 2018 modifiant l'arrêté du 9 mars 2010 relatif au tarif de cession des produits sanguins labiles.

584 Art. L. 2151-6 CSP.

585 J.-Ch. GALLOUX, « L'utilisation des matériels biologiques humains : vers un droit de destination ? », *D.*, 1999, p. 17.

586 B. EDELMAN, *Ni chose ni personne. Le corps humain en question*, Paris, Hermann, « Philosophie », 2009, p. 63.

587 J.-Ch. GALLOUX, « De la nature juridique du matériel génétique ou la réification du corps humain et du vivant », *RRJ*, 1989/3, p. 521.

588 Not. A. DECOCQ, *Essai d'une théorie générale des droits sur la personne*, Paris, LGDJ, 1960, p. 36 (rééd. nov. 2015 dans la coll. Anthologie du droit, LGDJ) et surtout X. LABBÉE, note sous TGI Lille du 21 avr. 1981 publiée à la *Gaz. Pal.* 1983/2, p. 416 ; et *La condition juridique du corps humain avant la naissance et après la mort*, PU Lille, 1990.

donner un statut aux choses corporelles (humaines) par nature ou aux choses corporelles (humaines) par destination »[589].

Si cette hypothèse peut s'avérer pertinente afin d'assurer la protection des organes prélevés puis réimplantés sur une autre personne, ou encore pour les prothèses au cours de leur intégration au corps d'un individu, elle s'avère sans objet pour les prélèvements dont la destination est uniquement scientifique, et qui n'ont pas vocation à être utilisés dans le champ thérapeutique. La transposition du régime protecteur de la personne aux éléments détachés s'avère trop rigide pour les utilisations scientifiques envisagées. Thierry Revet va même plus loin dans la réfutation de cette théorie en considérant que la personne par destination ne s'applique même pas au corps entier, puisque ce dernier n'est « aucunement en situation de remplir, fût-ce un tant soit peu, le rôle qui est celui de la personne juridique, à savoir un pôle d'imputation de droits et de dettes ; le corps n'est ni titulaire de droits ni destinataire de dettes, il est totalement inapte à une telle fonction »[590].

Les éléments détachés de la personne ne peuvent être assimilés à la personne entendue comme un « sujet de droit »[591]. Ils ne sauraient être considérés comme la personne juridique ni titulaires de la personnalité juridique et des droits qui lui seraient rattachés. À cet égard, « on ne peut concevoir qu'une chose fabriquée avec de la matière [...] puisse être reçue au prétoire en tant que personne »[592], de même qu'il n'est « jamais venu à l'esprit de quiconque d'assimiler une goutte de sang ou une cellule à une personne »[593]. Florence Bellivier abonde en ce sens en estimant que « les tissus et les organes sont des choses [...] parce que si l'on s'en tient à la *summa divisio* entre choses et personnes, ils ne sauraient entrer que dans la première catégorie, pour une raison négative mais impérieuse : qualifier mon sang ou mon doigt de personne heurte la raison et aurait pour conséquence de réduire à rien le concept même de personne »[594]. En revanche, en tant que choses, ils sont des objets de droit et peuvent être assimilés à des prolongements de la personne juridique. Ces droits étant adaptés en fonction de leur nature particulière de ces « choses humaines »[595].

B. L'intégration du prélèvement biologique à la catégorie des choses

Détachés du corps, les prélèvements biologiques font l'objet d'un processus de réification qui les place *de facto* dans la catégorie des choses. Cette notion n'est pas

---

[589] J.-P. BAUD, « Le corps, personne par destination » *in Mélanges à la mémoire de Danièle Huet-Weiller*, PU de Strasbourg et LGDJ, 1994, p. 15.
[590] T. REVET, « Le corps humain est-il une chose appropriée ? », *RTD. civ.*, 2017, p. 587.
[591] J.-Ch. GALLOUX, *Essai de définition d'un statut juridique pour le matériel biologique*, Lille, ANRT, p. 71 : « il est bien certain que les prélèvements effectués dans un but de diagnostic, quelle que soit la partie corporelle en cause, sont des objets manipulables, transférables, que l'on peut éliminer après l'usage, et dans lesquels nul ne songerait à apercevoir une personne ».
[592] A. DAVID, *Structure de la personne humaine. Limite actuelle entre la personne et la chose*, Paris, PUF, 1955, p. 139.
[593] T. LAHALLE, *La qualification juridique du corps humain*, Lille, ANRT, 2002, t. 2, p. 367.
[594] F. BELLIVIER, *Le patrimoine génétique humain : étude juridique*, thèse de doctorat, Université Paris I Sorbonne, Lille, ANRT, 1997, p. 114.
[595] E. BAYER, *Les choses humaines*, thèse de doctorat, Université Toulouse I Capitole, 2003, 455 p.

pour autant facile à cerner tant les choses sont multiples et peinent à être réduites à un dénominateur commun (1). Pourtant, l'inscription des prélèvements biologiques dans la typologie classique des choses permettrait à ce titre, de mieux les appréhender (2).

1. Une appartenance à la catégorie des choses

Notion de chose. De la même manière qu'il s'est agi de circonscrire le corps humain, la chose se présente également comme une notion rétive à toute forme de définition. Non définie par les textes, objet de débats séculaires en doctrine, la chose, pourtant présente partout depuis toujours, semble échapper à toute tentative de qualification. Couramment entendue comme la « désignation indéterminée de tout ce qui est inanimé »[596] la chose semble s'opposer aux êtres vivants, et plus particulièrement à la personne.

Si la « *res* » en droit romain pouvait être assimilée autant à la chose qu'au bien, le droit romano-germanique a progressivement dévoyé cette notion pour l'assimiler à la notion de personne. Jusqu'au XIIIème siècle, la chose était entendue, dans son sens originel tiré du latin *Causa*, comme la question soulevée au cours d'une instance judiciaire, et correspondait aux atteintes portées à l'encontre de la personne et de ses biens[597]. Le Moyen-Âge tardif marquera le retour à la conception romaniste de la chose, et contribuera à l'enracinement de la *summa divisio*[598] entre les personnes et les choses, entre le sujet et l'objet de droit.

La conception occidentale moderne de la chose[599], faute de définition, repose sur une position communément admise par l'ensemble de ses partisans : la chose n'étant pas la personne, elle est tout le reste.

D'inspiration cartésienne, la volonté sera érigée comme critère de distinction fondamental entre les personnes et les choses, en tant qu'instrument de subordination de l'une à l'autre. À ce sujet, Kant considère que « les êtres dont l'existence dépend, à vrai dire, non pas de notre volonté, mais de la nature, n'ont cependant, quand ce sont des êtres dépourvus de raison, qu'une valeur relative, celle de moyens, et voilà pourquoi on les nomme des choses ; au contraire, les êtres raisonnables sont appelés des personnes, parce que leur nature les désigne déjà comme des fins en soi »[600]. Hegel, poursuivant ce raisonnement, écrira que « la personne est volonté infinie en soi et pour soi [...]. Comparée à la personne, la chose est le contraire de la substantialité, ce qui, selon sa détermination, est extériorité. [...]. En tant qu'extériorité la chose n'a pas de fin en soi »[601]. Reprenant les fondements de cette classification, on retrouve dans la doctrine juridique

[596] Dictionnaire de la langue française *Le Littré*, occ. « Chose ».
[597] Y. THOMAS, « *Res*, chose et patrimoine. Note sur le rapport sujet-objet en droit romain », *APD*, 1980, t. 25, p. 413.
[598] T. TAURAN, « Les distinctions en droit civil », *LPA*, 2000, n° 70, p. 5.
[599] S. VANUXEM, occ. « Chose », *in* M. Cornu, F. Orsi et J. Rochfeld (dir.), *Dictionnaire des biens communs*, Paris, PUF, Quadrige, 2017.
[600] KANT, *Fondements de la métaphysique des mœurs*, 1785, trad. V. Delbos, éd. Les échos du maquis, 2013, p. 41.
[601] HEGEL, *Principes de philosophie du droit*, trad. R. Derathe, Libr. Philo. J. Vrin, 1993, p. 101 et s.

plusieurs définitions de la chose entendue « comme des objets qui existent indépendamment du sujet »[602], ou comme simple « objet de droits »[603].

Forme de la chose. De ce constat liminaire, il est possible d'avancer que la chose est une « non-personne »[604] ayant pour vocation unique de satisfaire les intérêts de son détenteur grâce à sa capacité d'instrumentalisation.

Entendue d'abord dans son acception corporelle, la chose peut s'assimiler à une réalité matérielle et tangible. C'est sur le postulat de cette corporalité que se sont construits les régimes juridiques de l'immeuble et de la propriété tels que proposés par le Code civil. Progressivement, la chose s'est émancipée de ce seul critère physique pour revêtir une dimension incorporelle et intégrer le monde des idées, obligeant par là même le législateur et la doctrine juridique à une rénovation de la théorie de la propriété[605]. Désormais, le droit de l'immatériel tend à se développer dans le sillage de choses incorporelles comme l'information, les droits, les noms de domaine, l'image, la clientèle, les fréquences hertziennes, les parts sociales, ou encore le savoir-faire… Ces nouvelles valeurs, perceptibles par « le monde des personnes et de l'économie »[606], ont contribué au développement de nouvelles disciplines juridiques comme la propriété intellectuelle qui englobe la propriété industrielle et la propriété littéraire et artistique[607].

C'est pour tenir compte de cette nouvelle réalité que l'avant-projet de réforme du droit des biens élaboré en 2009, proposait de substituer à l'article 520 du Code civil la formule selon laquelle « sont des biens, au sens de l'article précédent, les choses corporelles ou incorporelles faisant l'objet d'une appropriation »[608].

2. Une confrontation à la typologie des choses

Typologie. « Dès que les grains sont coupés et les fruits détachés, quoique non enlevés, ils sont meubles ». La formulation actuelle de l'article 520 du Code civil, qui concerne la distinction entre les biens meubles et immeubles s'agissant des arbres, peut trouver un écho dans la situation entretenue par la personne avec son propre corps. Si les prélèvements biologiques, une fois détachés du corps humain ne peuvent plus être considérés comme la personne, alors ils ne peuvent appartenir qu'à la catégorie des choses.

Or, cette catégorie est protéiforme et potentiellement infinie, à tel point qu'une confrontation du prélèvement biologique à la typologie des choses est nécessaire afin d'en percevoir l'ensemble des caractéristiques et permettre par la suite de déterminer sa capacité à l'appropriation, à la commercialité juridique et à la patrimonialité.

---

602 F. ZÉNATI-CASTAING et T. REVET, *Les biens*, 3ème éd., Paris, PUF, 2008, n° 2.

603 G. CORNU, *Vocabulaire juridique*, Paris, PUF, 10ème éd.

604 P. BERLIOZ, *La notion de bien*, Paris, LGDJ, Bibl. de dr. priv., t. 489, p. 281.

605 F. ZÉNATI-CASTAING, « Pour une rénovation de la théorie de la propriété », *RTD civ.*, 1993, p. 305.

606 J. ROCHFELD, *Les grandes notions du droit privé*, Paris, PUF, 2013, p. 221.

607 Rémy Libchaber fait ainsi remarquer avec malice qu'« on ne peut qu'être frappé de la récurrence du recours au terme de *propriété* pour des choses incorporelles, qui devraient en être exclues selon la conception classique », *Répertoire de droit civil*, v. « Biens », 2016, n° 61.

608 H. PÉRINET-MARQUET au nom de l'Association Henri Capitant des amis de la culture juridique française, *Proposition de réforme du livre II du code civil relatif aux biens*, 2009.

Critère de la corporalité. D'abord, le prélèvement biologique est une chose corporelle. Aux termes de la distinction mise en évidence précédemment, il ne fait aucun doute quant à l'existence matérielle d'un prélèvement biologique une fois son détachement du corps effectué. Toutefois, il convient de distinguer les prélèvements biologiques en tant que *chose de genre*, c'est-à-dire en tant que catégorie générale composée d'éléments et de produits du corps humain non-individualisables et fongibles, et les *corps certains*[609] qui représenteront les prélèvements biologiques préparés, annotés et individualisés, utilisables pour la recherche et eux-mêmes issus de cette catégorie générale. C'est dans cette deuxième espèce que réside la matérialité des choses qui intéressent cette étude, car elles seules peuvent faire l'objet d'une appropriation en vue d'un passage dans la catégorie des biens.

Critère de la fongibilité. Le prélèvement biologique est une chose non fongible. La fongibilité d'une chose doit s'entendre comme sa capacité à être équivalente ou substituable à une autre, de manière qu'elle puisse servir à l'extinction d'une dette. C'est le cas des choses mesurables par leur poids ou leur espèce, ou encore des choses produites en série. Il en va ainsi du consommateur qui choisit un vêtement parmi d'autres exactement identiques, ou encore du paludier qui dépose sa récolte journalière de sel au sommet d'une camelle. Dans la première situation, le vêtement sera substituable, dans la seconde l'incorporation aura eu pour conséquence de ne plus pouvoir distinguer entre la chose initiale et la chose incorporée.

Cette caractéristique ne s'applique pas aux prélèvements biologiques dans la mesure où chacun d'entre eux est unique car il provient d'une personne différente et renferme ses informations génétiques. Si l'on examine en détail chaque prélèvement, il sera systématiquement possible de mettre en évidence sa singularité. Dans ce cas, « l'indifférence qu'elle [la fongibilité] crée entre les biens, le pouvoir qu'elle confère au bien substitué de ne faire qu'un avec le bien originaire »[610] ne saurait être satisfait.

Mais là ne réside pas l'essence de l'ensemble des recherches scientifiques, et certaines d'entre-elles n'auront pas vocation à étudier la spécificité de chaque prélèvement, ni même de disposer des données médicales personnelles qui leur sont associées. Dans ce cas, il est possible d'avancer l'idée que l'anonymisation irréversible des prélèvements biologiques conduit à leur conférer une certaine fongibilité. Les prélèvements biologiques sont dans ce cas une « matière première » indifférenciée, qui servira de support à une recherche scientifique.

Critère de la consomptibilité. Les choses consomptibles sont mentionnées au détour de deux articles du Code civil relatifs à l'usufruit et au prêt. Elles y sont décrites comme « les choses dont on ne peut pas faire usage sans les consommer »[611] ou encore comme « des choses qui se consomment par l'usage qu'on en fait »[612].

Les prélèvements biologiques sont des matières organiques par nature périssables une fois extraites d'un corps entier. Sans l'intervention d'un tiers pour assurer leur

---

609 Le corps certain désigne la « chose corporelle déterminée dans sa matérialité, spécifiée dans son individualité », G. CORNU, *Vocabulaire juridique*, Paris, PUF, 10ème éd., occ. « Corps ».

610 A. LAUDE, « La fongibilité : diversité des critères et unité des effets », *RTD com.*, 1995, p. 307.

611 Art. 587 C. civ.

612 Art. 1874 C. civ.

conditionnement et leur conservation, ils auraient vocation à être détruits, sans même avoir été consommés.

Rémy Libchaber avance l'idée que « la consomptibilité des biens n'est pas une caractéristique intrinsèque à ceux-ci, mais dépend de l'usage auquel ils sont affectés ; autant dire que loin d'être un caractère inhérent à la chose, la consomptibilité procède de l'affectation à laquelle la chose est destinée »[613]. C'est particulièrement vrai s'agissant des échantillons biologiques utilisés dans le cadre d'une recherche. Cryoconservés au sein de structures dédiées, leur matérialité peut perdurer durant de nombreuses années. C'est l'utilisation des échantillons en recherche qui créera des situations où ils pourront être consommés.

Les échantillons biologiques sont concernés par deux formes de consomptibilité. La première est naturelle et suppose que, sans la moindre modification de la corporalité des échantillons, leur qualité puisse s'altérer à la suite d'une conservation prolongée. Les échantillons peuvent perdre certaines de leurs qualités au fil du temps, et voir leur utilité pour les chercheurs s'amoindrir.

Une consomptibilité provoquée ensuite, lorsqu'un chercheur utilise une partie ou la totalité d'un échantillon biologique pour une recherche, alors la disponibilité de cette chose diminuera ou disparaitra en conséquence. S'il a été totalement consommé, un échantillon ne pourra plus être utilisé pour une nouvelle recherche, ni dans une perspective thérapeutique pour le donneur. Cette situation doit être envisagée à l'aune de trois autres paramètres que sont la rareté de certains échantillons, les difficultés qu'éprouvent les chercheurs pour se les procurer et les droits dont peuvent disposer les donneurs sur ces choses, notamment la possibilité de retirer leur consentement. Pour l'ensemble de ces raisons il convient de procéder à une affectation optimale des échantillons biologiques pour éviter un gaspillage préjudiciable *in fine* à l'ensemble du cops social.

La consomptibilité des échantillons peut être contournée par les techniques de duplication qui ouvrent un accès quasi-infini à certaines ressources. La mise en culture cellulaire primaire ou la constitution de lignées cellulaires permet de multiplier la ressource disponible et d'éviter l'apparition d'une pénurie pour les chercheurs. Toutefois, si certaines lignées cellulaires, sans revenir sur le cas particulier d'Henrietta Lacks[614], sont qualifiées d'« immortelles », d'autres cellules sont concernées par la limite de Hayflick et entrent en sénescence[615] dans un délai déterminé, limitant ainsi leur reproductibilité.

[613] R. LIBCHABER, *Répertoire de droit civil*, v. « Biens », 2016, n° 57.

[614] L'histoire de cette jeune américaine décédée d'un cancer à l'âge de 31 ans dont les cellules ont été dupliquées à son insu pour mettre au point la lignée cellulaire aujourd'hui connue sous le nom de HeLa est racontée dans l'ouvrage de Rebecca SKLOOT, *La vie imortelle d'Henrietta Lacks*, Paris, Calman-Lévy, 2011, 440 p.

[615] Dans un article publié en 1961, L. HAYFLICK et PS. MOORHEAD, "The limited in vitro lifetime of human diploid cellstrains", *Experimental Cell Research*, 1961, 25, p. 585-621 : Léonard Hayflick a mis en évidence le nombre limité de générations cellulaires engendrées par divisions cellulaires.

Section II. Le prélèvement biologique caractérisé par le bien

Détachés du corps entier, les prélèvements biologiques pénètrent le monde des choses. Caractérisés par leur caractère corporel, consomptible et non-fongible, les prélèvements biologiques en tant que choses doivent également être étudiés à l'aune des critères traditionnels de reconnaissance des biens, afin de déterminer leur appartenance à cette autre catégorie (§1).

Si les prélèvements biologiques s'avèrent susceptibles de faire l'objet d'une appropriation liée à l'utilité qu'ils représentent en recherche, ces biens sont toutefois grevés de certaines servitudes qui limitent les utilités que pourront en retirer leurs propriétaires (§2).

§1. L'aptitude à l'appropriation du prélèvement biologique

La première condition de l'apparition d'un bien réside dans son aptitude à faire l'objet d'une appropriation. Plusieurs éléments laissent penser que les prélèvements biologiques sont des choses appropriées (A). Toutefois, le moment de leur première appropriation pose question (B), tout comme la nature juridique de l'emprise qui porte sur eux (C).

A. Le prélèvement biologique, une chose appropriée

L'appropriation de la chose s'impose traditionnellement comme le premier critère de reconnaissance d'un bien (1). Toutefois, certaines choses échappent à cette règle (2).

1. Les conditions d'appropriabilité du prélèvement biologique

Notion d'appropriation. Tous les biens sont des choses mais toutes les choses ne sont pas des biens. La capacité d'une chose à faire l'objet d'une appropriation va déterminer le passage de la chose au bien par les mécanismes de la propriété. Dans son acception communément admise « l'appropriabilité d'un bien » s'entend comme « son aptitude à être soustrait à un usage collectif, au profit d'une dévolution individuelle, exclusive de toute intervention extérieure »[616]. Toutes les choses sont en principe appropriables, à l'exception de celles privées de cette qualité par détermination de la loi[617]. Certains auteurs vont au-delà de ce critère et estiment qu'il ne suffit pas, pour devenir un bien, que la chose soit seulement appropriable, mais qu'elle soit effectivement appropriée[618]. C'est-à-dire qu'un lien juridique entre la personne et le bien soit formalisé. C'est la propriété qui donnera au bien son caractère approprié, et qui matérialisera ce lien juridique entre la personne et son bien. Pour reprendre les propos du professeur Alain Sériaux, « ce *titre* de propriété

---

[616] R. LIBCHABER, *Répertoire de droit civil*, v. « Biens », 2016, n° 11.

[617] Les choses communes de l'article 714 du Code civil. v. M.-A. CHARDEAUX, *Les choses communes*, Grégoire Loiseau (préf.), Paris, LGDJ, Bibl. dr. priv., t. 464, 2006, 504 p.

[618] P. BERLIOZ, *La notion de bien*, Paris, LGDJ, p. 294.

ne se confond pas avec le *fait* de posséder », la propriété n'étant selon lui qu'une « prérogative idéelle »[619].

Notion de propriété. Dans sa conception classique, la propriété constitue un droit réel, incorporé dans la chose sur laquelle elle s'exerce. Cette confusion entre le droit et son objet laisse apparaître l'idée que, par-delà la chose, c'est le contenu du droit exercé sur cette chose qui caractérise l'existence d'un bien. À ce titre, la propriété s'envisage comme un pouvoir souverain, unique, et monopolistique, exercé sur une chose par son propriétaire. Cette « conception robinsonne du rapport aux biens »[620] se manifeste par l'exercice de prérogatives issues de la propriété, qui autorisent un usage exclusif et absolu des utilités de la chose : l'*usus*, l'*abusus* et le *fructus*. Le président Julliot de la Morandière résumait cette acception par une formule employée lors des travaux de la commission de réforme du Code civil : « les choses ne sont jamais des biens, elles ne sont des biens que lorsque des droits portent sur elles. La chose, c'est la notion physique ; le bien c'est le droit de propriété sur la chose : c'est le droit qui est un bien »[621].

La propriété[622] peut s'entendre, dans sa conception renouvelée, dite néo-personnaliste, comme « le pouvoir exclusif d'une personne sur un bien »[623]. Selon cette conception, proposée par Frédéric Zénati[624], la propriété s'assimile à une relation entre un sujet et un objet, les deux n'étant alors plus confondus. Elle constitue un pouvoir sur les biens, dont les modalités d'exercice pourront varier en fonction de la nature des choses et des contraintes posées par l'ordre juridique. Dans ce cadre, « la propriété est le droit de jouir (exclure et bénéficier des utilités immédiates de la chose) et de disposer (édicter des actes juridiques modifiant le statut de la chose et la distribution de ses utilités) d'une chose, conformément aux règles de droit et sans préjudice du droit des tiers »[625]. Ici, la propriété n'est plus caractérisée par les prérogatives qu'elle confère au titulaire du droit. L'*usus*, l'*abusus* et le *fructus* ne représentent plus que des utilités du bien, sur la base desquelles le propriétaire aura la faculté de discriminer dans sa relation avec les tiers. La propriété est alors assimilée à un « droit subjectif permettant à son titulaire d'appréhender les objets qui entrent dans son champ afin d'en avoir un maîtrise absolue [et] permettant de décider ou non d'une affectation »[626]. Cette « sphère de liberté »[627] que représente alors la propriété, permet d'en étendre le champ d'influence à des « biens corporels, meubles et immeubles, des biens incorporels, brevets, marques et inventions, mais aussi des biens purement juridiques, que sont les droits autres que

619 A. SÉRIAUX, *Répertoire de droit civil*, v. « Propriété », 2016, n° 2.
620 P. CRETOIS, « La propriété repensée par l'accès », *RIDE*, 2014/3, t. XXVIII, p. 319.
621 L. JULLIOT DE LA MORANDIÈRE, Travaux de la commission de réforme du Code civil 1946-1947, Sirey, 1948, p. 677.
622 Pour une analyse de la protection du droit de propriété en tant que droit de l'homme, v. X. BIOY, *Droits fondamentaux et libertés publiques*, Paris, LGDJ, 4ème éd., 2016, p. 785 et s.
623 F. ZÉNATI-CASTAING et T. REVET, *Les biens*, 3ème éd., Paris, PUF, 2008, p. 259.
624 F. ZÉNATI, « Pour une rénovation de la théorie de la propriété », *RTD civ.*, 1993, p. 305.
625 B. SCHMALTZ, « Éléments pour une théorie des utilités des biens », *in Mélanges en l'honneur du professeur Christian Lavialle*, PU Toulouse 1 Capitole, 2020, p. 632.
626 J.-G. SORBARA, « Les objets de la propriété publique », *in* AFDA, *La propriété publique*, Paris Dalloz, 2020, p. 28.
627 J. ROCHFELD, *Les grandes notions du droit privé*, Paris, PUF, 2013, p. 293.

le droit de propriété, droits réels et droit personnels partageant une même structure fondamentale »[628]. Cette aptitude à posséder et à instaurer une relation juridique avec un bien se retrouve également chez les personnes publiques, où sa manifestation sera susceptible de relever d'un acte de puissance publique, dont l'exécution pourra prendre des formes exorbitantes du droit commun[629].

C'est cette seconde approche qui sera adoptée comme positionnement pour ces travaux. D'abord, car éloignée de la corporalité, elle s'accommode mieux aux objets en présence, immatériels, que sont la donnée personnelle ou la collection d'échantillons biologiques entendue comme un ensemble. Ensuite, car étudiée par le prisme de ses utilités, la propriété se révèle comme un droit exclusif autant qu'inclusif[630]. Elle conduit à étudier et à imaginer les modalités d'accès des tiers aux utilités de ces biens. En procédant de la sorte, la propriété entre en compatibilité avec la nature particulière de ces biens, issus du vivant, et rattachés à l'intimité de la personne. Elle contribue à la conciliation des intérêts en présence – donneurs, chercheurs, industriels, puissance publique –, participe de la préservation de ces biens, tout en demeurant « la récompense de l'innovation »[631] et le « mécanisme incitateur à la production de richesses »[632].

2. Le prélèvement biologique exclu de la catégorie des choses inappropriables

Choses inappropriables. Pour devenir des biens, les choses doivent être appropriées, c'est-à-dire être l'objet d'un droit de propriété. Or, l'on constate que certaines choses sont rebelles à toute forme d'appropriation. C'est le cas notamment des *res communes*, ou choses dites « communes ». Il convient de préciser que les échantillons biologiques n'appartiennent pas à cette catégorie.

L'article 714 du Code civil définit les choses communes comme celles « qui n'appartiennent à personne et dont l'usage est commun à tous ». La doctrine a tenté de circonscrire les choses communes en utilisant trois critères cumulatifs : l'utilité collective, l'abondance, et l'impossibilité de s'approprier l'ensemble de ces choses.

C'est sur cette base qu'ont été considérées comme communes des choses issues du milieu naturel comme l'eau de mer, les eaux pluviales, la lumière du soleil ou l'air. L'utilité de ces choses se retrouve notamment dans leur rôle indispensable au bon fonctionnement de tous les organismes vivants.

Ensuite, leur abondance sur terre en fait des choses non-rivales[633], c'est-à-dire pouvant faire l'objet d'une utilisation simultanée par plusieurs personnes sans compromettre leur intégrité en tant que ressource collective, ni réduire les usages

---

[628]B. SCHMALTZ, art. préc., p. 632.

[629] X. BIOY, « La propriété éminente de l'État », *RFDA*, 2006, p. 963.

[630] J. ROCHFELD, « Entre propriété et accès : la résurgence du commun », *in* F. Bellivier et C. Noiville (dir.), *La bioéquité. Batailles autour du partage du vivant*, Paris, éd. Autrement, 2009, n° 30 et s.

[631] C. ROUX, « La propriété publique à l'épreuve des données publiques », *in* AFDA (dir.), *Le droit administratif au défi du numérique*, Paris, Dalloz, 2019, p. 61.

[632] *Ibid.*

[633] M. BOUL, « Les "Public goods" : traduction juridique d'une notion économique », *RFDA*, 2013, n° 3, p. 557.

des autres utilisateurs[634]. Cette non-rivalité ferait perdre tout son sens à une quelconque tentative d'appropriation. Le critère de l'abondance est aujourd'hui largement remis en cause dans la mesure où des ressources que l'on pensait inépuisables tendent à se raréfier et contribuent à la formation d'une rivalité nouvelle autour de ces choses.

Enfin, les choses communes se caractérisent par leur « état de mobilité continue et [leur] renouvellement permanent »[635] qui rend leur appropriation en totalité impossible. En raisonnant par l'absurde, il est impossible pour un seul individu de s'approprier l'ensemble de l'air disponible sur la planète. Au mieux peut-on prélever une partie de cette chose pour un usage privatif. C'est le cas notamment de l'air que l'on respire[636], ou de l'eau de pluie que l'on recueille. Mais il convient alors de distinguer la partie (l'eau que l'on capte) de l'ensemble (l'eau en tant que chose commune). La première représente une chose appropriable et donc un bien, tandis que la seconde demeure inappropriable et rétive à la réservation[637].

Jusqu'alors cantonnée à sa dimension « naturaliste »[638], une approche extensive de la notion de chose commune a été développée en doctrine et en jurisprudence. Cette tentative visait à soustraire certaines choses de l'appropriation privative, par détermination de la loi, pour en faire de nouvelles composantes de la catégorie des choses communes. Il en allait ainsi de l'environnement[639], de l'espèce humaine[640] ou encore du spectre hertzien[641]. Si certains éléments ont fait l'objet d'une reconnaissance, le droit positif demeure encore largement attaché à sa vision *propriétariste*, et le législateur se montre réticent à développer cette catégorie[642].

Toutefois, et malgré les dispositions contraires de l'article 714 du Code civil, des discussions sont apparues autour de la possibilité d'une appropriation privative des choses communes. Un argument de fond et une situation de fait pouvaient laisser penser à un retour de l'appropriation dans le débat autour des choses communes. Sur le fond, la raréfaction progressive des choses communes, et *in fine* des ressources naturelles, appellerait à un retour de la propriété sur ces choses – une propriété privée ou collective –, afin d'en assurer la conservation et la protection[643].

---

634 P. SAMUELSON, « The pure theory of public expenditure », *The Review of Economics and Statistics*, vol. 36, n° 4, 1954, p. 387-389.

635 Ch. AUBRY et Ch. RAU, *Cours de droit civil français d'après la méthode de Zachariae*, 4ème éd., 1869, p. 253.

636 Un entrepreneur a ainsi fait commerce de « L'air de Montcuq », petit village situé dans le Lot rendu célèbre en 1976 par Daniel Prévost dans un reportage de l'émission *Le petit rapporteur*. Il commercialise des conserves décorées contenant de l'air capté et « mis en boite » dans ce village.

637 C'est la position défendue dans la thèse de Marie-Alice CHARDEAUX, *Les choses communes*, Paris, LGDJ, 2006, n° 80. Ces choses sont aussi bien rétives à la réservation par une personne privée que publique.

638 J. ROCHFELD, *Dictionnaire des biens communs*, occ. « Chose commune (approche juridique) », Paris, PUF, 2017.

639 B. JADOT, « L'article 714 du code civil et la protection de l'environnement », *L'actualité du droit de l'environnement*, Bruxelles, Bruylant, 1999, p. 53-72.

640 X. LABBÉE, « Esquisse d'une définition civiliste de l'espèce humaine », *D.*, 1999, p. 437.

641 M. BOUL, *Le patrimoine immatériel des personnes publiques*, thèse de doctorat, Université Toulouse 1 Capitole, 2017, p. 72 et s. Il convient de noter qu'une partie du spectre hertzien pourra être considérée comme appropriée dans la mesure où elle intègre le domaine public hertzien.

642 La loi du 29 janv. 2021 (JO n° 26, 30 janv. 2021) est venue modifier l'article L. 110-1 du Code de l'environnement pour intégrer au patrimoine commun de la nation « les sons et les odeurs » qui caractérisent les milieux naturels.

643 J. ROCHFELD, « Entre propriété et accès : la résurgence du commun », *in* F. Bellivier et C. Noiville (dir.), *La bioéquité. Batailles autour du partage du vivant*, Paris, éd. Autrement, 2009, n° 5 à 8.

Dans les faits, la propriété s'est immiscée dans les controverses autour de la patrimonialité des actes pris par la puissance publique conférant à des particuliers un droit à exploiter certaines utilités de choses communes. Cette conception a fait surgir une crainte autour de l'appropriation des biens communs par l'intermédiaire de la propriété exercée sur certaines autorisations administratives.

Exclusion des prélèvements biologiques. Les prélèvements biologiques ne répondent pas aux critères traditionnels de reconnaissance de la catégorie des choses communes. D'une part, avancer que les prélèvements biologiques « n'appartiennent à personne » serait une erreur. Même s'il demeure des interrogations sur le titulaire du droit de propriété exercé sur les prélèvements biologiques, il ne fait aucun doute sur la possibilité de s'approprier ces choses.

D'autre part, même si l'on peut considérer que « des lois de police règlement la manière d'en jouir »[644] par l'existence d'un régime spécifique du don et de l'utilisation des éléments et produits du corps humain, il est difficilement concevable que l'utilisation des prélèvements biologiques soit commune à tous. Si les bienfaits générés par leur utilisation privative peuvent ensuite être partagés par tous, les prélèvements biologiques n'entrent pas dans la définition des bien non-rivaux telle que proposée précédemment. C'est davantage « la découverte scientifique », c'est-à-dire l'information générée par l'échantillon plutôt que l'échantillon lui-même, en tant que support, qui va revêtir le caractère d'une chose commune.

Enfin, les échantillons biologiques forment une catégorie trop hétérogène pour les assimiler à des choses communes.

Un dépassement de cette situation est toutefois possible. En effet, certains considèrent que la qualification de chose commune, « si elle ouvre à chacun l'accès aux ressources, ne permet pas d'en organiser un usage satisfaisant au profit de tous ni, surtout, d'en assurer une préservation »[645]. Pour remédier à cela, l'appropriation apparaît comme une solution cohérente pour concilier l'accès et la préservation de ces ressources. Il s'agirait ici d'une appropriation collective, orchestrée par des « communautés positives »[646] composées notamment d'opérateurs jouissant d'une légitimité supérieure en ce qu'elles poursuivent la satisfaction de l'intérêt général, à savoir les personnes publiques. L'assimilation des biens communs à des biens publics repose bien évidemment sur un volontarisme politique fort, mais permettrait l'application d'un régime protecteur, soucieux des contraintes liées aux utilisations collectives.

B. L'appropriation *ab initio* du prélèvement biologique

L'introduction des prélèvements biologiques dans le monde des choses à la suite de leur détachement du corps suscite deux interrogations. Une interrogation relative au statut du prélèvement et une interrogation relative au titulaire du droit de

---

644 Art. 714 al. 2 C. civ.

645 J. ROCHFELD, *Les grandes notions du droit privé*, Paris, PUF, 2013, p. 232.

646 J. ROCHFELD, « Penser autrement la propriété : La propriété s'oppose-t-elle aux « communs » ? », *RIDE*, 2014/3, t. XXVIII, p. 351-369.

propriété sur ces choses nouvellement apparues. Ces questionnements étant liés, ils supposeront des réponses multiples en fonction des combinaisons retenues. Les prélèvements biologiques sont-ils au moment de leur apparition des choses déjà appropriées ? Des choses abandonnées par leur propriétaire initial ou encore des choses sans maître ? Soit l'on considère que les prélèvements biologiques n'ont jamais fait l'objet d'une appropriation préalable, dans ce cas la propriété sur ces choses relèvera d'un fait acquisitif (1), soit l'on considère que les prélèvements biologiques étaient déjà appropriés avant leur détachement. La question sera alors de savoir si l'acte de détachement permis par le consentement constitue un acte translatif de propriété au profit d'un tiers déterminé, un acte d'abandon, ou si la propriété des éléments détachés demeure celle de la personne à l'origine du prélèvement (2).

1. La qualification de res nullius écartée

Amenuisement de la catégorie. Dans un monde fini, exploité et approprié par l'Homme, il est rare que des choses vierges de toute appropriation continuent d'exister. Le droit qualifie ces choses de *res nullius*, ou choses sans maître. Leur aptitude à l'appropriation existe mais ces choses n'ont pas de propriétaire. Cette situation peut s'expliquer par le fait que ces choses sont nouvellement apparues, soit qu'elles n'ont jamais été appropriées dans le temps, soit qu'elles ont été abandonnées par leur propriétaire, dans ce dernier cas on parle alors de *res derelictae*. Cette notion est couramment utilisée pour qualifier des choses non appropriées comme peut l'être le gibier. L'acquisition primaire de ces choses est rendue possible par simple possession.

Toutefois, cette catégorie tendrait à disparaître sous l'effet du Code civil qui attribue aux communes et à l'État la propriété des biens dépourvus de maîtres. C'est notamment le cas des successions en déshérence[647] ou des biens sans maîtres situés sur le territoire d'une commune[648].

En poursuivant cette logique jusqu'à son terme, cela supposerait que tous les biens meubles et immeubles, dès leur apparition et faute d'existence d'un propriétaire immédiat, appartiennent d'office à l'État. De même que toute chose dont le lien d'appropriation serait inconnu. La jurisprudence est venue nuancer cette situation afin d'éviter l'inflation des biens susceptibles de revenir à la personne publique par cette voie, en la réduisant aux successions et aux immeubles[649].

Application aux prélèvements biologiques. Dès lors, est-il possible d'envisager les prélèvements biologiques comme des *res nullius* ? Leur situation au moment du détachement pourrait le laisser penser. En effet, englobés préalablement dans le corps entier, les prélèvements biologiques suivaient son régime juridique. Isolés et

[647] L'art. 539 C. civ. dispose que « les biens des personnes qui décèdent sans héritiers ou dont les successions sont abandonnées appartiennent à l'État ».
[648] L'art. 713 C. civ. institue un mécanisme de transmission de propriété des biens sans maîtres au profit de la commune d'abord, qui peut se dessaisir de son droit au profit de l'EPCI dont elle est membre. Ce dernier peut également refuser la propriété du bien et en transférer la charge à l'État.
[649] Cass. civ. 1ère, 22 mai 1970, n° 68-12797.

individualisés, la question se pose différemment, et il serait permis de penser que ces « choses nouvelles » n'appartiennent à personne.

Il semble toutefois difficile d'avancer que les prélèvements biologiques sont des choses sans maître. Peut-être le sont-ils pour un temps très court au moment de leur détachement, lorsque, extraits de l'enveloppe corporelle, ils en deviennent une chose distincte et juridiquement autonome. Mais les intentions immédiatement revendiquées sur ces choses par de multiples intervenants témoignent d'une volonté d'appropriation qui écarte d'emblée toute assimilation des prélèvements biologiques à des *res nullius*. La prise en charge des prélèvements biologiques par un professionnel, ou plus généralement l'institution qui l'emploie, et qui ambitionne de les utiliser dans une finalité de recherche, indique clairement une volonté d'exercer une emprise sur ces choses et de s'ériger en propriétaire par possession immédiate.

S'il est complexe à ce niveau de déterminer le titulaire du droit de propriété sur les prélèvements biologiques, il est clair qu'une volonté d'appropriation existe et qu'elle écarte la qualification de chose sans maître.

2. *La qualification de res derelictae discutée*

Chose abandonnée. Souvent apparentées aux *res nullius*, les *res derelictae* s'en distinguent pourtant. Si leur mode d'acquisition est semblable et se réalise par possession de la chose, leur différence réside dans l'appropriation dont ils sont l'objet. Les *res derelictae* sont des choses ayant déjà fait l'objet d'une appropriation, mais qui, à la suite d'un acte d'abandon volontaire de leur propriétaire, ont vu ce lien de propriété disparaître. La chose abandonnée peut faire l'objet d'une nouvelle appropriation. Elle deviendra alors la propriété de la première personne à s'en emparer.

L'abandon n'est pas défini juridiquement, tout au plus est-il mentionné dans quelques dispositions du Code civil[650]. Il se distingue de la simple perte d'un objet qui n'entraîne pas l'extinction de la propriété sur la chose en question. L'abandon peut consister en une manifestation du propriétaire de ne plus exercer sa propriété sur la chose, et en une séparation matérielle d'avec la chose. Toutefois s'il relève du droit exclusif de tout propriétaire d'abandonner sa chose, les contraintes liées à l'ordre public, à la sécurité et à la protection de l'environnement ont conduit le droit à organiser les modalités de ce délaissement, soumettant parfois les propriétaires à des obligations de retraitement de certains déchets qui prolongent leur propriété sur ces choses au-delà de leur volonté initiale. Les déchets opératoires font l'objet d'une prise en charge encadrée par les dispositions du Code de la santé publique dans un souci de préservation de la sécurité sanitaire[651].

Application aux prélèvements biologiques. Les prélèvements biologiques sont-ils des choses abandonnées ? Répondre par l'affirmative supposerait de considérer que les prélèvements biologiques ont d'abord fait l'objet d'une appropriation,

---

[650] L'abandon est mentionné à l'art. 656 du C. civ. s'agissant de droit de mitoyenneté, et à l'art. 699 du même code s'agissant de l'abandon d'une servitude.

[651] A. ZACHAYUS, « Le traitement des déchets d'activité de soins : vers une écologie sanitaire », *Droit et Ville*, 2019/1 (n° 87), p. 161.

puis d'un acte d'abandon par leur propriétaire. Dans ce cas, il conviendrait de déterminer un éventuel « premier possesseur » susceptible d'offrir une nouvelle appropriation à ces choses.

Comme cela a pu être démontré, les prélèvements biologiques ne deviennent des choses que par leur détachement d'un corps entier. Il est alors difficile d'avancer un quelconque lien de propriété avec ces choses avant leur détachement, puisque ces choses n'existent pas encore dans le champ du droit, et demeurent assimilées à la personne elle-même.

Si l'on admettait toutefois que le donneur était propriétaire de ses prélèvements biologiques[652], encore faudrait-il prouver qu'il a intentionnellement souhaité abandonner ces choses après leur détachement. Il conviendrait alors de rechercher d'éventuels indices qui permettraient de consolider ce postulat. C'est tout naturellement à l'acte de consentement au prélèvement et à l'acte autorisant leur utilisation pour une finalité scientifique qu'il conviendrait de se référer. Ces actes peuvent-ils être juridiquement interprétés comme instituant un abandon des prélèvements biologiques par la personne sur laquelle ils ont été prélevés ? La réponse est négative. En effet, l'acte de consentement doit s'interpréter comme une autorisation temporaire octroyée par la personne à l'origine du don en faveur d'une institution, afin que cette dernière, par l'intermédiaire de son personnel, puisse accéder aux utilités de ces prélèvements pour une finalité déterminée[653]. Cela ne signifie pas pour autant que le donneur est propriétaire de ces prélèvements, seulement qu'il dispose de prérogatives sur ces choses nouvelles, qu'il décide d'exercer lorsqu'il consent à leur utilisation dans une perspective scientifique. Les formulaires de consentement, loin de signifier l'abandon de ces choses, organisent les conditions de leur maîtrise par la personne d'origine. En indiquant également les modalités de retrait de ce consentement le cas échéant, la personne conserve sur ces choses une série de prérogatives contradictoires avec l'idée même d'un abandon.

Dans le cas d'une propriété de la personne sur ses prélèvements, le consentement ne constitue ni un acte d'abandon, ni un acte translatif de propriété, mais davantage un usufruit qui organiserait la mise à disposition des utilités des prélèvements biologiques par leur propriétaire (le donneur) au profit d'une institution de recherche. Même si le recueil de prélèvements biologiques repose sur un « don »,

[652] C'est la position adoptée par les juridictions anglaises qui ont reconnu un droit de propriété du donneur sur ses gamètes à la suite de leur destruction par l'institution qui avait normalement la charge d'assurer leur conservation. Si la situation en cause concernait un don thérapeutique pour une finalité autologue (la conservation préventive de sperme pour remédier à une incapacité future à procréer) et non une finalité de recherche, la décision met en évidence l'existence d'un contrat de dépôt ayant pour objet les gamètes entre la personne et l'organisme. Ce contrat ne saurait être interprété comme un transfert de la propriété du matériel biologique en faveur de l'institution en assurant la conservation. Au contraire, le donneur initial conserve la propriété des éléments qu'il dépose dans la banque. Déc. *Yearworth v. N Bristol NHS Trust* [2009] EWCA Civ 37, WLR (D) 34.

[653] Jean-Christophe Galloux entrevoyait déjà les difficultés liées à l'assimilation du consentement à un acte de soin à un abandon. Il préconisait que « le corps médical s'assure afin d'éviter toute contestation ultérieure, de la réelle volonté d'abandon du patient sur les parties corporelles séparées de lui, de sa volonté irrévocable d'abdiquer toute propriété sur ces éléments » (souligné par l'auteur), *Essai de définition d'un statut juridique pour le matériel génétique*, Lille, ANRT, 1988, p. 206.

l'interprétation qu'en fait le droit ne correspond aucunement au sens donné à ce terme dans le langage commun. Ici, le don constitue un garde-fou contre les risques de marchandisation du corps humain. Il garantit que les prélèvements ne puissent être effectués qu'à titre gratuit. Toutefois, la référence au don ne vaut pas sur le terrain des droit de la personne. Le don n'est pas un abandon, il ne rompt pas le lien juridique qui peut exister entre le donneur et les prélèvements biologiques. Celui-ci dispose toujours de prérogatives sur les choses qui auront été prélevées sur son corps.

Tentative de positionnement. Ni la catégorie des choses communes, ni celle des *res nullius*, ni celle des *res derelictae* ne sont pleinement satisfaisantes pour caractériser juridiquement les prélèvements biologiques appréhendés en tant que choses. Ces imperfections résident dans les rapports qu'entretiennent chacune de ces notions avec le droit de propriété. Avancer que les prélèvements biologiques sont des choses communes rendrait impossible l'appropriation de cette catégorie particulière de choses. Dire que les prélèvements biologiques sont des choses abandonnées suppose de démontrer qu'ils sont l'objet d'une appropriation initiale suivie d'un acte d'abandon volontaire par leur propriétaire. Ces conditions peinent à être remplies dans un droit réticent à considérer le corps entier comme un objet de propriété de la personne. Au contraire, l'acte de consentement, loin de formaliser un abandon des prélèvement biologiques, organise un prolongement des droits de la personne sur les éléments qui en sont détachés, faisant alors resurgir l'idée de l'existence d'une personne par destination. Penser enfin qu'ils peuvent être qualifiés de choses sans maître règle la question de leur potentielle appropriation, mais laisse entière celle de la détermination du propriétaire initial. Toutefois, cette approche apparaît la plus en adéquation avec la réalité des prélèvements biologiques. Sans maître au moment de leur détachement, ils sont immédiatement saisis par le droit et sont l'objet de revendications protéiformes émanant aussi bien du donneur que des acteurs de la recherche.

C. La nature juridique de l'emprise sur le prélèvement biologique

L'emprise exercée sur les prélèvements biologiques relèverait dans un premier temps d'un acte de possession exercé par le préleveur. Cette possession est toutefois contrariée par l'inapplicabilité absolue de ce principe à la situation concernée (1). Deux situation permettent tout de même de matérialiser cette possession (2).

1. Une possession contrariée

Possession de la chose. La possession consiste en un pouvoir de fait sur une chose, non en un droit. Elle repose sur une fiction juridique selon laquelle l'emprise sur une chose laisserait supposer l'existence d'un droit de la personne sur cette chose. Mais il ne s'agit ici que d'une apparence et non d'un droit exercé sur la chose, réel ou non selon la façon dont on envisagera la propriété[654]. Cette situation est résumée, pour les biens meubles, par la formule selon laquelle « la possession de la propriété ou d'un droit réel est le fait d'exercer volontairement sur une chose les prérogatives (actives et passives) attachées à la propriété et au droit réel. Ce fait est indépendant du point de savoir si celui qui l'accomplit est ou non le véritable titulaire du droit »[655].

La possession revêt une double fonction, probatoire et acquisitive. Dans son versant probatoire, elle constitue une « présomption de propriété »[656] et protège le possesseur contre la *probatio diabolica*, c'est-à-dire l'obligation d'apporter la preuve de sa propriété sur la chose. Comme en dispose l'article 2256 du Code civil « on est toujours présumé posséder pour soi ». En cas de litige portant sur la revendication d'une chose, il revient au possesseur de démontrer par tout moyen sa possession, entendue comme sa maîtrise et sa volonté exercée sur cette chose. Le demandeur, au contraire, devra prouver l'occupation précaire du possesseur[657]. Lorsque le possesseur n'est pas le propriétaire de la chose, la présomption de propriété lui est toutefois accordée. Si cette situation peut de prime abord apparaitre comme injuste, elle participe de la préservation de l'ordre public[658], et évite le recours à la violence par la stabilisation d'une situation de fait le temps que la justice statue sur la titularité du droit de propriété.

Dans son versant acquisitif, la possession prolongée d'une chose peut aboutir à la mise en œuvre d'une usucapion selon les règles établies aux articles 2260 et suivant du Code civil. Les formes de la prescription diffèreront selon qu'il s'agira d'un bien meuble[659] ou immeuble[660].

Le champ de la possession n'est pas réductible au droit de propriété entendu comme une possession entière. Elle vaut également pour les démembrements du droit de propriété et plus largement pour « tout droit réel principal ou accessoire pourvu qu'il soit susceptible d'emprise matérielle »[661].

Pour être effective, la possession suppose que deux conditions soient accomplies. D'abord une condition matérielle, autrement qualifiée de *corpus*, démontrée par une emprise matérielle stable[662] sur la chose et l'accomplissement par le possesseur des prérogatives afférentes au droit réel possédé. Le *corpus* s'entend ainsi comme la réalisation d'actes matériels (entretien d'un terrain) et juridiques (mise à disposition, assurance de la chose) sur la chose possédée. La réalisation du *corpus* sera différente

---

654 Les théories classiques de la propriété assimilent le droit de propriété à un droit réel. Cette conception est formalisée par l'article 544 du C. civ. Une théorie plus récente proposée par F. Zénati-Castaing et T. Revet réfutent cette assimilation de la propriété à un droit réel dans la mesure ou les droit réels feraient eux-mêmes l'objet d'une appropriation.

655 A. COLIN et H. CAPITANT refondu par L. Julliot de la Morandière, *Traité de droit civil*, t. II, Paris, Dalloz 1959, n° 367.

656 F. TERRÉ et P. SIMLER, *Droit civil, les biens*, 4ème éd., n°162.

657 Cass, civ. 1ère, 7 fév. 1962, Bull. civ. I, n° 91.

658 Cette dimension de la possession a été défendue par SAVIGNY dans son *Traité de la possession en droit romain*, trad. Staedtler, 7ème éd., 1870.

659 Art. 2276 et 2277 C. civ.

660 Art.2272 à 2275 C. civ.

661 J. DJOUDI, *Répertoire de droit civil*, v. « Possession », 2017, n° 11.

662 Pour Jean-Christophe Galloux, « l'absence de stabilité semble fatale à la notion d'appropriation comme critère du bien ». Sans possession stable, le chose peine à se voir transformée en bien. *Op. cit.*, p. 163.

d'une chose à une autre compte tenu de leur différence de nature, les prérogatives offertes au possesseur étant différentes en fonction de la chose envisagée.

Ensuite une condition d'intentionnalité, ou *animus*, qui suppose une volonté du possesseur d'exercer sa possession pour son compte personnel, non pour le compte d'autrui, conformément à l'article 2256 du Code civil. Le droit français distingue clairement la possession de la simple détention, entendue comme « l'exercice licite d'un pouvoir précaire exercé sur un bien en vertu, notamment, d'un titre prévoyant sa mise à disposition tel le bail, le dépôt ou le prêt. Le détenteur ne possède pas pour lui-même mais pour le compte du propriétaire »[663].

Possession des prélèvements biologiques. Qu'en est-il de la situation du professionnel de santé qui recueille des éléments et produits du corps humain pour les utiliser dans une finalité de recherche ? Ce dernier étant seulement détenteur de la chose, il ne peut être assimilé à un possesseur. Plusieurs éléments permettent de justifier cette position.

S'il est indéniable que le chercheur dispose d'une emprise matérielle sur les choses humaines prélevées ou recueillies, c'est l'intention de posséder pour lui-même qui fait ici défaut. L'*animus* n'est pas rempli dans la mesure où un titre juridique, à savoir l'acte de consentement du donneur, circonscrit la finalité ainsi que certaines des prérogatives du chercheur sur ces choses. En l'espèce, le chercheur possèderait le prélèvement biologique pour le compte du donneur en vertu d'un titre limitant ses prérogatives. Ce dernier ne pourrait donc pas prétendre à la propriété sur ces choses, ni compter sur les effets de la prescription acquisitive.

Il agirait alors comme un usufruitier dont l'action porterait sur des biens consomptibles. Selon les termes de l'article 587 du Code civil, « si l'usufruit comprend des choses dont on ne peut faire usage sans les consommer, comme l'argent, les grains, les liqueurs, l'usufruitier a le droit de s'en servir, mais à la charge de rendre, à la fin de l'usufruit, soit des choses de même quantité et qualité soit leur valeur estimée à la date de la restitution ». Dans le cadre de cette relation, la restitution des échantillons au donneur initial est impossible pour des raisons tenant à la nature particulière de ces choses[664] et à la sécurité sanitaire. Tout au plus, le donneur peut-il demander la destruction de ses échantillons. Toutefois, d'autres modalités de retour vers le propriétaire sont envisageables. Il pourrait alors prendre des formes non-pécuniaires, et s'adapter aux demandes des participants en fonction des recherches et des résultats obtenus.

2. *Une possession matérialisée*

Anonymisation. Deux cas de figure pourraient toutefois laisser présager d'une possession du chercheur sur les échantillons biologiques. Le premier est lié à l'anonymisation irréversible des données associées qui rendrait impossible tout

---

[663] Définition de la « Détention » proposée à l'art. 559 de la *Proposition de réforme du livre II du code civil relatif aux biens*, Assoc. H. Capitant des amis de la culture juridique française, 2008 [Disponible en ligne].

[664] T. REVET, « Revendication des choses fongibles », *RTD civ.*, 2002, p. 327 : « le propriétaire de choses fongibles peut toujours tenter de les revendiquer mais il n'y parviendra qu'en démontrant que les biens possédés par le défendeur, sur lequel il entend jeter son dévolu, sont ceux-là mêmes qui constituent l'assiette du droit de propriété dont il se prétend titulaire ».

retour vers le donneur. Cette anonymisation totale se fait généralement avec le consentement du donneur et tend à annihiler la valeur juridique de l'acte de consentement initial, tout comme les prérogatives détenues sur les échantillons et les données. Comment faire valoir un droit de rectification, un retrait du consentement ou une demande de destruction des échantillons biologiques alors que le chercheur n'est plus en mesure de faire le lien entre l'échantillon biologique et la personne de laquelle il provient ? Dans ce cas, le chercheur se trouve en possession de matière humaine brute dépourvue de tout lien connu avec une personne. Son emprise matérielle ne se fera dès lors plus pour le compte d'autrui, mais bien à titre personnel, dans la mesure où l'anonymisation aura volontairement rompu ce rattachement à une personne déterminée. Les règles de la possession semblent ici trouver à s'appliquer.

Nocivité. Le second est lié à la nocivité pour la personne prélevée des éléments détachés. Il serait possible de considérer pour le patient atteint d'une tumeur cancéreuse, que ce dernier manifeste par son consentement à la prise en charge thérapeutique, sa volonté de se débarrasser de cet élément corporel. Est-ce suffisant pour considérer que la personne ne souhaite plus exercer aucune revendication ni aucune des prérogatives d'un propriétaire sur la tumeur qui vient de lui être retirée ? La loi ne distingue pas selon la nocivité des éléments prélevés, les droits des personnes étant similaires sur tous les prélèvements biologiques. Toutefois, une évolution législative allant dans le sens d'une reconnaissance des « biens négatifs »[665] et de la valorisation des déchets issus du soin, permettrait d'élargir les capacités d'utilisation des éléments et produits du corps humain en recherche. À titre d'exemple, penser systématiquement la tumeur comme une source de valeur plutôt que comme une source de coût favoriserait le développement des recherches sur ces ressources « nocives ». Dans ce cas, et plutôt que d'avoir deux consentement distincts, le consentement de la personne à une prise en charge médicale pourrait valoir autorisation pour valoriser les déchets prélevés à cette occasion, dans une finalité de recherche déterminée[666].

Les éléments et produits du corps humain deviennent, dès leur détachement, des choses appropriables. Choses particulières par leur nature, elles font l'objet d'une appropriation immédiate par un titulaire qui demeure difficile à identifier. La reconnaissance des éléments et des produits du corps humain en tant que biens passe ensuite par leur confrontation au critère de l'utilité.

§2. L'utilité comme critère complémentaire de reconnaissance du bien « prélèvement biologique »

L'existence d'un bien repose sur l'aptitude d'une chose à faire l'objet d'une appropriation. La propriété et les droits qui s'y réfèrent ne sont rien d'autre que la

---

665 D. CHILSTEIN, « Les biens à valeur vénale négative », *RTD civ.*, 2006, p. 663 ; D. CHILSTEIN, « La notion de bien confrontée aux choses dépourvues de valeur : l'exemple des biens à valeur vénale négative », *in* L. Leveneur (dir.), *Les « nouveaux » biens*, Paris, Dalloz, 2020, p. 39.
666 D. CHILSTEIN, *Ibid.*

traduction juridique d'une volonté de réservation privative d'une chose du fait de ses utilités. La notion d'utilité est pluridimensionnelle. Elle renvoie, dans un monde organisé autour des relations économiques, à l'idée concomitante de valeur qui elle-même est liée à celle de patrimonialité (A). Dans ce contexte, l'étude des utilités procurées par les échantillons biologiques permet de sceller définitivement leur appartenance à la catégorie des biens (B).

A. L'utilité diversement appréhendée

L'utilité de la chose est susceptible d'être appréhendée à différents égards. Sa vocation opérationnelle la distingue de la valeur qui peut être accordée à toute chose (1). Progressivement, l'utilité s'est déplacée sur le terrain de l'immatériel et permet désormais de qualifier une diversité de biens (2).

1. L'utilité distinguée de la valeur

Rattachement de l'utilité à la valeur. Pour qu'une chose soit considérée comme un bien, encore faut-il, au-delà de son aptitude à l'appropriation, qu'elle constitue un objet de désir qui justifie la mobilisation des mécanismes du droit pour en privatiser les utilités. Ainsi, « la chose qui n'est qu'une potentialité naturelle n'acquiert de portée juridique qu'en sortant de cette "indifférence naturelle" par l'effet de la volonté qui la prend pour objet »[667]. Cette conception renvoie aux origines latines du terme bien, et plus particulièrement à *bonus* entendu au sens « d'utilité, valeur efficiente »[668]. Elle fera écrire aux professeurs Frédéric Zénati-Castaing et Thierry Revet que « les biens sont, étymologiquement, des choses qui procurent des utilités à l'homme »[669] et conduira Pierre Berlioz à constater que « désormais, c'est au contraire la personne qui fait le bien »[670] et non plus la chose par elle-même. La naissance d'un bien résulte alors de la projection par une personne d'une utilité subjective sur une chose.

L'utilité, dans sa dimension économique peut s'entendre comme l'« aptitude, réelle ou supposée, d'un bien à satisfaire un besoin ou à créer les conditions favorables à cette satisfaction »[671]. On retrouve assez tôt des références à l'utilité dans les tentatives de caractérisation du bien. L'on attribue ainsi à Portalis l'expression selon laquelle « les choses ne seraient rien pour le législateur sans l'utilité qu'en tirent les hommes » et à Demolombe quelques années plus tard l'idée connexe selon laquelle « il n'y a de bien pour nous Jurisconsulte que ce qui peut servir à l'Homme »[672].

---

[667] J.-Ch. GALLOUX, *Op. cit.*, p. 167.

[668] A. ERNOUT et A. MEILLET, *Dictionnaire étymologique de la langue latine*, revu par J. André, Klincksieck, 4ème éd., 2001, occ. « Bonus ».

[669] F. ZÉNATI-CASTAING et T. REVET, *Les biens*, 3ème éd. Paris, PUF, 2008, n° 2, p. 18.

[670] P. BERLIOZ, *La notion de bien*, Paris, LGDJ, 2007, p. 222.

[671] Dictionnaire *Le petit Larousse*, occ. « Utilité ».

[672] Ces citations sont utilisées par S. SCHILLER dans son ouvrage *Droit des biens*, Paris, Dalloz, coll. Cours, 8ème éd., 2017, p. 15. La citation de Demolombe est elle-même extraite de son *Cours du Code Napoléon*, Livre II, titre 2, t. IX, 2ème éd, Paris, 1861.

La désirabilité d'une chose « renvoie au monde des personnes et de l'économie en ce que c'est l'intérêt de ces dernières pour tel ou tel élément de richesse ou encore la constitution d'un marché qui va induire la reconnaissance d'une valeur »[673]. Le désirable est une notion subjective et mouvante qui renvoie à l'utilité, voire à la rareté[674] de la chose. Ces éléments concourent par la suite à la détermination d'une valeur, et à l'existence d'un bien.

Détachement entre utilité et valeur. Si l'on a souvent tendance, par facilité terminologique, à assimiler utilité et valeur, ces deux notions, souvent connexes, peuvent toutefois être distinguées. Là où l'utilité d'une chose réside dans sa capacité opérationnelle, par son usage, à satisfaire un besoin particulier, la valeur, entendue comme « ce qui, de son point de vue, est estimable, appréciable, désirable »[675], se dissocie de l'utilitarisme. Une personne pourra ainsi accorder de la valeur à une chose parfaitement inutile, et l'on pensera ici à la valeur sentimentale accordée à certaines choses, notamment les souvenirs de famille. Pierre Berlioz envisage le bien par le prisme de sa saisissabilité et estime que l'utilité et la valeur doivent être distinguées dans la mesure où l'utilité fonderait la volonté du propriétaire de se réserver un bien par les mécanismes du droit, tandis que la valeur concernerait davantage les créanciers désireux de se constituer des sûretés. L'utilité renvoie ainsi à sa « substance »[676] qu'est la valeur, celle-ci pouvant être appréhendée dans ses différentes dimensions.

Dans une approche économique d'abord, la valeur du bien se rapporte à la richesse qu'il est susceptible de générer. La valeur constitue également un instrument de mesure, « un mode de rapport, de comparaison entre les différents biens en circulation, qui permet de dépasser leurs caractères hétérogènes »[677]. Plus un bien sera source de fortune, plus sa valeur sera importante. La valeur vaut ici pour les choses existantes mais peut également prendre une forme spéculative et conduire à considérer comme des biens, des choses n'ayant aucune existence matérielle, mais dont les perspectives d'apparition et de profit qu'elles sont susceptibles de générer représentent une valeur autour de laquelle va s'organiser un marché.

La mesure de la valeur économique s'effectue par le convertisseur que représente l'argent. Cette vénalité constitue également le révélateur de la patrimonialité du bien dans la conception de Charles Aubry et Charles Rau[678]. Ce premier critère permet ainsi de distinguer les biens patrimoniaux (les droits réels portant sur une chose, des droits incorporels ou encore les droits personnels) des droits extrapatrimoniaux (les droits de la personnalité par exemple). Toutefois, la « pécuniarité » du bien ne

[673] J. ROCHFELD, *Les grandes notions du droit privé*, Paris, PUF, 2013, p. 223.
[674] Sur la notion de rareté et son encadrement par les mécanismes du droit, notamment public, v. J.-F. CALMETTE, *La rareté en droit public*, Paris, L'Harmattan, coll. Logiques Juridiques, 2004, 379 p. ;.
[675] G. CORNU, *Vocabulaire juridique*, 10ème éd., Paris, PUF, 2013, occ. « Valeur ».
[676] S. JEAN, *La protection des droits subjectifs par la responsabilité civile*, thèse de doctorat, Université Toulouse 1 Capitole, 2012, n° 216-225, p. 159.
[677] R. LIBCHABER, *Recherches sur la monnaie en droit privé*, P. Mayer (préf.), Paris, LGDJ, Bibl. dr. privé, Tome 225, 1992, n° 48.
[678] Ch. AUBRY et Ch. RAU, *Cours de droit civil français d'après la méthode de Zachariae*, t. IX, 5ème éd. revue par E. Bartin, Marchal et Billard, 1917, p. 333 et s. [Consultable en ligne sur gallica.bnf.fr].

doit pas être confondue avec sa commercialité juridique, c'est-à-dire à son aptitude à circuler entre différents patrimoines, qui révèle un autre critère de reconnaissance de la patrimonialité d'un bien.

La reconnaissance du bien par sa seule valeur économique a été portée à son paroxysme par les juridictions européennes qui, procédant d'une interprétation extensive de l'article 1er du premier protocole à la Convention européenne des droits de l'homme[679], ont considéré que relève de la catégorie des biens tout « intérêt économique substantiel »[680].

Valeur sociale. La valeur peut également revêtir une dimension sociale lorsqu'il s'agit de réserver les utilités d'une chose, non pour en tirer un bénéfice économique, mais pour assurer sa préservation ou son utilisation par le plus grand nombre. La valeur étant de nature subjective, les critères de son appréciation sont susceptibles de varier d'une personne à une autre et mettent en exergue les différences entre l'intérêt général et l'intérêt privé. L'intérêt général, qui guide notamment l'action de l'ensemble des personnes publiques, constitue ainsi un critère d'appréciation particulier de la valeur qui pourra supposer que les personnes publiques acceptent d'administrer des biens qui, d'un point de vue économique, ne représentent aucune valeur. Les conditions d'intégration des biens au domaine public mobilier sont sur ce point éclairantes. Selon les dispositions de l'article L. 2112-1 du Code général de la propriété des personnes publiques, « font partie du domaine public mobilier de la personne publique propriétaire les biens présentant un intérêt public du point de vue de l'histoire, de l'art, de l'archéologie, de la science ou de la technique ». Cette démarche patrimoniale publique dont l'objet est d'assurer la préservation de certains biens tout en organisant leur accès, s'exerce également dans le champ de l'immatériel. Les données publiques[681] font ainsi l'objet d'un encadrement spécifique depuis une loi de 2016[682], et beaucoup appellent de leurs vœux à une appropriation publique des biens environnementaux[683]. L'utilité publique étant distincte de l'utilité économique, elle contribue à la spécificité des biens publics.

Les effets combinés de l'économie et de la subjectivité inhérente à toute valeur ont contribué à la disruption progressive des cadres traditionnels de reconnaissance des biens, faisant ainsi naître des biens sur des terrains encore vierges de toute exploitation lucrative. Si toute chose est désormais susceptible de représenter une valeur économique – l'exemple du corps humain est sur ce point topique –, il revient au politique d'intervenir pour en encadrer les utilisations, de manière à les faire correspondre aux valeurs fondamentales d'une société considérées à un moment déterminé. Ainsi, « seules les considérations sociales peuvent interdire ou

---

[679] Art 1, premier Protocole Convention EDH : « Toute personne physique ou morale a droit au respect de ses biens ».

[680] CEDH, 18 juin 2002, *Oneryildiz c/ Turquie*, § 142.

[681] Doss. Spé. Données publiques, *RFAP*, 2018/3 (n° 167). v. M. BOUL, « Réflexions sur la notion de données publiques » et A. CAMUS, « La propriété des données publiques ».

[682] Loi n° 2016-1321 du 7 oct. 2016 pour une République numérique (JO n° 235, 8 oct. 2016).

[683] Sur cette notion v. not. M. DEFFAIRI, *La patrimonialisation en droit de l'environnement*, Paris, LGDJ, Bibl. de l'IRJS – André Tunc, 2015.

restreindre l'appréhension de diverses choses comme des biens, soit que des valeurs essentielles y répugnent (le cadavre), soit que l'intérêt général commande que des choses demeurent à l'état de choses communes faisant l'objet d'une utilisation collective »[684]. En l'espèce, la valeur des échantillons biologiques ne repose que sur leur nombre et leur rassemblement au sein d'une collection. Le Comité consultatif national d'éthique s'est référé dès 2003 à la notion de bien pour qualifier les collections d'échantillons biologiques. Il faisait déjà remarquer que « la masse des informations et les données qui en découlent n'ont en réalité pris de valeur pour tous ceux qui participent que parce qu'elles sont rassemblées et comparées entre de nombreuses personnes. Elles constituent progressivement un bien qui se détache de la personne qui a fourni un élément de son corps et qui ne vaut que par l'usage commun que le progrès a rendu possible »[685].

2. *L'utilité élargie à l'immatériel*

La référence à l'utilité permet également de contourner l'inadéquation aux sociétés contemporaines de l'inférence selon laquelle est un bien toute chose matérielle susceptible d'appropriation. Les choses incorporelles « naissent dans les relations économiques »[686] et constituent l'« expression de la puissance de l'homme »[687] et sa victoire progressive sur la matérialité des choses, faisant ainsi « s'éloigner de la réalité physique »[688] la matière des biens. La référence à l'utilité permet l'intégration dans le champ des biens de toutes les choses qui ne pouvaient prétendre à une telle qualification selon l'approche matérialiste traditionnelle.

Si la question des choses immatérielles était prégnante en droit romain au travers des *res incorporales*[689], « ce n'est véritablement qu'avec la dématérialisation de la société du XXème siècle que la nécessité de reconnaître les biens incorporels prendra toute son ampleur »[690]. Cette reconnaissance s'effectuera en deux temps. D'abord, par la constatation de la naissance d'un marché autour de choses dont l'utilité suscite des velléités propriétaristes. La conception corporaliste de la propriété n'est plus exclusive, le XVIIIème siècle a vu émerger une propriété qui n'en portait pas le nom initialement, celle des choses incorporelles et notamment des créations de l'esprit.

Ensuite, par l'élaboration de règles de droit permettant d'organiser la réservation des utilités de ces choses et par là même, de contribuer à leur passage dans le monde des biens. L'on pense ici à l'information[691], à l'image de la personne, au savoir-faire[692], aux noms de domaine, aux autorisations administratives (comme les

---

684 F. ZÉNATI-CASTAING et T. REVET, *Op. cit.*, p. 21.

685 CCNE, avis n° 77, *Problèmes éthiques posés par les collections de matériel biologique et les données d'information associées : « biobanques » « biothèques »*, 2003, p. 6.

686 R. LIBCHABER, *Répertoire de droit civil*, v. « Biens », 2016, n° 39.

687 F. ZÉNATI-CASTAING et T. REVET, *Op. cit.*, p. 29.

688 F. ZÉNATI, « L'immatériel et les choses », *ADP*, 1999, t. 43, p. 79.

689 GAÏUS, II. 12 : « Quaedam praeterea res corporales sunt, quaedam in(corporales) ».

690 J. ROCHFELD, *Les grandes notions du droit privé*, Paris, PUF, 2013, p. 222.

691 v. P. CATALA, « La propriété de l'information », *in Mél. Offerts à P. Raynaud*, Paris, Dalloz Sirey, 1985, p. 97.

692 Encadré par les dispositions relatives à la protection des secrets de fabrication : art. L. 1227-1 C. trav., art L. 621-1 CPI ainsi que les dispositions du C. civ. relatives à la concurrence déloyale not. l'art. 1382 C. civ.

autorisations sanitaires[693], les quotas de gaz à effet de serre[694] ou les autorisations d'utilisation des fréquences hertziennes), aux inventions, aux valeurs financières ou encore aux droits patrimoniaux. Dans certains cas, la jurisprudence est venue remplacer les dispositions législatives en élevant au rang de biens certaines valeurs immatérielles. C'est le cas notamment des clientèles civiles[695] ou encore du numéro de carte de crédit[696].

B. Les utilités diversifiées du prélèvement biologique

Les éléments et produits du corps humain ont prouvé leur utilité à plusieurs égards. S'il relève de la mission impossible – car subjective – de relever toutes les utilités de ces choses, il convient toutefois d'en illustrer certaines afin de justifier définitivement leur appartenance à la catégorie des biens. L'utilité des éléments et produits du corps humain est double. Elle se manifeste d'abord dans la phase de recherche fondamentale puis appliquée, ou les échantillons biologiques, réunis en collection, en constituent le socle et la matière première (1). Elle apparait ensuite dans la phase thérapeutique ou les éléments et produits participent au développement d'une médecine personnalisée (2).

1. L'utilité scientifique du prélèvement biologique

Une utilité rapidement constatée. L'utilité des éléments et produits du corps humain pour la recherche scientifique avait rapidement fait l'objet d'une prise de conscience politique. Dès 2003, le Président de la République Jacques Chirac proclamait que « les collections de cellules et de tissus humains constituent une étape aussi importante pour le développement des sciences de la vie que l'installation des bibliothèques et des archives pour l'histoire de nos sociétés »[697].

Les chercheurs ont très tôt réalisé l'intérêt scientifique lié à la conservation d'éléments et de produits du corps humain. Pour preuve, un rapport saisissant de l'IGAS en 2002, mettait en évidence la nécessité de réaliser un encadrement législatif des nombreuses collections conservées au sein des établissements de santé français[698], en raison de leurs conditions précaires de conservation ainsi que du non-respect des principes protecteurs de la personne.

Mise en pratique dans l'encadrement juridique. L'encadrement de l'utilisation des éléments et produits du corps humain mis en place à partir de 2004 reprendra ce critère d'utilité pour en faire une application aux organismes de recherche. L'utilité est ici envisagée dans une double dimension, subjective et objective.

---

[693] B. APOLLIS, *Autorisations sanitaires et hospitalisation privée. Contribution à l'étude des autorisations administratives dans leurs rapports avec les personnes privées*, Paris, LEH, 521 p. ; V. CAVALIER, *Les autorisations en matière hospitalière et médico-sociale*, thèse de doctorat, Université d'Angers, 2020, p. 254 et s.

[694] J.-Ch. ROTOULLIÉ, *L'utilisation de la technique de marché en droit de l'environnement. L'exemple du système européen d'échange des quotas d'émission de gaz à effet de serre*, Paris, LGDJ, Bibl. dr. pub., 2017, 500 p.

[695] Cass. civ. 1ère, 7 nov. 2000.

[696] Cass. crim., 14 nov. 2000, n° 99-84522.

[697] J. CHIRAC, allocution prononcée lors du symposium international au Collège de France à l'occasion des 20 ans du Comité consultatif national d'éthique (CCNE), Paris le 23 fév. 2003.

[698] IGAS, *Conservation d'éléments du corps humain en milieu hospitalier*, rapport n° 2002 009, mars 2002.

Subjective d'abord car la conservation d'échantillons biologiques est possible pour tout organisme qui justifierait d'une utilité liée aux « besoins de ses propres programmes de recherche ».

Objective ensuite, car la demande devra être avalisée par l'autorité administrative qui s'attachera à établir « la finalité scientifique de l'activité » de conservation d'échantillons biologiques envisagée[699]. L'assouplissement des conditions de réutilisation des collections biologiques met également en évidence l'utilité revêtue par ces ressources pour des chercheurs qui, plutôt que de procéder à leur destruction au terme du programme pour lequel la collection aura été constituée, entreprendront de les réaffecter.

L'objet « collection » offre aujourd'hui de nouvelles utilités techniques en s'adaptant aux besoins des organismes de recherche. L'utilisation de « tissus inclus en paraffine après fixation par le formol » ou encore la « construction « tissue microarrays » permettent de satisfaire à cette demande nouvelle[700] et participent grandement de l'innovation dans le domaine des biotechnologies.

2. L'utilité thérapeutique du prélèvement biologique

Les innovations issues de la recherche – la mise en évidence de nouveaux biomarqueurs[701] par exemple –, permettent d'offrir aux patients un traitement adapté dans le cadre d'une médecine personnalisée[702]. D'abord indispensables pour la détermination d'un diagnostic, l'extraction puis la conservation de prélèvements biologiques dans une finalité thérapeutique permet également d'assurer un suivi à long terme des patients, en offrant la possibilité de confronter de nouvelles thérapeutiques à des prélèvement antérieurement réalisés. La conservation thérapeutique de cellules pour une finalité autologue est également possible[703]. Ils constituent enfin une forme d'archivage concret des données médicales d'un patient auquel ce dernier peut demander l'accès en vue, pourquoi pas, de réclamer un nouvel examen médical de la part d'un autre professionnel.

L'utilité thérapeutique des éléments et produits du corps humains se manifeste également lorsqu'ils sont à l'origine directe d'un bienfait thérapeutique. Soit par leur nature même lorsqu'un organe est utilisé pour une transplantation, ou que du sang est transfusé à un patient. Soit par leur transformation en produits de santé tels que mentionnés dans la cinquième partie du Code de la santé publique, en tant que substances actives ou excipients entrant dans la fabrication de médicaments. C'est le

---

699 Art L. 1243-3 CSP.

700 P. HOFMAN, « Les politiques des collectionneurs de tumeurs », *in* X. Bioy (dir.), *La régulation publique des centres de ressources biologiques. Le cas des tumorothèques*, Paris, LEH Édition, 2018, p. 50.

701 L'ANSM définit le biomarqueur comme « une caractéristique mesurable, indicatrice de processus biologiques normaux ou pathologiques, ou de réponses pharmacologiques à une intervention thérapeutique ».

702 E. RIAL-SEBBAG, « Médecine personnalisée, médecine privatisée ? Enjeux juridiques et de santé publique », *Médecine/Sciences*, n°2, 2014, p. 36.

703 Art. L. 1242-1 CSP.

cas notamment des médicaments de thérapie innovante[704] ou des médicaments dérivés du sang[705].

§3. Le prélèvement biologique, un bien grevé de « servitudes »

La teneur des développements qui précèdent laisse à penser que les prélèvements biologiques appartiennent à la catégorie des biens. La conséquence de cette assimilation réside dans leur capacité, en tant que biens patrimoniaux, à intégrer le patrimoine de leur propriétaire. Cette patrimonialité est toutefois incomplète s'agissant des prélèvements biologiques (A). N'étant pas des biens comme les autres, car issus du vivant et intimement liés à la personne de laquelle ils sont issus, ils ne sauraient être utilisés comme n'importe quel autre bien. Plusieurs dispositions viennent limiter la disponibilité des prélèvements biologiques et contraindre d'autant les prérogatives des propriétaires sur ces biens (B).

A. La patrimonialité incomplète du prélèvement biologique

Dans sa conception traditionnelle, le patrimoine intègre des biens dits patrimoniaux sur la base de critères auxquels les prélèvements biologiques répondent (1). Toutefois, la patrimonialité des prélèvements biologiques se heurte encore au statut de l'enveloppe dont ils sont issus, et qui se trouve protégée par le principe antonyme de non-patrimonialité du corps humain (2).

1. La patrimonialité des éléments

Approche juridique du patrimoine. Le patrimoine est une notion juridique aussi cardinale que mouvante. Apparu à Rome où il désignait, dans une conception objective, « l'ensemble des biens d'une personne, sans discrimination selon leur pécuniarité ni références aux dettes susceptibles de les grever »[706], le patrimoine consiste en une universalité de droit, dont la titularité pouvait être collective. Le patrimoine se comprenait alors dans un sens proche de celui qu'on lui attribue aujourd'hui dans le langage courant, à savoir un « agrégat d'actifs »[707]. Selon cette conception, le patrimoine s'entend comme l'ensemble des biens qui constitue la richesse d'une personne ou d'un groupe, et qui est susceptible d'une transmission aux descendants.

En France, la compréhension de la notion de patrimoine repose en grande partie sur les écrits de Charles Aubry et Charles Rau qui, au XIXème siècle, ont proposé un approfondissement de la théorie patrimoniale allemande établie notamment par Carl Salomon Zachariae. Dans leur *Cours de droit civil français*, les deux auteurs s'émanciperont de la conception romaine du patrimoine et de sa correspondance avec les biens, pour opérer un rattachement du patrimoine à la personne juridique.

---

[704] Les médicaments de thérapie innovante sont mentionnés au 17° de l'art. L. 5121-1 du CSP.
[705] Le médicament dérivé du sang est défini à l'art. L. 5121-1 18° du CSP.
[706] F. ZÉNATI-CASTAING et T. REVET, *Op. cit.*, p. 22.
[707] F. ZÉNATI, T. REVET, *Manuel de droit des personnes*, Paris, PUF, 2006, n° 109, p. 115.

Le patrimoine deviendra alors la « représentation économique » de la personne selon une conception subjective. Cette théorie, qui incarne pour certains l'« apogée de la doctrine »[708], a opéré une « mutation d'une profondeur telle que les juristes sont incapables de penser sans elle »[709].

Le patrimoine s'entend ainsi, dans la continuité d'Aubry et Rau comme « l'ensemble des droits et des charges d'une personne appréciable en argent, envisagé comme formant une entité de droit »[710], laquelle serait constituée « d'actif (les droits) et de passif (les obligations), se rapportant à l'activité d'une personne, l'actif répondant du passif »[711]. De cette personnification, Aubry et Rau feront découler les principes caractéristiques du patrimoine qui irrigueront la législation nationale ainsi que les définitions communément admises en doctrine.

Le patrimoine est unanimement considéré comme une universalité de droit[712] composée de biens et de droits[713] intégrés à ce contenant à un instant donné, ou ayant vocation à l'intégrer à l'avenir. Ces biens et droits sont répartis entre un actif et un passif qui se répondent l'un l'autre par les mécanismes de la subrogation réelle et de la fongibilité qui permettent le remplacement des biens à l'intérieur du patrimoine ainsi que leur transmutation en argent afin de garantir des dettes.

Rattachement à la personne. Les principes d'unité et d'indivisibilité du patrimoine supposent que toute personne juridique, physique ou morale, est titulaire d'un seul et unique patrimoine, ce dernier ne pouvant se subdiviser en patrimoines annexes répondant à des activités particulières. La réception de ce principe dans le droit français se retrouve notamment dans le domaine des procédures collectives selon l'adage « faillite sur faillite ne vaut ». Cette acception trouve une application concrète à l'article L. 640-2 du Code de commerce aux termes duquel : « à moins qu'il ne s'agisse de patrimoines distincts d'un entrepreneur individuel à responsabilité limitée, il ne peut être ouvert de nouvelle procédure de liquidation judiciaire à l'égard d'un débiteur soumis à une telle procédure tant que celle-ci n'a pas été clôturée ».

Ces deux principes, apanages de la théorie du patrimoine-personne, ont été progressivement remis en cause par le développement de conceptions concurrentes centrées sur un patrimoine-but et des patrimoines collectifs. Selon cette conception, apparue dans la doctrine allemande de la fin du XIXème siècle, chez Alois von Brinz notamment[714], il ne s'agit plus de lier un patrimoine à un titulaire, mais de créer des patrimoines affectés à une finalité particulière en fonction des activités exercées par le titulaire. La personne est plurale et ses activités diversifiées. Elle pourrait alors détenir plusieurs patrimoines distincts, créés spécifiquement pour l'exercice d'une

---

708 F. ZÉNATI, « Mise en perspective et perspectives de la théorie du patrimoine », *RTD civ.*, p. 667.

709 *Ibid.*

710 M. PLANIOL et G. RIPERT, *Traité pratique de droit civil français*, t. III, Les biens, Paris, LGDJ, 1952, n° 15.

711 C. LARROUMET, *Droit civil, t. I, Introduction à l'étude du droit privé*, Paris, Economica, 1984, n° 412.

712 G. CORNU, *Vocablaire juridique*, occ. « Universalité » : « ensemble de biens et de dettes formant un tout [...] dont les éléments actifs et passifs sont inséparablement liés (l'actif répond du passif, l'ensemble de l'actif ne peut être transmis que sous déduction du passif, etc.) ».

713 M. FABRE-MAGNAN détaille la composition du patrimoine dans son article « Propriété, patrimoine et lien social », *RTD civ*, 1997, p. 583, n° 24.

714 F. BELLIVIER, « Brinz et la réception de sa théorie du patrimoine », colloque Univ. Strasbourg, *La science française et la science juridique allemande de 1870 à 1918*, Annales fac. dr. Strasbourg, 1997.

activité. Ce postulat sera repris par Léon Duguit notamment et, dans une conception objective, lui permettra de rejeter la personnalité morale de l'État tout en rattachant le patrimoine aux services publics[715].

Les exemples se multiplient dans le droit français qui autorisent une personne à détenir plusieurs patrimoines. L'objectif de cette distinction étant de protéger le patrimoine personnel du titulaire en empêchant l'engagement total de ses biens par la circonscription des garanties. On pense à la constitution d'un « patrimoine professionnel » par la création de la société unipersonnelle en 1985[716], qui aura permis de protéger nombre d'entrepreneurs individuels de l'engagement de leur responsabilité sur l'ensemble de leur patrimoine dans le cadre d'une procédure collective. La fondation, entendue comme « l'acte par lequel une ou plusieurs personnes physiques ou morales décident l'affectation irrévocable de biens, droits ou ressources à la réalisation d'une œuvre d'intérêt général et à but non lucratif »[717] constitue également un exemple de patrimoine affecté au même titre que la fiducie.

Enfin, il existerait un patrimoine de dignité composé des biens innés – notamment les droits de la personnalité ou encore les souvenirs de famille – et des biens extra-patrimoniaux essentiels à la poursuite d'une vie digne, et dont l'insaisissabilité est établie par la loi (le logement familial ou individuel).

Dans le même temps, la résurgence des patrimoines collectifs pour prendre en compte certaines problématiques, notamment environnementales, se dessine de longue date en doctrine[718], sans pour autant avoir fait l'objet d'une prise en compte par le droit positif. Le patrimoine commun de l'Humanité[719], ou encore de la Nation, sont autant de notions de patrimoines affectés à la préservation de biens considérés comme relevant d'un intérêt collectif qui justifient une intervention commune pour en perpétuer l'existence.

Fonction du patrimoine. La fonction du patrimoine est double. Dans la droite ligne des écrits du professeur Judith Rochfeld, le patrimoine exerce une fonction de « responsabilisation » des individus. Par le mécanisme du droit de gage général, le patrimoine « permet plus précisément d'affecter une masse de biens – l'actif du patrimoine, présent et futur – à la garantie financière de tous les actes de la personne »[720]. La personne engage ainsi son patrimoine dans chacun des actes économiques de sa vie, cette garantie représentant le lien de confiance indispensable à toute relation de nature économique.

Le patrimoine exerce ensuite une fonction de transmission par les mécanismes successoraux. Le rattachement du patrimoine à la personne ne signifie pas pour autant sa disparition à la mort de cette dernière. Par une abstraction visant à la

---

715 L. DUGUIT, *Traité de droit constitutionnel*, t. III, 2e éd., Paris, E. de Boccard, 1923, § 73, p. 310.

716 Loi n° 85-697 du 11 juill. 1985 relative à l'entreprise unipersonnelle à responsabilité limitée et à l'exploitation agricole à responsabilité limitée (JO 12 juill. 1985).

717 La définition de la fondation est issue de l'art. 18 de la loi n° 87-571 du 23 juill. 1987 sur le développement du mécénat (JO 24 juill. 1987).

718 v. R.-J. DUPUIS, « Réflexions sur le patrimoine commun de l'Humanité », *Droits*, 1985, p. 63.

719 L'UNESCO reconnait le génome humain comme appartenant au patrimoine commun de l'humanité (déclaration universelle sur le génome humain de 1997). v. J.-Ch. GALLOUX, « Les enjeux d'une déclaration universelle sur la protection du génome humain », *D.*, 1996, chron., p. 141.

720 J. ROCHFELD, *Les grandes notions du droit privé*, Paris, PUF, 2013, p. 350.

continuation de la personnalité du défunt, l'on assiste à une incorporation du patrimoine de la personne décédée dans le patrimoine de ses successeurs. Si l'héritier accepte la succession, il répondra « indéfiniment des dettes et charges qui en dépendent »[721].

Critères de patrimonialité. Pour répondre de ces fonctions, les biens du patrimoine doivent répondre à plusieurs critères. L'aptitude à faire l'objet d'une évaluation en argent d'abord, qui matérialise la fongibilité des biens patrimoniaux et assure aux créanciers la possibilité de se désintéresser rapidement.

L'aptitude à la commercialité juridique des biens ensuite, qui témoigne de leur disponibilité, de leur capacité à être l'objet d'actes juridiques et à circuler entre les patrimoines. Pour Thierry Revet, « le commerce juridique désigne le cadre symbolique dans lequel se réalisent les modifications dans la situation juridique des biens à l'égard des personnes : sa fonction est de renseigner sur la possibilité ou l'impossibilité de procéder à la modification de la situation juridique des différents types de choses [...] La "commercialité " participe de la situation du propriétaire. Être propriétaire c'est avoir établi une relation d'exclusivité avec une chose, d'où résulte, notamment, la faculté d'engager cette chose dans les actes juridiques »[722].

Alain Sériaux poursuit cette logique en fondant la patrimonialité d'un bien sur son « accessibilité à l'échange »[723]. Selon lui « les biens qui ne peuvent pas être échangés contre d'autres ne sont pas des biens patrimoniaux. C'est pourquoi l'argent qui, comme chacun sait, peut indifféremment se trouver en n'importe quelle main, a progressivement été considéré comme le bien patrimonial par excellence »[724].

La satisfaction de ces critères permettrait, de manière certes imparfaite, de distinguer entre les biens patrimoniaux, qui relèveraient de l'avoir, et les biens extra-patrimoniaux, qui relèveraient de l'être[725]. Les biens patrimoniaux seraient aptes à circuler dans le commerce et rapidement disponibles pour les créanciers en raison de leur équivalence en argent. Les biens extra-patrimoniaux seraient au contraire intimement rattachés à la personne qui, « justement parce qu'elle est une personne, possède immédiatement, sans avoir même à les déclarer siens, des biens innés et même inaliénables tant ils ne font qu'un avec elle »[726]. Pierre Berlioz plaide pour l'existence d'un « domaine personnel » qui engloberait l'ensemble des choses appropriées mais exclues du patrimoine en raison de leurs spécificités[727].

La frontière entre ces deux catégories tend toutefois à s'estomper sous l'effet de la monétisation des rapports humains. Tout ou presque s'évalue désormais en argent, les éléments corporels détachés tout comme les atteintes portées à un droit

721 Art. 785 C. civ.

722 T. REVET, « Chose hors commerce : des choses contrefaites ne peuvent être vendues », obs. sous Cass. com., 24 sept. 2003, *Sté CCP c/ Sté Ginger*, n° 01-11.504, *RTD civ.*, 2004, p. 119.

723 A. SÉRIAUX, « La notion juridique de patrimoine. Brèves notations civilistes sur le verbe avoir », *RTD civ.*, 1994, p. 801, n° 2.

724 *Ibid.*

725 A. SÉRIAUX, *Rép. Dr. Civ.*, v. « Patrimoine », 2000, n° 12.

726 *Ibid.*

727 P. BERLIOZ, *La notion de bien*, Paris, LGDJ, Bibl. de dr. priv., t. 489, p. 442, n° 1425 et s.

de la personnalité (l'image ou l'honneur par exemple). Cette situation contribue à affaiblir le critère de la pécuniarité pour établir la patrimonialité d'un bien.

Certains biens peuvent être l'objet d'actes de disposition sans qu'aucun prix ne puisse leur être attribué, la vénalité sur ces biens étant prohibée par la loi. C'est le cas notamment du corps humain dont le respect suppose la non-patrimonialité. Face à cette limite, Grégoire Loiseau propose de distinguer entre les biens placés hors du commerce et ceux placés hors du marché[728]. Si les choses placées hors du commerce par détermination de la loi sont nécessairement placées hors du marché du fait de leur indisponibilité à l'échange, la relation inverse n'est pas systématiquement vérifiée. Les éléments et produits du corps humain, une fois détachés de la personne par un consentement donné à titre gratuit, deviennent des choses intégrées au commerce juridique, sans pour autant que leur circulation ne réponde aux règles du marché entendu comme « un dispositif par lequel des acheteurs et des vendeurs se rencontrent pour déterminer le prix et la quantité échangée d'un bien »[729]. C'est le cas par exemple des organes, qui peuvent faire l'objet d'actes de disposition entre vifs et à titre gratuit, dans le cadre d'un don croisé ou d'un don intra-familial. L'exemple est également avancé pour des tombeaux et des sépultures qui peuvent être l'objet d'actes juridiques de renonciation ou de donation, sans pour autant être évaluables en argent[730].

2. La non-patrimonialité de l'enveloppe

Principe. Le législateur de 1994 a prolongé la tradition personnaliste du corps humain en faisant le choix de reconnaitre le principe de non-patrimonialité du corps humain dans une série de dispositions d'ordre public. L'article 16-1 du Code civil dispose que « le corps humain, ses éléments et ses produits ne peuvent faire l'objet d'un droit patrimonial » et l'article 16-5 du même code ajoute que « les conventions ayant pour effet de conférer une valeur patrimoniale au corps humain, à ses éléments ou à ses produits sont nulles ».

L'inscription dans la loi du principe de non-patrimonialité du corps humain est venu relancer un débat initié de longue date en doctrine[731]. Il se concrétisera en jurisprudence dans un arrêt de principe de l'assemblée plénière de la Cour de cassation[732] qui affirmera le principe d'indisponibilité du corps humain pour annuler une convention de mère porteuse. Visant les articles 6 et 1128 anciens du Code civil, les juges du Quai de l'Horloge avaient estimé que « la convention par laquelle une femme s'engage, fût-ce à titre gratuit, à concevoir et à porter un enfant pour l'abandonner à sa naissance contrevient tant au principe d'ordre public d'indisponibilité du corps humain qu'à celui de l'indisponibilité de l'état des personnes ».

---

[728] G. LOISEAU, « Typologie des choses hors du commerce », *RTD civ.*, 2000, p. 47, n° 11 et s.
[729] P. SAMUELSON et W. D. NORDHAUS, *Économie*, Paris, Economica, 18ème éd., 2005.
[730] Les situations présentées ici sont reprises de jurisprudences étudiées par G. Loiseau dans son article « Typologie des choses hors du commerce », *RTD civ.*, 2000.
[731] Sur la genèse du principe d'indisponibilité du corps humain et sa récurrence dans la doctrine de la première moitié du XXème siècle, v. l'introduction de la thèse de M.-X. CATTO, *Le principe d'indisponibilité du corps humain. Limites de l'usage économique du corps*, Paris, LGDJ, 2018, n° 299.
[732] Cass. ass. plén., 21 mai 1991, n° 90-20105.

Non-patrimonialité plutôt qu'indisponibilité. Si le législateur a longtemps hésité à inscrire dans la loi le principe d'indisponibilité du corps humain, il a finalement opté pour le principe de non-patrimonialité qui en découle directement, mais dont l'interprétation autorise une certaine souplesse. L'indisponibilité au sens strict révèle la « qualité d'un bien qui ne peut être l'objet d'aucun acte de disposition (aliénation ou constitution d'hypothèque, etc.) » et suppose la mise hors du commerce juridique du bien en question. Selon cette conception, le corps humain, ses éléments et ses produits seraient frappés d'une incapacité à faire l'objet d'une convention, d'une aliénation, d'une mise à disposition et plus généralement de tout acte qui viserait à en organiser la circulation.

Si le principe d'indisponibilité a pour principale vertu d'assurer une protection absolue du corps humain dans la droite ligne des thèses personnalistes du Code civil, cette construction théorique renferme un « vice radical »[733] qui réside dans son inadéquation avec la réalité des faits de la pratique médicale et de la recherche scientifique. L'organisation de ces pratiques « est l'œuvre du Code de la santé publique qui, sur ce point, est sans ambiguïté : il évoque la "distribution", la "cession" d'éléments ou de produits du corps humain, et la réglementation tatillonne qui le caractérise ne fait que tirer les conséquences de la mise dans l'échange du vivant humain »[734]. Plus précisément les arrêtés fixant les tarifs de cession du sang[735] ou encore du lait humain[736], les directives européennes[737] et les décrets nationaux[738] qui organisent les conditions d'importation et d'exportation des éléments et produits sont autant de preuves de leur disponibilité.

Si le Sénat a jugé bon de substituer la non-patrimonialité au principe d'indisponibilité initialement inscrit dans le texte transmis par l'Assemblée nationale en 1992[739], les raisons de ce choix reposent sur une interprétation erronée des notions de disponibilité et de patrimonialité. En réduisant la non-patrimonialité à l'interdiction de faire de son corps un objet de commerce et d'en tirer un bénéfice économique, le législateur s'est écarté de la définition classique de la patrimonialité entendue comme la possibilité pour un bien de faire l'objet d'une évaluation en argent et d'intégrer le commerce juridique. La non-patrimonialité du corps et de ses éléments, circonscrite au principe de gratuité du don d'éléments et de produits du corps humain, n'interdit aucunement leur évaluation en argent[740], ni leur circulation dans le commerce juridique. En effet, si une personne ne peut aujourd'hui ni vendre son corps en totalité, ni vendre des éléments et des produits de son corps, elle peut en organiser le don à titre gratuit. Ce don peut s'interpréter comme une évaluation en argent égale à zéro. Il peut également s'interpréter comme une prérogative d'un

---

733 A. JACK, « Les conventions relatives à la personne physique », *Revue critique de législation et de jurisprudence*, 1933, p. 363.

734 F. BELLIVIER et C. NOIVILLE, *Contrats et vivant*, Paris, LGDJ, 2006, p. 79.

735 Arrêté du 9 mars 2010 relatif au tarif de cession des produits sanguins labiles, modifié.

736 Arrêté du 18 mars 2009 (JO n° 70, 24 mars 2009).

737 Directive 2004/23/CE modifiée du 31 mars 2004 (JOUE L 102/48, 7 avr. 2004).

738 Décr. n°2000-156 du 23 fév. 2000 (JO 27 fév. 2000).

739 Le texte transmis au Sénat le 26 nov. 1992 prévoyait dans son article second la création d'un article 17 du C. civ. dans lequel était inscrit au troisième alinéa « elle [la loi] assure l'inviolabilité et l'indisponibilité du corps humain ».

740 Les juges procèdent à des évaluations pécuniaires lorsqu'ils indemnisent des préjudices corporels.

propriétaire qui accepte d'aliéner un bien lui appartenant et qui, *de facto*, place ce bien dans le commerce juridique sans pour autant l'intégrer à un commerce marchand[741].

Application du principe au seul donneur initial. Comme cela a déjà été mentionné, la non-patrimonialité ne s'applique qu'au donneur initial[742] et s'efface lors des opérations ultérieures au don. Les règles du marché reprennent leurs droits dès que les éléments et produits sont détachés du donneur initial. Seul le donneur ne pourra tirer aucun profit économique des éléments et des produits issus de son corps. La marchandisation du corps humain, pourtant combattue par le législateur, ne sera qu'en partie évitée et ne concernera pas les professionnels de santé, les institutionnels de la recherche ou les industriels. Les raisons avancées pour justifier de ce paradoxe sont les suivantes : « on ne paie pas le corps ou les organes du corps, on ne les vend pas, mais pour autant le droit n'est pas contesté d'une rétribution du travail auquel il est procédé à partir d'eux. Ce qui se traduit alors en argent, ce n'est pas le corps ou l'un de ses éléments, c'est le travail d'observation, de prélèvement, d'analyse, de transformation qu'ils rendent possible »[743]. Cette idée selon laquelle ce n'est pas l'élément du corps qui fait l'objet d'un prix, mais la prestation de service liée à sa préparation, sa conservation et sa mise à disposition permet ainsi, en apparence, de préserver les principes protecteurs de la personne tels qu'inscrits dans le Code civil. Pour autant, la réalité scientifique et médicale est tout autre, les éléments et produits du corps humains sont des biens patrimoniaux appropriés par les professionnels[744], à la différence près que les conditions de leur disponibilité sont encadrées par la loi.

B. La disponibilité limitée du prélèvement biologique

S'ils sont susceptibles d'intégrer le patrimoine de leur propriétaire, les prélèvements biologiques ne constituent pas des actifs comme les autres. Leur utilisation est circonscrite à maints égards qui réduisent d'autant les prérogatives du propriétaire sur ces choses. D'abord, l'exploitation des prélèvements est conditionnée par l'accomplissement de mesures administratives permettant d'accéder à ce marché captif (1). Ensuite, l'utilisation des prélèvements répond à une finalité préalablement établie, et se retrouve contrainte par les droits de la personne (2). Enfin, l'encadrement du prix de cession de plusieurs éléments du corps, sans réduire leur disponibilité à l'échange, est susceptible d'en limiter l'intérêt pour bon nombre d'acteurs (3).

---

741 M.-A. HERMITTE, « Le corps hors du commerce, hors du marché », *APD*, 1988, t. 33, p. 255. À partir de l'exemple des formes prises par la circulation des organes humains, l'auteur pose une distinction entre commercialité juridique, marchande et rémunérée.

742 CCNE, avis n° 77, p. 5 : « La personne qui est à l'origine du prélèvement a des droits qui ne s'assimilent pas, à une forme de propriété sur les éléments déposés ou à un droit de disposer de ces éléments, des données d'information qui en proviennent ou des retombées des recherches issues de ces éléments et données ».

743 CCNE, avis n° 21 *sur la non-commercialisation du corps humain*, déc. 1990.

744 C. NEIRINCK, « Le corps humain » *in* D. Tomasin (dir.), *Qu'en est-il de la propriété ? L'appropriation en débat*, Actes du colloque des 27 et 28 oct. 2005, PU Toulouse, 2006, p. 117.

1. Une utilisation conditionnée sur un marché captif

Formalisme pour l'exercice de l'activité. La conservation d'éléments et de produits du corps humain dans une finalité scientifique étant une activité spécifique, les acteurs susceptibles d'intervenir dans ce secteur sont relativement limités. L'intégration au marché de la conservation et de la préparation d'éléments corporels pour un usage scientifique repose sur les dispositions de l'article L. 1243-3 et L. 1243-4 du Code de la santé publique qui obligent les organismes de recherche à se déclarer ou à obtenir une autorisation auprès des autorités administratives compétentes lorsqu'ils souhaiteront utiliser des échantillons pour leurs propres programmes de recherches ou en vue d'en assurer la cession. Ces procédures reposent sur l'accomplissement d'une série d'obligations relatives à la scientificité de l'activité envisagée et au respect dans les conditions d'approvisionnement du droit des donneurs, des impératifs de sécurité sanitaire ainsi que des dispositions applicables en matière de protection de l'environnement.

De la même manière, les organismes qui souhaitent importer ou exporter[745] des organes, des tissus ou des cellules, seront tenus de se soumettre à une procédure d'autorisation valable pour cinq années.

Une circulation limitée entre des acteurs peu nombreux. Les éléments et produits du corps humain ne sont susceptibles de représenter une valeur – c'est-à-dire être assimilés à des biens patrimoniaux – qu'au bénéfice de ceux qui auront préalablement satisfaits aux exigences législatives leur permettant d'en assurer la conservation, la préparation, l'utilisation voire la cession, l'importation et l'exportation. Tous les acteurs de la recherche scientifique ne sont donc pas concernés et les organismes de recherche, publics ou privés, susceptibles de détenir des échantillons biologiques dans leur patrimoine sont *a priori* peu nombreux.

Ce marché « captif », même si l'on constate une tendance à l'internationalisation des échanges[746], limite les opportunités de circulation des échantillons biologiques. Les mises à disposition ou les cessions d'échantillons biologiques ne pouvant s'effectuer qu'entre organismes déclarés et/ou autorisés. De même et en imaginant que cette possibilité soit ouverte, un créancier qui souhaiterait apurer une dette en ponctionnant son débiteur sur les éléments et produits du corps humain qu'il détient ne pourrait en demander l'équivalent en argent qu'auprès d'un autre acteur de ce marché qui aura nécessairement obtenu l'aval de l'administration pour conserver des échantillons biologiques. Les débouchés des éventuels créanciers se trouvent ainsi forts limités.

2. Une utilisation finalisée et contrainte par les droits de la personne

Limitations apportées par le donneur initial. L'utilisation des éléments et produits du corps humain est également circonscrite aux finalités consenties par le

[745] A. CHIOCCARELLO, « Importation et exportation des produits issus du corps humain », *Gaz. Pal.*, 30 déc. 2008, n°365, p. 51.

[746] C. DEPLAGNE, *Recherche sur le conflit de lois en matière d'accès aux ressources biologiques humaines*, thèse de doctorat, Université Paris Nanterre, 2019, p. 165 et s.

donneur et qui viennent limiter la disponibilité de ces ressources. Une finalité thérapeutique d'abord, lorsqu'au cours d'une prise en charge médicale des éléments et produits sont prélevés sur le patient pour être utilisés à des fins diagnostique. Une finalité scientifique ensuite, si le patient y consent spécifiquement en renseignant un formulaire dédié. Une utilisation dans le cadre d'une recherche impliquant la personne humaine enfin, pour un protocole déterminé auquel une personne aura accepté de se prêter.

Les requalifications sont possibles et permettent le passage de l'une à l'autre de ces catégories. Mais elles répondent à des situations encadrées et ne sont pas systématiques.

La menace principale qui pèse sur la patrimonialité des échantillons biologiques et constitue le principal frein à leur disponibilité réside dans le prolongement des droits de la personne sur les éléments et produits qui en sont détachés. En vertu du principe de non-patrimonialité du corps humain, les éléments et produits détachés ne peuvent être inscrits à l'actif du patrimoine du donneur initial. Toutefois, ce dernier dispose de prérogatives qui lui permettent de limiter la disponibilité de ces choses pour les utilisateurs secondaires.

Retrait du consentement. Sauf anonymisation complète des échantillons, le donneur dispose au titre des dispositions de l'article L. 1211-1 du Code de la santé publique, de la faculté de retirer à tout moment et sans justification son consentement à l'utilisation en recherche des éléments et produits qui lui auront été prélevés. Cette faculté est également ouverte aux articles L. 1122-1-1 et L. 1122-1-2 du Code de la santé publique en matière de recherche impliquant la personne humaine. Ce retrait implique alors la destruction des échantillons conservés et l'obligation pour l'organisme de recherche de communiquer au patient un certificat de destruction.

Les éléments et produits du corps humain utilisés en recherche sont ainsi grevés d'une « servitude »[747], en ce que le donneur conserve des droits sur certaines utilités de la chose prélevée, qui vient considérablement précariser la possession exercée par les acteurs de la recherche. Cette possession ne repose en réalité que sur la confiance qu'entretiennent les patients envers eux. À l'image des organismes bancaires, un quelconque fait divers pourrait venir émousser cette confiance et porter une atteinte durable aux collections d'échantillons biologiques déjà constituées, ainsi qu'à celles à venir. Cette fragilité inhérente à la détention d'éléments issus de la personne ne remet pas en cause la propriété exercée par les organismes de recherche sur les échantillons prélevés. Toutefois, les stratégies de valorisation de ces ressources doivent intégrer l'éventualité d'un retrait massif des échantillons conservés par les biobanques. Une situation similaire existe dans le champ de la propriété littéraire et artistique où les auteurs, au titre de leurs droits moraux, ont la possibilité de s'opposer aux atteintes portées à leurs œuvres[748] par la personne qui en est propriétaire, de même que leur est ouvert un droit de repentir

---

[747] La servitude s'entend ici comme une charge rattachée à l'échantillon biologique et contraignant son propriétaire à faire droit à certaines demandes du donneur initial en vertu des prérogatives qu'il continue de détenir sur cette chose.

[748] Art. L. 121-1 CPI.

à la suite de la publication d'une œuvre[749]. Il s'opère un partage des utilités de la chose entre la personne qui est à l'origine de son apparition, et celle qui en est propriétaire. Le donneur, tout comme l'auteur d'une œuvre, conservent certains droits sur la chose apparue, dans la mesure où elle représente une émanation de son corps pour le premier, de son esprit pour le second.

3. Une utilisation à un prix encadré

Tarification publique d'éléments ou de produits corporels. Les éléments et produits du corps humain, placés dans le commerce juridique, circulent sur un marché partiellement réglementé par la puissance publique. Cette réglementation intervient notamment au niveau du prix des éléments ou produits bruts, dont la fixation relève pour certains du pouvoir réglementaire.

À titre d'exemple, le tarif des produits sanguins labiles est fixé par l'arrêté du 9 mars 2010 modifié relatif au tarif de cession des produits sanguins labiles. Ce texte fixe à 112,5 euros hors taxes l'unité de sang humain total. Dans le même ordre d'idée, l'on retrouve les tarifs de certains éléments du corps humain dans des nomenclatures établies par l'assurance maladie. Le titre troisième de la liste des produits et des prestations (LPP) établit les tarifs des « dispositifs médicaux implantables, implants et greffons tissulaires d'origine humaine ». On y retrouve par exemple le tarif d'une veine saphène cryoconservée (1 559,29 euros), ou encore d'une tête fémorale complète recueillie sur un donneur vivant à l'occasion d'une arthroplastie de hanche (1082,39 euros). Cet encadrement réglementaire limite toute forme de spéculation sur les éléments et produits bruts issus du corps humain. Les tarifs pratiqués visent généralement à couvrir les frais d'obtention, de préparation et de mise à disposition de ces éléments et échappent à la logique lucrative.

Tarification libre. Toutefois, deux situations échappent à cet encadrement. Elles laissent une marge de manœuvre plus importante aux organismes qui proposent la mise à disposition d'éléments et des produits du corps humain. Pour les éléments ne figurant pas dans la nomenclature LPP de l'assurance maladie, les établissements de santé disposent d'une liberté dans la fixation de leurs tarifs. De même, les organismes de recherche autorisés à céder les éléments et produits dont ils disposent, ont la possibilité de déterminer contractuellement le montant des échantillons cédés. Ce tarif pourra varier en fonction du statut (public/privé) du cocontractant, de la nature des prestations demandées (conditionnement et données associées), de la spécificité des échantillons en cause et de la réputation de l'organisme cédant. Le prix initial pour un élément brut, fixé réglementairement, est par la suite susceptible d'évolution grâce au travail de spécification des professionnels qui vont en extraire des informations, le conditionner et organiser sa traçabilité.

Saisissabilité. Au-delà de l'encadrement des prix pour l'obtention de certains éléments issus du corps humain, un autre aspect vient limiter leur disponibilité à

[749] Art. L. 121-4 CPI.

l'échange, au risque même de leur ôter la qualité de bien. L'aspect dont il est ici question est celui de la saisissabilité des éléments et produits du corps humain. Pour certains auteurs comme Pierre Berlioz, la saisissabilité constitue le critère de reconnaissance d'un bien puisqu'elle permet à un créancier de saisir les biens de son débiteur afin d'apurer la dette qui les concerne. D'abord, la détermination du bien saisissable est complexe à appréhender. S'agira-t-il de saisir certains échantillons biologiques intégrés à une collection ou alors une collection envisagée dans son ensemble ? Ensuite, comment évaluer la valeur de ces biens à saisir, dans la mesure ou leur tarif est fixé librement par les organismes qui en assurent la constitution ou la mise à disposition ? Enfin, quels pourraient-être les débouchés pour le créancier qui aura saisi une collection d'échantillons biologiques pour liquider sa dette ? Ce dernier ne pourra monétiser sa saisie qu'en organisant la revente des échantillons ou de la collection auprès d'autres organismes de recherche déclarés ou autorisés, limitant d'autant sa capacité à trouver des débouchés pour le bien qu'il propose.

La saisissabilité des échantillons biologiques ou des collections semble, en l'état du droit, difficile à mettre en œuvre. De plus, les droits accordés aux donneurs de moduler leur consentement, affaiblissent considérablement la disponibilité du matériel biologique, et limitent les prérogatives exercées par les organismes de recherche sur les collections d'échantillons biologiques qu'ils possèdent.

Chapitre II. Le savoir-faire, révélateur de l'échantillon biologique

À ce stade, le prélèvement biologique et la donnée personnelle sont encore des éléments primaires, matériel pour le premier et immatériel pour la seconde. En l'état, leur utilisation en recherche demeure difficile et dénuée d'intérêt, dans la mesure ou l'ensemble des conditions de leur exploitation ne sont pas encore intervenues.

Clé de voûte de l'activité de biobanque, le savoir-faire contribue à la révélation de l'échantillon biologique aux yeux du chercheur, mais également du juriste. Son application est indispensable et demeure la condition *sine qua non* de la patrimonialisation des échantillons biologiques. Le savoir-faire intervient sur le prélèvement biologique, qu'il contribue à transformer par les mécanismes de la spécification, et sur la donnée dont il assure la production et le rattachement à un élément matériel. Il apporte une plus-value aux prélèvements corporels et aux informations « brutes » qu'ils recèlent. Il opère le passage de la chose au bien en agglomérant prélèvements et données autour de la notion générique d'échantillon biologique, exploitable en recherche et donc désirable pour les tiers. Appliqué aux prélèvements, le savoir-faire conditionne l'existence de l'échantillon biologique (Section I). Appliqué aux données, il en permet la production et la protection, et par là-même participe de leur patrimonialisation (Section II).

Section I. Le savoir-faire, condition du passage du prélèvement biologique à l'échantillon biologique

Le prélèvement biologique s'assimile à une chose « brute », directement détachée de la personne, tandis que l'échantillon biologique représente un bien « raffiné », issu d'un travail mettant en application un savoir-faire technique opéré sous la direction d'anatomopathologistes. Les biobanquiers détiennent un savoir-faire propre à leur activité, issu d'une longue tradition de mise en banque d'échantillons biologiques. Ce savoir-faire regroupe l'ensemble des prestations de service offertes par les centres de ressources biologiques et participe de la transformation du prélèvement biologique (§1). Son application conditionne la transformation du prélèvement biologique en échantillon biologique. Sur le plan juridique, cette transformation s'assimile à un phénomène de spécification dont la forme et les conséquences sont envisagées par des dispositions spécifiques du Code civil (§2).

§1. Le savoir-faire, outil de transformation du prélèvement biologique

Le parallèle entre la notion de savoir-faire et celle de prélèvement biologique n'apparait pas de prime abord comme une évidence. Pourtant, toute activité humaine repose sur la maîtrise d'une compétence qui peut se traduire en termes de savoir-faire. Les activités de préparation et de transformation des prélèvements biologiques n'échappent pas à cette règle. Appliqué aux biobanques, le savoir-faire constitue l'objet des prestations de service qu'elles proposent à leurs interlocuteurs (A). Il constitue également un outil de valorisation de cette activité, en permettant aux biobanques de se démarquer dans un environnement concurrentiel (B).

A. L'objet de la prestation de services des biobanques

Apparition du savoir-faire comme notion juridique. Importée d'outre-Atlantique, la notion de savoir-faire trouve son inspiration dans celle de *know how* apparue au milieu du XXème siècle dans le champ de la propriété des biens immatériels[750]. D'abord raccrochée aux textes régissant les faits de concurrence déloyale et de responsabilité contractuelle[751], le savoir-faire ne deviendra une notion autonome du droit de la propriété intellectuelle qu'après sa consécration par le droit européen. L'article 1 du règlement européen du 30 novembre 1988 définit le savoir-faire, appliqué au régime de la franchise, comme « un ensemble d'informations pratiques non brevetées [...] qui est secret, substantiel et identifié ». Par secret, le texte européen renvoie à l'idée que ce savoir-faire « dans son ensemble ou dans la configuration et l'assemblage précis de ses composants, ne soit pas généralement connu ou facilement accessible ». Il précise enfin que par « substantiel », il convient d'entendre « que le savoir-faire doive inclure une information importante pour la vente de produits ou la prestation de services aux utilisateurs finaux, et notamment pour la présentation des produits pour la vente, la transformation des produits en liaison avec la prestation de services » susceptible d'apporter un avantage concurrentiel ainsi qu'une amélioration des résultats à son titulaire dans le champ concerné[752].

Cette définition sera reprise en substance par le règlement européen du 21 mars 2014 qui intègre le savoir-faire à la catégorie des « droits sur technologie » composée notamment des brevets d'invention, des modèles d'utilité, des certificats d'obtention végétale ou encore des droits d'auteur sur les logiciels[753]. Ce texte ajoute à la définition du savoir-faire un critère d'identification fondé sur une description suffisamment précise du savoir-faire en question pour en déterminer le caractère véritablement secret et substantiel.

Parmi les procédés techniques immatériels de production de biens, le savoir-faire se distingue du simple tour de main, entendu comme « le coup de main [...] les astuces techniques qui permettront lors de la mise en œuvre d'un procédé d'aboutir à un produit ayant un rendement plus élevé, une pureté plus grande ou un

---

[750] J.-M. MOUSSERON, « Aspects juridiques du *know how* », *Cah. Dr. entr.*, n° 1, 1972, p. 2.
[751] Accord sur les aspects des droits de propriété intellectuelle qui touchent au commerce (ADPIC), not. art. 39, entré en vigueur le 1er janv. 1995 et placé en annexe 1C à l'accord instituant l'Organisation mondiale du commerce (OMC).
[752] *Ibid.*, art. 1, g) et h).
[753] A. LORAN et H. CHRISTOPHE, « Le savoir-faire : Le parent pauvre des incorporels ? », *Dr. fisc.*, n° 40, 2016, p. 524.

prix plus intéressant »[754]. Dès lors, le savoir-faire consiste en la « conjugaison de la substance, de son identification et de son secret [obligeant] celui qui [le] développe à une véritable activité intellectuelle, consciente et structurée »[755]. Ces composantes se retrouvent dans le champ de l'activité de biobanque.

Savoir-faire et activité de biobanque. La palette d'activités déployée au sein des biobanques conduit à identifier des savoir-faire à chaque étape de la vie de l'élément ou du produit du corps humain détaché de la personne. Le savoir-faire ne doit pas être confondu avec les démarches qualité engagées par les biobanques, la « certification [n'étant] que la preuve, apportée par une tierce partie, de cette organisation tournée vers la performance et l'optimisation de l'utilisation des collections »[756]. Le cœur de métier de ces infrastructures étant l'extraction, la préparation, la conservation et la mise à disposition d'échantillons biologiques, les personnels des biobanques disposent d'un savoir-faire global, assimilable en lui-même à une universalité de fait[757]. Ces derniers sont employés et mettent en œuvre ce savoir-faire pour le compte de l'institution qui héberge la biobanque.

Ce savoir-faire vise à « apporter au prélèvement une valeur ajoutée »[758]. Celle-ci passe par l'extraction d'un certain nombre d'informations de l'échantillon brut dont disposeront les anatomopathologistes. Cette valeur est déjà partiellement fournie par la fiche informatique associée à l'échantillons, qui précise les antécédents et l'histoire clinique du patient. Mais les professionnels vont plus loin et opèrent une qualification technique des échantillons[759] dont ils disposent, notamment sur la nature de la lésion constatée. Au moment de la préparation des échantillons, la plus-value apportée réside dans les opérations matérielles qui sont effectuées sur ces échantillons par les professionnels[760]. Il pourra s'agir de l'extraction d'ADN ou d'ARN suivie d'amplification d'ADN complémentaires, de la mise en culture d'un ou de plusieurs types cellulaires suivie de leur immortalisation pour obtenir des lignées. D'autres prestations de service telles que l'identification de marqueurs ou l'analyse du transcriptome (ensemble des transcrits)[761] peuvent être réalisées à la demande par certains CRB. Plus précisément, la préparation englobe « les différentes activités par lesquelles l'élément biologique prélevé est transformé en échantillons propres au stockage ou à l'analyse (fixation, inclusion, congélation,

---

754 A. GALLOCHAT, « L'industrie face au secret », *in La propriété industrielle et le secret*, Paris, Litec, coll. CEIPI, t.40, 1998, p. 52.

755 N. BINCTIN, « Savoir-faire », *Rép. Dr. Com.*, Dalloz, janv. 2018, §8.

756 J.-H. DI DONATO, « Certification des CRB : plus qu'un certificat, un levier de valorisation », *in* X. Bioy (dir.), *La régulation publique des centres de ressources biologiques. Le cas des tumorothèques*, Paris, LEH Edition, 2018, p. 188.

757 S. BECQUET, *Le bien industriel*, Paris, LGDJ, Bibl. dr. priv., t. 448, 2005, p. 58.

758 Académie nationale de médecine, *Les centres de ressources biologiques dans les établissements de soins*, rapp. rendu au nom de la commission (Biologie – Immunologie – Génétique), 19 nov. 2002.

759 Les anatomopathologistes utilisent la terminologie ADICAP élaborée par l'Association pour le développement de l'informatique en cytologie et anatomo-pathologie pour annoter les échantillons.

760 La préparation des échantillons consiste en une activité normée faisant l'objet d'un consensus au sein de la communauté scientifique. v. HAS, *Cryopréservation de tissus, cellules et liquides biologiques issus du soin*, sept. 2009.

761 *Ibid.*

immortalisation de lignées cellulaires, centrifugation, sédimentation, purification moléculaire, etc. »[762].

La plupart de ces techniques reposent sur l'utilisation d'équipements matériels que possèdent ou non les biobanques. Du niveau d'équipement de la biobanque dépendra le niveau de prestation susceptible d'être rendu à ses partenaires. À titre d'exemple, l'extraction d'ADN/ARN d'un prélèvement s'effectue grâce à un extracteur, le séquençage du génome également, la gestion des données repose sur des logiciels dont l'acquisition est parfois coûteuse. Si bien que l'on pourrait penser qu'il n'existe à proprement parler aucun savoir-faire spécifique aux biobanquiers, tant leur activité est dépendante des tâches mécanisées.

Cette acception ne saurait pourtant prospérer compte tenu de l'importance du travail initial de collecte et d'annotation. Si « les technologies à haut débit ont la capacité de générer de grandes quantités de données [...] la fiabilité des données générées par ces techniques massives dépend avant tout de la qualité du matériel biologique analysé et de celle des informations qui lui sont associées »[763]. Cette uniformisation des pratiques autour d'un savoir-faire propre aux biobanquiers, au moment de la collecte et de la préparation des échantillons, constitue un enjeu déterminant pour la reproductibilité des travaux scientifiques. À défaut d'échantillons de qualité et d'annotations fiables, les résultats obtenus par les chercheurs ne seront pas reproductibles. De tels biais génèrent un coût supplémentaire estimé à huit milliards de dollars par an aux États-Unis[764].

B. L'objet de la valorisation de l'activité des biobanques

Contractualisation du savoir-faire. La logique qui guide la recherche publique et la recherche privée sont différentes. Il est alors compréhensible que la valorisation du savoir-faire des institutions publiques et privées prenne des formes diversifiées. Dans le privé, elle passe par les mécanismes du contrat qui encadrent la divulgation d'un savoir-faire à un tiers autorisé, ainsi que les conditions de confidentialité dans la réalisation de l'activité concernée. Ces contrats prennent la forme de licences de savoir-faire, parfois englobées au sein d'un contrat mixte prévoyant l'exploitation d'un brevet et d'un savoir-faire y afférent[765]. Ils peuvent également prendre la forme de contrats de franchise dans lequel un franchiseur mettra un savoir-faire à la disposition d'un franchisé dans le cadre d'une activité économique. La mise à disposition d'un savoir-faire peut également concerner des partenariats public-privé[766].

---

762 M. Dupont, *Recueillir, conserver et utiliser des échantillons biologiques humains à l'hôpital*, Paris, APHP, Doin, Lamarre, 2008, p. 44.

763 B. CLÉMENT, P. HOFMAN, M. DESILLE, G. DAGHER, « Réalités industrielles. La normalisation des techniques d'ingénierie en recherche biomédicale : l'exemple des centres de ressources biologiques », *Annales des Mines*, 2017, n° 2, p 24-28.

764 L. FREEDMAN, I.-M. COCKBURN, T.-S. SIMCOE, "The economics of reproducibility in preclinical research", *PLoS Biology*, *13*(6), 2015.

765 CA Paris, 4ème Ch., 11 janv. 2006.

766 C'est le cas notamment des contrats conclus entre *DeCode Genetics* et les laboratoires *Hoffmann Laroche* et *Merck* dont les contenus sont décrits par F. Bellivier et C. Noiville dans leur ouvrage *Contrats et vivant*, p. 178.

Valorisation académique du savoir-faire. Pour les biobanques publiques, la valorisation du savoir-faire repose sur des mécanismes dont la finalité réside dans sa divulgation au plus grand nombre. À titre d'exemples, de nombreux biobanquiers interviennent dans des symposiums internationaux afin d'y présenter leurs pratiques et échanger avec leurs homologues. De même, ils publient des articles dans des revues spécialisées dont l'impact est mesuré par des outils spécialement créés[767], et privilégient leur diffusion en *open access*. Dans le même ordre d'idée, l'infrastructure BIOBANQUES avait mis à la disposition de l'ensemble de la communauté un logiciel gratuit de gestion des échantillons biologiques. Enfin, la transmission du savoir-faire passe par le développement de formations académiques spécialisées au sein d'universités publiques et privées dans le champ des biobanques et formant des étudiants au métier de biobanquier[768]. Cette valorisation emprunte également aux méthodes des acteurs privés[769] et passe par la conclusion de partenariats de recherche organisés par contrat[770].

§2. Le savoir-faire, condition de la spécification de l'échantillon biologique

L'activité de biobanque réside dans la préparation et la conservation d'échantillons biologiques qui s'apparente à un processus bien connu des civilistes et couramment entendu comme une spécification. Cette spécification repose sur la transformation du prélèvement biologique initial par l'application d'une industrie humaine issue d'un savoir-faire (A). Elle aboutit à l'apparition d'une chose nouvelle, l'échantillon biologique, sur lequel s'applique un droit de propriété (B).

A. La spécification du prélèvement biologique initial

Notion ancienne, la spécification consiste en un procédé de transformation d'un bien par application à celui-ci de l'industrie d'un tiers (1). L'industrie représente le moyen de cette transformation et a vocation à faire apparaître un bien nouveau (2).

1. Un procédé de transformation

Assimilation au processus de spécification. L'ensemble des procédés techniques mis en œuvre par les professionnels exerçant au sein de biobanques contribue à la transformation du prélèvement biologique issu du corps humain en véritable échantillon biologique exploitable en recherche. Ce passage de l'état de

[767] Not. les outils de mesure BRIF (*Bioresource Research Impact Factor/Framework*) et CoBRA (*Citation of BioResources in journal Articles*) qui permettent d'envisager l'impact de l'utilisation des ressources biologiques dans la production scientifique.

[768] L'Université Côte d'Azur propose depuis 2016 un master professionnel « Sciences de la vie et de la santé, Biobanks and complex data management ». De même l'Université catholique de Lyon propose depuis 2010 un master en « Management des biobanques ».

[769] Intégrée à la notion plus large de secret des affaires, la protection du savoir-faire se justifie par le niveau des investissements opérés par des institutions privées ou publiques pour le développement ou l'obtention d'informations « qui constituent la monnaie de l'économie de la connaissance et qui confèrent un avantage concurrentiel » Directive (UE) 2016/943 du 8 juin 2016 (JOUE L 157/1, 15 juin 2016), cons 1.

[770] Pour des exemples et une analyse des mécanismes contractuels issus de partenariats de recherche public/privé v. F. BELLIVIER et C. NOIVILLE, *Contrats et vivant*, Paris, LGDJ, 2006, p. 295 et s.

simple prélèvement à celui d'échantillon biologique, rendu possible par l'industrie de l'homme, caractérise un mécanisme classique du droit des biens, la spécification. Le Code civil intègre la spécification au titre des formes d'accession mobilière présentées aux articles 565 à 577. Aux côtés de l'adjonction et du mélange[771], qui représentent tous deux des modes particuliers de transformation des choses, la spécification est abordée aux articles 570 à 572 du Code civil.

Le terme de spécification provient de la formule latine *speciem novam facere* qui signifie « faire une chose d'une nouvelle espèce ». Cette notion repose sur une situation de départ assez simple résumée par les termes de l'article 570 du Code civil : « un artisan ou une personne quelconque a employé une matière qui ne lui appartenait pas à former une chose d'une nouvelle espèce ». Appliquée à l'objet de la présente étude, cette formule pourrait ainsi se décliner : un anatomopathologiste ou un membre du personnel d'une biobanque a employé un élément ou un produit du corps humain qui ne lui appartenait pas pour former à partir de celui-ci un échantillon biologique exploitable dans le cadre d'une recherche dans le domaine de la santé.

Approche théorique du phénomène de spécification. D'un point de vue doctrinal, Samuel Becquet, auteur d'un travail approfondi sur le sujet, définit le processus de spécification comme « l'emploi d'une chose à la formation d'une autre chose, c'est-à-dire rencontre d'une chose et de l'industrie déployée par le spécificateur »[772]. Pour illustrer son propos, il s'appuie sur les écrits de Demolombe[773] qui imageait le phénomène de spécification par l'emploi des mots suivants : « J'avais un lingot d'or, un orfèvre en a fait un flambeau ; une pièce de bois, un menuisier en a fait une table ; un bloc de marbre, un statuaire en a fait un Apollon ».

Plusieurs éléments doivent être mis en évidence pour qualifier le processus de transformation d'une chose de spécification. Dans un premier temps, il convient d'identifier la chose initiale, objet de la transformation, ainsi que son propriétaire. Il convient dans un second temps de caractériser l'industrie apportée par le tiers sur cette chose initiale dont il n'est pas le propriétaire. De cette union entre une chose initiale et l'industrie spécificatrice d'un tiers naît une chose dont il faut ensuite déterminer la nouveauté. Enfin, la titularité d'un droit de propriété sur la chose nouvellement apparue doit être étudiée pour clarifier les revendications qui pourraient survenir.

2. Une transformation issue de l'industrie

Présence d'une chose initiale. Dans le cadre de cette étude, la chose initiale consiste en un élément ou un produit du corps humain prélevé sur un donneur

---

[771] L'adjonction consiste en l'« union matérielle de deux choses mobilières appartenant à deux maîtres différents » (*Vocabulaire juridique*, occ. « Adjonction »), le tout étant séparable. Le mélange consiste en une forme particulière d'adjonction dans laquelle les matières, si elles ne sont pas identiques, ne peuvent plus être séparées.

[772] S. BECQUET, *Op. cit.*, p. 67.

[773] C. DEMELOMBE, *Cours de code Napoléon : Traité de la distinction des biens*, Paris, Durand, 1886, t. 10, n° 196.

consentant dans le cadre d'une prise en charge thérapeutique ou d'une participation volontaire à une recherche scientifique. Les difficultés rencontrées pour établir la titularité du droit de propriété sur les éléments et produits détachés du corps humain obligent à prendre position dans ce débat. À ce sujet, il semble en effet exister un décalage entre le sentiment de propriété éprouvé par les donneurs et les scientifiques sur les éléments corporels, et la réalité du lien juridique qui les unit à ces choses détachées. C'est en tous les cas ce que semble confirmer deux études menées au Canada, dont les résultats sont analysés par Emmanuelle Rial-Sebbag[774]. Ainsi, 27,5% des donneurs consultés pensent être propriétaires de leurs échantillons biologiques[775], tandis que 44,3 % d'entre eux considèrent que leur propriété revient à l'institution de recherche en assurant la gestion. Du côté des chercheurs, 77% sont favorables à considérer que la propriété des échantillons biologiques relève de l'institution de recherche qui en aura la charge.

Le postulat qui sera retenu dans un premier temps, considère que les éléments corporels demeurent, immédiatement après leur détachement, la propriété du donneur duquel ils sont prélevés.

Application d'une industrie. La spécification de la chose relève d'un fait industriel. L'industrie consiste en « l'action d'une personne quelconque, ouvrier, artiste, artisan, qui donne à une matière des qualités, une utilité et une valeur nouvelles »[776]. Ce fait industriel réside généralement dans l'application à une chose d'un savoir-faire, et plus largement d'une « force de travail » entendue comme « l'ensemble des facultés corporelles et intellectuelles permettant à l'homme de travailler »[777].

L'industrie constitue donc le moteur du processus de spécification et la cause déterminante de la transformation d'une chose initiale en une chose nouvelle. Toutefois, nombre de choses font aujourd'hui l'objet d'une application industrielle sans pour autant que l'on puisse parler pour chacune d'elles de spécification. En effet, nombreuses sont les transformations non spécificatrices qui consistent en la réparation, la maintenance ou la conservation d'une chose, et qui « ne donnent qu'un indice de la continuation de la chose préexistante »[778]. L'industrie révèle son existence dans sa dimension économique, et la transformation qu'elle suppose doit s'entendre comme « toute production d'une chose nouvelle réalisée à partir d'un emprunt à un état de choses préexistant, serait-il composite, peu important que cet emprunt procède par réorganisation ou par intégration pure et simple »[779]. La spécification se caractérise par la rupture opérée entre la chose initiale et la chose nouvellement apparue, par application d'un fait industriel. Cette rupture est

774 F. LE CORRE, G. CHASSANG et E. RIAL-SEBBAG, « Valorisation des éléments du corps humain : biobanques, propriété et commercialisation », *RGDM*, 2016, n° 61, p. 147-148.

775 Indépendamment de l'existence d'un droit de propriété, 53% des donneurs sondés se considèrent titulaires d'un droit de décision sur les utilisations faites des échantillons biologiques donnés.

776 E. CHATELAIN, *De la nature du contrat entre ouvrier et entrepreneur, Etude critique de droit économique*, Paris, Alcan, 1902, 90 p

777 T. REVET, *La force de travail, Étude juridique*, Paris, Litec, Bibl. dr. entr., 1992, p.7.

778 S. BECQUET, *Op. cit.*, p.125

779 *Ibid.*, p.129.

caractérisée lorsque le spécificateur, par son industrie, parvient à « plier [la chose initiale] aux exigences imposées par la finalité recherchée »[780].

Contenu de l'industrie apportée par le *biobanquier*. C'est notamment le cas lorsque l'agent d'une biobanque applique son savoir-faire à un prélèvement biologique par l'intermédiaire de procédés techniques, et en assure la transformation en une chose nouvelle, un échantillon biologique exploitable pour la recherche. L'industrie appliquée en la matière consiste aussi bien en une série d'actions matérielles qu'immatérielles sur l'élément corporel.

Sur le plan matériel, la rapidité de la prise en charge du prélèvement biologique au moment de son détachement détermine la qualité scientifique de l'échantillon qui en sera issu[781]. Dans le cadre de sa préparation par un professionnel, l'élément corporel va souvent faire l'objet d'un aliquotage et d'un conditionnement pour sa conservation et son éventuel transport. Le prélèvement pourra être préparé sous forme de lames, être fixé au formol et intégré à un bloc de paraffine pour une bioconservation[782], ou mis en tube en vue de sa cryoconservation[783]. Dans le même temps, des produits peuvent être collectés – prélèvements sanguins ou urinaires –, et faire l'objet d'une exploitation. Les échantillons sanguins peuvent être travaillés afin d'en extraire le plasma ou du sérum, de l'ADN ou de l'ARN. Les échantillons urinaires, qui contiennent de l'ADN, peuvent également être congelés pour une exploitation future.

Sur le plan immatériel, la préparation d'un prélèvement biologique suppose l'extraction d'un nombre important d'informations afin d'en établir une qualification précise et d'assurer sa traçabilité. Dès son détachement, l'anatomopathologiste étudie le prélèvement pour établir sa pertinence thérapeutique et scientifique. Il annote le prélèvement et établit pour les échantillons tumoraux par exemple, le pourcentage de cellules tumorales constatées ainsi que leur typologie. Au moment de leur conditionnement, il s'assure de leur traçabilité par des moyens de reconnaissance mentionnés dans un protocole préalablement établi (code-barre, radio-identification (RFID) ou microsystème électromécanique (MEMS)).

L'industrie apportée par le biobanquier est donc conséquente et constitue un fait de transformation majeur du prélèvement initial. Sur la forme d'abord, puisque l'industrie modifie l'apparence physique du prélèvement par des procédés de fixation et de conditionnement. Sur le fond ensuite, par l'extraction d'informations de nature médicale indispensables à la recherche. La plus-value apportée par le biobanquier, ici qualifié de spécificateur, réside dans l'application de son savoir-faire à un prélèvement brut pour le transformer en échantillon biologique.

---

[780] *Ibid.*, p.146.

[781] International Society for Biological and Environmental Repository (ISBER), *Best practices: recommendations for repositories*, 4ème éd., 2018, p. 64-65 : "*Biological specimens can lose functionality and molecules can degrade at different rates dependent upon type and status of donor and collection circumstances [...]*".

[782] Il s'agit d'une technique d'extraction de protéines de tissus fixés au formol et inclus en paraffine, dite « blocs FFPE », dont les conditions de réalisation sont encadrées par une norme internationale de standardisation : ISO 20166-2 : 2018(fr).

[783] Pour une explication détaillée du processus de cryoconservation, v. ISBER, *Best practices: recommendations for repositories*, 4ème éd., 2018, p. 66.

B. L'apparition de l'échantillon biologique

Le processus de spécification aboutit à l'apparition d'un bien nouveau qu'il convient à présent de nommer « échantillon biologique » (1). Cette autonomisation fait naître un conflit de propriété autour de ce bien nouvellement apparu (2).

1. Un bien nouveau issu de la spécification

Appréciation de la nouveauté. L'échantillon biologique, fruit de la transformation d'un prélèvement corporel par l'apport du savoir-faire d'un biobanquier constituerait donc une chose nouvelle, issue d'une spécification. Dans le cadre d'une spécification, la nouveauté ne doit pas être entendue comme une première apparition, mais plutôt comme une altérité, c'est-à-dire une chose transformée ne ressemblant plus à la chose initiale. Le doyen Saleilles, défenseur de cette position, estimait que « pour décider si une chose nouvelle a été créée, il faut se placer au point de vue économique ; il est certain que si, dans le langage courant, il y a un autre mot pour désigner la nouvelle chose, il y aura spécification »[784]. C'est le cas s'agissant des échantillons biologiques, qui sont des choses nouvelles issues de l'optimisation d'un prélèvement biologique brut en vue d'une utilisation en recherche. D'autres auteurs, tels qu'Amélie Chioccarello, utilisent le terme de « matériel biologique » pour les qualifier[785].

Application à l'échantillon biologique. L'échantillon biologique s'inscrit dans la continuité du prélèvement corporel initial par sa substance et les caractéristiques qu'il renferme. Pourtant, il est en rupture avec ce dernier, tant dans sa forme que dans sa finalité. Il est *autre chose*, et à ce titre s'inscrit dans le cadre de la spécification définie par le Code civil. La compréhension de l'échantillon biologique en tant que bien nouveau est à rapprocher de l'apparition de la collection d'échantillons biologiques qui, sans pour autant résulter d'un processus de spécification, sera également appréhendée comme un bien nouveau dans la mesure où sa nature et son régime la distinguent des éléments qui la composent. De la même façon que l'échantillon biologique n'est plus le prélèvement biologique, la collection d'échantillons biologique s'autonomise par rapport aux échantillons et aux données qui en sont les éléments constitutifs.

2. Un bien nouveau à l'appropriation conflictuelle

Détermination du propriétaire. La spécification est à l'origine d'un conflit autour du titulaire du droit de propriété sur la chose nouvellement créée. Issue de l'industrie d'un tiers sur une chose qui ne lui appartenait pas initialement, le propriétaire initial de la chose et le spécificateur sont légitimes à revendiquer la propriété de la chose

---

784 R. SALEILLES, obs. sous art. 950 du C. civ. allemand, publié sous la direction du Comité de législation étrangère, Imprimerie nationale, 1906, p. 564.

785 A. CHIOCCARELLO, *Le matériel biologique humain. Etude juridique sur l'utilisation à des fins scientifiques des éléments et produits du corps humain*, thèse de doctorat, Université Paris Descartes, p. 23 : « le matériel biologique humain serait ainsi la concrétisation du passage de l'élément ou produit du corps humain considéré comme partie du corps humain à l'élément ou produit du corps humain vu comme objet de recherches ».

nouvelle. Samuel Becquet résume cette situation par la formule suivante : « Dès lors que la chose employée est objet de propriété, la question du rôle de l'industrie, centrale, se décline sur deux versants : la propriété de la chose nouvelle peut-elle dériver de l'industrie ? La propriété antérieure doit-elle résister à la transformation de son objet ? »[786]. Le Code civil encadre cette situation et la tranche par une réponse en trois temps.

Réclamation par le propriétaire initial. L'article 570 du Code civil offre la possibilité au propriétaire de la matière initiale de « réclamer la chose qui en a été formée en remboursant [au spécificateur] le prix de la main-d'œuvre estimée à la date du remboursement ». Ce remboursement est de droit « que la matière puisse ou non reprendre sa première forme ».

Propriété du spécificateur. L'article suivant vient compléter ce dispositif en introduisant un mécanisme qui établit l'effet acquisitif de l'industrie selon la proportion déployée par rapport à la valeur de la matière initiale. L'article 571 dispose que si la main-d'œuvre employée « surpassât de beaucoup » la valeur de la matière initialement utilisée, alors la propriété de la chose nouvellement créée revient au spécificateur. Malgré l'imprécision du texte sur les modalités d'évaluation de la matière, de la main-d'œuvre et du rapport entre-elles[787], il reprend la conception libérale du dix-neuvième siècle de la propriété et fait sienne la formule de PORTALIS selon laquelle « le besoin et l'industrie sont les deux principes créateurs de la propriété »[788]. Dans le cas où la valeur de l'industrie apportée s'avère prépondérante dans la réalisation du bien nouveau, le spécificateur sera tenu de rembourser le propriétaire initial du prix de la matière employée « estimée à la date du remboursement ».

L'article 571 du Code civil semble applicable à la situation des échantillons biologiques issus d'une spécification. L'industrie apportée par le professionnel sous la forme d'un savoir-faire constitue une valeur dont l'évaluation est sans commune mesure avec la valeur du prélèvement corporel initial. Le droit qualifie même de déchet le prélèvement issu d'une opération médicale pratiquée dans l'intérêt thérapeutique du patient. De plus, le prélèvement initial ne dispose d'aucune valeur pécuniaire – ou une valeur égale à zéro – dans la mesure ou les prélèvements sont obtenus sur la base d'un don gratuit. Le remboursement de leur valeur au donneur n'a donc pas lieu d'être. Tout au plus, ce remboursement pourrait-il prendre des formes non pécuniaires.

Si la propriété exercée par le spécificateur sur les échantillons biologiques semble la plus opportune, encore faut-il déterminer l'identité de ce spécificateur. S'agit-il du biobanquier ou du chercheur qui a assuré les actes matériels de préparation du prélèvement biologique et initié la constitution d'une collection ? S'agit-il de l'institution qui héberge la biobanque et emploie ces professionnels ? Ces questions

---

786 S. BECQUET, *Op. cit.*, p. 26.

787 En cas de litige sur la propriété de la chose, il revient au spécificateur d'apporter la preuve que la valeur apportée par l'industrie dépasse de beaucoup la valeur de la matière première. Au sujet de photographies prises sur ektachromes et kodachromes, v. CA Paris, Pôle 5-Ch.2, 16 juin 2017.

788 P.-A. FENET, *Recueil complet des travaux préparatoires du code civil*, t. 11, p. 112. Reprenant une expression de Portalis.

ont déjà été tranchées outre-Atlantique au moment de l'affaire *Catalona*, qui opposa un chercheur à son université de rattachement, au sujet de la titularité du droit de propriété sur une collection d'échantillons biologiques[789]. En l'espèce, monsieur William Catalona, au moment de quitter l'Université de Washington, souhaitait transférer vers sa nouvelle destination la collection d'échantillons cancéreux qu'il avait constituée au cours de ses années d'exercice à partir des éléments corporels que ses patient avaient consenti à lui confier pour mener à bien ses recherches. Pour ce faire, il avait sollicité les patients afin d'obtenir leur accord à ce transfert du matériel. L'Université de Washington, refusant de considérer le chercheur comme propriétaire de cet ensemble, avait déposé un recours pour faire valoir ses droits sur cette collection constituée par l'un de ses employés dans le cadre de son travail. Aussi bien en première instance qu'en appel, les juges ont considéré que la propriété de cet ensemble revenait à l'Université de Washington[790]. Le consentement des patients à un tel transfert n'était pas suffisant pour démontrer la propriété du chercheur sur les échantillons biologiques. À l'aune de ces décisions, le véritable spécificateur n'est autre que l'institution qui exerce un pouvoir de contrôle sur la biobanque et son personnel. Dans l'intérêt de la recherche et pour éviter une personnification problématique des collections, ce postulat semble « la solution la plus stable »[791]. Il apparaît le mieux à même de parvenir à concilier les intérêts des patients, des chercheurs et des institutions – pour la plupart publiques – qui hébergent ces banques de ressources biologiques.

Propriété commune. Enfin, une troisième solution est envisagée à l'article 572 du Code civil. Dans le cas où le spécificateur aurait employé pour partie une matière ne lui appartenant pas, et pour partie une matière lui appartenant, et qu'il aurait ajouté son industrie à ces deux matières initiales pour former une chose nouvelle dont les matières ne seraient pas séparables sans dommage, alors la propriété de la chose nouvelle serait commune aux deux propriétaires initiaux. Cette solution pourrait également s'appliquer aux échantillons biologiques. En effet, les articles 570 et 571 posent le cas de figure où seule une industrie est apportée à une matière, c'est l'exemple de l'ébéniste qui façonne un bloc de bois pour en faire une table. Dans de nombreux cas, le spécificateur peut également intégrer au processus de spécification son industrie ainsi que des matières lui appartenant. C'est le cas notamment du biobanquier qui va utiliser des kits de conditionnement, de la paraffine, de l'azote liquide et des frigos, des logiciels permettant de classer les données associées aux prélèvements dans le but de créer et conserver des échantillons biologiques. Dans la perspective d'un droit de propriété du donneur initial sur ses prélèvements corporels, l'on peut envisager que l'industrie et la matière

---

789 Dans la célèbre affaire de 1990 *Moore vs. Regents of California*, la Cour d'appel de Californie avait reconnu le droit de propriété du donneur sur ses prélèvements, après que ceux-ci aient fait l'objet d'une exploitation commerciale par certains membres de l'équipe médicale en ayant la charge. Ce raisonnement ne sera pas confirmé par la Cour Suprême de Californie, qui se fondera sur une rupture de confiance dans la relation médicale plutôt que sur l'existence d'un droit de propriété sur la ressource biologique pour indemniser les ayant-droit du demandeur.

790 *The Washington University v. William Catalona et al.*, United States District Court, Eastern District of Missouri, Eastern Division, no 4 : 03CV1065SNL, 31 mars 2006 : "*Washington University owns all biological materials, including but not limited to blood, tissue and DNA samples, in the [biobank]*".

791 F. BELLIVIER, *Droit des personnes*, Paris LGDJ, 2015, p. 250.

apportée par le spécificateur dans le cadre de la constitution d'échantillons biologiques conduise à l'apparition d'un droit de propriété commun sur ces derniers.

Section II. Le savoir-faire, condition de patrimonialisation des données personnelles associées aux échantillons biologiques

Les données associées aux prélèvements biologiques représentent une valeur patrimoniale importante. La production de ces données ainsi que leur réunion eu sein de bases de données repose sur des compétences techniques rattachées à un savoir-faire (§1). Source de valeur scientifique et indirectement de valeur économique, ces données « raffinées » relèvent de la catégorie des biens et sont intégrées au patrimoine de la personne qui en détient la propriété. Des mécanismes issus du droit de la propriété intellectuelle et justifiés par l'existence d'un savoir-faire, permettent d'assurer la protection de ce contenu informationnel, en organisant la réservation de ses utilités (§2).

§1. Le savoir-faire comme instrument de production d'un contenu informationnel

Dans le cadre de leurs activités et par l'intermédiaire du savoir-faire de leurs personnels, les biobanques génèrent de l'information. Cette information a vocation à être mise en forme au sein de bases de données afin d'être exploitée numériquement pour une finalité scientifique. Deux types d'informations sont produites par les biobanques. Des informations de nature médicale issues de l'analyse des prélèvements corporels et du dossier médical du patient. Des informations statistiques, de nature institutionnelle, qui concernent l'activité de la biobanque et sont pour la plupart librement accessibles (B). Pour les biobanques publiques, ces informations peuvent être assimilées à des données publiques, et être intégrées à leur patrimoine (A).

A. Une production de données publiques

Une information avant d'être une donnée. Les données, qu'elles soient produites dans le secteur public ou privé sont avant tout des informations. La notion d'information a rapidement été saisie par la doctrine[792]. Plusieurs définitions de l'information seront alors proposées. Un arrêté de 1981 l'envisage en tant qu'« élément de connaissance susceptible d'être représenté à l'aide de conventions pour être conservé, traité ou communiqué »[793] tandis que Jean-Christophe Galloux la définissait comme « la forme ou l'état particulier de la matière ou d'une énergie susceptible d'une signification chez un agent juridique »[794].

Du point de vue juridique, l'information est d'abord une chose. Elle « ne se confond pas, du moins immédiatement, avec ce que l'on dénomme les "biens

---

[792] P. CATALA, « La "propriété" de l'information », *in Mélanges offerts à Pierre RAYNAUD*, Paris, Dalloz, 1985, p. 99 ; J.-M. AUBY, R. DUCOS-ADER, *Droit de l'information*, Paris, Dalloz, 1982, n° 1, p. 1 ; J.-Ch. GALLOUX, « Ébauche d'une définition juridique de l'information », *D.*, 1994, p. 229 ;

[793] Arrêté du 22 déc. 1981, Enrichissement du vocabulaire de l'informatique (JO 17 janv. 1982, n° complémentaire).

[794] J.-Ch. GALLOUX, *Essai de definition d'un statut juridique pour le matériel génétique*, Lille, ANRT, p. 106.

informationnels", c'est-à-dire des informations, généralement à contenu technique, ayant une valeur économique »[795]. L'information, en tant que chose immatérielle, ne devient un bien informationnel[796] qui si elle répond aux critères traditionnels posés pour intégrer cette catégorie, à savoir une utilité justifiant son appropriation. Cette utilité va dépendre de la nature de l'information concernée, de sa valeur pour les utilisateurs et de sa capacité à faire l'objet d'une mise en forme pour être exploitée numériquement. Dans ce cas, l'information pourra être qualifiée de bien[797], et plus généralement de « donnée ». Toutes les informations n'accèdent pas au rang de bien[798]. Les informations qui, en raison du faible intérêt qu'elles suscitent ou de leur caractère non-exploitable, demeureront des choses communes au sens de l'article 714 du Code civil.

Développement de la production de données publiques. La question de l'appropriation des données est indépendante des modalités d'exploitation de ses utilités. La propriété publique des données implique des conséquences sur l'exercice du droit de propriété, notamment en matière d'exclusivité des utilités, tandis que le propriétaire privé de données dispose de l'ensemble de ses prérogatives sur ce type de bien.

La notion de donnée publique n'a pas été définie par la loi[799], mais elle est communément admise comme « l'ensemble des informations collectées ou produites dans le cadre d'une activité de service public, quel que soit son caractère, administratif ou industriel et commercial »[800]. Les données publiques sont produites dans le cadre de l'exercice d'une mission de service public. En l'occurrence, les biobanques publiques, infrastructures situées à mi-chemin entre le soin et la recherche sont, par leur rattachement organique à un établissement public de santé, liées à la mission de service public qu'il poursuit. Il est alors possible de considérer que les biobanques constituent un moyen d'exécution des missions de service public de soin et de recherche scientifique poursuivies par les établissements publics de santé qui les hébergent. Dans ce cas, les données produites par des biobanques publiques sont à considérer comme des données publiques.

Le régime des données publiques s'inscrit dans la continuité du mouvement d'*open data*[801], inspiré du précepte américain d'*open government* prôné par Barack

[795] J.-Ch. GALLOUX, « Ébauche d'une définition juridique de l'information », *D.*, 1994, p. 229

[796] Cette notion a été introduite par E. MACKAAY, « Les biens informationnels », *in Ordre juridique et ordre technologique*, Cahiers S.T.S n° 12, éd. CNRS, 1986, p. 137.

[797] C. ROUX, « La propriété publique à l'épreuve des données publiques », *in* AFDA (dir.), *Le droit administratif au défi du numérique*, Paris, Dalloz, 2019, p. 49 : « L'information possède en réalité toutes les caractéristiques propres aux biens. Elle recèle en effet une indéniable utilité, la question de sa réservation publique ou de son libre-accès au public n'entament en rien ce caractère ».

[798] La Cour de cassation a estimé que le détournement d'un numéro de carte de crédit, en tant qu'il constitue une information, est constitutif d'une « valeur patrimoniale ». Cass., crim., 14 nov. 2000, n°99-84522.

[799] G. KOUBI, « Équivoque administrative de la notion de donnée publique », *JCP A*, n° 18-19, p. 2142 ; M. BOUL, « Réflexions sur la notion de donnée publique », *RFAP*, 2018, n° 167, p. 471.

[800] L. TERESI, *Droit de réutilisation et exploitation commerciale des données publiques*, Paris, La documentation française, 2011, n° 5, p. 18.

[801] Inspiré des États-Unis, le mouvement *d'open data* s'est matérialisé en France par la création d'Étalab qui coordonne aujourd'hui le service public de la donnée et notamment le site www.data.gouv.fr.

Obama[802]. Ce courant considère les données produites par l'administration comme une source de valeur économique devant être rendue accessible et exploitable par tous les acteurs de la société[803].

La France a progressivement souscrit à cette vision[804] et affirme désormais un principe d'ouverture des données publiques, opposable aux administrations, ainsi qu'un principe de libre réutilisation[805] de celles-ci. Si la publication des documents administratifs qu'elles produisent ou reçoivent relève toujours du pouvoir discrétionnaire des administrations, la publication de certaines catégories d'informations mentionnées à l'article L. 312-1-1 et L. 312-2 du Code des relations entre le public et l'administration est obligatoire pour les administrations comptant plus de 50 salariés[806]. Sont notamment concernés par l'obligation de publication les instructions, circulaires, réponses ministérielles, « les données [...] dont la publication présente un intérêt économique, social, sanitaire ou environnemental »[807], les bases de données ou encore les algorithmes[808]...

Limitations à l'ouverture. Néanmoins, « toutes les données publiques ne sont pas ouvertes, et toutes les données ouvertes ne sont pas publiques »[809]. Cette limitation est à mettre en lien avec les dispositions du règlement général sur la protection des données[810] qui établit que les « dispositions légales devraient concilier l'accès du public aux documents officiels et la réutilisation des informations du secteur public, d'une part, et le droit à la protection des données à caractère personnel, d'autre part »[811]. Dans cette perspective, toutes les données publiques, dès qu'elles contiennent des données personnelles, doivent – sauf exceptions[812] ou consentement des intéressés – faire l'objet d'une procédure d'anonymisation avant leur publication[813]. De même, ne sont communicables qu'aux seuls intéressés et non à tous, les documents susceptibles de constituer une atteinte à la vie privée ou au secret médical[814].

Un problème se pose également si l'on considère les données, non pas comme « personnelles », mais comme le fruit d'une activité de recherche, encadrées à ce titre par les dispositions du Code de la recherche. L'article L. 533-4-II dudit code

---

802 *Executive order* du 9 mai 2013, "Making open and machine readable the new default for government information".

803 H. ISAAC, « La donnée numérique, bien public ou instrument de profit », *Pouvoirs*, 2018, n° 164, p. 75 et s.

804 Ce mouvement s'est amorcé en 1978 avec l'ouverture d'un droit d'accès aux documents administratifs et la création de la CADA. Il s'est poursuivi en 2000 et 2005 par l'élargissement des accès aux documents administratifs et la réutilisation des informations publiques. Il s'achève en 2016 par l'institutionnalisation du principe d'ouverture des données publiques.

805 Art. L. 321-1 CRPA. Pour des développements doctrinaux v. Y. CHÉRON, « La réutilisation des données publiques : bases de données et open data », *AJCT*, 2011, p. 391.

806 Art. D. 312-1-1-1 CRPA.

807 Art. L. 312-1, 4° CRPA.

808 Art. L. 312-1-3 CRPA.

809 M. BOUL, « Réflexions sur la notion de donnée publique », *RFAP*, 2018, n° 167, p. 471. G. KOUBI, « Équivoque administrative de la notion de donnée publique », *JCP A*, 2018, n° 18-19, ét. 2142.

810 M. LANNA, « Données publiques et protection des données personnelles : Le cadre européen », *RFAP*, 2018, p. 501.

811 RGPD, cons. 154.

812 Décr. n° 2018-1117 du 10 déc. 2018 (JO n° 287, 12 déc. 2018).

813 Art. L. 312-1-2 al. 2 CRPA.

814 Art. L. 311-6 CRPA.

dispose que : « dès lors que les données issues d'une activité de recherche financée au moins pour moitié par des dotations de l'État, des collectivités territoriales, des établissements publics, des subventions d'agences de financement nationales ou par des fonds de l'Union européenne ne sont pas protégées par un droit spécifique ou une réglementation particulière et qu'elles ont été rendues publiques par le chercheur, l'établissement ou l'organisme de recherche, leur réutilisation est libre ». Carine Bernault interprète cette disposition comme une possibilité offerte à la personne publique de contourner l'obligation d'*open data* pesant sur elle, par la simple détention d'un droit de propriété intellectuelle sur les données issues d'une recherche financée majoritairement par des fonds publics[815]. Cette possibilité semble exister dans le champ des biobanques, si l'on considère que les données de recherche générées par l'étude des collections sont intégrées à des bases de données sur lesquelles pourra s'appliquer un régime de protection issu des mécanismes du droit *sui generis*. Le producteur public d'une base de données pourrait, en vertu des dispositions du Code de la recherche, déroger à l'obligation générale d'ouverture des données fixée par le Code des relations entre le public et l'administration.

B. Une production diversifiée de données

Ambivalence des données produites par les biobanques. En fonction de leur statut, les biobanques produiront des données publiques ou des données privées. Aucun problème particulier n'est à soulever s'agissant des données privées hébergées par des biobanques privées, le principe étant celui de leur soumission aux règles du RGPD et de la LIL dans le cadre de leur utilisation et de leur circulation. Pour les biobanques publiques, qui génèrent des données publiques, il convient de distinguer entre les données personnelles de nature médicale dont la communication est interdite, et les données institutionnelles et statistiques qui sont soumises au régime des données publiques, et donc aux principes de publication et de libre réutilisation.

Données médicales. Les bases de données accolées aux échantillons biologiques contiennent des informations de nature médicale et scientifique qui permettent d'établir des liens entre l'échantillon, le patient et la recherche. La création de ce contenu informationnel résulte des procédures préalables à la prise en charge thérapeutique du patient (formulaires de renseignements médicaux, consentements, dossier médical), et de toutes les données extraites des échantillons grâce à des procédés techniques et au savoir-faire des professionnels.

Données institutionnelles. Les biobanques sont des infrastructures qui produisent des données dans le cadre de leurs activités. Ces données sont générées par et pour leur fonctionnement interne. Pour les biobanques publiques, la production de ces informations constitue un « moyen du service public »[816]

[815] C. BERNAULT, « Ouverture des données publiques et propriété intellectuelle », *Dalloz IP/IT*, 2018, p. 103.

[816] J.-M. BRUGUIERE, *La diffusion de l'information publique. Le service public face au marché de l'information*, thèse de doctorat, Université Montpellier 1, 1995, p. 48-50. Mr. Bruguiere opère une distinction entre les données appréhendées en tant que « moyen » du service public ou d'« objet » du service public.

dans le sens où elles « permettent la réalisation de la mission de service public sans en constituer le cœur »[817]. Ces informations peuvent être fixées sur divers supports (papier, électroniques, audio) et sont notamment relatives aux plannings des personnels, aux commandes de fournitures, aux descriptifs de procédures techniques ou de sécurité, aux connexions sur un serveur, aux rapports d'incidents, aux comptes-rendus de recherche…

Dans le même temps, d'autres données sont conçues directement pour être communiquées au public. Elles peuvent permettre d'informer le grand public ou les professionnels du secteur sur les activités de la biobanque. Elles peuvent aussi être utilisées pour accroître ces activités en rendant visible la biobanque sur un secteur concurrentiel. La plupart des centres de ressources biologiques disposent au moins d'une page internet, généralement hébergée sur le site de leur institution de tutelle, sur laquelle sont mentionnées des informations générales. D'ici, il est possible de connaître les activités de la biobanque, ses spécialités, les prestations de service proposées ainsi que leurs engagements dans des démarches qualité, notamment de certification. L'organigramme ainsi que les coordonnées des responsables de la biobanque[818] sont la plupart du temps disponibles, ainsi que des formulaires de demande d'échantillons biologiques ou de partenariat de recherche. Des chartes éthiques ainsi que des rapports d'activités sont parfois rendus publics.

Certains CRB permettent également d'accéder au catalogue des collections qu'ils détiennent. Les informations relatives aux collections sont variables d'une biobanque à une autre. L'on retrouve généralement la thématique de la collection et la pathologie concernée, le nom de son responsable, le nombre de patients inclus dans la recherche, le nombre d'échantillons disponibles ainsi que leur nature (tissu, liquides, ADN, tumeur…).

§2. Le savoir-faire comme instrument de protection du contenu informationnel

L'ensemble des informations généré par les biobanques, publiques ou privées, constitue d'importantes bases de données dont la protection peut être assurée par les mécanismes de la propriété intellectuelle. Cette demande de protection formulée par les producteurs de bases de données et la multiplication des contentieux sur ces objets témoignent de la valeur patrimoniale de ces informations. Au titre des prérogatives existantes, le droit d'auteur est susceptible de protéger les bases de données en tant que contenant (A). Un droit *sui generis* a été établi afin de les protéger en tant que contenu informationnel (B).

A. La protection du contenant par le droit d'auteur

Nature du droit. Le régime juridique des bases de données est issu d'une directive européenne de 1996[819], transposée deux ans plus tard[820] en droit interne pour être

---

[817] M. BOUL, *Le patrimoine immatériel des personne publiques*, thèse de doctorat, Université Toulouse Capitole, 2017, p. 213.

[818] Ces informations nominatives peuvent être rendues publiques sans faire l'objet d'un processus d'anonymisation préalable aux termes du Décr. n° 2018-1117 du 10 déc. 2018..

[819] Directive 96/9/CE du 11 mars 1996 (JOUE L 77/20, 27 mars 1996).

[820] Loi n° 98-536 du 1 juill. 1998 (JO n° 151, 2 juill. 1998).

intégrée dans le Code de la propriété intellectuelle aux côtés d'autres biens intellectuels[821]. Aux termes de l'article L. 112-3 al. 2 du Code de la propriété intellectuelle « on entend par base de données un recueil d'œuvres, de données ou d'autres éléments indépendants, disposés de manière systématique ou méthodique, et individuellement accessibles par des moyens électroniques ou par tout autre moyen ». Dans sa jurisprudence, la Cour de justice de l'Union européenne est venue préciser cette définition en insistant sur la dimension économique des bases de données, appréhendées en tant qu'universalités de fait. Une base de données serait alors « tout recueil comprenant des œuvres, des données ou d'autres éléments, séparables les uns des autres sans que la valeur de leur contenu s'en trouve affectée, et comportant une méthode ou un système, de quelque nature que ce soit, permettant de retrouver chacun de ses éléments constitutifs »[822]. La base de données doit être distinguée du programme informatique qui en permet l'exploitation. Le logiciel[823], assimilé à une œuvre de l'esprit, fait l'objet d'un régime juridique à part entière[824].

Les bases de données sont susceptibles d'être protégées par le droit d'auteur en tant que créations intellectuelles originales. La jurisprudence, interprétant la directive de 1996, est rapidement venue préciser l'objet de ce droit et les contours du critère de l'originalité appliqué aux bases de données. La détermination de l'originalité s'effectue sur la base du choix des données retenues et intégrées à la base, mais également sur l'organisation de ces données en son sein[825]. Cette position, qui fait reposer sur un simple tri des données et leur agencement l'apparition d'une œuvre de l'esprit a suscité d'importantes critiques parmi la doctrine. Bernard Edelman dénonçait que « plus l'information est riche et plus la base aura des chances d'être originale »[826] tandis que Michel Vivant, critiquait la subjectivité de l'analyse jurisprudentielle et estimait qu'« on peut discuter à l'infini sur le fait de savoir si une certaine organisation de l'information peut être dite originale », la base de données n'est « au fond qu'une architecture »[827]. L'appréciation de l'originalité[828] « portant sur la structure même de la base »[829], elle ne saurait inclure les efforts consentis ainsi que le savoir-faire mis en œuvre pour produire ces données[830].

[821] Le régime juridique des producteurs de données a été intégré au CPI dans le livre dédié au droit d'auteur et aux droits voisins.

[822] CJCE, 9 nov. 2004, aff. C-203/02, *The British horseracing board Ltd et a. c/ William Hill organization Ltd.*

[823] Pour une définition du logiciel v. arrêté du 22 déc. 1981 (JO, 17 janv. 1982).

[824] Directive 91/250/CEE du Conseil du 14 mai 1991 transposée par la loi n° 94-361 du 10 mai 1994, Directive 2009/24/CE du 23 avr. 2009 (JOUE L 111, 5 mai 2009).

[825] CJUE, 1er mars 2012, *Football Dataco*, aff. C604/10, point 32. Cette grille de lecture reprend un raisonnement déjà adopté par le juge français pour des œuvres audiovisuelles, v. CA Paris, 4e ch., sect. A, 12 déc. 1995, n° 93/021556 : *D.*, 1997. 237, note B. EDELMAN.

[826] B. EDELMAN, « Les bases de données ou le triomphe des droits voisins », *D.*, 2000, p. 89.

[827] M. VIVANT, « Recueils, bases, banques de données, compilations, collections... : l'introuvable notion ? », *D.*, 1995, p. 197.

[828] B. ADER, « L'évolution de la notion d'originalité dans la jurisprudence », *Legicom*, 2005/2, n° 34, p. 43-49. Pour une application aux photographies.

[829] A. MENDOZA-CAMINADE, « La propriété intellectuelle dans le secteur privé », *in* X. Bioy (dir.), *La régulation publique des centres de ressources biologiques. Le cas des tumorothèques*, Paris, LEH Edition, 2018, p. 229.

[830] CJUE, 1er mars 2012, *Football Dataco*, aff. C604/10, point 33.

Application à l'activité de biobanque. Les informations médicales générées par l'anatomopathologiste ne sont pas susceptibles d'être protégées en tant que telles par les mécanismes du droit d'auteur, mais leur agencement structuré est susceptible de l'être[831]. Cela pourrait notamment être le cas lorsque le professionnel arbitre certaines données issues de l'annotation d'un prélèvement biologique, en assure la traçabilité et le classement au sein de catégories qu'il a lui-même déterminées en fonction des finalités scientifiques envisagées[832]. Dans ce cas, cette « organisation hiérarchisée des fichiers, des échantillons et des données peut caractériser une originalité »[833].

Sous réserve d'exceptions[834], le droit d'auteur octroie à son titulaire la maîtrise sur la représentation et la reproduction[835] de son œuvre. Il vaudra pour une durée de soixante-dix années après la mort de l'auteur. La détermination de l'auteur d'une base de données hébergée par une biobanque semble également complexe car les intervenants dans la constitution de la base peuvent être nombreux. Si l'idée d'œuvre collective a pu être avancée pour les qualifier[836], la titularité du droit reviendra – du moins pour les structures publiques – à la personne morale sous le nom de laquelle la base sera divulguée[837].

Alexandra Mendoza-Caminade pose le constat selon lequel le droit d'auteur serait en partie inopérant pour assurer la protection des bases de données des biobanques. Si le droit d'auteur permet de « s'opposer à la reproduction de l'ensemble ou d'une partie de la base », il ne permettra pas de « s'opposer à la reproduction d'éléments issus de l'interrogation de la base par un utilisateur »[838]. Outre les mesures techniques efficaces[839] qui pourront être mises en œuvre par l'auteur pour protéger son œuvre, le droit des producteurs de bases de données organise la protection de leur contenu.

B. La protection du contenu par le droit *sui generis*

Nature du droit. L'article L. 341-1 du Code de la propriété intellectuelle dispose que « le producteur d'une base de données, entendu comme la personne qui prend l'initiative et le risque des investissements correspondants, bénéficie d'une protection du contenu de la base lorsque la constitution, la vérification ou la présentation de celui-ci atteste d'un investissement financier, matériel ou humain substantiel. Cette protection est indépendante et s'exerce sans préjudice de celles

---

[831] CE, ass., 10 juill. 1996, *Société Direct Mail Promotion*. S'agissant de la reconnaissance de la qualité de base de données constituée par un acteur public, le Conseil d'État a reconnu que le système SIRENE « constitue non une simple collection de données mais un ensemble organisé et structuré d'informations relatives à l'identité et à l'activité des entreprises ».

[832] Pour un parallèle dans le champ de la cartographie, v. CA Paris, 4e ch., sect. A, 7 janv. 1991, n° 89/01/15463.

[833] A. MENDOZA-CAMINADE, art. préc., p. 229.

[834] L'art. L. 122-5, 3° CPI énumère une série de situations auxquelles l'auteur ne peut s'opposer une fois l'œuvre divulguée. Spéc. pour les bases de données les exceptions 2°, 5°

[835] Pour une définition de la représentation v. art. L. 122-2 et L. 122-3 CPI.

[836] A. MENDOZA-CAMINADE, art. préc., p. 230.

[837] Art. L. 113-5 CPI.

[838] A. MENDOZA-CAMINADE, art. préc., p. 230.

[839] L'art. L. 331-5 CPI définit la notion de « mesure technique efficace » pouvant être utilisée pour protéger un œuvre de l'esprit.

résultant du droit d'auteur ou d'un autre droit sur la base de données ou un de ses éléments constitutifs ». Ce droit *sui generis*, issu de la directive de 1996, prend acte de l'entrée des États membres dans une société de l'information au sein de laquelle « le volume d'informations générées et traitées chaque année dans tous les secteurs du commerce et de l'industrie demande des investissements dans les systèmes avancés de traitement de l'information »[840]. La protection accordée par ce droit s'adresse aux investisseurs qui ont consenti à la constitution, la vérification et la présentation de bases de données et vise à « stimuler la mise en place de systèmes de stockage et de traitement d'informations existantes »[841].

La jurisprudence européenne a rapidement précisé ce qu'il convient d'entendre par l'investissement[842] dans la constitution[843], la vérification[844] et la présentation[845] des bases, en excluant spécialement du champ de ce droit les frais consentis pour la création d'éléments informationnels[846]. Toutefois, une divergence d'interprétation subsiste quant au champ d'application de ce droit *sui generis*. Si la directive et la jurisprudence penchent clairement vers une dissociation entre les moyens consacrés à la création d'informations, exclus du champ de ce droit, et les moyens consacrés au rassemblement de données existantes qui en sont l'objet, certains auteurs considèrent que cette opposition constitue un leurre. Pour Céline Castets-Renard « cette distinction est artificielle, car la création des données n'intervient que dans le but d'élaborer une base et il est contestable de ne pas prendre en compte les investissements nécessaires pour y parvenir. D'autant que les seuls investissements afférents à la collecte seront souvent relativement faibles, comparativement aux investissements liés à la création des données, bien plus significatifs »[847]. Pour Christophe Roux, cette distinction « n'a pas de sens : sans donnée, point de base de données »[848]. Bernard Edelman, résume cette situation. D'après lui, la protection des investisseurs au même titre que les créateurs d'œuvres originales démontre « la prise de pouvoir des marchands, l'emprise grandissante des investisseurs sur la création, le triomphe de l'argent sur la culture »[849].

Prérogatives rattachées au droit. L'objet du droit *sui generis* est posé par l'article L. 342-1 du Code de la propriété intellectuelle. Il octroie au « producteur de bases

---

[840] Directive 96/9/CE du 11 mars 1996 (JOUE L 77/20, 27 mars 1996), cons. 10.
[841] CJCE, 9 nov. 2004, *The British horseracing board Ltd et a. c/ William Hill organization Ltd.*, aff. C 203/02, cons. 31.
[842] La CJCE détaille la notion d'investissement dans quatre arrêts en date du 9 nov. 2004 : CJCE, 9 nov. 2004, *The British Horseracing Board Ltd et a. c/ William Hill Organization Ltd.*, aff. C-203/02 ; CJCE, 9 nov. 2004, *Fixtures Marketing Ltd c/ Organismos prognostikon agonon podosfairou AE (OPAP)*, aff. C-444/02; CJCE, 9 nov. 2004, *Fixtures Marketing Ltd c/ Oy Veikkaus Ab*, aff. C-46/02; CJCE, 9 nov. 2004, *Fixtures Marketing Ltd c/ Svenska Spel AB*, aff. C-338/02.
[843] L'investissement est défini à l'art. 7 §1 de la directive 96/9/CE.
[844] Pour une définition de la vérification v. CJCE, 9 nov. 2004, *The British Horseracing*…, cons. 34.
[845] C. CASTETS-RENARD, « Droit d'auteur – Processus d'harmonisation du droit d'auteur et des droits voisins en droit de l'Union », *Répertoire de droit européen*, Dalloz, 2014, n° 200.
[846] La notion d'investissement « ne comprend pas les moyens mis en œuvre pour la création des éléments constitutifs du contenu d'une base de données ». CJCE, 9 nov. 2004, *The British Horseracing*…, cons. 42.
[847] C. CASTETS-RENARD, art. préc., n° 200.
[848] Ch. ROUX, *Propriété publique et droit de l'Union européenne*, Paris, Dalloz, Bibl. dr. public, 2015, n° 479, p. 324.
[849] B. EDELMAN, « Les bases de données ou le triomphe des droits voisins », *D.*, 2000, p. 89.

de données le droit d'interdire: 1°) L'extraction, par transfert permanent ou temporaire de la totalité ou d'une partie qualitativement ou quantitativement substantielle du contenu d'une base de données sur un autre support, par tout moyen et sous toute forme que ce soit; 2°) La réutilisation, par la mise à la disposition du public de la totalité ou d'une partie qualitativement ou quantitativement substantielle du contenu de la base, quelle qu'en soit la forme ». Cette disposition prémunit les investisseurs des « actes non autorisés d'extraction et/ou de réutilisation [...] qui, par leur effet cumulatif, tendent à reconstituer et/ou à mettre à la disposition du public, sans autorisation de la personne qui a constitué la base de données, la totalité ou une partie substantielle du contenu de ladite base, et qui portent ainsi gravement atteinte à l'investissement de cette personne »[850]. Les juridictions vérifient que les données extraites ou réutilisées ne revêtent pas un caractère quantitativement substantiel qui correspond au « volume de données extrait et/ou réutilisé de la base [...] par rapport au volume du contenu total de la base »[851]. Toutefois, cette prérogative ne peut pas être invoquée dans le cas de données publiques ayant fait l'objet d'une publication et librement accessibles[852].

La protection accordée par le droit *sui generis* est valable pour une durée de quinze années[853]. Durant cette période, le producteur d'une base de données pourra entamer une action en parasitisme[854] à l'encontre d'un tiers qui aurait substantiellement reproduit les données contenues au sein de sa base. C'est au producteur que reviendra la charge de la preuve de l'atteinte à l'intégrité du contenu de sa base de données.

[850] CJCE, 9 nov. 2004, *The British Horseracing...*, Cons. 95.

[851] CJCE, 9 nov. 2004, *Fixtures Marketing* (3 arrêts), aff. C-444/02.

[852] CE, 8 fév. 2017, *Société NotreFamille.com*, n° 389806.

[853] Ce délai sera prolongé de quinze années pour chaque investissement substantiel qui sera effectué sur la base de données. Ce mécanisme rend en pratique cette protection perpétuelle.

[854] Pour une définition du parasitisme v. « Parasitisme économique », Fiches d'orientation, Dalloz, juill. 2019.

CONCLUSION DE LA PARTIE I

Le processus de décomposition de la collection d'échantillons biologiques engagé dans cette partie avait d'abord pour ambition de mettre en évidence la diversité des éléments regroupés sous la dénomination d'échantillon biologique. Il cherchait ensuite à étudier la diversité des situations pouvant conduire à ce que des prélèvements corporels soient placés en collection pour une finalité scientifique. Il visait enfin a établir leur aptitude à la patrimonialité, première étape avant l'étude du rapport de droit que ces biens peuvent entretenir avec les acteurs juridiques, et les personnes publiques en particulier.

Si la patrimonialité de ces choses corporelles est acquise, c'est au prix d'une particulière complexité, tenant au statut particulier du corps dont elles sont issues, et de la sensibilité des information avec lesquelles elles sont couplées. Cette complexité se retrouve d'abord à l'analyse des régimes juridiques applicable aux prélèvements biologiques et aux données de santé. Tous deux démontrent cette réticence originelle à toute forme de patrimonialisation en raison d'un attachement profond aux principes protecteurs de la personne. Pourtant, ces régimes sont également en prise avec le réel et ne sauraient s'imposer comme des entraves au développement de la recherche. La permissivité rendue nécessaire par les ajustements aux besoins des chercheurs, introduit en leur sein de nombreuses situations dérogatoires qui contribuent au décloisonnement des utilisations de ces ressources, et par là-même amorcent leur patrimonialisation.

Cette complexité se retrouve au moment de la comparaison des ces choses aux caractéristiques traditionnelles du bien juridique. Là encore, cette assimilation ne saurait éluder les importantes contraintes qui pèsent sur ces biens inhabituels, et qui fragilisent d'autant les conditions de leur possession par les personnes qui en assurent la gestion.

Cette complexité se retrouve enfin à l'analyse de l'échantillon biologique comme entité juridique distincte des éléments qui le composent. Aboutissement d'une construction juridique faisant appel à la notion de spécification empruntée au droit civil, l'échantillon biologique est alors prêt à intégrer la collection, elle-même patrimonialisée.

PARTIE II
LA COLLECTION D'ÉCHANTILLONS BIOLOGIQUES PATRIMONIALISÉE

Le travail de décomposition mené dans le premier temps de cette recherche appelle inéluctablement à un essai de recomposition de la collection d'échantillons biologiques, désormais envisagée comme une entité juridique autonome et distincte des échantillons biologiques qui la composent. Pour être menée à bien, cette recomposition nécessite que les collections d'échantillons biologiques fassent l'objet d'une qualification juridique en tant qu'ensembles et démontrent, elles aussi, leur caractère patrimonial. Ce n'est qu'au prix de ce travail de clarification préalable que pourront être étudiées les prérogatives qu'exercent sur elles leurs propriétaires.

Comme pour tous les bien patrimoniaux, les prérogatives qui portent sur les collections d'échantillons biologiques se justifient par la réalisation des finalités traditionnelles qui fondent toute gestion patrimoniale : la protection et la valorisation des biens qui composent le patrimoine.

Pour la personne publique, les collections d'échantillons biologiques constituent des ensembles qui, eu égard à leur valeur scientifique, justifient que leur soient appliqués des mécanismes susceptibles d'assurer la protection de leur intégrité et la maîtrise de leurs usages. Cette protection pourrait alors être envisagée par la transposition à ces objets des règles issues des régimes juridiques couramment employés dans la gestion des propriétés publiques et des activités d'intérêt général (**Titre I**).

La valorisation représente l'aboutissement du processus de patrimonialisation. Elle intervient une fois le statut patrimonial du bien établi, et matérialise les ambitions projetées sur un bien par son propriétaire. Cette mise en valeur ne relève pas d'un monopole public. Chaque acteur impliqué dans la gestion des collections biologiques y contribue, en fonction de ses moyens et des finalités qu'il poursuit. Les formes empruntées par la valorisation sont alors multiples. Elles touchent le champ des politiques publiques aussi bien que celui de la communication ou de la normalisation (**Titre II**).

TITRE I. LA COLLECTION D'ECHANTILLONS BIOLOGIQUES, UN ENSEMBLE PATRIMONIAL A PROTEGER

Envisagée de façon autonome, la collection se présente comme le fruit d'un regroupement d'échantillons biologiques opéré pour une finalité scientifique. Ce nouvel ensemble, dont le fonctionnement et les utilités diffèrent de celui de ses éléments constitutifs, doit être qualifié juridiquement.

Cette entreprise de qualification de la collection d'échantillons biologiques dépasse le simple travail de caractérisation qui avait été opéré dans la loi du 6 août 2004 et qui avait abouti à inscrire une définition matérielle de cet objet à l'article L. 1243-3 du Code de la santé publique. Elle repose sur la recherche de la notion juridique idoine à ces biens particuliers, constitués de plusieurs biens, mais qui s'en distinguent pour autant.

Méconnue du grand public, l'universalité de fait s'appréhende aisément lorsqu'elle est utilisée pour qualifier des ensembles connus de tous tels que le troupeau, une bibliothèque ou encore un fonds de commerce. L'universalité de fait est alors cette notion qui, appliquée aux collections d'échantillons biologiques, permet d'en assurer la définition et d'en théoriser le fonctionnement (**Chapitre I**).

Unifiée par cette qualification, la collection d'échantillons biologiques devient un bien dont la protection doit être assurée en raison de sa valeur. Cette protection prend des formes particulières, et met en évidence l'antagonisme des intérêts qui portent sur les collections. Elles doivent voir leur intégrité ainsi que leur affectation préservées sans pour autant que ne soit trop fortement compromises les conditions de leur circulation et de leur utilisation pour la recherche. La personne publique use de différents mécanismes pour assurer la protection de ses biens. Leur rapprochement avec cet objet pourrait permettre d'établir cette passerelle, et d'améliorer le contrôle public sur ces ressources scientifiques (**Chapitre II**).

Chapitre I. L'universalité de fait, moyen de définition des collections d'échantillons biologiques

Malgré toute son utilité, l'étude des éléments matériels et informationnels qui composent les collections d'échantillons biologiques demeure incomplète. Les régimes juridiques particuliers des éléments et produits du corps humain, des données personnelles ou encore du savoir-faire, ne prennent en compte que des problématiques sectorielles de l'activité de biobanque. Ils offrent une vision fragmentée des collections d'échantillons biologiques, et n'apportent qu'une réponse partielle aux investigations lancées pour en démontrer la patrimonialisation. Cette patrimonialisation ne peut s'envisager qu'en présence d'un objet circonscrit, et juridiquement qualifiable grâce aux notions couramment utilisées dans le droit. La collection d'échantillons biologiques ne peut se réduire aux seuls éléments qui la composent. Si cette acception est communément admise par les utilisateurs, qui voient en elle un outil de recherche plus qu'une accumulation de ressources biologiques, le droit peine à saisir la collection d'échantillons biologiques comme un ensemble, et plus encore comme une entité juridique à part entière.

Pourtant, le droit civil envisage déjà les ensembles de choses. Il réglemente aussi bien les troupeaux que les collections muséales, en passant par les fonds professionnels. S'ils font l'objet d'un encadrement juridique particulier, ces ensembles que, de prime abord tout oppose, sont réunis sous la dénomination commune d'universalité de fait. Cette notion, dont la plasticité et les mécanismes de fonctionnement permettent d'appréhender des objets divers, trouverait une application bienvenue aux collections d'échantillons biologiques. Ce rapprochement serait utile pour caractériser la collection d'échantillons biologiques en la confrontant aux principes traditionnels de l'universalité de fait (Section I). À l'issue de cette confrontation, il autoriserait l'autonomisation de la collection en la faisant apparaître comme un bien nouveau, indépendant des parties qui la composent. Ce bien nouveau représente ce qu'il conviendra d'entendre par les termes de « collection d'échantillons biologiques », c'est-à-dire un bien autonome, issu de la réunion d'échantillons biologiques et de données personnelles préparés et conservés grâce au savoir-faire de professionnels en vue d'être mis à la disposition des chercheurs pour mener à bien leurs projets de recherche. (Section II).

Section I. La collection d'échantillons biologiques assimilée à l'universalité de fait

Lorsqu'il s'agit de qualifier juridiquement des ensembles, plusieurs notions tirées du droit des biens peuvent être mobilisées. L'universalité de fait est l'une d'entre elles et apparaît utile pour qualifier le regroupement que constitue la collection d'échantillons biologiques. L'universalité de fait, dans sa définition matérielle, repose sur une série de critères qu'il convient de confronter aux collections biologiques. Cette assimilation sémantique (§1) débouche sur une assimilation essentialiste, qui suppose l'adéquation des collections biologiques à l'ensemble des attributs qui fondent l'existence d'une universalité de fait (§2).

§1. Une assimilation sémantique

Une correspondance peut être établie entre la notion d'universalité de fait et celle de collection d'échantillons biologiques. Elle passe d'abord par une confrontation de la définition de cette notion à l'objet étudié (A). Elle passe ensuite par une examen des notions voisines de l'universalité de fait, afin d'éliminer toute assimilation erronée des collections biologiques avec celles-ci (B).

A. L'adéquation aux critères de définition de l'universalité de fait

Approche historique. L'universalité de fait est une notion juridique ancienne. Issue de l'*universitas* romaine, elle désignait alors un agrégat de choses dont l'unité transcendait les éléments. Tombée en désuétude, et peu étudiée en doctrine jusqu'à la fin du XXème siècle[855], elle demeure méconnue du grand public faute d'avoir été consacrée par le droit[856] et la jurisprudence[857]. L'universalité de fait peut être définie comme « un ensemble de biens, réunis pour former un tout »[858] et plus précisément encore comme « un ensemble de biens constitutifs d'un bien »[859]. Les législations étrangères permettent également d'éclairer cette notion puisque le Code civil autrichien la définit comme « un groupement de choses regardé lui-même comme une chose, dénommé sous un même nom, formant un ensemble, et considéré comme un tout »[860] et le Code civil italien, reprenant une définition similaire, ajoute que « les choses singulières composant l'universalité peuvent être l'objet d'actes et de rapports juridiques distincts »[861]. L'universalité de fait renvoie à « l'idée

---

[855] Pour des études portant spécifiquement sur la notion d'universalité de fait v. not. : R. GARY, *Les notions d'universalité de fait et d'universalité de droit. Contribution à l'étude de la science du droit civil dans son état actuel*, Paris, Librairie du Recueil Sirey, 1932 ; R. BOFFA, *La destination de la chose*, Paris, Defrénois, 2008, 506 p. ; A. DENIZOT, *L'universalité de fait*, Paris, LGDJ, Inst. Univ. Varenne 2008, 558 p. ; N. BINCTIN, « Volonté et universalités de biens », *in* Y. Strickler et F.Siriainen (dir.), *Volonté et biens – Regards croisés*, Paris, L'Harmattan, p. 231.

[856] Des mentions indirectes à l'universalité de fait sont formulées à l'art. 1800 du C. civ relativement au bail à cheptel (contrat portant sur un ensemble) et à l'art. 534 du même code qui exclut les collections de la définition des meubles meublants et affirme ainsi leur autonomie en tant qu'ensemble de biens. De même, l'« universalité de biens » est mentionnée aux articles 1003 du C. civ., L. 121-2 du CPI et 257 bis du Code général des impôts, tous relatif au legs et à la transmission de patrimoine.

[857] Cass. civ. 1ère, 19 déc. 2012, n° 11-25.264, not. W. DROSS, « La difficile émergence de l'exploitation agricole comme universalité de fait », *RTD civ.*, 2013, p. 404.

[858] M. PLANIOL et G. RIPERT, *Traité élémentaire de droit civil*, Paris, LGDJ, 11ème éd., 1928, p. 708, n° 2173 bis.

[859] F. ZÉNATI-CASTAING et T. REVET, *Les biens*, Paris, PUF, 3ème éd, 2008, p. 204, n° 133.

[860] *Allgemeines Bürgerliches Gesetzbuch* §302.

[861] *Codice civile* italiano, art. 816.

que, d'une façon ou d'une autre, le tout ne se résume pas à la somme des parties »[862]. Plus précisément encore, cette « transcendance du tout s'exprime par le fait que des éléments hétérogènes subissent le même sort juridique [ou] que des unités différentes mais semblables soient regroupées en pensée par le même acte d'intellection, ce qui, là encore, les soumet aux mêmes règles de droit »[863].

Les universalités de fait ont longtemps souffert de la comparaison avec leur cousine l'universalité de droit, allant même jusqu'à être qualifiées de « petites universalités » par certains analystes de l'époque[864]. L'universalité de fait n'aura pas non plus suscité d'intérêt particulier au moment de la réflexion autour de la réforme du droit des biens entamée à l'initiative de l'association Henri Capitant. L'avant-projet rendu en 2009 ne la mentionnera que succinctement en tant que « biens formant un ensemble » à l'article 602 du Code civil relatif à l'usufruit.

Universalités de fait traditionnelles. Pourtant, ce qualificatif a couramment été utilisé pour désigner des choses diverses quant à leur forme, matérielles et immatérielles, mais reliées entre elles par une communauté de structure, si bien que l'on a assisté à une revivification de cette notion dans les dernières décennies. Aux côtés des universalités traditionnelles que sont notamment le troupeau, la bibliothèque ou la collection, de nouvelles universalités ont été récemment consacrées à l'image de l'œuvre multimédia[865], de la base de données ou encore de la nature[866] et des paysages.

Mais les universalités de fait les plus emblématiques, qui ont fait son succès et qui demeurent les plus utiles pour illustrer cette notion, sont sans conteste le fonds de commerce et le portefeuille de valeurs mobilières[867]. Le premier consiste en un regroupement d'éléments corporels et incorporels affectés à la réalisation d'une activité commerciale et susceptible de faire l'objet d'actes juridiques. Le second a été consacré en tant qu'universalité de fait à l'occasion de la jurisprudence *Baylet*[868] dont le considérant de principe énonçait que « si l'usufruitier d'un portefeuille de valeurs mobilières, lesquelles ne sont pas consomptibles par le premier usage, est autorisé à gérer cette universalité en cédant des titres dans la mesure où ils sont remplacés, il n'en a pas moins la charge d'en conserver la substance et de le rendre ». L'usufruitier ayant la charge de l'intégrité du portefeuille en tant qu'ensemble distinct de son contenu, les juges lui accordaient la qualité d'universalité.

Caractéristiques de l'universalité de fait. La réalité de l'universalité de fait repose d'une part sur l'idée que toutes constituent un « ensemble de biens formant une collection ou une entité juridique complexe prise globalement comme un bien

---

862 F. BELLIVIER, *Le patrimoine génétique humain : étude juridique*, thèse de doctorat, Université Paris I Sorbonne, Lille, ANRT, 1997, p. 222.
863 *Ibid.*
864 H. MAZEAUD, L. MAZEAUD, J. MAZEAUD, « Quinzième leçon : le patrimoine et les autres universalités », *Leçons de droit civil*, t. 1, 4ème éd., par M.de Juglart, vol. 1, 1970, p. 279 et s.
865 Conseil supérieur de la propriété littéraire et artistique, avis n° 2005-1, déc. 2005. Voir. ég. B. EDELMAN, « L'œuvre multimédia, un essai de qualification », *D.*, 1995, chron. 110.
866 F. OST, *La nature hors la loi. L'écologie à l'épreuve du droit*, Paris, La Découverte, 2ème éd., 2003, 350 p.
867 R. LIBCHABER, « Le portefeuille de valeurs mobilières : bien unique ou pluralité de biens ? », *Defrénois*, 1997, p. 65.
868 Cass., civ. 1ère, 12 nov. 1998, n° 96-18.041.

unique et soumise à un régime juridique particulier »[869], et d'autre part que ces ensembles d'éléments sont regroupés par une affectation commune distincte des utilités particulières de chacun des éléments qui constituent cet ensemble. Les observateurs opèrent généralement une distinction entres les universalités dites *homogènes*, à l'image d'un troupeau, et les universalités *hétérogènes* comme le fonds de commerce ou la collection d'échantillons biologiques, qui regroupent des actifs diversifiés.

L'universalité de fait ne dispose d'aucun régime juridique propre dans la mesure où chaque universalité sera susceptible de répondre à un encadrement particulier. Pourtant, son assimilation à des biens existants, repose sur la détermination d'une série de caractéristiques qui en déterminent à la fois les contours et les modalités de fonctionnement. Résumé en une phrase, l'universalité de fait serait « un bien distinct de ses éléments, où l'ensemble vaut plus que la somme de ses composants, dont l'unité résulte de l'affectation des éléments à un même but, dont la pérennité est assurée par la subrogation des nouveaux éléments aux anciens, et où les composants sont fongibles en valeur entre eux »[870].

À l'image des collections d'échantillons biologiques, l'universalité de fait est un bien incorporel qui « ne se conçoit qu'en esprit »[871]. Toutes deux constituent des enveloppes au contenu variable, auxquelles sont intégrés des biens diversifiés. Quand bien même la collection opère le regroupement d'éléments matériels (les échantillons) et immatériels (les données), elle n'en demeure pas moins un bien incorporel autonome, issu du regroupement de plusieurs biens distincts. Alicia Mazouz procède par analogie pour illustrer l'existence immatérielle de l'universalité de fait corporelle. Selon elle « l'inhumation d'un défunt en l'absence même de son corps procède de la même logique psychologique. C'est un contenant fictif qui est alors inhumé, non plus un ensemble d'éléments et produits. Le contenant renvoie donc au contenu tout en le dépassant. L'universalité de fait permet d'opérer une distinction entre le contenant corporel et son contenu »[872].

B. L'inadéquation aux notions voisines de l'universalité de fait

L'universalité de fait est bien souvent confondue avec des notions voisines, qui elles aussi sont utilisées pour qualifier des ensembles de biens. Elle se distingue de l'universalité de droit, dont l'incompatibilité avec les colletions d'échantillons biologiques devra être soulignée (1). Elle se différencie également du bien composé, dont la portée apparaît trop réduite pour pouvoir s'appliquer aux collections d'échantillons biologiques (2).

---

869 G. CORNU, *Vocabulaire juridique*, occ. « Universalité ».

870 E. MEILLER, « L'universalité de fait », *RTD civ.*, 2012, p. 651.

871 R. LIBCHABER, *Répertoite de droit civil*, « Biens – Présentation générale des biens », Mai 2016.

872 A. MAZOUZ, *Le prix du corps humain*, thèse de doctorat, Université Paris I Panthéon-Sorbonne, 2014, p. 145.

1. Les collections d'échantillons biologiques incompatibles avec l'universalité de droit

Éléments distinctifs. La distinction entre universalité de droit et universalité de fait constitue une grille de lecture classique en droit des biens, sans toutefois pouvoir être élevée au rang de *summa divisio* tant la première s'est imposée dans le champ juridique, pas son assimilation au patrimoine, au détriment de la seconde, longtemps tombée en désuétude. Il est vrai que la rigueur de l'universalité de droit, entendue comme le patrimoine rattaché à une personne, soumis à des règles particulières telles que la fongibilité, la subrogation ou la présence d'un actif répondant à un passif, tranche avec l'imprécision de l'universalité de fait qui par essence « ne trouve de limite que dans l'imagination humaine et le respect des droits des tiers »[873]. Plusieurs éléments permettent de distinguer ces deux formes d'universalités.

D'abord, elles se distinguent par leur origine et leur contenu. L'existence de l'universalité de droit repose sur une création législative tandis que l'apparition de l'universalité de fait est le fruit de la volonté personnelle ou d'un acte juridique[874]. Là où le patrimoine est rattaché par essence à la personne, et les patrimoines affectés déterminés par la loi, l'existence d'une universalité de fait repose tout entière sur la volonté d'une personne de constituer un ensemble et d'en circonscrire le contenu. Quant à leur contenu, les universalités de fait ne regroupent que des biens meubles et répugnent à intégrer des immeubles, tandis que l'universalité de droit regroupe sans distinction tous types de biens pour les appréhender globalement.

Ensuite, universalité de droit et de fait diffèrent sur leur fonction. Là où l'universalité de droit assure une fonction de transmission, l'universalité de fait a pour fonction d'assurer la cohérence d'un ensemble. En ce sens, l'universalité de droit constitue « une technique de détermination des droits des créanciers, qui repose sur une affectation de l'actif au règlement du passif »[875] et possède intrinsèquement une fonction de garantie, automatique et universelle. Au contraire, l'universalité de fait, même si elle peut contenir un passif[876], celui-ci se trouve dépourvu d'un effet « corrélatif »[877] à l'égard de l'actif de cet ensemble, et il ne saurait avoir pour fonction de garantir une quelconque dette d'un créancier. L'universalité de fait ne présente qu'un actif sans effet corrélatif avec un quelconque passif. À ce titre, elle ne constitue pas un patrimoine distinct et échappe à la catégorie des patrimoines d'affectation.

Enfin, elles se distinguent quant à leur valeur. Distincte des universalités de fait, la valeur de l'universalité de droit se résume à la différence entre les valeurs cumulées

873 Y. STRICKLER, *Les biens*, Paris, PUF, 2006, p. 220.

874 N. BINCTIN, « Volonté et universalités de biens », *in* Y. Strickler et F.Siriainen (dir.), *Volonté et biens – Regards croisés*, Paris, L'Harmattan, p. 232.

875 A. DENIZOT, *L'universalité de fait*, Paris, LGDJ, Inst. Univ. Varenne, 2008, p. 94.

876 Certains éléments composant une universalité peuvent d'une part être utilisés à titre de sûreté par des créanciers pour répondre à des dettes. C'est le cas notamment lors de la saisie d'éléments d'un fonds de commerce. D'autre part, certains éléments d'une universalité de fait peuvent engendrer des coûts à leur propriétaire et représenter ainsi un passif.

877 R. GARY, *Les notions d'universalité de fait et d'universalité de droit. Contribution à l'étude de la science du droit civil dans son état actuel*, Paris, Librairie du Recueil Sirey, 1932, p. 326.

de son actif et de son passif. Il n'existe pas de « survaleur »[878] induite par la présence d'un ensemble cohérent et « la disparition d'un composant [...] engendre une perte de valeur égale à la valeur du bien »[879]. C'est tout l'inverse s'agissant des universalités de fait, dont l'affectation et la cohérence représente une valeur en soi, et qui vient s'ajouter à la valeur intrinsèque de chacun des éléments qui la composent. Ici, « la disparition d'un élément provoque une perte de valeur potentiellement bien supérieure à celle du bien éliminé »[880]. Quelle serait la valeur d'ensemble d'une collection que l'on aurait amputée de sa pièce maîtresse. Une telle situation porterait atteinte à la valeur de la collection dans son ensemble, de même qu'elle amoindrirait la valeur des éléments restants pris isolément.

2. Les collections d'échantillons biologiques, un dépassement des biens composés

Éléments distinctifs. Même si l'on constate une grande proximité entre la notion d'universalité de fait et celle de bien composé – dans la mesure où toutes deux se réfèrent à des biens dont la composition implique la présence d'un ensemble d'éléments –, plusieurs distinctions notables sont susceptibles d'être avancées.

En premier lieu, là où l'universalité de fait permet la conservation de l'autonomie de ses composantes et assure « la superposition de l'ensemble aux éléments »[881], le bien composé, qui résulte d'une accession par incorporation ou par spécification, conduit à transformer le bien initial par l'incorporation d'un bien extérieur ou d'une industrie. L'accession conduit alors à l'apparition d'un bien nouveau unique, le bien incorporé ayant perdu son autonomie et donc son existence, de même que la chose spécifiée remplace la matière première, objet de l'industrie. Même si les éléments d'un bien composé demeurent détachables de l'ensemble auquel ils appartiennent, il s'agira d'un « ensemble de pièces détachées et interchangeables, insérées physiquement et fonctionnellement dans un objet matériel [...] au point d'y disparaître »[882]. Les biens qui composent une universalité de fait évoluent côte à côte et non l'un dans l'autre. Dès lors, la proposition d'Alicia Mazouz[883], selon laquelle il existerait une universalité de fait corporelle doit être réfutée. Le corps humain relève du bien composé plutôt que de l'universalité de fait tant les éléments qui le constituent participent de la mécanique corporelle[884].

En second lieu, universalité de fait et bien composé se distinguent dans leur fonction. L'accession étant un mode d'acquisition de la propriété, les biens composés font l'objet d'un droit de propriété unique, tandis que les universalités de fait peuvent être soumises à des propriétés multiples. L'intégration de biens au sein

---

878 E. MEILLER, « L'universalité de fait », *RTD civ.*, 2012, p. 651.

879 A. DENIZOT, occ. « Universalité », *in* M. Cornu, F. Orsi et J. Rochfeld (dir.), *Dictionnaire des biens communs*, PUF, 2017, p. 1184.

880 *Ibid.*

881 A. DENIZOT, *L'universalité de fait*, Paris, LGDJ, Inst. Univ. Varenne, 2008, p. 94.

882 *Ibid.*

883 A. MAZOUZ, *Op. cit.*, p. 119 et s.

884 L'autonomie des éléments du corps humain n'apparaît qu'aux instants critiques vécus par la personne : au moment d'une intervention chirurgicale, ou à la mort du patient en vue d'une utilisation thérapeutique pour autrui. Lorsque le corps fonctionne normalement, l'identité de chaque élément est annihilée au profit d'un tout nécessaire à l'accomplissement de la « vie humaine ».

d'une universalité de fait n'induit pas nécessairement la propriété du possesseur de l'ensemble sur cette chose nouvellement intégrée. Appliqué aux collections d'échantillons biologiques et dans la perspective ou plusieurs propriétaires seraient reconnus sur cette universalité, ce principe permet de dissocier la propriété sur les échantillons biologiques, et sur les données, de la propriété sur l'ensemble qualifié de collection.

Persistance de la qualification d'universalité de fait. Aux termes de ces définitions, l'universalité de fait est une notion privilégiée pour qualifier toutes les « collections » envisagées dans leur grande diversité. Elle s'applique également à la déclinaison que constitue les collections d'échantillons biologiques. Toutefois, la définition actuelle de la collection d'échantillons biologiques issue du Code de la santé publique fait uniquement référence aux prélèvements biologiques et aux dérivés de ces prélèvements. En procédant de la sorte, elle nie la pluralité des éléments qui composent ces collections et rend difficile, en l'état, leur reconnaissance en tant qu'universalités de fait. Une définition élargie des collections d'échantillons biologiques, qui intégrerait à ces ensembles les données personnelles associées aux échantillons ainsi que le matériel permettant sa conservation et sa mise à disposition, permettrait assurément de les qualifier plus aisément d'universalité de fait. En dépit d'une définition adéquate à la réalité de leur composition, l'assimilation des collections d'échantillons biologiques à des universalités de fait demeure pertinente à plusieurs titres.

§2. Une assimilation essentialiste

Pour que l'assimilation des collections biologiques à l'universalité de fait soit complète, encore faut-il qu'elle épouse l'esprit de cette notion et les principes cardinaux qui en fondent l'existence. La constitution d'une universalité se fonde tout d'abord sur un acte de volonté manifestant le désir de procéder à un regroupement de choses (A). Sa viabilité repose ensuite sur la cohérence de l'ensemble et une communauté d'affectation des choses faisant l'objet du regroupement (B).

A. L'universalité fondée sur un acte de volonté

Volonté et constitution d'un ensemble. L'article 537 du Code civil dispose que « les particuliers ont la libre disposition des biens qui leur appartiennent ». Ce principe offre à la volonté de chaque propriétaire le droit d'organiser ses biens selon sa convenance, en les regroupant par exemple sous la forme d'une universalité de fait. Cette libre disposition avait même conduit le doyen Carbonnier à définir l'universalité de fait comme « une collection de biens qui, par interprétation de la volonté du propriétaire, est traitée comme un bien unique »[885]. L'universalité de fait

[885] J. CARBONNIER, *Droit civil, Les biens, Les obligations*, Paris, PUF, 2004, p. 163, n° 724.

résulte ainsi d'un regroupement subjectif de choses, décidé artificiellement[886] par une personne poursuivant un intérêt particulier. L'apparition de l'universalité de fait repose sur la cohérence de cet ensemble et sa reconnaissance par le droit au travers d'une disposition législative ou d'un acte juridique portant sur elle et permettant d'en dessiner les contours.

La volonté de constituer un regroupement se distingue des droits qui s'exercent sur les biens qui composent cet ensemble. La propriété unique sur les éléments d'une universalité n'est pas déterminante pour son existence, et l'on peut se retrouver en présence de plusieurs propriétaires sur des biens intégrés à une universalité de fait. L'on peut ainsi trouver des « universalités appropriées composées de choses communes »[887], à l'image des bases de données, ou encore des « universalités communes composées de choses appropriées » comme des ensembles culturels et artistiques, ou encore un paysage présentant un intérêt public. Pour reprendre les propos du professeur Nicolas Binctin, « l'universalité n'impose pas une nature juridique du rapport aux biens, par exemple un droit de propriété ou un autre droit réel, mais peut être composée de prérogatives juridiques suffisantes sur les biens en cause pour lui permettre d'atteindre son objectif ».

Volonté et collections d'échantillons biologiques. La constitution de collections d'échantillons biologiques repose entièrement sur la volonté d'organismes institutionnels, de professionnels de santé, d'associations, qui entreprennent ou incitent à réunir au sein d'un espace de conservation et de recherche des échantillons biologiques et des données personnelles en vue d'en assurer l'exploitation commune pour l'accomplissement d'objectifs scientifiques. La tentative pour déterminer l'ensemble des fondements psychologiques qui conduisent les collectionneurs à procéder à de tels regroupements relève de l'impossible. Néanmoins, la volonté du collectionneur qui élabore une collection d'échantillons biologiques peut être recherchée à plusieurs endroits.

D'abord, la réunion d'échantillons biologiques et de données consiste pour certains professionnels de santé, les anatomopathologistes notamment, en une part importante de leur travail quotidien. La mise en collection résulte pour eux de la seule volonté d'accomplir consciencieusement les tâches induites par la réalisation de leur métier. D'autres pourront justifier ce regroupement par la volonté d'éviter la déperdition de ressources utiles à la recherche, et permettre le développement de projets de recherche dont la méthodologie suppose la présence de larges échantillonnages.

Ensuite, la réunion en collection d'échantillons biologiques peut reposer sur la volonté de témoigner scientifiquement de la pluralité des formes d'une même pathologie. Enfin, la réunion de collections peut être fondée sur une volonté lucrative, qui vise à retirer un profit économique de ces ensembles en les mettant à la disposition des chercheurs.

---

[886] La doctrine distingue les universalités naturelles, fondées sur des regroupements inéluctables par la nature des choses qui la composent (les troupeaux), et des universalités artificielles, qui regroupent un ensemble de choses hétérogènes et réunies entre elles par l'unique volonté de leur propriétaire.

[887] A. DENIZOT, occ. « Universalité », *in* M. Cornu, F. Orsi et J. Rochfeld (dir.), *Dictionnaire des biens communs*, Paris, PUF, 2017, p. 1183.

Critère complémentaire à la volonté. La volonté constitue un critère nécessaire mais pas suffisant pour entériner la création d'une universalité de fait. La reconnaissance de l'ensemble par les mécanismes du droit constitue le second fondement de l'existence d'une universalité. En effet, la création d'universalités par le seul pouvoir de la volonté conduit à consacrer sa supériorité aux normes communes, et peut aboutir à « diviser un ensemble qui forme objectivement un bien unique, ou à l'inverse, réunir des éléments qui sont en réalité indépendants »[888]. Il est ainsi fréquent que certains ensembles soient réunis artificiellement et témoignent de la volonté de leur auteur d'échapper à ses obligations juridiques, ou de tirer un avantage économique de la situation[889]. Dans ce cas, le juge peut procéder à la requalification de ces ensembles. Une telle faculté introduit l'idée que, pour être valide, l'universalité de fait doit être reconnue comme telle par le droit qui « intervient pour en organiser la réservation et la protection »[890].

Appliqué au cas d'espèce, il apparaît que la collections d'échantillons biologiques est une notion juridique définie par le droit, malgré l'imprécision de son contenu. Aucune décision jurisprudentielle n'est pour l'instant venue remettre en cause l'un de ces ensembles, bien que des contentieux de nature contractuelle puissent apparaître dans le cadre d'une mise à disposition d'échantillons biologiques ou d'un partenariat de recherche par exemple.

Dans le cas des collections d'échantillons biologiques, le « droit de propriété est soumis à l'exercice de plusieurs volontés »[891], celle du collectionneur et celle des patients dont les ressources font l'objet du regroupement. Cette concurrence limite la volonté initiale du collectionneur. Celui-ci devra faire coïncider son regroupement avec les droits dont les patients disposent sur ces choses. La collection, et plus généralement la constitution de ce type d'universalité de fait, est grevée par l'aléa que constitue l'obtention du consentement à la collecte et à l'affectation des ressources biologiques et des données pour un projet de recherche défini. De la même façon, au moment de l'utilisation de la collection, la possibilité offerte aux patients de retirer leur consentement à l'utilisation de leurs échantillons et données constitue un risque important susceptible de remettre en cause la cohérence de l'universalité, ainsi que la structure de cet ensemble.

B. L'universalité fondée sur une communauté d'affectation

L'affectation comme élément de cohérence de l'ensemble. La volonté impulse la dynamique du regroupement de biens et donne sa cohérence à l'ensemble formé. Cette cohérence globale de l'universalité ressort de la communauté d'affectation de ses composantes. L'affectation peut s'entendre comme « la détermination d'une finalité particulière en vue de laquelle un bien sera utilisé »[892]. Elle se définit encore

---

888 A. DENIZOT, *L'universalité de fait*, Paris, LGDJ, Inst. Univ. Varenne, 2008, p. 277.

889 *Ibid.*, p. 280 et s. L'auteur prend comme exemples le nantissement du matériel et de l'outillage ou encore la vente liée dans le domaine informatique.

890 *Ibid.*, p. 283.

891 N. BINCTIN, art. préc., p. 244.

892 G. CORNU, *Vocabulaire juridique*, occ. « Attribution » et occ. « Affectation ».

comme « une identité de but matériel » et se réalise lorsque des biens sont « réunis pour concourir à la réalisation d'un même objectif pratique »[893].

La particularité de l'universalité de fait réside dans sa faculté à organiser l'affectation d'un ensemble tout en préservant les affectations et les utilités particulières de chacun des biens qui la composent. En d'autres termes, l'universalité de fait a « le double mérite de fédérer des choses autour d'une communauté de destin, et de faire naître un ensemble dont l'existence est irréductible à celle de ses composantes, [elle] unit les choses et les dépasse en même temps »[894].

Les biens intégrés à une universalité de fait font donc l'objet d'une double affectation, les deux étant cumulatives. Une affectation comme bien autonome, distinct des autres éléments qui composent l'ensemble, et une affectation particulière à l'ensemble. Ce postulat se vérifie pour les échantillons biologiques qui, en tant que choses autonomes, peuvent être affectées au soin ou à la recherche. Intégrés à une collection, les échantillons sont affectés à la recherche, et plus précisément au projet scientifique poursuivi par l'utilisateur. De même, les données médicales, peuvent à titre individuel être utilisées dans le cadre du soin, mais encore pour une finalité statistique, d'archivage, voire commerciale. Intégrées à une collection d'échantillons biologiques, elles aussi sont affectées à la finalité scientifique de l'ensemble.

Critique du critère de l'affectation. Plusieurs séries de critiques ont été formulées à l'encontre de l'affectation comme critère de reconnaissance de l'universalité de fait. D'abord, l'ensemble des biens qui compose l'universalité peut ne pas être affecté au même but. Cette acception est particulièrement vraie pour les immeubles commerciaux qui se trouvent exclus des fonds de commerce[895]. Cet argument n'est pas applicable aux collections d'échantillons biologiques, dont l'affectation relève à la fois du collectionneur et du patient qui la valide par consentement. Aucun texte normatif ni principe jurisprudentiel n'interdit l'affectation des collections pour une finalité thérapeutique et scientifique.

Ensuite, des universalités sont susceptibles d'exister en dehors de toute affectation. C'est le cas notamment des troupeaux d'animaux sauvages, que l'instinct guide à demeurer groupés, sans qu'aucune affectation extérieure n'intervienne pour y procéder. Ce contre-exemple, le seul régulièrement avancé, malgré sa véracité, ne suffit pas à écarter le principe d'affectation qui préside à l'ensemble des autres universalités de fait. L'on peine à imaginer qu'une collection ou une base de données puisse se constituer sans l'intervention d'un tiers animé par la volonté d'assurer un regroupement de chose selon une finalité préalablement déterminée.

Application aux collections d'échantillons biologiques. La cohérence de la collection d'échantillons biologiques apparaît directement aux observateurs sans qu'il n'y ait besoin de s'en référer à l'interprétation de la volonté du collectionneur ou au droit pour déterminer la finalité de l'ensemble. Ici, la finalité scientifique poursuivie par cette réunion va de soi, et l'on peine à imaginer quelles autres

[893] A. DENIZOT, *Op. cit.*, p. 131.
[894] R. BOFFA, *La destination de la chose*, Paris, Defrénois, 2008, p. 12.
[895] Cass. civ., 21 juill. 1937, DP 1940. 1. 17.

finalités, mis à part scientifiques ou thérapeutiques, pourraient être allouées à la réunion et à la conservation d'échantillons biologiques notamment. Pour plus de précisions sur la volonté du collectionneur, un détour par les documents transmis au ministère de l'enseignement supérieur et de la recherche dans le cadre de la déclaration de nouvelles collections s'avère utile. Le dossier de déclaration d'une activité de conservation de collections d'échantillons biologiques établi en référence à l'article R.1243-51 du Code de la santé publique contient une rubrique « Programmes de recherche »[896], dans laquelle le responsable de collection devra détailler succinctement la nature et les caractéristiques de la recherche pour laquelle il envisage de constituer une collection. Il devra également statuer sur le devenir des échantillons biologiques au terme de cette recherche.

De même, les modalités techniques du regroupement et sa raison d'être (méthode adoptée par le collectionneur, justification de certaines exclusions...) peuvent être explicitées dans des documents distincts du type « cahier des charges » ou dans des notes diverses. Ces documents sont également utiles pour exprimer les souhaits du collectionneur dans le cas où un acte juridique viendrait porter sur la collection. Dans le cadre d'une procédure volontaire de certification, les centres de ressources biologiques établissent une série de documents qui détaillent leurs démarches dans la mise en place d'une politique qualité au sein de leur structure. À cet effet, ils sont tenus de produire un « manuel qualité » qui fournira des informations détaillées sur la nature de leurs activités, le nombre et le contenu des collections hébergées, les thématiques de recherche poursuivies ainsi que les procédures de collecte, préparation, conservation et mise à disposition des échantillons biologiques.

Par-delà l'affectation matérielle, qui suppose que des biens soient réunis pour une finalité déterminée, apparaît également une affectation juridique. Cette forme d'affectation nécessite que les contours précis de la collection d'échantillons biologiques puissent être appréhendés à l'occasion d'un acte juridique portant sur cet ensemble. Sa cohérence repose sur les biens englobés par l'acte juridique. À titre d'exemple, la mise à disposition de ressources biologiques se fonde sur un document contractuel qui définit la finalité de l'accord, le nombre d'éléments mis à disposition, ainsi que les modalités de leur utilisation. La collection, en tant qu'universalité, apparaît au travers des actes juridiques qui portent sur elle et qui viennent en structurer le contenu.

Section II. La collection d'échantillons biologiques générée par l'universalité de fait

La collection d'échantillons biologiques est le nom donné au bien nouveau issu d'un rassemblement d'échantillons biologiques, de données personnelles et d'éléments matériels qui permettent leur exploitation au sein d'une universalité de fait, le tout opéré par la volonté d'un collectionneur. Il ne suffit pas de déclarer que ce bien existe pour qu'il soit appréhendé comme tel. Encore faudra-t-il apporter la preuve de son existence, et le confronter aux critères qui fondent la notion de bien

[896] Partie III, n°6 du formulaire de déclaration.

(§1). Ce bien nouveau, qui assure une qualification de l'ensemble tout en se distinguant des parties qui le composent, repose sur une série de principes de fonctionnement qui doivent être mentionnés (§2).

§1. L'apparition du bien nouveau « Collection d'échantillons biologiques »

La compatibilité des collections d'échantillons biologiques aux critères de reconnaissance de l'universalité de fait a pour conséquence d'ériger ces ensembles au rang de bien juridique. À l'image de la démarche entreprise pour les prélèvements biologiques, il convient de caractériser les collections en les confrontant aux critères traditionnels de reconnaissance des biens (A). La recherche d'un droit de propriété sur ce bien suggère l'existence d'une relation de quasi-usufruit entre le collectionneur et le donneur (B).

A. La collection d'échantillons biologiques caractérisé en tant que bien

Démarche de caractérisation du bien. Comme cela a été établi précédemment, et sauf certaines exceptions, le qualificatif d'universalité de fait s'applique à « tout ensemble de biens réunis dans la perspective de traiter ces biens comme une unité »[897]. Dans une perspective subjective, certains auteurs envisagent cet agrégat comme étant créateur d'une substance nouvelle. La substance s'entend comme l'élément permanent d'un environnement mouvant[898]. Ils tiennent pour preuve de l'existence de cette substance nouvelle, la possibilité pour le langage de la nommer. Un troupeau serait ainsi la résultante d'un agrégat d'animaux, sans qu'il soit possible qu'un bien autre qu'un animal puisse en faire partie. La dénomination suffirait à appréhender la composition de l'universalité.

Dans une perspective objective, cette substance nouvellement apparue est également constitutive d'un bien, nouveau et distinct des biens ayant fait l'objet du regroupement. Ce bien nouveau, né de la mise en commun de biens autonomes, vient se superposer à eux. David Hiez résume ainsi cette situation : « qu'il s'agisse de produits de l'activité humaine, comme le fonds de commerce ou la fortune de mer, ou d'objets indépendants de l'Homme comme la ruche d'abeille, elles ont une même structure. Elles constituent en effet une chose nouvelle sans pour autant que ses éléments constitutifs ne perdent leur individualité. [...] Ces *tout* ont des régimes juridiques différents de ceux applicables à leurs éléments »[899].

Toutefois, qualifier l'universalité de fait de bien suppose de lever deux contraintes majeures. La première se rapporte aux caractéristiques du droit de propriété qui s'exerce sur cet ensemble. Il faut démontrer que la propriété sur l'ensemble se distingue de la propriété sur les parties, sans quoi l'universalité serait dépourvue d'intérêt propre, et ne pourrait être qualifiée de bien. La seconde a trait aux contours et au contenu mouvant de ce bien nouveau, faisant écrire à Aude Denizot que « les contours élastiques de l'universalité de fait ne sont-ils pas incompatibles avec

[897] Y. STRICKLER, *Les biens*, Paris, PUF, 2006, n° 148.
[898] E. TREPPOZ, « La substance dans le Code civil », *RRJ*, 2006-3, p. 1275.
[899] D. HIEZ, *Étude critique de la notion de patrimoine en droit privé actuel*, Paris, LGDJ, 2003, p. 35.

les exigences d'identification du bien ? »[900]. Pour se persuader de l'existence d'un bien nouveau en présence d'une universalité de fait, la confrontation de cette notion aux caractéristiques traditionnelles du bien demeure une manœuvre bienvenue pour en cerner précisément les contours.

Existence d'une chose. D'abord, la collection d'échantillons biologiques se présente comme une chose immatérielle dotée d'une utilité propre, distincte des utilités particulières des échantillons, des données personnelles et des équipements qui la composent. Les collections d'échantillons biologiques, par leur étendue, remplissent une fonction scientifique et thérapeutique particulière. Elles constituent un ensemble scientifique cohérent, qui permet de mener différents types d'études (comparatives, longitudinales, populationnelles) et assurent l'approfondissement des connaissances autour d'une pathologie par la confrontation à un large échantillonnage. Les collections d'échantillons biologiques, par la multiplication des projets de recherche qu'elles contribuent à développer, poursuivent également une fonction sociale et participent à la réalisation de l'objectif constitutionnel de protection de la santé[901]. Enfin, les collections d'échantillons biologiques remplissent une fonction archivistique, qui fut d'ailleurs leur principale raison d'être quand les premières collections humaines furent constituées à la fin du dix-neuvième siècle[902]. Les collections comme « moyen de sauvegarde, instrument de connaissance scientifique, outil de satisfaction de besoins immédiats [présentent] un triple intérêt public ». L'utilité de la collection varie également en fonction de la nature de son gestionnaire, public ou privé.

Existence d'une valeur de l'ensemble. Ensuite, la collection d'échantillons biologiques, en tant qu'ensemble, dispose d'une « valeur additionnelle » par rapport aux valeurs respectives des éléments qui en forment le contenu. Cette caractéristique est même évoquée par les textes réglementaires qui définissent la collection, dans sa conception générale, comme « un ensemble d'objets, d'œuvres et de documents dont les différents éléments ne peuvent être dissociés sans porter atteinte à sa cohérence et dont la valeur est supérieure à la somme des valeurs individuelles des éléments qui le composent »[903]. Appliquée à la matière successorale, la valeur des ensembles fait également l'objet d'une protection contre le démantèlement par les dispositions de l'article 830 du Code civil aux termes duquel « dans la formation et la composition des lots, on s'efforce d'éviter de diviser les unités économiques et autres ensembles de biens dont le fractionnement entraînerait la dépréciation ».

Ce supplément de valeur de l'ensemble sur les parties n'est pas une vérité absolue. Certaines universalités peuvent avoir une valeur égale à la somme des éléments qui la composent. C'est le cas d'un troupeau par exemple, dont la valeur se rapporte

---

[900] A. DENIZOT, *L'universalité de fait*, Paris, LGDJ, Inst. Univ. Varenne, 2008, p. 145.

[901] B. MATHIEU, « La protection du droit à la santé par le juge constitutionnel – À propos et à partir de la décision de la Cour constitutionnelle italienne n°185 du 20 mai 1998 », *Cahiers du Conseil Constitutionnel*, n° 6, 1999.

[902] F. BELLIVIER, C. NOIVILLE, *Les biobanques*, Paris, PUF, Coll. Que sais-je ?, 2009, p. 15 et s.

[903] Décr. n° 93-124 du 29 janv. 1993 relatif aux biens culturels soumis à certaines restrictions de circulation (JO n° 25, 30 janv. 1993), art. 1. Abrogé par Décr. n° 2011-574 du 24 mai 2011 (JO n° 122, 26 mai 2011), art. 5.

uniquement aux bêtes qui le constituent. Certaines universalités peuvent voir leur valeur être inférieure à celle de leurs éléments, c'est le cas notamment d'ensembles constitués de biens à valeur négative ou grevés de servitudes. C'est également le cas lorsque les ensembles font l'objet d'une mauvaise gestion. On peut ainsi imaginer une collection d'échantillons biologiques dont la valeur économique diminuerait en raison de l'accroissement du volume des échantillons mis en banque, faisant perdre sa cohérence à l'ensemble. De même, la valeur pourrait diminuer du fait d'un trop grand nombre d'échantillons mis à disposition, qui conduirait à un démantèlement masqué de l'ensemble.

Comme cela a déjà été mentionné, la valeur ne doit pas uniquement être envisagée par le prisme de l'économie, autrement, cette « survaleur » serait inapplicable pour beaucoup d'universalités et ne pourrait être retenue comme critère de définition. Les valeurs culturelles, historiques ou scientifiques, doivent également être prises en considération pour les qualifier. Le rassemblement d'échantillons biologiques en collections engendre un coût économique supérieur à la plus-value financière apportée par la constitution d'un tel ensemble. Pourtant, l'on conçoit aisément qu'une collection d'échantillons biologiques ait une valeur scientifique supérieure à la valeur unitaire d'un prélèvement biologique ou d'une donnée médicale, inutilisables en tant que tels en recherche. Le raisonnement est identique lorsqu'on pense à l'utilité sociale de la collection. Celle-ci participe de la préservation de la santé publique en tant qu'ensemble, tandis que l'échantillon ou la donnée ne peuvent contribuer qu'au rétablissement de la santé individuelle du patient desquels ils sont issus.

Commercialité de l'ensemble. L'analyse des actes portant sur les collections tend à démontrer leur aptitude à intégrer le commerce juridique. En tant qu'ensemble, elles peuvent faire l'objet d'actes de disposition. À titre d'exemple, des accords de transferts de matériel organisent contractuellement la circulation de tout ou partie d'une collection. Le dépôt de collections au sein d'un centre de ressources biologiques ou la mise à disposition d'une collection pour un projet de recherche s'effectue contre rémunération.

Plus encore que les éléments matériels qui la composent, c'est l'intérêt scientifique de la collection qui est placé dans le commerce juridique. C'est sur lui que porteront les différents actes juridiques. À cet effet, la collection en tant qu'ensemble peut être l'objet d'une labellisation et prétendre à l'obtention de financements. L'exemple de la cohorte Constances est sur ce point topique. Cette collection épidémiologique généraliste, ouverte à l'ensemble de la communauté scientifique, regroupe 200 000 échantillons de donneurs volontaires prélevés entre 2012 et 2019 sur des personnes âgées de dix-huit à soixante-neuf ans. Plusieurs partenariats institutionnels, publics et privés, ont été noués et ouvrent l'accès à cette cohorte. Les financements alloués à la constitution de cet ensemble visaient à créer une entité, la cohorte, dont les finalités et la valeur seraient tels, que l'utilité de cet ensemble constituerait en elle-même un bien. Cette autonomisation de l'ensemble par rapport aux parties est telle que la cohorte est administrée par des organes de gouvernance et que les personnes désireuses d'accéder à ses utilités doivent soumettre en ligne leurs projets de recherche qui feront l'objet d'une évaluation préalable par le conseil scientifique de Constances. L'intérêt scientifique que représente cette cohorte est devenu un bien. Il s'érige comme un intérêt appropriable placé dans le commerce juridique pour des tiers désireux d'en réserver certaines utilités.

B. L'exploitation des collections d'échantillons biologiques rapprochée d'un quasi-usufruit

Appropriation de l'ensemble. Les collections d'échantillons biologiques satisfont aux exigences d'appropriabilité et de commercialité des biens. Il a été démontré l'aptitude des échantillons biologiques et des données personnelles à faire l'objet d'une appropriation à titre individuel. Même si la titularité du droit de propriété sur ces choses continue de faire l'objet de controverses, il n'en demeure pas moins l'existence de prérogatives sur ces choses, assimilables à celles d'un propriétaire sur son bien. Une distinction doit être opérée entre le droit de propriété qui s'exerce sur les parties, et celui qui s'appliquerait à l'ensemble immatériel que constitue la collection. Partant du constat que la collection d'échantillons biologiques est une chose immatérielle ayant une utilité et une valeur propre, rien ne s'oppose à l'appropriation de cet ensemble. Le droit de propriété sur l'ensemble se superpose à celui qui porte sur les parties. Cette faculté autorise que les titulaires du droit de propriété sur l'ensemble et sur les éléments soient distincts. Cette distinction paraît inopportune appliquée aux collections d'échantillons biologiques et une propriété des organismes de recherche sur les échantillons biologiques et les données serait la plus souhaitable[904]. Toutefois, cette séparation permet d'imaginer une propriété des patients sur leurs échantillons et données, tout en réservant les utilités de la collection à l'institution de recherche qui en est dépositaire, voire au chercheur qui aura assuré le regroupement.

Fonctionnement du quasi-usufruit. Cette situation illustre la présence d'un usufruit de choses consomptibles, ou quasi-usufruit. Ce mécanisme est présenté par l'article 587 du Code civil. Il octroie à son titulaire l'usage et la jouissance de biens consomptibles appartenant à autrui, autrement qualifié de nu-propriétaire, sous réserve de restituer à l'extinction de son droit une chose équivalente à ce qu'il avait reçu. Le quasi-usufruit se démarque de l'usufruit traditionnel dans la mesure où il porte sur des biens consomptibles. L'usufruit classique tel qu'il découle de l'article 578 du Code civil, est inapplicable aux collections d'échantillons biologiques[905] dans la mesure où il implique à terme la conservation et la restitution au nu-propriétaire de la substance à l'identique. Cette restitution s'avère impossible puisque les échantillons auront été consommés pour la recherche. Tout au plus l'usufruit trouverait-il à s'appliquer aux biobanques à finalité autologue, dont l'objectif est la conservation en vue d'une restitution future et à l'identique de la chose prélevée.

---

[904] J.-G. SORBARA, « Le droit de propriété intellectuelle dérivé des travaux de la cellule cancéreuse : la sphère publique », *in* X. Bioy (dir.), *La régulation publique des centres de ressources biologiques, le cas des tumorothèques*, Paris, LEH Édition, 2018, p. 237.

[905] F. BELLIVIER, C. NOIVILLE, « La circulation du vivant humain : modèle de la propriété ou du contrat ? » *in Code civil et modèles. Des modèles du code au code comme modèle*, Paris, LGDJ, Bibl. de l'Inst. André Tunc, t. 6, 2005, p. 107.

Cette distinction emporte avec elle deux conséquences. D'abord, le quasi-usufruit n'entraine pas un transfert de propriété du bien grevé. Ensuite, le quasi-usufruitier, à l'image d'un propriétaire, possède un droit de disposition sur les biens concernés. Celui-ci implique son droit à exploiter les biens, sous réserve de son obligation de restitution et de conservation de la substance du bien. Cette obligation de conserver la substance du bien en cause limite le droit de disposition du quasi-usufruitier, mais l'oblige à une action positive afin de préserver son intégrité.

Appliqué au champ des collections d'échantillons biologiques, l'on pourrait considérer que le patient met à la disposition du collectionneur des biens, ici désignés prélèvements biologiques, sur la base d'un quasi-usufruit légal. Dans cette situation, le patient demeure propriétaire de ses prélèvement biologiques et le collectionneur bénéficierait d'un droit de disposition à leur égard pour une durée déterminée. Durant cette période, le collectionneur serait tenu de conserver la substance du bien en cause, son intégrité, et d'en assurer l'exploitation selon la finalité préalablement déterminée avec le nu-propriétaire. Au terme du quasi-usufruit, le collectionneur serait titulaire des fruits tirés de l'exploitation des échantillons, à charge pour lui de restituer au nu-propriétaire une chose d'une valeur équivalente au bien mis à disposition.

Cette obligation constitue un point de blocage appliqué aux collection d'échantillons biologiques, et on imagine mal le chercheur remettre au patient un prélèvement biologique équivalent à celui qu'il lui aurait prélevé des années auparavant. Cette restitution pourrait alors prendre d'autres formes, et le principe d'équivalence jouer pleinement son rôle. Cette équivalence pourrait prendre la forme d'un accès privilégié aux thérapeutiques élaborées grâce aux recherches menées sur les biens exploités, d'une mention spécifique sur les publications scientifiques réalisées à partir de ces recherches. Plusieurs formes de rétribution non-monétaires peuvent ainsi être imaginées.

Le quasi-usufruit s'impose comme une relation de compromis, dans laquelle le patient conserve la propriété des prélèvements biologiques tout en autorisant le collectionneur à bénéficier de leurs fruits. Ce dernier serait tenu d'assurer l'intégrité et la substance du bien, ce qui éviterait les risques de démantèlement ou d'abandon des collections. Au moment de la restitution, les intérêts du donneur seraient préservés par l'existence de mécanismes de compensation socialement acceptables, tandis que le collectionneur pourrait poursuivre l'exploitation des fruits de ses recherches.

Solution alternative. Dans une perspective plus orientée vers la protection de la personne, une autre forme d'usufruit pourrait être envisagée. Il s'agirait d'appliquer aux collections l'usufruit sur universalité qui porte traditionnellement sur un fonds de commerce ou sur un portefeuille. Dans ce cas, le collectionneur n'userait pas d'un droit de disposition sur la collection, il en aurait simplement la jouissance et serait tenu de l'exploiter selon les modalités convenues avec le nu-propriétaire. Selon la jurisprudence de la Cour de cassation, les plus-values constatées lors des remplacements de titres dans un portefeuille de valeur mobilières sont conservées par le nu-propriétaire[906]. Le portefeuille est alors appréhendé comme une universalité disposant d'une valeur propre et susceptible de plus-value. Ce principe, appliqué au champ des collections d'échantillons biologiques, permettrait d'envisager qu'une partie des fruits reviennent aux donneurs initiaux, au-delà de la simple équivalence.

À l'image d'une jurisprudence récente[907], le qualificatif d'universalité pourrait être accordé ou retiré en fonction de la destination de l'ensemble. Dans cette affaire, la juridiction européenne avait distingué entre un fonds de commerce destiné à être exploité, auquel elle avait reconnu la qualité d'universalité, et un fonds destiné à la liquidation auquel cette qualité avait été refusée. En reprenant ce principe, il serait possible de qualifier d'universalités uniquement les collections qui feraient l'objet d'une exploitation, tandis que celles laissées en désuétude ne pourraient se voir accordées les protections octroyées à ces ensembles. Une telle qualification, qui sous-tendrait l'autonomisation de la collection et l'application d'un régime propre, pourrait également être établie en fonction de l'utilité pour la recherche d'un tel regroupement, appréciée par l'autorité administrative.

§2. Le fonctionnement du bien nouveau « Collection d'échantillons biologiques »

L'universalité représente une enveloppe au contenu dynamique et évolutif. Son fonctionnement repose sur un ensemble de principes particuliers dont tous ne trouvent pas à s'appliquer aux collections d'échantillons biologiques (A). S'il n'est pas applicable dans sa forme pure que représente la subrogation réelle, le remplacement est néanmoins indispensable au bon fonctionnement des collections biologiques. Outre sa nécessité, il s'impose parfois même comme une obligation pour le collectionneur (B).

A. Un fonctionnement dynamique dérogeant aux principes traditionnels de l'universalité de fait

Évolutivité de l'ensemble. Comme l'avait souligné le doyen Carbonnier, « les patrimoines, les universalités ne peuvent demeurer figés dans leur composition. Par besoin ou désir, calcul économique ou adaptation technique, le titulaire est amené à aliéner, acquérir, échanger. Avec plus ou moins de fréquence, des biens entrent, d'autres sortent »[908].

Fidèle à cette conception, le bien nouveau « collections d'échantillons biologiques » est une enveloppe incorporelle caractérisée par la plasticité de son contenu. Son régime ne peut s'assimiler totalement à celui des collections muséales publiques ou des collections dites « complètes », qui n'ont plus vocation à évoluer et dont la préservation du contenu passe par la fixation de ses éléments. Bien au contraire, la collection d'échantillons biologiques doit être appréhendée selon une approche dynamique qui tolère une variabilité de sa composition en raison de sa finalité de recherche. À l'image d'un stock, la collection d'échantillons biologiques

---

906 Cass. civ. 1ère, 16 juin 2011, n° 10-17.898, *RTD civ.* 2011. P. 568, obs. T. REVET.

907 CJCE, 27 nov. 2003, *Zita Modes SARL*.

908 J. CARBONNIER, *Droit civil, Les biens*, t. 3, 19ème éd. Paris, PUF, 2000, p. 117.

est un bien dont la composition est fonction de flux entrants et sortants. Cette dynamique illustre l'autonomie de ses composants et la persistance de leur utilité propre. Dans le même temps, « cet effacement de l'universalité lui assure une certaine permanence, puisque son existence n'est pas tributaire des mouvements qui affectent une partie de ses composants »[909].

Dans la conception traditionnelle de l'universalité de fait, son fonctionnement repose sur deux mécanismes complémentaires que sont la fongibilité des éléments et la subrogation réelle. Ces deux mécanismes ne s'appliquent pas à l'ensemble des universalités, et particulièrement aux collections d'échantillons biologiques.

Non-Fongibilité des éléments constitutifs. Les échantillons biologiques qui composent la collection ne sont pas fongibles. Il n'existe aucun rapport d'équivalence entre eux. S'ils l'étaient, la collection perdrait alors tout son sens, et les chercheurs ne trouveraient plus aucun intérêt à travailler sur des supports identiques en tous points. Éric Meiller résume cette situation par une formule imagée et juste : « dira-t-on que, au sein de la collection du musée du Louvre, la Joconde est fongible avec d'autres tableaux supposés de même valeur, et qu'il est possible de substituer l'un à l'autre ? »[910]. De façon identique à ce qui existe pour les éléments d'un ensemble hétérogène – une collection culturelle –, les éléments d'une collection biologique doivent être appréhendés dans leur singularité et ne sauraient être substituables. La fongibilité que l'on applique généralement aux troupeaux, seule universalité à véritablement pouvoir s'en prévaloir, est désuète voire dangereuse pour les collections biologiques.

Subrogation réelle. La subrogation réelle est le mécanisme par lequel, au sein d'une universalité, un bien est sensé pouvoir en remplacer un autre[911]. Elle contribue à maintenir « dans le présent une situation passée, puisqu'elle implique que le second bien est le même que le premier et que le droit, malgré son transfert, demeure inchangé »[912]. C'est au juriste médiéval Bartole[913] que l'on doit la consécration de cette notion, d'abord dans le but de préserver la stabilité et la valeur des patrimoines. Elle s'imposera progressivement comme un principe cardinal du fonctionnement des universalités, même si son intérêt est surtout marqué pour les universalités de droit.

Comme le faisaient déjà remarquer les professeurs Aubry et Rau « la subrogation est étrangère aux universalités de fait ». Sa principale limite réside dans l'affirmation selon laquelle « il n'y a pas nécessairement remplacement chaque fois qu'un bien entre dans une universalité ou en sort »[914]. Le remplacement relève de la volonté unique du collectionneur, et il apparaît dans certaines situations que le non-remplacement représente un bénéfice plutôt qu'un inconvénient pour la pérennité de l'ensemble.

---

909 R. BOFFA, *La destination de la chose*, Paris, Defrénois, 2008, p. 42.

910 E. MEILLER, « L'universalité de fait », *RTD civ.*, 2012, p. 651, §12.

911 G. CORNU, *Vocabulaire juridique*, Paris, PUF, 10ème éd., 2013, occ. « Subrogation ».

912 V. RANOUIL, *La subrogation réelle en droit civil français*, Paris, LGDJ, Bibl. dr. priv. n°187, 1985, p. 75.

913 A qui l'on doit l'adage *Subrogatum capit naturam subrogati* : la chose subrogée prend la nature de la chose à laquelle elle est subrogée.

914 F. ZÉNATI-CASTAING et T. REVET, *Les biens*, 3ème éd., Paris, PUF, p. 248.

À ce titre, l'on peut imaginer des centres de ressources biologiques procéder à l'élimination de certains échantillons biologiques inutilisés et n'ayant pas vocation immédiate à l'être. Ces procédés se justifieraient dans un souci de diminuer les coûts de stockage, de libérer de l'espace pour accueillir des échantillons plus pertinents, ou réorienter la stratégie du CRB vers la conservation de nouvelles collections et l'offre de nouvelles prestations de services. Pour le bien de l'universalité, les sorties d'éléments ne doivent pas être systématiquement compensées par des biens de remplacement.

C'est le terme même de remplacement qui est dévoyé selon Romain Boffa pour qui, l'élément nouveau « ne vient pas remplacer celui qui en sort : il est simplement dans l'universalité en raison de l'usage auquel il est destiné, tandis que l'autre sort, soit en raison de son aliénation, soit parce que le rapport de destination vient à cesser »[915].

Inapplicable dans sa dimension théorique aux collections d'échantillons biologiques, la subrogation réelle et le remplacement qu'elle implique, doivent néanmoins trouver une application particulière pour cet objet. Il en va du maintien de sa substance.

B. Un fonctionnement respectueux de la respiration des collections

Le remplacement comme facteur de respiration. L'universalité de fait, par la distinction du contenant et du contenu qu'elle opère, s'impose comme la notion idoine pour qualifier juridiquement les collections d'échantillons biologiques. Par la technique du remplacement, l'universalité de fait assure la préservation d'un contenant, la collection, tout en permettant l'évolutivité de son contenu, les échantillons biologiques et les données personnelles associées. Le concept de respiration des collections[916], notamment publiques, se rapproche de cette description. Il se résume par « la possibilité pour les opérateurs publics d'aliéner des œuvres de leurs collections, sans compromettre naturellement le patrimoine de la Nation, mais au contraire dans un souci de la valoriser au mieux »[917]. Toutefois, la compétence de gestion accordée aux institutions dépositaires de collections ne saurait les conduire à se séparer de leurs biens pour de mauvaises raisons. Une aliénation subie, voire irréfléchie, risquerait d'alimenter le phénomène de *deaccessionning* rencontré dans de nombreuses institutions culturelles[918].

Le remplacement comme solution à la consomptibilité. Le caractère périssable des échantillons biologiques ainsi que leur affectation à la recherche qui en suppose l'utilisation, font d'eux des biens consomptibles. À terme, cette situation conduit à la disparition inévitable de la collection. L'ajout régulier de nouveaux échantillons et le remplacement des échantillons consommés ou mis à disposition de tiers sans perspective de retour, même s'il n'est pas obligatoire, constitue une démarche

---

915 R. BOFFA, *Op. cit.*, p. 424.

916 J.-D. DREYFUS, « La respiration des collections publiques », *AJDA*, 2008, p. 680.

917 Lettre de mission adressée à la ministre de la Culture et de la Communication le 1er août 2007. Elle aboutira à la publication du rapport Rigaud, « Réflexion sur la possibilité pour les opérateurs publics d'aliéner des œuvres de leurs collections », 20 janv. 2008.

918 C. ROUX, « *Deaccessionning* », *Dr. adm.*, 2021, n° 1, p. 3.

salutaire pour la préservation de ces ensembles. Par un mécanisme assimilable à la subrogation réelle, les nouveaux éléments incorporés au sein de la collection d'échantillons biologiques suivent la finalité attribuée à l'ensemble et les règles qui s'y appliquent, tout en conservant leur régime juridique autonome.

Il est alors possible d'avancer avec le doyen Carbonnier que « l'universalité reste la même, malgré les fluctuations qui peuvent se produire en son sein : les biens nouvellement acquis prennent la place des biens aliénés ou disparus, revêtent la même condition juridique, celle qui procède de l'appartenance à l'universalité »[919]. Comme cela a été précédemment évoqué, le remplacement ne doit pas s'imposer comme une obligation pour le collectionneur. Ce dernier demeure libre d'ajuster la composition de son ensemble en fonction des finalités qu'il poursuit. Dans le même ordre d'idée, le remplacement ne doit pas être un frein à l'accroissement des collections, ni représenter une menace pour le collectionneur soucieux de ne pas pouvoir être en mesure de procéder à un tel remplacement si la situation venait à se présenter.

Pour illustrer le maintien de l'universalité en tant que bien malgré les variations de son contenu, le Code civil en fait une application concrète au « troupeau » dans son article 616. Son second alinéa dispose qu'en cas d'accident ou de maladie, « si le troupeau ne périt pas entièrement, l'usufruitier est tenu de remplacer, jusqu'à concurrence du croît, les têtes des animaux qui ont péri ». Cette obligation illustre le maintien de l'universalité « troupeau » malgré la disparition d'une partie des éléments qui le composent, et sans pour autant affecter la nature de l'ensemble. Le remplacement doit s'opérer par un bien pouvant faire l'objet de la même affection à l'ensemble que le bien remplacé. C'est notamment le cas pour les échantillons biologiques qui peuvent, par nature, endosser une finalité scientifique, et cela quand bien même ils ne seraient pas fongibles. Leur remplacement par d'autres ne pourrait être absolu dans la mesure où chacun d'entre eux est unique du point de vue génétique et que les données associées à chaque prélèvement sont personnelles et se rattachent à un patient particulier. Le problème reste toutefois entier pour d'autres échantillons érigés, en raison de leur rareté, au rang de biens inestimables, et donc irremplaçables.

Obligation de remplacement. Dans certains cas, le propriétaire d'un ensemble, garant de sa cohérence et de sa substance, peut être tenu à une obligation de remplacement. En effet, un bien non entretenu ou non remplacé pourrait mettre en péril l'ensemble auquel il appartient. La jurisprudence a validé la technique du remplacement au sein d'une universalité, et a reconnu la responsabilité du gestionnaire d'un portefeuille de valeurs mobilières dans la préservation de la substance de cet ensemble[920]. Cette obligation n'a pas encore été étendue aux responsables de collections d'échantillons biologiques, mais elle pourrait l'être dans la perspective d'une assimilation du contrat d'exploitation d'une collection à un quasi-usufruit. L'on pourrait alors aisément imaginer introduire une obligation à la charge du propriétaire qui le contraindrait à préserver la substance de cet ensemble

---

[919] J. CARBONNIER, *Droit civil, Les biens, Les obligations*, Paris, PUF, 2004, p. 1624.
[920] Cass. civ. 1ère, 12 nov. 1998, *Baylet*, n° 96-18.041.

en l'obligeant à procéder au remplacement des échantillons consommés pendant les recherches. À défaut, la collection serait dépourvue de sa substance et perdrait sa fonction de support à la recherche scientifique, et plus largement son utilité et sa valeur en tant que bien.

Chapitre II. L'universalité de fait, moyen de protection des collections d'échantillons biologiques

La superposition du bien « universalité » aux biens qui le composent permet d'opérer une dissociation bienvenue pour assurer la protection et la valorisation de ces ensembles. La collection d'échantillons biologiques en tant qu'ensemble, affecté à la réalisation de l'intérêt général, pourrait faire l'objet de prérogatives particulières dont ne sauraient bénéficier les éléments qui la composent. La mise en œuvre d'un régime juridique spécifique pour les collections d'échantillons biologiques, qui s'ajouterait aux obligations qui existent déjà au moment de leur constitution et de leur utilisation, et au-delà des règles particulières s'appliquant aux données personnelles et aux échantillons, constituerait un apport indéniable pour leur pérennisation. À cet effet, la protection des collections pourra être recherchée du côté de mécanismes existants, issus du droit positif applicable à différents domaines. De telles transpositions seraient intéressantes pour mettre en évidence des points de convergence et de divergence dans la perspective d'étoffer le régime juridique propre aux collections d'échantillons biologiques (Section I). Un autre moyen de protection, applicable à l'activité de biobanque cette fois-ci, pourrait être recherché dans la consécration de celle-ci comme une activité de service public (Section 2).

Section I : La protection des collections par les mécanismes issus du droit positif

La protection des collections biologiques pourrait s'inspirer de prérogatives intégrées au droit positif et qui s'appliquent déjà à des objets similaires. Appliquée au champ du vivant, la protection s'entend de manière particulière, différente de la signification qu'elle revêt habituellement dans le champ culturel ou domanial par exemple. Cette spécificité est insuffisamment garantie par les mécanismes de la propriété intellectuelle (§1). Elle pourrait être assurée par des techniques issues du droit patrimonial public, et plus encore par les principes de la domanialité publique. Mais en tout état de cause, ces régimes s'avèrent inadéquats dans leurs effets pour satisfaire complètement aux besoins recherchés pour l'utilisation des collections d'échantillons biologiques (§2).

§1. Une protection spécifique insuffisamment assurée par les mécanismes de la propriété intellectuelle

Les collections d'échantillons biologiques sont des biens particuliers dont la protection doit s'envisager de manière originale et en lien avec l'impératif d'en assurer la valorisation (A). Les mécanismes issus du droit de la propriété intellectuelle présentent de prime abord un intérêt pour assurer cette protection, mais leur confrontation à la pratique des collections biologiques démontre leur inadaptation à assurer une telle fonction (B).

A. La spécificité de la protection des ensembles

Les collections d'échantillons biologiques sont des ensembles à protéger. Cette affirmation ne va pourtant pas de soi, et il convient de déterminer les périls contre lesquels il convient de les préserver. Une fois cet intérêt déterminé (1), la finalité particulière de cette protection doit être appréhendée. Si elle doit garantir l'intégrité des collections, elle ne doit pas pour autant empêcher leur valorisation (2).

1. L'intérêt pour la protection de l'ensemble collection d'échantillons biologiques

Inadaptation d'une protection générale des ensembles. Aucune universalité de fait ne ressemble à une autre et chacune peut se voir appliquer des règles particulières en fonction des éléments qui la composent ou en fonction de sa finalité. La subjectivité de la volonté étant au fondement de leur apparition et de leur matérialisation par un acte juridique, il faut d'emblée « renoncer à l'élaboration d'une théorie des ensembles de biens, formée de grands principes destinés à régir uniformément tous les regroupements »[921]. Il convient d'avoir à l'esprit que l'absence de règles applicables à l'ensemble peut parfois conduire à un démantèlement des parties, « chacun étant régi par les règles qui lui sont propres, le regroupement se retrouve fragilisé et parfois voué à disparaître »[922]. Sans règles applicables à la collection en tant qu'ensemble, la protection contre la destruction des échantillons biologiques ou contre une affectation non conforme à la finalité de l'ensemble serait rendue plus difficile.

Risques encourus par les collections d'échantillons biologiques. Nombreux sont les périls contre lesquels les collections d'échantillons biologiques doivent être préservées. Des périls matériels d'abord, lorsque les collections sont exposées à des risques de dissémination ou de destruction faute de moyens ou de volonté d'en assurer la conservation. Des périls immatériels ensuite, puisque la disparition de certains éléments d'une collection pourra nuire à son « image », et sensiblement diminuer son utilité et sa valeur scientifique aux yeux des chercheurs. Enfin, le temps peut avoir sur les échantillons biologiques des effets néfastes. Une conservation prolongée peut altérer la qualité des ressources conservées et risque de faire perdre à la collection sa pertinence scientifique.

Face à ces risques, l'universalité constitue une enveloppe dont la plasticité permet de « regrouper dans un même ensemble des biens publics, des biens privés, des choses communes, chacun demeurant soumis à ses règles propres tout en

---

[921] A. DENIZOT, *L'universalité de fait*, Paris, LGDJ, Inst. Univ. Varenne, 2008, p. 265.
[922] *Ibid.*, p. 207.

bénéficiant des effets protecteurs du regroupement »[923]. L'existence de règles applicables au bien nouveau issu de l'universalité « freine l'autonomie juridique des composants » et lui garantit de « résister à certaines dissociations préjudiciables »[924].

Par-delà la préservation matérielle des échantillons et des données associées, l'utilité scientifique et la valeur sociale des collections d'échantillons biologiques imposent une protection particulière de ces ensembles dont le démantèlement contredirait l'intérêt général. Préserver les universalités « permet la satisfaction, non seulement d'un besoin individuel, mais aussi d'un idéal social »[925]. La forme que doit prendre cette protection nécessite préalablement d'être cernée et de voir son contenu précisé.

2. La finalité de la protection de l'ensemble collection d'échantillons biologiques

Spécificité de la protection accordée aux collections biologiques. Toutes les collections sont confrontées à un triple défi : « conserver, valoriser, [et] ménager des sphères d'accès »[926]. Ces impératifs vont justifier l'existence de régimes protecteurs de ces ensembles qui viendront se superposer à la protection juridique accordée aux éléments qui les composent. Cette protection peut prendre des formes multiples et ne revêt pas la même signification en fonction de la matière où elle s'applique.

Appliquée aux biens culturels, les règles posées par le Code du patrimoine envisagent la protection comme un processus de patrimonialisation dont l'objet serait de figer les biens pour mieux en contrôler les affectations et les utilisations. Qu'il s'agisse du classement au titre des monuments historiques ou de l'intégration au domaine public mobilier, les servitudes que ces procédures font naître sont lourdes de conséquences pour les propriétaires publics et privés. Obligation de conservation, respect de l'intégrité matérielle des biens, et imprescriptibilité sont autant de principes qui contribuent à figer l'élément ou l'ensemble protégé.

Appliquée aux collections d'échantillons biologiques, la protection revêt une toute autre signification. Le droit peine à distinguer « la collection/outil de recherche et la collection/objet patrimonial »[927]. Toutes deux « n'ont pas la même fonction et ainsi n'appellent pas la même protection »[928]. À la différence des collections muséales, les collections biologiques ne représentent pas un témoignage de l'histoire de la science et n'ont pas vocation à être présentées au public. Au contraire, leur apport réside dans leur utilisation. Elles doivent servir pour construire l'avenir, non pour préserver un passé révolu. La protection qui doit leur être apportée est alors bien différente, puisqu'elle doit encadrer des ressources convoitées et

[923] A. DENIZOT, « Universalité », *in* M. Cornu, F. Orsi et J. Rochfeld (dir.), *Dictionnaire des biens communs*, Paris, PUF, 2017, p. 1182.
[924] A. DENIZOT, *L'universalité de fait*, Paris, LGDJ, Inst. Univ. Varenne, 2008, p. 207.
[925] *Ibid.*, p. 283.
[926] F. BELLIVIER, F. BENHAMOU, M. CORNU, C. NOIVILLE, « Collections muséales et collections biologiques : de la conservation à l'accès ? », *in* B. Coriat (dir.), *Le retour des communs, la crise de l'idéologie propriétaire*, Paris, Les Liens Qui Libèrent, 2015, p. 202.
[927] M. CORNU, « La notion juridique de collection scientifique », *in* M. Cornu, C. Cuenca et J. Fromageau (dir.), *Les collections scientifiques, de l'outil de connaissance à l'objet de patrimoine*, Paris, L'Harmattan, 2010, p. 21.
[928] *Ibid.*

épuisables sans compromettre leur utilisation pour la recherche. Cette protection ne peut conduire à figer les collections biologiques sous peine d'entraver l'innovation scientifique.

Le défi est donc de taille puisque les gestionnaires de collections d'échantillons biologiques se trouvent en permanence balancés entre deux injonctions de prime abord contradictoires, et sont aux prises avec ce « en même temps » permanent dans l'administration quotidienne de leurs ensembles. Protéger une ressource rare contre les risques de démantèlement et de mauvaise affectation d'une part. Valoriser une ressource utile à la connaissance scientifique par une politique volontariste de mise à disposition la plus large possible d'autre part.

Spécificité de la valorisation des collections biologiques. La valorisation peut également recouvrir plusieurs acceptions selon la discipline envisagée. Si elle s'entend communément comme « la mise en valeur de quelque chose pour en tirer davantage de ressources », dans le champ de l'économie, la valorisation revêt un sens plus précis et se définit comme « la hausse de la valeur marchande d'un produit ou d'un service provoquée soit par une mesure législative soit par une intervention sur le marché ». Dans le champ comptable, elle désigne l'inscription d'une valeur – d'usage, vénale ou de remplacement – à l'actif d'un bilan. Enfin, d'un point de vue philosophique, la valorisation s'entend comme « le fait d'accorder une importance plus grande, davantage de valeur à quelqu'un ou à quelque chose »[929].

Les gestionnaires de collections, et notamment les personnes publiques, ont désormais conscience que les biens qui composent leur patrimoine ne sont plus uniquement une source de coût, mais peuvent être des valeurs génératrices de revenus[930]. Leur objectif implique de valoriser les biens de leur patrimoine afin d'en tirer un profit dont la nature ne présentera pas forcément un caractère économique.

L'histoire de la valorisation des collections d'échantillons biologiques s'est construite selon deux mouvements faisant appel à des constats et des formes d'intervention différentes pour chacun d'entre eux. La valorisation des collections d'échantillons biologiques a d'abord consisté à structurer[931] le champ d'activité des biobanques afin d'accroître l'accès à leur contenu, sécuriser les conditions d'obtention, de conservation et de mise à disposition des échantillons tout en encadrant leur affectation. La valorisation a conduit ensuite à développer les accès aux utilités procurées par les collections d'échantillons biologiques. Au stade opérationnel, la protection de ces ensembles devient un impératif majeur. Il apparaît légitime que leur gestionnaire public puisse disposer de prérogatives pour en préserver la cohérence, et s'assurer de la pertinence des utilisations qui en sont faites.

---

929 CNRTL, occ. « Valorisation ».

930 CONSEIL d'ÉTAT, *La valorisation économique des propriétés des personnes publiques*, La documentation française, 2012.

931 La valorisation par la structuration peut être entendue comme l'ensemble des réalisations – pas uniquement juridiques – ayant permis le recensement des collections, ainsi que l'encadrement de leur constitution et de leurs utilisations.

B. L'inadaptation des règles issues de la propriété intellectuelle

Si l'on considère les collections d'échantillons biologiques comme des créations intellectuelles originales, elles pourraient prétendre bénéficier des mécanismes de protection élaborés dans le champ de la propriété intellectuelle, et plus particulièrement des prérogatives issues du droit d'auteur. Toutefois, le sort réservé aux collection dans ce domaine semble relever du cas particulier, et leur traitement soulève des incertitudes au sujet de leur qualification. Si leur est déniée la qualité d'œuvre de l'esprit (2), la jurisprudence leur a accordé l'appellation d'« œuvre de l'Homme » (1).

1. Les collections protégées en tant qu'« œuvre de l'Homme »

Apparition de la catégorie d'œuvre de l'Homme. La protection des collections d'échantillons biologiques au titre des œuvres de l'esprit et du droit d'auteur dont disposerait sur elles le collectionneur s'impose comme une piste d'investigation intéressante. Les questionnements autour de la reconnaissance de la qualité d'œuvre de l'esprit aux collections – en dehors du champ scientifique – ont assez tôt agité la jurisprudence et nourri de nombreux débats en doctrine[932].

Le juge avait d'abord refusé de reconnaître à une collection la qualité d'œuvre de l'esprit[933] en raison du principe d'intangibilité de l'œuvre d'art. Dans la célèbre affaire *Schlumpf*[934], relative au devenir d'une collection de véhicules anciens, ce refus était justifié par l'idée que « le propre de l'œuvre d'art est de ne supporter aucune manipulation ou modification postérieure à sa création, et que les conceptions modernes de la muséologie impliquent, au contraire, et de façon nécessaire, des évolutions et des présentations capables de retenir l'intérêt et l'attention des visiteurs, qualifiés ou non »[935].

Mal à l'aise face à ce rejet de principe et porté par une justification hasardeuse, le juge a créé la catégorie d'« œuvre de l'Homme » pour assurer la protection des collections. Dans la même décision, il ajoute que « l'action de réunion, de collection et la passion qui ont inspiré leur auteur [constituent] un message et un témoignage dont l'initiative créatrice mérite protection comme étant l'expression d'un droit de la personnalité voisin du droit moral et la manifestation d'une action hors du commun ; l'œuvre du collectionneur, née de son initiative et de sa volonté affirmée, mérite la protection judiciaire nécessairement inhérente à une œuvre de l'homme qui porte témoignage d'une époque déterminée ou d'un génie créateur »[936].

---

[932] CA, Paris, 25 mai 1988, *D.*, 1988, J. 542, note B. EDELMAN ; C. NOIVILLE, « Pour une protection des collections scientifiques », *D*, 1997, p. 246. ; B. EDELMAN, « Une exposition peut être une œuvre de l'esprit », *D.*, 1998, p. 312, note sous CA Paris, 2 oct. 1997.

[933] P. GAUDRAT, « Réflexions sur la forme des œuvres de l'esprit », *in Propriétés intellectuelles*, Mél. en l'honneur de André Françon, p. 195 ; A. BENSAMOUN, « La protection de l'œuvre de l'esprit par le droit d'auteur « qui trop embrasse mal étreint » », *D.*, 2010, p. 2919.

[934] O. COSTE-GOUZES, *Contribution à l'étude juridique des collections privées*, thèse de doctorat, Université de Montpellier, 2017, p. 139 et s.

[935] CA, Paris, 25 mai 1988, préc.

[936] CA, Paris, 25 mai 1988, préc.

Transposition aux collections d'échantillons biologiques. L'application de la notion d'« œuvre de l'Homme » aux collections scientifiques, appelée de ses vœux par Christine Noiville, se heurte toutefois, dans sa définition jurisprudentielle, à quelques difficultés. Le rassemblement d'éléments biologiques et de données pour constituer une collection repose bien sur une action de réunion émanant d'un collectionneur dont l'objectif réside dans le témoignage d'une diversité scientifique. Toutefois, le critère de « passion » qui doit présider à ce rassemblement fait ici défaut, dans la mesure ou les collections d'échantillons biologiques constituent davantage un outil de travail qu'un rassemblement à vocation récréative. Ce défaut est toutefois à nuancer car la passion à l'accomplissement d'un acte relève d'une appréciation purement subjective. Beaucoup de collections ont pu être rassemblées par des descendants de célébrités, sans pour autant qu'une quelconque passion préside à leur dessein. Cela n'affecte en rien leur originalité, ni la finalité qu'elles poursuivent.

Cette reconnaissance entrainerait des conséquences importantes puisqu'elle accorderait au collectionneur « un quasi-droit moral dont l'un des attributs postule l'intégrité de la collection tout en permettant une certaine évolution »[937].

Ce quasi-droit moral se traduirait par deux séries de prérogatives dérivées du droit d'auteur. D'une part l'attribution au propriétaire d'une forme de droit de paternité[938] sur la collection, qui permettrait au collectionneur de donner une « appellation » à sa collection et de faire respecter cet intitulé[939]. Cette prérogative, au même titre que la certification, l'autoriserait à accroître la visibilité des collections et constituerait une mesure embryonnaire en vue d'une « labellisation » plus large des collections d'échantillons biologiques.

D'autre part, le propriétaire disposerait d'un droit d'agrément sur la collection caractérisé par des prérogatives lui permettant d'en préserver l'intégrité et les conditions d'utilisation. Ambitieuse au moment de sa consécration prétorienne, la « catégorie » des œuvres de l'homme, ne fera l'objet d'aucune utilisation ultérieure.

2. Les collections déboutées en tant qu'œuvre de l'esprit

Refus de la consécration jurisprudentielle. Par une décision intervenue neuf années plus tard à l'occasion d'une affaire relative au déménagement de la collection du musée Langlois[940], la Cour d'appel de Paris accordait à une exposition muséale la qualité d'œuvre de l'esprit, et la protection y afférent par les mécanismes du droit d'auteur. En se détachant du principe d'intangibilité comme condition *sine qua non* de l'existence d'une œuvre de l'esprit, cette décision accréditait l'idée selon laquelle des universalités puissent être qualifiées ainsi et être protégées par le régime du droit d'auteur. Plus généralement, cette décision opérait un rapprochement de la

---

937 C. NOIVILLE, « Pour une protection des collections scientifiques », *D.*, 1997, p. 246.

938 La paternité est l'une des prérogatives issues du droit moral de l'auteur aux côtés du droit de divulgation, du droit de repentir ou de retrait, et le droit au respect de l'œuvre.

939 Au titre de cette forme dérivée de droit à la paternité, le juge avait accordé aux frères Schlumpf un droit à apposer leur nom à la collection qu'ils avaient constituée.

940 CA, Paris, 2 oct. 1997, *D.*, 1998, J. 312, note. B. EDELMAN.

collection avec la notion d'anthologie[941]. Elle renforçait l'idée selon laquelle « aujourd'hui c'est davantage l'esprit de la collection que sa matérialité qu'il s'agit de préserver »[942]. Cette décision isolée ne sera pas suivie d'effets dans le domaine législatif, et la collection demeure encore à ce jour exclue de la catégorie des œuvres de l'esprit[943]. Des inflexions sont toutefois à constater et la jurisprudence a récemment reconnu que la collection était un bien rattaché à la personne du collectionneur et qu'à ce titre, elle ne pouvait être mise en partage dans le cadre d'une procédure de divorce[944].

Sauf à les reconnaitre expressément comme telles, les collections d'échantillons biologiques, en l'état actuel du droit, ne peuvent être qualifiées d'œuvre de l'esprit. En conséquence de quoi, le collectionneur ne pourra revendiquer sur elles le statut d'auteur, ni aucun des droits moraux rattachés à cette qualification. Une protection pourrait alors être recherchée dans le champ des biens culturels.

§2. Une protection inadéquate assurée par les mécanismes du droit du patrimoine et de la domanialité publique

Les mécanismes issus du droit du patrimoine et du régime de la domanialité publique semblent intéressants pour assurer une protection aux collections d'échantillons biologiques. Là encore, les contraintes juridiques associées à chacun de ces régimes font état d'une trop grande rigidité pour ce qui est du droit des monuments historiques (A), et d'un caractère incomplet pour ce qui relève du régime domanial (B).

A. Une protection rigide assurée par les mécanismes du droit du patrimoine

La protection accordée aux biens culturels par les mécanismes du droit du patrimoine constitue une piste d'investigation sérieuse dans la détermination d'un régime protecteur applicable aux collections d'échantillons biologiques. La protection des biens patrimoniaux se matérialise principalement par l'instauration, en présence d'un intérêt public, de servitudes légales portant sur eux. L'objectif est alors d'en préserver l'intégrité matérielle, la qualité culturelle, et de s'assurer de leur localisation. Le plus haut niveau de protection des biens meubles offert par le Code du patrimoine est à rechercher dans leur classement au titre des monuments historiques. Séduisant quant à sa finalité, la méthode et les effets sur lesquels reposent le classement au titre des monuments historiques s'avère trop rigide pour être transposé en l'état aux collections d'échantillons biologiques (1). Un second mode de protection, moins contraignant pour le propriétaire, repose sur une inscription des collections au titre des monuments historiques (2).

---

941 Reconnue en tant qu'œuvre de l'esprit dérivée, l'anthologie est mentionnée à l'art. L. 112-3 du CPI ainsi qu'à l'art. 2.(5) de la Convention de Berne pour la protection des œuvres littéraires et artistiques.

942 A. DENIZOT, *L'universalité de fait*, Paris, LGDJ, Inst. Univ. Varenne, 2008, p. 209.

943 CA Paris, 23 sept. 2015, n° 14/17631 confirmé par Cass. civ. 1ère, 7 mars 2018, n° 15-26.227.

944 CA Grenoble, 12 janv. 2004, *Jurisdata* 2004-249490.

1. Le régime des collections d'échantillons biologiques inspiré par celui du classement au titre des monuments historiques

Aussi surprenant que cela puisse paraître, le régime juridique applicable aux monuments historiques recèle plusieurs similitudes avec les obligations applicables aux organismes désireux d'exploiter des collections d'échantillons biologiques (a). Ce régime n'est toutefois qu'en partie transposable, dans la mesure ou certains de ses effets contreviennent à l'exploitation scientifique des collections (b).

a. Un régime voisin de celui des collections d'échantillons biologiques

Intérêt du rapprochement. Dans un article précurseur, Christine Noiville envisageait déjà la possibilité de transposer le régime de protection issu du classement des monuments historiques[945] aux collections scientifiques. Son objectif était d'accorder une protection à ces universalités tout en ménageant leurs sphères d'utilisations. L'auteur relevait que les effets du classement, qui consiste à empêcher le propriétaire de « détruire, de disperser, d'envoyer à l'étranger le bien classé [...] et l'obligation d'assurer la continuité de la collection » pouvaient se combiner avec des mesures spécifiques à ces ensembles pour prendre en compte leur « caractère vivant et évolutif »[946].

Cet appel n'aura malheureusement jamais été suivi d'effets. Mais le Code du patrimoine a su évoluer, et offre à présent une protection aux ensembles mobiliers et aux collections. Efficace pour protéger les ensembles culturels, la transposition en l'état du régime de classement aux collections issues du vivant fait apparaître une série de difficultés dirimantes et contre-productives pour les collectionneurs d'échantillons biologiques.

Procédure de classement. Alors qu'elle avait d'abord vocation à s'appliquer uniquement aux immeubles ou à des biens meubles pris isolément et non intégrés à un ensemble[947], la protection au titre des monuments historiques a évolué avec l'insertion dans le Code du patrimoine d'un nouvel article L. 622-1-1[948]. Aux termes de cet article, peut désormais être classé au titre des monuments historiques comme ensemble historique mobilier, « un ensemble ou une collection d'objets mobiliers dont la conservation dans son intégrité et sa cohérence présente un intérêt public au point de vue de l'histoire, de l'art, de l'architecture, de l'archéologie, de l'ethnologie, de la science ou de la technique »[949].

---

[945] Régime créé par la loi du 31 déc. 1913 relative aux monuments historiques (JO 4 janv. 1914) et reprise aux art. L. 622-1 et s. du C. pat.

[946] C. NOIVILLE, art. préc., p. 248.

[947] P. NOUAL, « Pérenniser la collection : la quête juridique », *Juris art etc.*, 2014, n° 18, p. 35.

[948] Créé par la loi n° 2016-925 du 7 juill. 2016 (JO n° 158, 8 juill. 2016), art. 75. Ce texte était complété par l'Ord. 2017-651 du 27 avr. 2017 (JO n° 100, 28 avr. 2017).

[949] La loi LCAP procède à un élargissement des finalités susceptibles d'accorder la protection à des ensembles mobiliers. Ces nouvelles finalités sont à rapprocher de celles qui ont été utilisées pour l'intégration des biens au domaine public mobilier à l'article L. 2112-1 du CGPPP.

Tous les ensembles mobiliers appartenant à l'État, aux collectivités territoriales, aux établissements publics ainsi qu'à des personnes privées sont susceptibles de faire l'objet d'un classement au titre des monuments historiques. Pour les personnes morales autres que l'État, le consentement du propriétaire au classement est nécessaire. En cas d'opposition, un classement d'office peut être décidé par décret en Conseil d'État après avis de la Commission nationale du patrimoine et de l'architecture. Cependant, cette pratique est rare car elle expose l'administration au paiement d'indemnités en contrepartie de la servitude de classement d'office. Cette indemnité pourra s'avérer élevée en fonction de la valeur du bien classé. Lorsque la conservation ou le maintien sur le territoire national d'un objet mobilier sont menacées, l'autorité administrative peut notifier au propriétaire une instance de classement au titre des monuments historiques.

La demande de classement d'un ensemble mobilier est adressée au préfet du département dans lequel est conservé l'objet. Le ministre en charge de la culture ou le préfet peuvent également émettre des propositions de classement. Cette demande peut être formulée par son propriétaire ou par toute personne y ayant intérêt. Le préfet, après avis de la commission départementale des objets mobiliers, et lorsqu'il estime que l'objet le justifie, adresse au ministre chargé de la culture une demande ou une proposition de classement. Ce dernier rend sa décision après avis de la commission nationale du patrimoine et de l'architecture.

Conséquences afférentes au classement. De la servitude de classement résulte un nombre important de conséquences pour le propriétaire de l'objet concerné. Les obligations divergent en fonction de la nature du propriétaire.

Une première série d'obligations va concerner le maintien de l'intégrité du bien classé. D'abord, le propriétaire ne pourra pas diviser ou aliéner par lots l'ensemble mobilier concerné par le classement sans avoir obtenu préalablement une autorisation administrative[950]. Ensuite, les objets classés ne pourront pas faire l'objet d'une modification, d'une réparation ou d'une restauration, sans autorisation administrative préalable[951].

Une seconde série d'obligations touche à la disposition de l'ensemble classé. Celui-ci se retrouve soumis à un régime quasi-identique à celui de la domanialité publique par l'application d'un principe d'imprescriptibilité et d'un principe d'inaliénabilité pour les ensembles appartenant à l'État. Pour les biens appartenant à une personne privée, l'aliénation demeure possible à condition que l'objet reste sur le territoire national[952] et que l'acquéreur ait été préalablement informé de l'existence de ce classement[953]. Enfin, si le propriétaire ou le dépositaire d'un ensemble mobilier

[950] Art. L. 622-1-1 C. pat.

[951] Ces opérations seront soumises au contrôle scientifique et technique des services de l'État et leur maîtrise d'œuvre ne pourra être confiée qu'à un professionnel agréé par l'État selon les dispositions de l'art. L. 622-7 du C. pat.

[952] L'art. L. 622-18 C. pat. interdit les exportations d'objets mobiliers classés. Seules des sorties temporaires du territoire national sont autorisées et doivent faire l'objet de demandes spécifiques.

[953] Art. L. 622-16 C. pat.

classé rattaché à un immeuble classé souhaite déplacer l'objet, il devra préalablement en obtenir l'autorisation par l'autorité administrative[954].

Enfin, l'autorité administrative a pour obligation, au moins tous les cinq ans, de procéder au récolement des objets mobiliers classés au titre des monuments historiques. Le propriétaire est tenu de présenter le bien aux agents accrédités par le ministre en charge de l'objet visité. À cette occasion, l'administration s'assure du bon état de conservation des collections et l'opération lui permet d'avoir une idée de l'état général de conservation du patrimoine classé. Un déclassement est possible dans le cas où le bien classé perdrait son intérêt public.

b. Un régime partiellement transposable aux collections d'échantillons biologiques

Points de convergence. Le régime applicable aux monuments historiques classés semble, en partie, transposable aux collections d'échantillons biologiques. Il apparaît même que la protection qui leur est aujourd'hui accordée s'inspire à maints égards des contraintes imposées par la personne publique aux propriétaires d'un bien ou d'un ensemble classé au titre des monuments historiques.

Les collections d'échantillons biologiques satisfont tout d'abord à l'exigence d'un intérêt public du point de vue de la science pour justifier de la protection accordée aux monuments historiques. Il n'est nul besoin de revenir ici sur l'intérêt scientifique que présentent les collections biologiques et qui a déjà fait l'objet de développements dans la présente étude. Dans la perspective d'un classement au titre des monuments historiques c'est la collection en tant qu'ensemble qui serait classée, ce qui permettrait de ne pas entraver l'utilisation et la circulation des éléments qui la composent. C'est l'affectation de l'ensemble à un intérêt public qui serait ici protégée.

Certaines obligations qui pèsent sur les utilisateurs d'échantillons biologiques se rapprochent des servitudes qui s'imposent aux propriétaires de biens meubles classés. Au titre de son pouvoir de contrôle, l'administration peut enjoindre à tout moment les utilisateurs publics ou privés de collections d'échantillons biologiques, déclarés ou autorisés à cet effet, de lui communiquer des informations sur l'ensemble utilisé, et notamment « la nature des échantillons détenus ainsi que leur nombre », « les procédés de préparation des échantillons » ou encore le « lieu de conservation »[955]. Les organismes publics ou privés doivent également informer le ministère de la recherche, et le cas échéant le directeur de l'agence régionale de santé, de toute modification substantielle de leurs activités, et notamment la « constitution, l'acquisition, la cession ou la destruction d'une collection » ou des « conditions d'exercice des activités » [956]. Ces obligations sont à rapprocher de celles posées à l'article L622-28 du Code du patrimoine qui obligent le propriétaire d'une bien meuble classé ou inscrit à informer l'autorité administrative de son intention de le déplacer.

---

[954] Art. L. 622-1-2 C. pat. L'autorité administrative peut également ordonner des travaux conservatoires préalables au transport selon les dispositions de l'art. R. 622-57 du C. pat.

[955] Art. R. 1243-54 CSP.

[956] Art. R. 1243-55 pour les organismes déclarés et art. R. 1243-65 CSP pour les organismes autorisés.

En parallèle de ce pouvoir d'information, l'administration dispose de la possibilité de suspendre ou d'interdire l'activité de conservation et d'utilisation de collections d'échantillons biologiques en cas de manquements constatés aux obligations mentionnées aux articles L. 1243-3 et L. 1243-4 du Code de la santé publique. Au-delà de sa capacité d'interdire l'exercice des activités de conservation déclarées ou autorisées[957], l'administration est titulaire d'un droit de disposition sur les éléments et produits du corps humain concernés. Elle pourra prescrire toutes les mesures utiles à leur conservation, mais également organiser leur transfert vers un autre organisme, ou ordonner leur destruction[958]. Cette faculté est à rapprocher des dispositions de l'article L622-10 du Code du patrimoine qui autorisent l'administration à prendre les mesures conservatoires nécessaires, voire à organiser le transfert en lieu sûr d'un bien classé dont la conservation ou la sécurité serait menacée.

L'on retrouve enfin dans le régime applicable aux collections biologiques une obligation similaire à celle du récolement quinquennal des biens meubles classés au titre des monuments historiques. En effet, les déclarations ainsi que les autorisations d'activités de conservation de tissus et de cellules sont délivrées pour une durée de cinq années et supposent pour leur renouvellement une information complète et détaillée de l'administration sur les collections détenues et les projets de recherche engagés.

Points de divergence. L'application du régime des ensembles historiques mobiliers aux collections d'échantillons biologiques se heurte toutefois à certaines incompatibilités liées à la nature même de ces collections issues du vivant, et de la finalité utilitariste qu'elles poursuivent. Il apparaît d'abord que certaines obligations issues du classement sont inapplicables aux collections d'échantillons biologiques. S'il est vrai que la règle de l'imprescriptibilité est peu susceptible de s'appliquer aux collections d'échantillons biologiques, les conditions d'une éventuelle inaliénabilité méritent d'être étudiées. De prime abord, l'inaliénabilité apparaît comme un principe trop restrictif[959] compte tenu de la nécessité de faire circuler les collections biologiques dans l'intérêt de la recherche. Néanmoins, l'application d'un principe d'aliénabilité limitée pour les collections appartenant à des personnes publiques pourrait constituer une solution intermédiaire. Il permettrait de maintenir l'affectation des collections à la recherche, tout en évitant aux structures publiques de céder systématiquement aux sirènes de la commercialité et aux demandes provenant d'institutions privées. À l'image d'une échelle de la domanialité[960], l'on pourrait également imaginer une échelle du classement dans laquelle la rigueur des règles de conservation augmenterait ou s'amenuiserait en fonction des

[957] Art. R. 1235-10 CSP pour les organes, R. 1245-19 pour les éléments et produits et R. 1221-68 pour le sang.

[958] Art. R. 1243-56 pour les organismes déclarés et R. 1243-66 CSP pour les organismes autorisés.

[959] Pour une critique du principe d'inaliénabilité du domaine public et son inadaptation à la valorisation des biens, v. B. SCHMALTZ, *Les personnes publiques propriétaires*, Jean-François Sestier (préf.), Paris, Dalloz, Nouvelle bibl. des th., vol. 160, 2014, n° 462 et s.

[960] L. DUGUIT, *Traité de droit constitutionnel*, 2ème éd., 1923, t.3, p. 344. Notion ég. reprise par F. MELLERAY, « L'échelle de domanialité », *in Mélanges en l'honneur du Professeur Franck Moderne*, Paris, Dalloz, 2004, p. 287.

échantillons conservés, de leur reproductibilité ou de la valeur d'ensemble des collections conservées.

Au-delà, le recours au consentement du propriétaire privé pour obtenir un classement constitue une limite importante à l'efficacité de l'application d'un tel régime. Il y a fort à parier, à la vue des obligations nouvelles qui pèseraient sur les propriétaires privés de collections d'échantillons biologiques, que ces derniers s'opposent systématiquement au classement et obligent l'administration à procéder à ces classements d'office. De la même façon, la servitude de maintien dans les lieux posée par l'article L622-3 du Code du patrimoine, qui pourrait s'appliquer aux collections d'échantillons biologiques, constitue un obstacle dirimant à la circulation de ces ensembles. Ces contraintes seraient de nature à dissuader les collectionneurs, notamment privés, de constituer de tels rassemblements d'éléments et produits du corps humain.

Il apparaît ensuite que l'esprit qui préside à la protection des ensembles culturels relève d'une logique qui ne correspond qu'en partie aux besoins des propriétaires de collections d'échantillons biologiques. À certains égards, le classement pourrait avoir un effet dissuasif sur les acteurs compte tenu des atteintes qu'il cause à la continuité des collections et au principe qui préside à leur respiration[961]. Comme le souligne Christine Noiville, cette législation spéciale est « marquée par la tradition des monuments historiques et conçue pour des objets remarquables, tend en effet à concevoir l'objet classé comme installé dans un passé définitif et immuable »[962]. L'état actuel du droit illustre bien cette situation puisque le classement des ensembles et des collections d'objets mobiliers repose sur la présence d'un « ensemble historique mobilier » et peut être accordé en raison du lien qui existe avec un immeuble également classé[963]. La référence au critère historique et le rattachement à un immeuble classé limitent considérablement le spectre des ensembles concernés par la législation et excluent de fait les collections d'échantillons biologiques.

2. Un rapprochement alternatif : collections d'échantillons biologiques et inscription au titre des monuments historiques

Pour les collections d'échantillons biologiques à fort potentiel affectées à des projets de recherche, la procédure de l'inscription au titre des monuments historiques, anciennement appelée inscription à l'inventaire supplémentaire[964], pourrait trouver à s'appliquer.

Cette inscription est possible pour les biens détenus par des personnes publiques et privées. Elle s'applique aux objets qui, sans justifier d'une demande de classement immédiat, présentent au point de vue de l'histoire, de l'art, de la science ou de la technique, un intérêt suffisant pour en rendre désirable la préservation[965].

---

[961] J.-D. DREYFUS, « La respiration des collections publiques », *AJDA*, 2008, p. 680.

[962] C. NOIVILLE, art. préc., p. 246.

[963] Art. L. 622-1-2 du C. pat.

[964] Dans sa décision 2011-207 QPC du 16 déc. 2011 le Cons. const. a confirmé la constitutionnalité de l'article L. 621-25 du C. pat. qui pose le principe de l'inscription des biens immeubles au titre des monuments historiques.

[965] Art. L. 622-20 C. pat.

Le consentement du propriétaire privé est nécessaire pour que son bien soit inscrit sur la liste des objets mobiliers classés.

Les effets de l'inscription sont proches de ceux du classement. L'aliénation du bien sera possible, même hors de France, mais restera soumise à déclaration auprès de l'autorité administrative et à l'information de l'acquéreur[966]. Cette inscription permettrait, à titre préventif, d'affirmer la valeur scientifique de certaines collections d'échantillons biologiques en leur appliquant un régime protecteur, sans pour autant bloquer leurs utilisateurs ni la commercialité du bien.

B. Une protection incomplète par les mécanismes de la domanialité publique

Universalités intégrées aux patrimoines de leurs propriétaires publics, les collections d'échantillons biologiques publiques peuvent vraisemblablement prétendre à se voir appliquer le régime protecteur de la domanialité publique. Cette extension progressive de la domanialité n'est pas une chose nouvelle[967] et elle peut parfaitement s'adapter au champ particulier du vivant[968]. La protection accordée par les règles domaniales aurait vocation à s'appliquer aux collections considérées en tant qu'ensembles et non aux éléments qui la composent, sauf exceptions[969]. La préservation du contenant plutôt que du contenu est justifiée par la volonté de garantir l'intégrité de ces ensembles sans pour autant compromettre la mission scientifique qui préside à leur constitution. La protection des éléments biologiques par les principes d'inaliénabilité ou d'imprescriptibilité relèverait de l'ineptie tant leur circulation s'avère nécessaire pour répondre aux besoins des chercheurs d'une part, et compte tenu de leur caractère consomptible et évanescent d'autre part. C'est donc en tant que bien meuble incorporel que les collections d'échantillons pourraient intégrer le domaine public. Cette intégration, pour être effective, suppose que les collections satisfassent aux critères de la domanialité publique mobilière (1). Ce n'est qu'à cette condition que pourront leur être appliquées les règles issues du régime de la domanialité publique (2). Toutefois, les limites inhérentes à ce mode de protection appellent à un dépassement de ce régime par la promotion de nouveaux outils juridiques (3).

1. La satisfaction des collections d'échantillons biologiques aux critères de la domanialité publique mobilière

Construction d'un domaine public mobilier. L'existence d'un domaine public mobilier a longtemps été débattue en doctrine dès le début du XIXème siècle.

---

966 Art. L. 622-23 C. pat.

967 G. LIET-VEAUX, « L'hypertrophie pathologique de la notion de domaine public », note sous CE, 28 janv. 1970, *Consorts Philip-Bingisser*, *Rev. Adm.*, 1970, p. 297. Fabrice Melleray allant même jusqu'à proposer un critère de réduction du domaine public, « La recherche d'un critère réducteur de la domanialité publique », *AJDA*, 2004, p. 490.

968 M. BOUL, « La domanialisation publique », *in* X. Bioy (dir.), *La régulation publique des centres de ressources biologiques, le cas des tumorothèques*, Paris, LEH Édition, 2018, p. 339.

969 Une protection particulière pourrait être accordée à certains échantillons biologiques en fonction de leur rareté et afin de les préserver de leur consomptibilité.

Des auteurs comme Jean-Baptiste-Victor Proudhon, influencés par l'adage romain *res mobilis, res vilis*, refusaient l'existence d'un tel domaine. D'autres l'ont admis, dans le sillage de Maurice Hauriou[970] et de Marcel Waline qui posèrent des critères d'appartenance de certains meubles au domaine public[971]. Le juge judiciaire, ouvrit très tôt la possibilité d'une domanialité publique mobilière[972]. Le juge administratif, quant à lui, sera plus réservé sur cette question et ne reconnaîtra qu'implicitement la domanialité publique des instruments de musique anciens mis à la disposition des musiciens par l'établissement public de la Cité de la musique[973].

Entré en vigueur en 2006[974], le Code général de la propriété des personnes publiques a opéré une « petite révolution »[975] en distinguant le domaine public mobilier du domaine public immobilier. Le législateur a fait le choix de la méthode énumérative[976] pour définir le domaine public mobilier. L'article L. 2112-1 du Code général de la propriété des personnes publiques dispose que : « sans préjudice des dispositions applicables en matière de protection des biens culturels, font partie du domaine public mobilier de la personne publique propriétaire les biens présentant un intérêt public du point de vue de l'histoire, de l'art, de l'archéologie, de la science ou de la technique, notamment […] ». À la suite de cette définition, le législateur établit onze items de biens qui, par leur nature, sont intégrés d'office au domaine public mobilier[977]. L'on pourra regretter, à la suite de Christophe Roux, que ce code « appréhende les biens comme moyens de l'action administrative, plutôt que ceux qui sont le produit de cette action, dans une perspective dynamique : c'est un code de l'appropriation, mais pas un code de la production qui viendrait appréhender la création de biens »[978]. Cette limite est d'autant plus fâcheuse que les collections biologiques sont, pour la plupart d'entre elles, des produits de l'action administrative puisque élaborées au sein d'établissements de santé publics. Face à l'impossibilité du droit positif à appréhender ces ensembles dans leur singularité,

---

970 Pour Hauriou, appartiennent au domaine public mobilier les biens « ayant reçu une destination d'utilité publique évidente ». M. HAURIOU, *Précis de droit administratif*, 12ème éd., 1933, rééd. 2002, Paris, Dalloz, p. 60.

971 Pour Waline, ce sont les biens « ne pouvant être remplacés facilement ou immédiatement, de sorte que leur perte compromet la gestion du service ou du moins y apporte une gêne sérieuse ». M. WALINE, note sous CA Nîmes, 4 déc. 1944, *État français c. Brun*, *D.*, 1946, p. 31.

972 Cass., Chambre des Requêtes, 17 juin 1896. Cette consécration avait été faite afin d'éviter que des œuvres d'art puissent être atteintes par la prescription posée par l'article 2276 du C. civ.

973 CE, 29 nov. 1996, *Syndicat général des Affaires culturelles CFDT et autres*. Cet arrêt fait suite à la jurisprudence *Montagne* (Cass., 2 avr. 1963, *Montagne c/ Réunion des Musées de France*) par laquelle le juge judiciaire avait admis la domanialité publique de meubles appartenant à des établissements publics.

974 Ord. n°2006-460 du 21 avr. 2006 (JO n° 95, 22 avr. 2006), en vigueur à partir du 1er juill. 2006.

975 J.-G. SORBARA, « Le domaine public mobilier au regard du code général de la propriété des personnes publiques », *AJDA*, 2007, p. 619.

976 F. MELLERAY, « Définitions et critères du domaine public », *RFDA*, 2006, p. 906.

977 Parmi ces onze items on trouve notamment : « les collections des musées », « les collections de documents anciens, rares ou précieux des bibliothèques », « les collections publiques relevant du Mobilier national et de la Manufacture nationale de Sèvres ». L'emploi de l'adjectif « notamment » dans l'article L. 2112-1 CGPPP laisse supposer que la liste établie par le législateur n'est pas exhaustive, le domaine public mobilier étant susceptible de s'enrichir de nouveaux biens indispensables à l'exécution d'un service public. v. P. Yolka, « Les meubles de l'administration », *AJDA*, 2007, p. 964.

978 C. ROUX, « La propriété publique à l'épreuve des données publiques », *in* AFDA (dir.), *Le droit administratif au défi du numérique*, Paris, Dalloz, 2019, p. 54.

leur caractérisation ne pourra reposer que sur la satisfaction aux critères posés par l'article L. 2112-1 du Code général de la propriété des personnes publiques.

La voie d'une définition *praeter legem* du domaine public mobilier a été ouverte par un jugement du tribunal administratif de Paris[979]. Elle ouvrirait la possibilité, en dehors du domaine public mobilier législatif, qu'une protection exorbitante puisse exister pour certains meubles présentant un intérêt national, et non inclus au départ dans la liste établie par le législateur. C'est dans cette perspective d'un élargissement de la composition du domaine public mobilier, sans pour autant y faire entrer le mobilier usuel[980], que les collections d'échantillons biologiques détenues par des institutions publiques pourraient être incorporées. Encore faut-il que ces objets répondent aux critères de définition posés par le Code général de la propriété des personnes publiques pour intégrer ce domaine.

Application des critères de la domanialité publique mobilière. La définition posée à l'article L. 2112-1 du Code général de la propriété des personnes publiques pose deux critères d'intégration des biens au domaine public mobilier. Le premier suppose l'appropriation publique du bien concerné. Le second implique la satisfaction d'un intérêt public par le bien concerné. Dans cette perspective, la domanialisation des collections d'échantillons biologiques marquerait « l'expression d'une volonté politique de porter une éthique de l'activité [de biobanque] en affirmant la nécessité d'une protection juridique particulière à raison de la nature des biens support de l'activité »[981].

Propriété d'une personne publique. Plusieurs développements ont permis de démontrer le caractère appropriable des collections d'échantillons biologiques. La plupart d'entre elles étant constituées à l'initiative d'établissements publics de santé, de centres hospitaliers universitaires ou encore d'institutions publiques de recherche, les collections biologiques font majoritairement l'objet d'une propriété publique et à ce titre relèvent de la catégorie des biens publics[982]. Il pourrait même être envisagé, par analogie avec le régime applicable aux biens archéologiques, que puisse s'appliquer aux collections biologiques une présomption d'appropriation publique[983].

Le régime de la propriété publique[984], indépendamment de l'affectation domaniale du bien concerné, entraine l'application de certaines règles spéciales, notamment

979 TA Paris, 21 oct. 2011, *Société autoroutes Paris-Rhin-Rhône (APRR), Société Eiffarie*, req. n° 1105713.

980 v. CE, 28 mai 2004, *Aéroports de Paris*, req. n° 241304.

981 M. MONOT-FOULETIER, « Repenser la propriété des collections des tumorothèques comme instrument de leur protection et de leur valorisation », *in* X. Bioy (dir.), *La régulation publique des centres de ressources biologiques, le cas des tumorothèques*, Paris, LEH Édition, 2018, p. 377.

982 C. CHAMARD-HEIM, *La distinction des biens publics et des biens privés, contribution à la définition de la notion de biens publics*, Paris, Dalloz, Nlle.bibl. th., n° 33, 2004, 764 p.

983 L'art. L541-6 du C. pat. est à mettre en lien avec l'article L. 541-4 du même code qui établit que « la reconnaissance de l'intérêt scientifique de l'objet emporte son appropriation publique ». v. J.-P. ORLANDINI, « La réforme du régime juridique des biens meubles archéologiques », *AJDA*, 2016, p. 2042.

984 P. YOLKA, *La propriété publique. Eléments pour une théorie*. Paris, LGDJ, 1996, 649 p.

l'insaisissabilité du bien et son incessibilité à vil prix[985]. Appliqués à l'objet d'étude, ces principes signifient que « l'intégralité des éléments d'une [collection sont] à l'abri des créanciers de la personne publique qui en est propriétaire »[986] et qu'il « ne peut être cédé à une personne poursuivant un intérêt privé à un prix inférieur à sa valeur de marché sans que des contreparties d'intérêt général ne justifient cette différence »[987].

Si le régime de la propriété publique sécurise en partie les collections d'échantillons biologiques en empêchant leur saisie et en garantissant les conditions de leur cession, il ne permet pas de préserver leur intégrité, ni ne constitue un obstacle à leur démantèlement par la volonté du propriétaire public. À ce titre, la superposition à la propriété publique des règles issues de la domanialité publique apparaît comme un complément pertinent dans la quête de préservation de ces ensembles.

Présence d'un intérêt public. La régime de la domanialité publique mobilière, en substituant le critère de l'intérêt public à ceux de l'affectation et de l'aménagement spécial, a permis d'élargir le champ d'application de la domanialité publique à des biens nouveaux, qui peinaient jusqu'alors à bénéficier de cette protection. L'intégration des collections d'échantillons biologiques au domaine public mobilier reposera alors sur les « qualités intrinsèques »[988] de ces biens, entendues comme leur aptitude à représenter un intérêt public dans l'une des spécialités retenues par la loi, qu'il s'agisse de l'histoire, de l'art, de l'archéologie, de la science ou de la technique. Pour les collections d'échantillons biologiques, il semblerait que cet intérêt public se réalise du point de vue de la science ou de la technique. Néanmoins, comme le met en évidence Jean-Gabriel Sorbara : « le caractère subjectif et fluctuant de tels critères est source de la plus grande insécurité juridique pour la détermination des règles à appliquer »[989].

Certains auteurs[990], s'appuyant sur la référence implicite à l'article L1 du Code du patrimoine pour la détermination du domaine public mobilier par l'article L. 2112-1 du Code général de la propriété des personnes publiques, circonscrivent la domanialité publique mobilière à sa seule dimension culturelle, et refusent d'octroyer cette protection aux biens dépourvus de ce vernis culturel. Ce « tropisme culturalo-culturel »[991] est résumé par Fanny Tarlet selon laquelle : « en somme, toute la définition du domaine public mobilier est fédérée autour d'un critère central et

[985] Cons. Const., Déc. n° 86-207 DC du 26 juin 1986, cons n° 58 ; CE, 3 nov. 1997, *Commune de Fougerolles*, n° 169473 : la cession d'un bien public pour un montant inférieur à sa valeur lorsqu'elle se trouve justifiée par un motif d'intérêt général et comporte des contreparties suffisantes.

[986] B. SCHMALTZ, « Les spécificités patrimoniales des personnes publiques », *in* X. Bioy (dir.), *La régulation publique des centres de ressources biologiques, le cas des tumorothèques*, Paris, LEH Édition, 2018, p. 330.

[987] *Ibid.*, p. 331.

[988] J.-G. SORBARA, « L'affectation et le domaine », *in Mélanges en l'honneur du professeur Christian Lavialle*, PU Toulouse 1 Capitole, 2020, p. 695.

[989] J.-G. SORBARA, « De quelques conséquences du Code général de la propriété des personnes publiques sur la gestion des collections », *Bulletin des bibliothèques de France*, 2009, n° 1, p. 38.

[990] C. RAINETTE, *Guide juridique sur le patrimoine scientifique et technique*, M. Cornu et C. Wallaert (dir.), Paris, L'Harmattan, 2008, p. 67.

[991] C. ROUX, « Existe-t-il un "domaine privé naturel" ? », *in Mélanges en l'honneur du professeur Christian Lavialle*, PU Toulouse 1 Capitole, 2020, p. 596.

conceptuel qu'est l'intérêt culturel au sens large »[992]. S'il est cohérent, au regard de la jurisprudence notamment[993], de penser que le domaine public mobilier à principalement vocation à protéger des biens publics chargés d'Histoire, il est également possible de déduire de la formulation volontairement ouverte du Code général de la propriété des personnes publiques l'intention du législateur de ne pas réduire l'intérêt public à ses seules ramifications culturelles.

L'intérêt public d'un point de vue de la science ou de la technique n'est pas réductible aux seuls objets scientifiques, figés, qui feraient état des avancées scientifiques à un moment de l'Histoire. L'intérêt public du point de vue scientifique, loin de se cristalliser dans des objets du passé, peut également porter sur des biens contemporains, dont l'utilité est actuelle, et qui méritent une protection accrue. C'est le cas des collections d'échantillons biologiques qui, au-delà de leur utilité scientifique maintes fois démontrée, tirent également leur intérêt public du fait qu'elles sont pour la plupart produites par des personnes publiques, dans le cadre de la mission de service public qu'elles poursuivent[994].

Recours au critère de l'affectation. La domanialité publique mobilière était initialement étrangère à la notion d'affectation[995]. En effet, l'idée d'une affectation directe à l'usage du public de certains biens meubles semble inconcevable « pour la simple raison que la mise à disposition du public ne peut s'envisager que par l'intermédiaire d'un service public, chargé d'en assurer l'exposition, l'entretien ou encore la protection (collections des musées, par exemple) »[996]. Toutefois, la jurisprudence a réintroduit le critère de l'affectation, à un service public, et a ainsi ouvert une nouvelle voie d'intégration des biens au domaine public mobilier[997]. Si cette position était amenée à se développer, l'intégration au domaine public mobilier des collections d'échantillons biologiques pourrait résulter de leur affectation à un service public. Les établissements publics de santé qui constituent des biobanques, ou des collections biologiques, devraient alors démontrer que ces biens sont utilisés pour la mission de service public qu'ils poursuivent, et pour laquelle ils sont indispensables. L'affectation au service public de la recherche pourrait permettre de justifier l'utilisation des collections d'échantillons biologiques en tant que moyens de réalisation du service, et lever les difficultés tirées de l'application du principe d'inaliénabilité en admettant, à titre dérogatoire, que certains échantillons qui les composent puissent disparaître au gré des utilisations.

---

[992] F. TARLET, *Les biens publics mobiliers*, Paris, Dalloz, 2017, n° 266, p. 153.

[993] Sur la reconnaissance d'une domanialité publique pour une esquisse de Georges Seurat (Cass. civ 1ère, 2 avr. 1963), ou pour des tableaux dérobés dans un musée (Cass. crim., 4 fév. 2004, n° 01-85-964).

[994] Les établissements de santé publics participent au service public de la santé et constituent à cet effet des collections d'échantillons biologiques dont l'intérêt public relève directement de leur participation à cette mission de service public.

[995] Cette exclusion reposait sur une volonté délibérée de ne pas accroître démesurément le champ du domaine public mobilier. C'est le cas par exemple des œuvres d'art, qui n'ont pas à être affectées par la personne publique au service public de la culture, car ces œuvres sont la Culture.

[996] P. YOLKA et F. TARLET, « Domaine public mobilier », *JCl. Propriétés publiques*, fasc. 45, 2017, n° 35.

[997] CE, 29 oct. 2012, *Commune de Tours c. EURL Photo Josse*, n° 341173.

2. L'application du régime de la domanialité publique aux collections d'échantillons biologiques

Imprescriptibilité et inaliénabilité du domaine public. L'intégration des collections d'échantillons biologiques au domaine public mobilier implique leur soumission au principe d'inaliénabilité et d'imprescriptibilité[998]. Ces règles ont vocation à les prémunir contre les atteintes qui seraient perpétrées par leur propriétaire public, mais également à garantir leur affectation en évitant les utilisations dévoyées des tiers qui pourraient y accéder. L'inaliénabilité implique l'interdiction de céder la collection[999], en totalité ou en partie, à titre onéreux ou gratuit[1000], tandis que l'imprescriptibilité rend impossible leur acquisition par prescription ou à la suite d'une utilisation prolongée[1001].

Ces principes obligent le propriétaire public à garantir la maîtrise et l'intégrité de l'universalité *collection*. Il ne pourra pas la détruire ou la démanteler, ni la vendre ou concéder sur elle des droits réels. Il sera également tenu de poursuivre les atteintes matérielles dont elle pourrait faire l'objet. Plus encore, « la conservation permise par l'inaliénabilité passe ici non seulement par le fait de préserver l'objet, mais par celui de permettre, par son usage encadré, l'émergence d'une valorisation condition de la conservation »[1002].

L'absolutisme du principe d'inaliénabilité est tempéré par plusieurs limités. D'une part, la possibilité accordée aux donneurs qui se prêtent à des recherches scientifiques de retirer leur consentement à l'utilisation des échantillons et/ou des données – sauf anonymisation –, et l'obligation afférente pour le gestionnaire de procéder à leur destruction, témoignent du primat de la volonté individuelle sur l'intérêt public dans le champ du vivant. D'autre part, l'application du principe d'inaliénabilité serait corrélée à l'utilisation des collections. Dans ce cas, le « terme de l'activité rimerait avec la fin de l'affectation ou de leur intérêt public »[1003] et « la cessation des activités de recherche constituerait une forme de déclassement des biens »[1004] qui marquerait leur passage dans le domaine privé et rendrait alors possible leur aliénation.

Utilisation privative d'un bien domanial. La domanialité publique ouvre la possibilité, en plus d'assurer un contrôle sur l'intégrité et les utilisations des collections, d'en organiser la valorisation. En tant que biens du domaine public

---

[998] Art. L. 3111-1 CGPPP.

[999] La cession est possible entre personnes publiques à la condition que le bien soit intégré au domaine public de l'acheteur public (art. L. 3112-1 CGPPP).

[1000] Madame Monot-Fouletier propose une inaliénabilité renforcée pour les collections d'échantillons biologiques. Elle imagine une « procédure impliquant l'intervention d'une commission extérieure au propriétaire et qui devrait se prononcer sur la pertinence de l'aliénation à l'aune des nécessités de l'affectation d'utilité publique ». M. MONOT-FOULETIER, « Repenser la propriété des collections des tumorothèques comme instrument de leur protection et de leur valorisation », *in* X. Bioy (dir.), *La régulation publique des centres de ressources biologiques, le cas des tumorothèques*, Paris, LEH Édition, 2018, p. 380.

[1001] La personne publique pourra revendiquer la propriété d'une collection qui aurait été indûment captée par un utilisateur privé.

[1002] M. MONOT-FOULETIER, art. préc., p. 381.

[1003] M. BOUL, « La domanialisation publique », *in* X. Bioy (dir.), *La régulation publique des centres de ressources biologiques, le cas des tumorothèques*, Paris, LEH Édition, 2018, p. 349.

[1004] *Ibid.*

mobilier, la mise à disposition des collections d'échantillons biologiques s'apparente à une utilisation privative d'une dépendance domaniale, dont la mise en œuvre repose sur l'obtention d'un titre d'occupation[1005] et le paiement d'une redevance.

Lorsque l'utilisation domaniale poursuit une finalité économique, le choix de l'occupant privatif repose désormais sur une procédure formalisée de sélection auxquelles les collections d'échantillons biologiques sembleraient pouvoir se soustraire. La délivrance des titres d'occupation domaniale repose en principe sur une publicité préalable et une procédure de sélection transparente, impartiale et non-discriminatoire[1006]. Plusieurs situations permettent toutefois de s'exonérer de ces formalités. D'abord, lorsque le titre est octroyé à l'amiable à une personne publique « dont la gestion est soumise à la surveillance directe de l'autorité compétente ». Ensuite, lorsque le titre est accordé à une personne privée « sur les activités de laquelle l'autorité compétente est en mesure d'exercer un contrôle étroit ». Enfin, lorsque « les caractéristiques particulières de la dépendance [...] ses conditions particulières d'occupation ou d'utilisation, ou les spécificités de son affectation le justifient au regard de l'exercice de l'activité économique projetée »[1007].

Ces dispositions dérogatoires du droit commun correspondent à la situation des utilisateurs réguliers de collections d'échantillons biologiques, qui, soumis à une procédure de déclaration et/ou d'autorisation, se retrouvent assujettis au contrôle permanent de leurs activités par l'autorité administrative. De plus, ce formalisme excessif risquerait de se solder, au mieux par des appels d'offre infructueux, au pire, par le détournement des institutions de recherches privées des ressources biologiques mises à disposition par le secteur public. Le montant de la redevance devra tenir compte « des avantages de toute nature procurés au titulaire de l'autorisation »[1008]. Cette obligation remet en cause la plupart des pratiques actuelles qui consistent, pour les opérateurs publics, à ne facturer aux demandeurs que le coût réel de l'activité de préparation et de conservation des échantillons et des données, sans chiffrer la plus-value potentielle susceptible d'être engendrée par leur utilisation.

Éléments de modération. L'inaliénabilité apparait comme un principe trop rigide pour réaliser la conciliation entre les objectifs de protection et de valorisation des collections d'échantillons biologiques. En protégeant l'intérêt public des collections, la domanialité publique garantit en réalité leur affectation en imposant une série de servitudes aussi bien au propriétaire public qu'aux utilisateurs privés et publics.

L'inaliénabilité demeure ensuite un principe conditionnel, dont les effets pourront être levés selon la volonté du propriétaire public, par le biais d'une désaffectation et d'un acte de déclassement. Toutefois, la procédure de déclassement applicable en matière immobilière aux termes de l'article L. 2141-1 du Code général de la propriété des personnes publiques peine à être transposée aux biens appartenant au domaine

---

[1005] Art. L. 2122-1 CGPPP.

[1006] Art. L. 2122-1-1 CGPPP créé par l'Ord. n° 2017-562 du 19 avr. 2017 (JO n° 93, 20 avr. 2017). Le juge effectue un contrôle du montant des redevances domaniales, v. CAA Nancy, 6 mars 2003, req. n°98NC00783.

[1007] Art. L. 2122-1-3 CGPPP, 2° et 4°.

[1008] Art. L. 2125-3 CGPPP.

public mobilier[1009], tant et si bien qu'un déclassement « législatif » semble prendre le relais du déclassement « administratif » pour certains biens culturels intégrés à des collections muséales[1010].

L'application du régime de la domanialité aux échantillons ou aux données personnelles considérés isolément, en les privant de leur aptitude à circuler, rend impossible leur exploitation. L'inaliénabilité fige la gestion quotidienne des collections d'échantillons biologiques et rend illégale, sans déclassement préalable, toute opération de « désherbage »[1011] dont l'objet serait d'épurer la collection de certains de ses éléments, jugés trop anciens ou ayant perdu leur pertinence scientifique, et qui participe de leur respiration. Cette position est toutefois contestée par Marjolaine Monot-Fouletier qui ne voit pas en l'inaliénabilité, un obstacle à la circulation des biens. En procédant à une dissociation entre le bien et l'affectation publique dont il est l'objet, cette dernière considère que « si la faculté de mener des opérations de recherche fait disparaître tel ou tel échantillon, loin de violer le principe d'inaliénabilité, elle en réalise la destination : la domanialité publique garantit l'accès aux objets d'étude et la réalisation du service public de la recherche »[1012]. Cette interprétation du principe d'inaliénabilité semble bien trop extensive. Elle contribue finalement, par l'image de l'« utilisation conforme » de la chose, à vider l'inaliénabilité de son contenu et à produire des effets strictement opposés, en rendant le contenu des collections aliénable sans déclassement préalable.

De plus, la domanialité n'apporte qu'une solution partielle, dans la mesure où elle ne s'applique qu'aux collections détenues par des personnes publiques. Ces limites[1013] obligent à repenser les formes de la propriété applicable aux collections d'échantillons biologiques, par une tentative de publicisation du régime de la propriété privée. Plusieurs mécanismes permettraient de contraindre le propriétaire privé d'agir à la manière d'un propriétaire public, tout en préservant ses intérêts particuliers.

3. Le dépassement de la domanialité publique par la publicisation du régime de la propriété privée

La rigidité des règles issues de la domanialité publique conduit à ouvrir une réflexion sur un dépassement de la propriété exclusive portant sur les collections d'échantillons biologiques (a). Plusieurs mécanismes d'aménagement de la propriété privée centrés sur l'affectation du bien existent. C'est le cas notamment du modèle de la fiducie, ou *trust*, dont la structure pourrait s'appliquer aux collections biologiques (b). L'activité de biobanque peut également être envisagée sous la forme

---

1009 O. BUI-XUAN, « L'inaliénabilité des collections en question », *AJDA*, 2010, p. 233.

1010 C. ROUX, « L'inaliénabilité à l'épreuve de la restitution des biens culturels » obs. sur Projet de loi n° 3221 relatif à la restitution de biens culturels à la République du Bénin et du Sénégal, 16 juill. 2020 et CE Sect. Int., avis, n° 399752, 3 mars 2020, *JCP A*, 2020, n° 2264.

1011 J.-G. SORBARA, « De quelques conséquences du Code général de la propriété des personnes publiques sur la gestion des collections », *Bulletin des bibliothèques de France*, 2009, n° 1, p. 38.

1012 M. MONOT-FOULETIER, art. préc., p. 381.

1013 H. BASTIEN, « À quoi sert le domaine public mobilier ? L'exemple des biens culturels », *AJDA*, 1993, p. 675

d'un fonds, qui regrouperait une diversité de biens divers affectés à la réalisation d'objectifs scientifiques déterminés par la personne publique (c).

a. Le dépassement de la propriété exclusive

Exclusivité et accès. Plusieurs auteurs font remarquer que « la propriété-exclusivité est devenue encombrante, sinon inexacte, pour conceptualiser la circulation des ressources biologiques »[1014]. Certains proposent de la concevoir « comme un régime de propriété affectée, de propriété-responsabilité qui subordonne et conditionne les pouvoirs d'*abusus* et d'*usus* du propriétaire au respect de servitudes légales modulables à l'aune de l'utilité sociale du bien et de ses besoins propres en termes de protection »[1015]. Le régime issu du classement des monuments historiques se rapproche de cette propriété « d'utilité publique », fondée sur l'affectation du bien détenu par une personne privée et un contrôle par la personne publique du respect de cette affectation.

Cette supervision publique permettrait de contrer les effets néfastes de la « propriété-exclusivité » incarnée notamment dans l'affaire *Myriad genetics*. À la suite de l'identification d'un gène permis grâce à l'exploitation d'une collection d'échantillons biologiques, la société *Myriad Genetics* avait commercialisé un test de prédisposition au cancer du sein pour lequel elle avait déposé plusieurs brevets d'invention. Dans le cadre de son exploitation « ce test a été mis à la disposition des patientes à un coût très élevé, [et] le brevet conférait à l'entreprise un monopole si large qu'il interdisait à tout tiers de commercialiser un test concurrent, fût-il plus fiable. L'exploitation du produit heurtait donc non seulement la conception française de la santé publique, fondée sur la prise en charge égalitaire des patients, mais aussi les intérêts de ceux qui avaient donné la matière première et sans qui la mise au point du test n'aurait pas été possible »[1016].

D'autres, substituent au débat sur la propriété qu'ils jugent dépassé, la question de l'accès aux biens appropriés. Remettant en cause le rapport d'exclusivité entretenu par le propriétaire sur son bien, ils évacuent les questionnements liés à la titularité du droit de propriété et aux prérogatives qui lui sont rattachés, pour leur préférer ceux liés à la détermination des modalités de l'accès aux utilités des biens en cause. Dans ce contexte, l'accès reste conditionné par le propriétaire qui en devient le « grand administrateur »[1017]. Dans son interaction avec les tiers, le propriétaire disposera de la faculté d'établir un « accord par lequel [il] accepte de ne pas s'opposer à l'accès à son bien et par lequel un tiers détient le droit de ne pas être exclu »[1018]. Le propriétaire pourra également s'imposer « l'obligation de ne pas nuire à l'accès à une chose ou de tout faire pour conserver certains aspects précis »[1019].

1014 F. BELLIVIER et C. NOIVILLE, « La circulation d'éléments et produits du corps humain : quand la propriété-exclusivité occulte la question de l'accès », *RDC*, 2008, n° 4, p. 1357.
1015 M. MONOT-FOULETIER, art. préc., p. 385.
1016 F. BELLIVIER et C. NOIVILLE, « Les collections d'échantillons biologiques entre propriété et contrat », *RDC*, 2007, n° 2, p. 493.
1017 P. CRETOIS, « La propriété repensée par l'accès », RIDE, 2014/3, t. XXVIII, p. 319.
1018 *Ibid.*
1019 *Ibid.*

La propriété exercée sur les collections d'échantillons biologiques s'inscrit finalement dans les deux tendances précédemment décrites. Influencée par la puissance publique en raison d'impératifs tenant à la sécurité sanitaire notamment, les modalités d'utilisation de ces ensembles s'apparentent davantage à une relation d'accès encadrée pour les tiers, qu'à un rapport d'exclusivité exercé sur ces biens par l'institution de recherche en étant propriétaire. L'esprit d'ouverture qui préside au déroulement de la recherche, notamment publique, est préservé, mais l'autorité gestionnaire des collections encadre cet accès en amont, par la détermination des conditions de leur mise à disposition. Dans la fixation des conditions de l'accès aux collections[1020], le gestionnaire public prendra notamment en considération l'utilité scientifique de ces biens, les besoins qu'ils contribuent à combler, ainsi que l'intérêt collectif qu'il procurent par leur circulation. Mise en lumière par l'accès, la propriété devient alors « éclairée ». Elle n'est plus perçue comme un droit défensif qui traduirait l'expression de la liberté individuelle. L'accès la transforme et fait peser sur le propriétaire une responsabilité sociale à l'égard des tiers.

b. Une collection appropriée sur le modèle de la fiducie

Propriété affectée. D'autres mécanismes, centrés sur le partage des utilités de la ressource, permettraient de réaliser les objectifs scientifiques alloués aux collections tout en respectant la propriété qui porte sur ces ensembles. C'est le cas du mécanisme de la fiducie, consacré récemment par le droit national[1021], et plus connu sous l'appellation de *trust* dans le monde anglo-américain. Déjà envisagé par Florence Bellivier dans son application à la recherche sur le génome humain, le recours au *trust* pour gérer certains biens issus du vivant apparaît comme une piste d'investigation sérieuse pour contrer en ce domaine le caractère trop souvent *antisocial* de la propriété exclusive. Ce montage « articule propriété et contrat, administration au présent et souci du bien public à venir, maîtrises individuelles et affectation à un intérêt général »[1022]. Il trouve à s'appliquer en partant du postulat que la propriété originelle sur les échantillons prélevés revient aux donneurs. Dans ce cas, la fiducie permet d'instaurer un système de propriété affectée, dans lequel les donneurs, dénommés « constituants », pourraient rétrocéder leurs droits sur les échantillons et les données, à des structures privées ou publiques, également appelées « fiduciaires », selon les mécanismes « d'un contrat [...] dont l'objet sera la conservation et la valorisation des collections »[1023]. Le fiduciaire assurant la gestion des échantillons transférés au profit d'un bénéficiaire[1024], déterminé au moment de la constitution de la fiducie.

[1020] P.-B. JOLY, « L'accès à l'âge du capitalisme informationnel », *in* F. Bellivier et C. Noiville (dir.), *La bioéquité. Batailles autour du partage du vivant*, Paris, éd. Autrement, 2009, n° 21 à 25. L'auteur met en évidence différentes configurations d'accès aux ressources biologiques.

[1021] Loi 2007-211 du 19 fév. 2007 instituant la fiducie (JO n° 44, 21 fév. 2007), crée un art. 2011 du C. civ.

[1022] F. BELLIVIER, *Le patrimoine génétique humain : étude juridique*, thèse de doctorat, Université Paris I Sorbonne, Lille, ANRT, 1997, p. 470.

[1023] M. MONOT-FOULETIER, art. préc., p. 385.

[1024] Dans sa thèse, Florence Bellivier pointait déjà les difficultés à faire émerger un bénéficiaire au profit duquel l'exploitation des échantillons biologiques pourrait être orientée. F. BELLIVIER, *Op. cit.*, p. 471 et s.

Préservation des intérêts des acteurs en présence. Dans l'un de ses articles, Marjolaine Monot-Fouletier propose une application de la fiducie aux collections d'échantillons biologiques. Selon elle, « les constituants – ici les donneurs – transmettent leurs droits sur leurs cellules à une structure de gouvernance publique ou privée [...], dont l'action sera strictement circonscrite à la garantie de l'objet défini par le contrat, dans l'intérêt général du public bénéficiaire. Le cadre légal d'un tel contrat pourra d'une part précisément définir les bénéfices que chacun peut en attendre, les objectifs des recherches envisageables, les différents aménagements des droits sur telles ou telles composantes de la collection concernée en fonction de leur nature particulière ; d'autre part désigner par avance des organismes de contrôle composés de représentants des donneurs et de garants de l'éthique d'usage des collections, habilités à veiller au respect des termes de la fiducie »[1025]. Ce transfert de la propriété des échantillons par le constituant est assorti d'une obligation de gestion à la charge de l'institution fiduciaire, dont la finalité serait contractuellement déterminée. Ici, la propriété fiduciaire n'est pas absolue et se trouve circonscrite à la réalisation de l'objet de la fiducie.

Un tel montage permettrait de garantir les intérêts particuliers de chacun des acteurs impliqués dans la « chaîne du vivant »[1026]. Le donneur serait ainsi assuré que la gestion de ses ressources biologiques est organisée dans l'intérêt général ou un intérêt particulier auquel il souscrirait. Il connaîtrait par avance les bénéfices que lui, ou la société dans son ensemble, pourraient escompter des recherches effectuées sur ces ressources. Sans renoncer à ses droits individuels – notamment le retrait de son consentement –, le donneur serait régulièrement informé des choix stratégiques de la structure, déterminés en concertation avec un organe de contrôle, garant de l'éthique, dont la composition refléterait la pluralité des acteurs impliqués. Le fiduciaire, c'est-à-dire l'organisme qui aura la charge de gérer les collections, public ou privé, pourra ménager ses intérêts au moment de la négociation des termes de la fiducie, la poursuite d'un but lucratif n'étant pas rédhibitoire pour sa réalisation, tant qu'elle s'inscrit dans la finalité déterminée au moment de la constitution du *trust*.

c. La biobanque : un fonds administratif ?

Principes de fonctionnement. La protection des collections pourrait également s'envisager, au regard de l'activité de biobanque elle-même, appréhendée en tant que fonds. Cette proposition, formalisée dans les écrits de Benoît Schmaltz, constitue une tentative de publicisation de la notion privatiste de « fonds », pour en faire une application aux activités administratives dont la gestion relève d'une personne publique.

Traditionnellement circonscrit au champ professionnel[1027], le fonds peut se définir comme « la construction originale qui permet de grouper des objets hétérogènes au

---

[1025] M. MONOT-FOULETIER, art. préc., p. 385.
[1026] Expression empruntée à mesdames F. Bellivier et C. Noiville qui l'utilisent tout au long de leur ouvrage *Contrats et vivant*, Paris, LGDJ, 2006
[1027] Le droit privé reconnaît not. le fonds de commerce, le fonds commun de placement, le fonds artisanal, le fonds libéral, le fonds de placement immobilier et le fonds rural.

service d'une même activité »[1028]. Appliqué à la discipline administrative, il désigne « l'universalité des actifs affectés à l'exercice d'une activité relevant de la compétence d'une personne publique, activité de service public ou non »[1029]. Qu'importe que ces actifs appartiennent à une personne publique ou privée, qu'ils soient soumis à des régimes juridiques différents, seule compte l'activité publique pour laquelle ils sont affectés. Cette activité fera l'objet d'une réglementation particulière qui se superposera à celle des parties. Selon cette conception, les personnes publiques seraient des exploitants de fonds, plus ou moins nombreux en fonction de l'étendue de leur compétence, qu'elles administreraient de manière particulière et autonome en fonction de la finalité poursuivie par chacun d'eux.

Application à l'activité de biobanque. Appréhendée sous cet angle, l'activité de biobanque opérée par des organismes publics peut s'envisager comme un fonds administratif, en tant qu'universalité de moyens. Pour sa réalisation, elle nécessite le rassemblement de moyens humains (personnel scientifique et administratif, donneurs), matériels (locaux, appareils de conservation, consommables) et immatériels (autorisation sanitaire, logiciels, catalogue virtuel, savoir-faire) qui dépassent le seul traitement des collections d'échantillons biologiques.

Les modalités d'exploitation du fonds administratif se distinguent de celles traditionnellement dévolues aux fonds privés, qui reposent sur la cession, le nantissement ou encore la location-gérance. Le fonds administratifs userait davantage des modes de gestion classiques des activités de service public, tels que la régie simple, le « transfert de compétence [à une personne morale publique distincte] ou une mise en concession »[1030].

La présence d'un fonds permettrait à la personne publique d'y « associer un règlement régissant les modalités de son fonctionnement », indépendant de son mode de gestion et des éléments qui le composent. Ces règles applicables au fonds seraient déterminées en fonction de la nature de l'activité poursuivie, de sa finalité et des intérêts à préserver. Elles s'imposeraient aux règles particulières applicables à chaque élément, l'affectation de l'ensemble primant toujours sur le statut des parties. Sans être aussi contraignante et rigide que la technique du classement ou de la domanialité publique, la technique du fonds administratif permettrait d'organiser un accès éthique et équitable aux ressources produites par l'activité de biobanque.

Section II. La protection des biobanques par la reconnaissance d'une activité de service public

La reconnaissance de l'activité de biobanque en tant que mission de service public constituerait un complément utile aux mesures protectrices déjà contenue dans certains régimes juridiques issus du droit positif. Dans le silence des textes, cette consécration passe d'abord par l'identification de cette activité au regard des

---

1028 L. CHATAIN-AUTAJON, *La notion de fonds en droit privé*, Paris, Litec, 2006, n° 729, p. 430.

1029 B. SCHMALTZ, *Les personnes publiques propriétaires*, Jean-François Sestier (préf.), Paris, Dalloz, Nouvelle bibl. des th., vol. 160, n° 355.

1030 P. ÉGEA et B. SCHMALTZ, « Les spécificités patrimoniales des personnes publiques », *in* X. Bioy (dir.), *La régulation publique des centres de ressources biologiques, le cas des tumorothèques*, Paris, LEH Édition, 2018, p. 334.

critères traditionnels du service public (§1). L'application des règles afférentes à l'exercice d'une activité de service public rend nécessaire d'adapter l'activité de biobanque à ces nouvelles obligations (§2).

§1. L'identification de l'activité de biobanque par les critères du service public

La démarche qui vise à consacrer l'activité de biobanque comme une mission de service public passe dans un premier temps par une analyse des critères d'identification du service public. La qualification retenue est influencée par la différence des modes de gestion des biobanques (A). Une fois ces prémices établies, les critères d'identification du service public doivent être confrontés à l'organisation et au contenu de l'activité de biobanque (B).

A. La détermination des critères d'identification du service public et des modes de gestion des biobanques

Devant les incertitudes liées à l'identification d'une activité de service public, le juge a adopté une démarche volontariste. Il a progressivement élaboré une véritable méthodologie jurisprudentielle lui permettant d'ériger en service public certaines missions (1). Efficace en théorie, son application au réel doit prendre en compte la diversité des modes de gestion de l'activité de biobanque (2).

1. Une méthodologie jurisprudentielle

Absence de définition du service public. L'objet de ces lignes n'est pas de revenir sur les controverses liées à la définition du service public. Les travaux sur la « pierre angulaire » du droit administratif sont trop nombreux pour faire l'objet d'une restitution exhaustive. Il s'agit de revenir brièvement sur cette notion pour l'appliquer à notre objet d'étude : les biobanques. Le service public ne fait l'objet d'aucune définition législative ni réglementaire. Notion cardinale du droit administratif, objet de nombreuses références législatives[1031] et constitutionnelles[1032], définir le service public semble relever de l'« impossible »[1033] tant cette notion apparait comme « insaisissable »[1034]. Raison d'être de l'État[1035] pour le doyen Duguit et ses thuriféraires de l'École de Bordeaux, finalité de l'exercice de la puissance publique pour le doyen Hauriou, l'absence de définition du service public semble liée à des questions de pure opportunité. Il s'avère d'abord complexe de condenser cette notion fondamentale en une courte phrase susceptible

---

1031 À titre d'exemple, la loi du 26 janv. 1984 sur l'enseignement supérieur (JO 27 janv. 1984) faisait explicitement référence à un « service public de l'enseignement supérieur » tandis que la loi du 31 déc. 1970 portant réforme hospitalière (JO 3 janv. 1971) consacrait la notion de « service public hospitalier ».

1032 Le préambule de la Constitution de 1946 érige le service public comme critère justifiant la nationalisation d'entreprises.

1033 D. TRUCHET, « Nouvelles récentes d'un illustre vieillard, Label de service public et statut de service public », *AJDA*, 1982, p. 427.

1034 R. CHAPUS, *Droit administratif général*, t. I, 15ème éd., Paris, LGDJ, 2001, p. 579.

1035 Duguit définit l'État comme « une coopération de services publics organisés et contrôlés par des gouvernants ». L. DUGUIT, *Traité de droit constitutionnel. La théorie générale de l'État. Éléments, fonctions et organes de l'État*, 3ème éd., Éd. de Boccard, 1928, t. II, p. 61.

de relater ses nuances et sa complexité. Il s'avère ensuite inopportun sur un plan politique, d'enserrer l'action administrative dans une définition figée, au risque de remettre en cause l'interventionnisme public.

Identification jurisprudentielle du service public. Pour ces raisons, le juge et la doctrine se sont attachées à identifier le service public plutôt qu'à le définir. L'approche doctrinale repose classiquement sur une distinction entre une approche organique du service public, alors entendu comme une composante de l'appareil administratif, et une approche matérielle, fondée sur les missions qui relèvent d'un service public. L'approche jurisprudentielle s'est construite sur deux mouvements successifs, dans une période où s'est accentuée la distanciation entre le critère organique et matériel et se sont multiplié les situations de gestion d'un service public par une personne privée. Dans une perspective fonctionnelle[1036] d'abord, le juge administratif a opéré une dissociation entre sa compétence de principe et la présence d'une activité de service public[1037], et a tiré l'ensemble des conséquences liées à l'existence d'une activité de service public opérée par une personne privée[1038]. Dans une perspective opérationnelle ensuite, le juge administratif a établi une série de critères d'identification pour qualifier une activité de service public.

Initiée par l'arrêt *Magnier*[1039], cette méthode sera consacrée par le Conseil d'État dans l'arrêt *Narcy*[1040]. Pour reconnaître l'existence d'un mission de service public assurée par un organisme privé, en l'espèce les centres techniques industriels, le juge s'est référé à la conjonction de trois facteurs cumulatifs : le caractère d'intérêt général de la mission envisagée, l'existence d'un régime exorbitant du droit commun pour sa mise en œuvre, et la présence d'un contrôle d'une personne publique au cours de son exercice. Bien des années après, la haute juridiction administrative affinera cette analyse dans l'arrêt *APREI*[1041] en écartant les prérogatives de puissance publique des critères d'identification du service public, pour les remplacer par une analyse de l'intensité du lien de rattachement de l'activité à une personne publique. Ainsi résumés, ces critères d'identification permettent d'établir une définition de compromis dans laquelle le service public relève d'« une activité d'intérêt général assurée soit par une personne publique, soit par une personne privée rattachée à une personne publique et soumise à un régime juridique particulier »[1042].

L'intention première de ces jurisprudences successives était de déterminer l'existence d'un mission de service public malgré leur accomplissement par un prestataire privé. Toutefois, la mobilisation de ces critères d'identification est

---

[1036] J.-L. DE CORAIL, « L'approche fonctionnelle du service public : sa réalité et ses limites », *AJDA*, 1997, p. 20.

[1037] TC, 22 janv. 1921, *Société commerciale de l'ouest* africain, Rec. CE 1921, p. 91 ; CE, 23 déc. 1921, *Société générale d'armement*.

[1038] Sur le caractère administratif des actes adoptés par des personnes privées assurant une activité de service public, v. CE, Ass., 31 juill. 1942, *Monpeurt*, Rec. CE, 1942, p. 239 et CE, Ass., 2 avr. 1943, *Bouguen*, Rec. CE, 1943, p. 86.

[1039] CE, Sect., 13 janv. 1961, *Sieur Magnier* : Rec. CE 1961, p. 33.

[1040] CE, Sect., 28 juin 1963, *Sieur Narcy* : Rec. CE, 1963, p. 401.

[1041] CE, Sect., 22 févr. 2007, *Assoc. Du personnel relevant des établissements pour inadaptés*.

[1042] J. MORAND-DEVILLER, *Droit administratif*, 13ème éd., Paris, LGDJ, p. 460.

également utile pour discerner une mission de service public lorsqu'elle est exercée par une personne publique, au-delà de la seule présomption de service public qui pèse sur les activités des personnes publiques.

2. *Une activité au mode de gestion diversifié*

Biobanques publiques. De prime abord, et en s'en tenant à la présomption de service public des activités exercées par une personne publique, il est possible de considérer que l'activité de biobanque, à savoir la préparation, la conservation et la mise à disposition d'échantillons biologiques, relève d'une mission de service public. Deux critères suffisent alors pour confirmer cette hypothèse. La prise en charge directe de l'activité par une personne publique d'une part, et la présence d'un intérêt général caractérisé d'autre part. À l'évidence, le second critère découle du premier tant « la prise en charge directe d'une activité donnée par une personne publique ne se justifie normalement, surtout en État libéral, que par la présence dans cette activité d'une haute teneur d'intérêt général »[1043].

Cette présomption vaut pour les centres de ressources biologiques directement rattachés à un établissement de santé ou un établissement universitaire public, que l'on pourrait qualifier de biobanques publiques. Pour elles, et en l'absence de reconnaissance de leur personnalité juridique, il convient de considérer que leur gestion est exercée directement par la personne publique à laquelle ce service est rattaché. L'intérêt général serait satisfait du seul fait qu'une personne publique exerce directement cette activité. La détermination de l'activité de biobanque en tant que service public pourrait alors s'arrêter là.

Biobanques privées. Mais cela ne saurait masquer la pluralité des acteurs qui hébergent des centres de ressources biologiques et qui obligent à renouveler le questionnement sur la nature de service public de cette activité. Aux côtés des biobanques publiques, qui constituent la grande majorité du contingent, évoluent des biobanques privées hébergées par des organismes aux statuts divers. Certaines biobanques sont gérées par des entreprises privées et poursuivent un but lucratif, c'est le cas de *Cell&Co*, société par actions simplifiée, qui propose des prestations de préparation et de conservation d'échantillons biologiques dans ses locaux situés en Auvergne. Ici, l'exploitation des collections constitue un moyen « en vue d'atteindre un but économique »[1044]. D'autres collections sont détenues par des associations, ou des fondations reconnues d'utilité publique[1045]. C'est notamment le cas du centre de ressources biologiques de la fondation Jean Dausset, qui conserve et valorise deux importantes collections dans le champ du polymorphisme génétique humain. Enfin, de nombreux échantillons sont conservés dans des

[1043] J.-F. LACHAUME, H. PAULIAT, C. DEFFIGIER, *Droit des services publics*, Paris, LexisNexis, 3ème éd., 2018, p. 38.
[1044] F. ZENATI, obs. sur Civ. 1ère, 17 déc. 1996, *RTD civ.*, 1998, p. 946.
[1045] La fondation d'utilité publique a été établie par la loi du 23 juill. 1987 sur le développement du mécénat (JO 24 juill 1987, art. 18 à 18-3). La reconnaissance d'utilité publique permet alors à la fondation de prétendre à des financement publics, à l'obtention de dons ou de legs. (CRB de la fondation Jean Dausset ; CRB BioJel de la fondation Jérôme Lejeune ; La biobanque Neuro-CEB ; le CRB de l'Hôpital fondation Adolphe de Rotschild (ES privé d'intérêt collectif)).

collections hébergées par les centres de lutte contre le cancer, personnes morales de droit privé gérant la mission de service public de lutte contre le cancer[1046], répartis sur l'ensemble du territoire national.

Cette tendance à la privatisation de l'activité laisse subsister un doute sur sa nature de service public. Ce doute persiste en l'absence de consécration explicite, par les pouvoirs publics ou le juge, du caractère de service public de l'activité de biobanque. Face à ce constat, il convient d'aller plus avant dans cette tentative d'identification en confrontant l'activité de biobanque aux critères jurisprudentiels de reconnaissance d'un service public.

B. La confrontation de l'activité de biobanque aux critères d'identification du service public

Pour qu'une activité relève d'un service public, deux principaux critères ont été dégagés par la jurisprudence. Un critère matériel, dont la satisfaction repose sur réalisation d'une activité dont la finalité s'inscrit dans l'intérêt général (1). Un critère organique, qui établit un lien de rattachement entre l'activité exercée et une personne publique. Devant l'affaiblissement du critère des prérogatives de puissance publique, inopérant en matière de biobanques (2), la constatation d'un service public repose plus que jamais sur la présence d'un contrôle de l'activité par la personne publique (3).

1. L'intérêt général caractérisé

Détermination de la présence d'un intérêt général. Pour relever du service public, l'activité concernée doit présenter un caractère d'intérêt général. Une fois de plus, et en l'absence de définition, la présence d'un intérêt général s'avère difficile à déterminer car « hélas, il n'existe pas de tampon authentifiant les activités d'intérêt général caractérisé relevant du service public et permettant de les distinguer de celles qui n'en relèvent pas »[1047]. L'intérêt général est une notion mouvante, en fonction de l'époque, des circonstances et du pouvoir politique. Il détient une fonction de légitimation du pouvoir étatique[1048] et sa caractérisation dans le cadre d'une mission de service public repose sur la seule appréciation de l'État.

Dans le cadre de son office de contrôle de l'action administrative[1049], le juge est également amené à devoir apprécier le caractère d'intérêt général de certaines activités. Pour mener à bien sa mission, il se réfère à deux sources principales. La première consiste à déterminer l'intention de la personne publique au moment de la création de l'activité en question. Pour ce faire, le juge peut se référer à un texte dans lequel la personne publique aurait clairement indiqué sa volonté d'ériger cette activité en service public. En l'absence de texte, et c'est le cas le plus fréquent,

---

1046 Ord. n° 45-2221 du 1er oct. 1945 relative à l'organisation des centres de lutte contre le cancer (JO 3 oct. 1945).

1047 J.-F. LACHAUME, H. PAULIAT, C. DEFFIGIER, *Op. cit.*, p. 37.

1048 V. COQ, *Nouvelles recherches sur les fonctions de l'intérêt général dans la jurisprudence administrative*, Paris, L'Harmattan, 2013, p. 90 et s.

1049 D. TRUCHET, *Les fonctions de la notion d'intérêt général dans la jurisprudence du Conseil d'État*, Paris, LGDJ, Bibl. dr. pub., 1977, p. 87.

le juge devra déduire cette intention d'éléments subjectifs tels que la nature des interventions étatiques, ou l'existence d'activités similaires considérées comme étant d'intérêt général.

La seconde repose sur la détermination des besoins collectifs de la population, première destinataire de l'activité envisagée. La dénomination même du service public implique l'idée de rendre un service au public. Ces besoins collectifs s'imposeraient à la personne publique qui serait alors tenue de s'organiser pour les satisfaire. La notion d'intérêt général, tout en transcendant les intérêts individuels, n'est pas étrangère, pour sa détermination, à leur prise en compte. Si l'intérêt général ne peut se résumer à la simple addition des intérêts individuels d'un groupe ou d'une population, ces intérêts particuliers, mouvants eux aussi, sont autant de signaux faibles d'un besoin collectif naissant.

Intérêt général par destination. En l'absence de consécration textuelle et de jurisprudence relative à la nature de l'activité de biobanque, la recherche d'un intérêt général passe par un rapprochement avec des activités voisines, larges et englobantes, ayant déjà fait l'objet d'une telle consécration. Dans ce cas, l'activité de biobanque ne serait pas considérée comme une activité d'intérêt général en tant que telle, mais plutôt comme une émanation ou un démembrement d'une mission d'utilité publique plus large[1050].

Deux grandes missions reconnues d'intérêt général et mises en œuvre par les pouvoirs publics par le biais de politiques publiques sont susceptibles d'abriter l'activité de biobanque. La mission de protection de la santé publique[1051] d'une part, et la mission de recherche scientifique d'autre part.

Protection de la santé publique. Le préambule de la Constitution de 1946, en instituant une obligation de moyen à la charge de l'État relative à la protection de la santé de sa population, a érigé la santé en enjeu national et a justifié l'interventionnisme public continu pour satisfaire cette nouvelle mission d'intérêt général. Les différents textes normatifs qui mettent en œuvre cet objectif à valeur constitutionnelle[1052] montrent bien la présence de cet intérêt supérieur. L'article L. 1411-1 du Code de la santé publique dispose à cet effet que « la Nation définit sa politique de santé afin de garantir le droit à la protection de la santé de chacun ». Il fait référence, parmi les objectifs poursuivis par cette politique, d'assurer « la promotion de conditions de vie favorables à la santé [et] l'amélioration de l'état de santé de la population ». En ce sens, les biobanques participeraient activement du service public de la santé et prendraient leur part dans cette mission, dont le caractère d'intérêt général apparaît incontestable. Par voie de conséquence, l'activité de biobanque serait elle-même placée sous le sceau de l'utilité publique.

Recherche scientifique. Il est également possible de considérer que l'activité de biobanque est rattachée à la mission de recherche scientifique, dont le caractère

---

1050 V. VIGNÉ, *Vers un service public des biobanques de recherche ?*, Xavier Bioy (dir.), mémoire de master II, Université Toulouse 1 Capitole, 2019, p. 105 et s.

1051 M.-L MOQUET-ANGER, « Intérêt général et droit de la santé publique », *in L'intérêt général. Mélanges en l'honneur de Didier Truchet*, Paris, Dalloz, 2015, p. 387-398.

1052 Cons. Const., 16 mai 2012, n° 2012-249 QPC, *Société Cryo-Save France.*

d'intérêt général a également été mis en évidence. La plupart du temps imbriquée aux questions de santé, la politique nationale de recherche définie à l'article L. 111-1 du Code de la recherche vise à « accroître les connaissances » et à « valoriser [ses] résultats au service de la société ». Elle « repose sur le développement de la recherche fondamentale couvrant tout le champ des connaissances »[1053]. Le juge se montre réticent à reconnaître explicitement la recherche scientifique comme activité d'intérêt général[1054]. Pourtant, l'intérêt scientifique est fréquemment mentionné par les textes et sert souvent de fondement à certains régimes juridiques, ou de justification à l'application de règles dérogatoires au droit commun[1055].

L'intérêt scientifique sert également de fondement à l'application du régime de la domanialité publique mobilière. Le classement de biens meubles au titre des monuments historiques repose aussi sur la détermination d'un intérêt du point de vue de la science. Dans ces deux cas, la présence d'un intérêt scientifique induit d'importantes conséquences sur la disponibilité du bien concerné. Il le soumet à des règles de police administrative et restreint les prérogatives de son propriétaire.

Le Conseil d'État a également reconnu un « intérêt général de protection des personnes qui participent aux recherches »[1056] dans le cadre d'une demande de renvoi d'une question prioritaire de constitutionnalité formulée par la Fédération des entreprises de la beauté. En l'espèce, le juge n'a pas estimé attentatoire à la liberté d'entreprendre la soumission des fabricants et des organismes de recherche du secteur de la cosmétique aux obligations imposées par le cadre des recherches impliquant la personne humaine, et notamment le recours systématique à un comité de protection des personnes. Cette décision laisse penser que les recherches impliquant la personne humaine participent de l'ordre public de la protection de la personne. Par extension, cette solution pourrait être élargie aux recherches scientifiques et engloberait alors l'ensemble de l'activité de biobanque.

Dans le champ des données personnelles, la finalité de recherche scientifique permet de déroger à l'interdiction générale du traitement des données sensibles prévue par le RGPD[1057], de même qu'elle constitue un motif de présomption de légitimité pour la réutilisation de données. Enfin, l'intérêt scientifique pourra permettre de justifier d'un rallongement de la durée de conservation des données, au-delà de la durée légale.

Dans le cadre des autorisations qu'elle délivre, la CNIL reconnaît le caractère d'intérêt public des traitements associés à des collections d'échantillons biologiques. C'est le cas notamment lorsqu'elle autorise l'INSERM à enrichir les données de la cohorte « HEPATHER » avec les données du système national des données de santé (SNDS). Elle considère que le traitement concerné, dont la finalité consiste à « mesurer les bénéfices et les risques associés aux différentes modalités de prise en

---

[1053] Art. L. 111-2 Code de la recherche.

[1054] CE, 8 juin 2016, n° 393094 inédit au rec. ; CE, 28 avr. 2006, n° 291795 inédit au rec.

[1055] L'arrêté du 17 fév. 2021 (JO 19 fév. 2021, n° 33) permet de déroger à l'obligation de tirage au sort d'un CPP pour l'examen d'une RIPH de type I lorsque ces recherches relèvent d'une priorité nationale définie par le ministère, notamment celles portant sur les vaccins contre le SARS-CoV-2.

[1056] CE, 31 mars 2017, n° 406904.

[1057] Art. 9. 2 RGPD

charge thérapeutique des hépatites B et C et d'identifier les déterminants individuels, virologiques, environnementaux et sociaux intervenant dans la réponse au traitement thérapeutique » présente un caractère d'intérêt public[1058].

L'intérêt général, pourrait enfin être recherché dans la mission de service public allouée à l'enseignement supérieur, dont le contenu fait référence au « développement de la recherche » en tant que « support nécessaire des formations dispensées »[1059].

Qu'il soit recherché du côté de l'objectif constitutionnel de protection de la santé, ou dans le développement de la recherche scientifique, l'intérêt général irradie l'ensemble de l'activité de biobanque, indépendamment du statut de son gestionnaire. Il reste encore à apprécier la dépendance de cette activité à l'égard d'une personne publique.

2. L'indifférence du critère de prérogative de puissance publique

Rattachement du service public aux prérogatives de puissance publique. La démarche qui consiste à rechercher la présence d'un service public dans l'activité de biobanque passe par l'identification d'un rattachement organique à la personne publique. Ce lien se matérialise traditionnellement par l'octroi de prérogatives de puissance publique aux gestionnaires publics et privés de l'activité de service public concernée. Cette recherche est dénuée d'intérêt s'agissant des biobanques publiques. Hébergées par des établissements de santé publics qui gèrent directement cette activité, la présence de telles prérogatives est évidente, dans la mesure où ces établissements publics relèvent d'un régime de droit public. Même si ces prérogatives de puissance publique ne sont certainement pas utilisées directement pour satisfaire aux missions de la biobanque publique, elles sont octroyées à leur gestionnaire dans l'exercice de ses attributions, notamment la satisfaction du service public hospitalier. La question se pose surtout pour les biobanques privées, certes minoritaires, mais dont l'activité, en présence de telles prérogatives, serait susceptible de relever d'un service public.

Insistant sur l'importance de ce critère, certains auteurs considèrent qu'« on ne peut parler de service public que si certaines prérogatives de puissance publique appartiennent ou ont été accordées aux organes qui gèrent le service d'intérêt général »[1060].

Absence de prérogatives et dépassement jurisprudentiel. La question qui se pose alors est de savoir si des prérogatives exorbitantes ont été octroyées par la puissance publique aux gestionnaires privés de biobanques pour l'exercice de leur

[1058] CNIL, 19 juill. 2018, n° 2018-300.
[1059] Art. L. 123-2 Code de l'éducation.
[1060] R. ODENT, *Cours de contentieux administratif*, Paris, Dalloz, 2007, t. II, p. 488.

activité[1061]. Une réponse affirmative conforterait l'idée selon laquelle les biobanques privées poursuivent également une mission de service public. Toutefois, aucun acte d'habilitation émanant d'une personne publique n'est intervenu à cet effet. Les biobanques privées se trouvent ainsi dépourvues de telles prérogatives. Elles exercent leur activité à la manière classique des personne privées, et aucune pratique exorbitante du droit commun ne transparaît dans leurs actions. D'après ce constat, l'activité privée de biobanque ne peut relever d'un service public.

Cette position a pourtant largement été remise en cause par la jurisprudence, qui n'a cessé d'identifier des activités de service public exercées par des personnes privées dépourvues de prérogatives de puissance publique pour en assurer l'exercice[1062]. C'est le cas par exemple des actes de soins dispensés dans un établissement de santé privé relevant d'un statut associatif et participant du service public hospitalier[1063]. L'affaiblissement progressif de ce critère a entrainé l'établissement d'une méthode alternative d'identification d'un service public exercée par une personne privée en l'absence de prérogatives de puissance publique, basée sur la recherche d'un faisceau d'indices par le juge.

3. La prééminence du contrôle par une personne publique

Consécration du pouvoir de contrôle. La jurisprudence a progressivement substitué le critère de contrôle par une personne publique à celui des prérogatives de puissance publique. Le considérant de principe de l'arrêt *APREI*[1064] en est l'illustration. Il établit « que, même en l'absence de telles prérogatives, une personne privée doit également être regardée, dans le silence de la loi, comme assurant une mission de service public lorsque, eu égard à l'intérêt général de son activité, aux conditions de sa création, de son organisation ou de son fonctionnement, aux obligations qui lui sont imposées ainsi qu'aux mesures prises pour vérifier que les objectifs qui lui sont assignés sont atteints, il apparaît que l'administration a entendu lui confier une telle mission ».

Toutefois, en présence d'activités exclusivement créées par des personnes privées et gérées par elles – c'est le cas pour les biobanques privées –, la jurisprudence a considéré que l'activité peut « se voir reconnaître un caractère de service public si une personne publique, en raison de l'intérêt général qui s'y attache et de l'importance qu'elle revêt à ses yeux, exerce un droit de regard sur son organisation et, le cas échéant, lui accorde, dès lors qu'aucune règle ni aucun principe n'y font obstacle, des financements »[1065]. Cette hypothèse vaut pour des activités créées par des personnes privées, qui n'auraient pas initialement reçu l'appellation de service

[1061] Au titre de ces prérogatives, on retrouve classiquement la possibilité d'édicter des actes administratifs unilatéraux ayant un effet décisoire, la détention d'un pouvoir disciplinaire, la faculté de mener une procédure d'expropriation pour cause d'utilité publique, un droit de direction et de contrôle, de modification unilatérale ou encore de résiliation en matière contractuelle.

[1062] CE, 21 juill. 1990, *Ville de* Melun, Rec. CE 1990, p. 220 ; CE, 10 juin 1994, *Lacan et assoc. des Thermes de la haute vallée de l'Aude*, Rec. CE 1994, p. 298

[1063] CAA Bordeaux, 3 mai 2011, *Centre hospitalier d'Eygurande*, n° 10BX01788.

[1064] CE, Sect., 22 févr. 2007, *Assoc. Du personnel relevant des établissements pour inadaptés*.

[1065] CE, Sect, 6 avr. 2007, *Commune d'Aix-en-Provence*, Rec. CE 2007, p. 155.

public, mais qui se verraient plus tardivement attribuer ce label compte tenu du lien qu'elles entretiennent avec la personne publique.

Recherche d'un pouvoir de contrôle sur les biobanques privées. Le faisceau d'indices dégagé par ces jurisprudences s'applique inégalement aux biobanques privées, dont le statut relève de l'entreprise, de l'association ou de la fondation. Le critère d'intérêt général de l'activité, précédemment identifié, n'est pas remis en cause. Mais le pouvoir de contrôle sur l'activité exercé par la personne publique semble en partie faire défaut. Dans leurs conditions de création d'abord, ces biobanques ne doivent leur constitution qu'à la seule initiative privée. À aucun moment la personne publique ne les crée, ni n'intervient dans leur élaboration.

Dans leurs conditions d'organisation et de fonctionnement ensuite, elles s'administrent librement, à l'écart de toute intervention publique, mais dans le respect des normes réglementaires qui s'imposent à elles. À ce titre, l'activité des biobanques est suspendue à un régime déclaratif ou d'autorisation qui soumet son gestionnaire à une série d'obligations et à un droit de regard au profit de la personne publique. C'est notamment le cas lorsque les organismes autorisés se trouvent soumis, aux termes de l'article R.1243-64 du Code de la santé publique, à une obligation de fournir à tout moment à l'autorité administrative des documents relatifs à la nature et au nombre des échantillons détenus, à leur affectation et leur lieu de conservation. Il en est de même quand l'administration dispose de la possibilité de suspendre l'activité en cas de manquement aux obligations réglementaires, qu'elle peut ordonner le transfert ou la destruction des échantillons concernés.

Importantes par leur nombre et leur intensité, ces obligations ne sont pas aussi poussées que celles applicables aux organismes qui assurent la conservation d'échantillons biologiques pour une finalité thérapeutique. Cette activité relevant d'un véritable service public[1066]. Ces obligations ne peuvent, à elle seules, prouver l'existence d'un pouvoir de contrôle suffisant exercé par la personne publique sur l'activité des biobanques privées.

De façon plus anecdotique la souveraineté de ces organismes privés tend à être nuancée, non pas du fait direct de la personne publique, mais plutôt en raison de facteurs exogènes incitatifs, dont l'apparition relève indirectement de la volonté publique. L'on pense ici au référentiel de certification applicable aux biobanques, établi par l'AFNOR dans le cadre de la mission d'intérêt général qu'elle poursuit[1067]. La procédure de certification issue du référentiel NF S96-900 contribue à l'uniformisation de l'organisation interne du CRB et oriente son fonctionnement selon des procédures standardisées dont la mise en place repose, non pas sur une sujétion publique, mais sur un impératif de qualité de la ressource réclamé par l'ensemble des intervenants du secteur.

[1066] Les articles R. 1243-1 et s. du CSP établissent les obligations réglementaires auxquelles sont soumis les organismes autorisés à exercer une activité de biobanque pour une finalité thérapeutique. L'on retrouve ici un ensemble de sujétions publiques qui témoignent d'un pouvoir de contrôle de la personne publique sur les organismes assurant ces activités.

[1067] Décr. n° 2009-697 du 16 juin 2009 relatif à la normalisation (JO n° 138, 17 juin 2009).

Financements publics alloués aux biobanques privées. C'est bien du point de vue des financements publics, tels que signifiés dans l'arrêt *Commune d'Aix-en-Provence*, que pourrait résider l'indice le plus révélateur de la présence d'un service public. En référence à ce critère, il apparaît que les biobanques constituées sous forme d'entreprises privées ne perçoivent aucune dotation publique. *A contrario*, les fondations reconnues d'utilité publique qui hébergent des centres de ressources biologiques bénéficient d'importantes dotations. Pour 2020, les dotations publiques allouées à la fondation Jean Dausset s'élevaient à 1,857 M€, soit environ 60% de son budget global. Cette dotation est de l'ordre de 9,111 M€ pour l'Institut Curie[1068] qui héberge également des collections. Les associations reconnues d'utilité publique sont également concernées par ces financements. La biobanque de l'Institut des vaisseaux et du sang avait ainsi pu obtenir en 2012 une subvention de l'ordre de 640 000 € octroyée par l'agence nationale de la recherche. Enfin, l'Hôpital fondation Adolphe de Rotschild, dont le statut relève de l'établissement de santé privé d'intérêt collectif, voit également ses activités de recherche scientifique, et notamment sa biobanque, subventionnées à hauteur de 92% par des financements publics[1069]. La plupart des biobanques publiques et privées reconnues d'utilité publique sont principalement financées par l'intermédiaire des missions d'enseignement, de recherche, de référence et d'innovation (MERRI). Comme l'analyse Benoît Apollis : « en pratique, l'attribution d'une telle dotation à un établissement se situant en dehors du giron du service public hospitalier est rare »[1070]. La persistance des dotations comme forme principale de financement des biobanques témoignerait alors du caractère de service public de la mission qu'elles poursuivent.

Service public et statut de la biobanque privée. L'étude de ces sujétions et la présence de financements publics permet de poser certaines affirmations. Les biobanques privées qui relèvent du statut de l'entreprise ne semblent pas en mesure de pouvoir relever du service public. Leur soumission aux contraintes administratives liées à la mise en œuvre de l'activité n'est pas, à elle seule, suffisante pour qualifier un service public. Tout au plus témoignent-elles du caractère particulièrement sensible de cette activité, et ces obligations ne dépassent pas les mesures normalement fixées pour des activités réglementées. Les biobanques privées poursuivraient donc une activité privée d'intérêt général.

Le constat est différent pour les biobanques privées relevant du statut de l'association, de la fondation reconnue d'utilité publique, ou de l'établissement privé d'intérêt collectif. La participation des pouvoirs publics au financement de ces organismes s'ajoute aux contraintes administratives propres à l'activité de biobanque. Leur présence accomplit les critères posés par la jurisprudence *APREI* et *Commune d'Aix-en-Provence.* En tout état de cause, il est possible d'avancer que l'activité de biobanque exercée par ces personnes privées relève d'une mission de service public. Ce constat repose sur la confrontation des critères jurisprudentiels à

[1068] Projet de loi de Finances pour 2020, Programme 172 « Recherches scientifiques et technologiques pluridisciplinaires », Action n° 15 « Recherches scientifiques et technologiques en sciences de la vie et de la santé ».

[1069] Hôpital fondation Adolphe de Rotschild, Rapport annuel 2019, p. 38.

[1070] B. APOLLIS, « Le financement du service public hospitalier », *RDSS*, 2017, p. 657.

la structure de l'activité. Cette interprétation pourra être validée qu'après avoir été analysée par un juge dans le cadre d'un contentieux. Pour l'heure, un tel contentieux n'a jamais été soulevé.

Cas particulier des CLCC. Aux côtés de ces organismes, dont la nature de service public relève de l'interprétation, les Centres de lutte contre le cancer (CLCC) et les biobanques qu'ils hébergent[1071] font office d'exception, mais également de modèle. Reconnus comme assurant une mission de service public[1072], ces établissements privés[1073] sont encadrés au titre des établissements de santé privés d'intérêt collectif. L'étude de leur régime juridique permet de mieux comprendre ce qu'il faut entendre par les termes de sujétion et de contrôle de la personne publique en présence d'une activité de service public. Il permet également de comprendre, en raisonnant par la comparaison, les éléments qui font défaut aux autres organismes privés pour pouvoir être reconnus comme tels. Consacrés par la loi comme des établissements privés afin de leur permettre d'accéder au mécénat privé[1074], les CLCC subissent l'influence de la personne publique. Cette emprise s'exerce d'abord au niveau de leur organisation et de leur fonctionnement. Les CLCC sont tenus de disposer d'une organisation pluridisciplinaire, et de passer des conventions avec les universités et les centres hospitaliers universitaires voisins[1075]. La composition de leur conseil d'administration témoigne également de cette présence publique, avec la participation obligatoire d'un représentant de l'État qui assure la présidence de cet organe[1076]. Les CLCC, au même titre que les établissements publics de santé, peuvent être placés sous la tutelle financière de l'Agence régionale de santé qui dispose de la possibilité de présenter un plan de redressement si la situation financière de l'établissement l'exige.

Cette influence se retrouve ensuite dans leur financement, puisque les centres de ressources biologiques hébergés par les CLCC bénéficient de financements publics importants au titre des dotations allouées aux « mission d'enseignement, de recherche, de référence et d'innovation » (MERRI). Pour l'année 2020, le montant cumulé de ces dotations s'élève à 4 874 260€ répartis entre quatorze biobanques utilisées par des CLCC pour leurs missions de recherche[1077]. Le régime juridique des CLCC et les conditions de leur financement satisfont à l'ensemble des critères jurisprudentiels utiles à la reconnaissance d'un service public. Les CLCC, et à travers eux les tumorothèques poursuivent donc une mission de service public.

[1071] Quatorze CLCC détiennent des collections d'échantillons biologiques dédiées à la cancérologie. Ces collections sont hébergées par le Centre régional Jean Perrin (Clermont-Ferrand), le Centre Léon Bérard (Lyon), l'institut Jean Godinot (Reims), l'Institut de cancérologie de Lorraine (Nancy), le Centre Paul Strauss (Strasbourg), l'Institut Curie (Paris), Gustave Roussy (Paris), le Centre Françoise Baclesse (Caen), le Centre Henri Becquerel (Rouen), l'Institut Bergonie (Bordeaux), l'ICM (Montpellier), l'Institut de cancérologie de l'ouest (Angers), le Centre Antoine Lacassagne (Nice) et l'Institut Paoli Calmettes (Marseille).

[1072] Ord. n° 45-2221 du 1er oct. 1945 (JO 3 oct. 1945).

[1073] CE, 9 juin 1961, *Centre de lutte contre le cancer Eugène Marquis c/ Dr Bourget*, *Rec.* p. 819.

[1074] Art. L. 6162-2 et L. 6161-5 CSP.

[1075] Art. L. 6162-4 et L. 6162-5 CSP.

[1076] Au titre de ses prérogatives, le président du Conseil d'administration « peut demander au ministre chargé de la santé de mettre une fin anticipée au mandat du directeur du centre », art. L. 6162-10 CSP.

[1077] Données MERRI 2020, disponibles sur le site internet du ministère de l'Enseignement supérieur et de la recherche.

C. La qualification du service public de la biobanque

L'identification d'une activité de service public conduit dans un second temps à en étudier la nature pour mettre en évidence son caractère administratif ou industriel et commercial. La présomption d'administrativité qui prévaut pour les biobanques publiques (1) peut être levée dans certains cas par une confrontation de l'activité aux critères jurisprudentiels d'identification du service public industriel et commercial (2). Le bilan de cette analyse permet toutefois d'avancer le caractère administratif du service public de la biobanque (3).

1. La présomption d'administrativité des activités poursuivies par les biobanques publiques

Administrativité liée au rattachement à une personne publique. À considérer que l'activité de biobanque relève d'une mission de service public, il convient d'en déterminer la nature, administrative ou industrielle et commerciale. Les biobanques publiques sont hébergées par des établissements publics de santé, dont le caractère administratif relève d'une détermination législative. L'article L. 6141-1 du Code de la santé publique mentionne à l'égard de ces établissements publics que « leur objet principal n'est ni industriel ni commercial » et qu'ils « sont soumis au contrôle de l'État », principalement par l'intermédiaire des agences régionales de santé. Comme pour la détermination d'un service public, il existe une présomption d'administrativité des activités de service public exercées par des établissements publics administratifs.

Persistance d'une ambiguïté sur la nature du service public. Néanmoins, la loi admet que « sans porter préjudice à l'exercice de leurs missions, les établissements publics de santé peuvent, à titre subsidiaire, assurer des prestations de service, valoriser les activités de recherche et leurs résultats et exploiter des brevets et des licences dans le cadre de services industriels et commerciaux »[1078]. La prestation de service se trouve au cœur de l'activité de biobanque. Cette disposition sème alors le doute sur le caractère administratif de cette activité de service public. En effet, certaines prestations opérées par les biobanques publiques, notamment l'hébergement et la mise à disposition payante d'échantillons biologiques, pourraient revêtir un caractère industriel et commercial. Ce constat évoque la possibilité d'un établissement public à double visage[1079] pour lequel, la détermination législative de son statut ne reflète pas totalement la réalité de ses pratiques. Dans cette perspective, l'on pourrait considérer que les établissements publics de santé relèvent du SPA pour certaines missions, notamment celles relatives au soin, mais relèvent du SPIC pour les prestations opérées par les biobanques qu'elles hébergent.

[1078] Art. L. 6145-7 CSP.

[1079] CE, 7 déc. 1984, *Centre d'études marines avancées*, *Rec.* p. 413.

2. La confrontation aux critères jurisprudentiels du SPIC pour les biobanques privées

Détermination des critères. La présomption d'administrativité des activités de service public est maintenue à l'égard des gestionnaires privés qui pourront la renverser en démontrant que les conditions dégagées par la jurisprudence[1080] pour reconnaitre un SPIC sont satisfaites. L'analyse de l'activité par rapport à l'objet du service, son mode de financement et ses modalités de fonctionnement, vaut également pour les biobanques publiques. Elle permettra de confirmer ou d'infirmer l'hypothèse affirmant son caractère industriel et commercial.

L'objet du service. Sont reconnus comme industriels et commerciaux les services qui génèrent une prestation « semblable à l'objet des activités normalement accomplies par des personnes privées et donnent lieu à des opérations de production ou de vente de biens ou de prestations »[1081]. À la lumière de cette définition, il est possible de penser que les biobanques, publique et privées, remplissent cette condition. D'une part, elles élaborent des biens dans le cadre de la préparation des prélèvements biologiques et des données personnelles associées qu'elles contribuent à transformer en échantillons biologiques. D'autre part, elles proposent des prestations autour de ces biens, notamment de mise à disposition, ainsi que des prestations annexes d'hébergement de collections détenues par des tiers.

Le mode de financement du service. En principe, le financement d'un SPIC repose principalement sur les redevances payées par les usagers pour accéder aux prestations proposées. Cette affirmation exclut l'idée que la majorité des ressources des structures concernées proviennent d'un financement public[1082]. Même si les biobanques tarifient leurs prestations et établissent des prix qui couvrent en principe le coût de préparation et de conservation des échantillons[1083], les prestations qu'elles octroient ne suffisent pas à couvrir le coût de fonctionnement de ce service. Les biobanques en mesure de s'autofinancer sont peu nombreuses, et la grande majorité d'entre elles restent dépendantes du budget de leur établissement de rattachement et des dotations publiques. L'ensemble de ces éléments tend à démontrer que le mode de financement des biobanques ne correspond pas, pour l'heure, au critère admis par la jurisprudence pour reconnaitre un SPIC.

Le mode de gestion du service. Pour être considéré comme industriel et commercial, le service doit être géré à la manière d'une entreprise privée. Plusieurs indices relevés par le juge permettent d'aboutir à cette conclusion. La présence d'une gestion comptable privée, la passation de contrats d'abonnement ou de fourniture, la recherche de l'équilibre financier du service, le déploiement de

[1080] CE, Ass., 16 nov. 1956, *Union syndicale des industries aéronautiques*, Rec. CE 1956, p. 434.
[1081] J.-F. LACHAUME, H. PAULIAT, C. DEFFIGIER, *Op. cit.*, p. 92.
[1082] Des tempéraments à cette situation ont été apportés par la jurisprudence, dans un contentieux relatif à la distribution d'eau. TC, 21 mars 2005, *Alberti-Scott c/ Commune de Tournefort*, n° C3413, Rec.
[1083] Les prestations proposées aux tiers ne peuvent être fixées à un prix inférieur au coût de revient selon les disposition de l'art. R. 6145-8 CSP.

l'activité dans un secteur concurrentiel, la détention de prérogatives de puissance publique pour son exercice, ou encore la gestion du personnel selon un régime issu du droit privé. À l'aune de ces éléments, une distinction entre les biobanques publiques et privées peut s'opérer. Si l'on peut considérer que toutes deux évoluent dans un secteur concurrentiel, des différences notables existent quant à la gestion de leur personnel ou de leur comptabilité[1084]. La recherche de l'équilibre financier serait davantage l'apanage des CRB privés, bien que cet objectif soit désormais largement encouragé au sein des administrations. Il serait alors permis de penser que le mode de gestion des biobanques publiques ne réponde pas à la qualification de SPIC, tandis que celui des biobanques privées s'en rapprocherait davantage.

3. La nature administrative du service public de la biobanque

Administrativité affirmée pour les biobanques publiques. Passée au crible des critères jurisprudentiels, l'activité exercée par les biobanques publiques ne saurait relever de la catégorie des SPIC, mais s'apparente davantage à un SPA. Si l'objet d'un tel service peut apparaître de prime abord comme industriel et commercial, son mode de financement et de fonctionnement au sein d'établissements publics de santé révèle indubitablement son caractère administratif.

Administrativité présumée pour les biobanques privées. En ce qui concerne les biobanques privées organisées sur le modèle de l'association ou de la fondation, l'activité qu'elles exercent pourrait être envisagée comme industrielle et commerciale en vertu de l'objet du service qu'elles proposent et de son mode de gestion. Cette interprétation extensive semble remise en cause par la jurisprudence. Elle reconnait la nature administrative de l'activité poursuivie par l'Établissement français du sang, structure de droit privé chargée d'une mission de service public, dont certaines prestations s'apparentent à celles opérées par les biobanques. La mission de l'Établissement français du sang serait alors administrative « alors même qu'une part importante des ressources de l'Établissement français du sang est constituée par la cession de produits sanguins labiles et que le régime administratif, budgétaire, financier et comptable de cet établissement, précisé par le décret n° 99-143 du 29 décembre 1999, fait application de règles adaptées à la nature particulière de ses missions et qui peuvent être semblables à celles généralement appliquées aux établissements publics industriels et commerciaux »[1085]. L'application d'un tel raisonnement aux biobanques privées laisserait présager de la reconnaissance de leur caractère administratif, quand bien même certaines prestations seraient de nature commerciale. La finalité de santé publique prend ici le pas sur la prestation de services.

[1084] Les dépenses et les recettes des biobanques publiques sont portées au budget de l'établissement de santé public qui les hébergent. Cet établissement est lui-même soumis aux règles de la comptabilité publique. S'agissant des ressources humaines, la majorité de leur personnel relève du statut de la fonction publique.
[1085] CE, avis 5/7 SSR, 27 oct. 2000, n° 222672.

§2. L'adaptation de l'activité de biobanque par le régime du service public

Le service public influe aussi bien sur le comportement que sur les actes des personnes qui en sont les gestionnaires. Certaines des grandes lois du service public trouvent une application particulière aux biobanques (A). Cette empreinte publique se retrouve sur les actes pris par les biobanques (B).

A. L'application des lois du service public à l'activité de biobanque

L'analyse des grandes « lois » du service public mises en évidence par Louis Rolland n'est pas d'une grande utilité pour le sujet. Seul le principe de continuité du service, dont l'influence sur le fonctionnement des biobanques est réelle, sera ici étudié (1). La qualité, pour l'heure écartée des règles communes à l'ensemble des services publics, est également susceptible de modifier l'organisation de l'activité de biobanque (2).

1. La continuité du service de la biobanque

Signification du principe. Le principe de continuité du service public, corollaire de la continuité de l'État, implique que l'action administrative ne puisse être intermittente et que le service fourni aux usagers s'exerce de manière régulière et prévisible. Son utilité est double puisqu'elle permet, selon les cas, « de sanctionner certaines carences de l'administration ou au contraire de justifier légalement des mesures de contrainte prises par elle »[1086]. Reconnu comme un principe général du droit[1087], puis comme un principe de valeur constitutionnelle[1088], la continuité est la condition *sine qua non* de la satisfaction de la mission d'intérêt général poursuivie par le service public. Il en fonde même la raison d'être. La continuité se distingue de la permanence du service, et doit être apprécie à l'aune de l'activité concernée. Son application ne saurait être identique pour l'ensemble des services publics. Là où le service public de la fourniture d'électricité nécessitera un fonctionnement permanent en raison des besoins des usagers, l'activité de biobanque n'imposera pas un fonctionnement sur une amplitude horaire aussi importante pour que soit réputée satisfaite l'obligation de sa continuité.

Application à l'activité de biobanque. La continuité permet d'assurer la satisfaction des besoins des usagers. En l'espèce, les usagers concernés sont réduits, et leur statut est circonscrit, puisque les services opérés par les biobanques s'adressent uniquement aux acteurs de la recherche. Le service qui leur est adressé et dont la continuité doit être assurée consiste en la mise à disposition et la conservation d'échantillons biologiques.

La continuité imposera une obligation d'agir au gestionnaire des biobanques. Cette obligation de moyen vis-à-vis des usagers de son service, supposera sa capacité à assurer la fourniture d'échantillons biologiques à la communauté

1086 B. GENEVOIS et M. GUYOMAR, *Répertoire du contentieux administratif*, 2018, §570.
1087 CE, 7 août 1909, *Winkell*, Rec. Lebon p. 826.
1088 CC, n° 79-105 DC du 25 juill. 1979. Cette décision sera confirmée à plusieurs reprises et not. par la Déc. n° 87-230 DC du 28 juill. 1987.

scientifique. Il devra alors ajuster son organisation interne, en termes de moyens humains et matériels, pour satisfaire à cette exigence, sous peine de voir sa responsabilité engagée. La continuité du service peut ici servir à justifier l'impératif de protection qui s'attache aux collections biologiques. Sans collections quantitativement et qualitativement exploitables, le service ne pourrait être rendu aux usagers. La situation serait identique en cas de démantèlement d'une collection ou de mauvaise gestion des échantillons qui la composent.

2. La qualité du service de la biobanque

Genèse du principe. L'exigence de qualité n'a pas initialement été intégrée au titre des grandes « lois » qui président au fonctionnement des services publics, au même titre que la continuité, la mutabilité et l'égalité. Elle n'a jamais non plus fait l'objet d'une reconnaissance par le juge. Pourtant, cette préoccupation s'est faite plus pressante à mesure que les interventions des pouvoirs publics se sont recentrées sur la satisfaction des usagers, désormais perçus comme de véritables consommateurs des services publics. Elle est particulièrement marquée dans le domaine de la santé, et fait l'objet de dispositions spécifiques dans la loi du 4 mars 2002 relative aux droit des malades et à la qualité du système de santé[1089]. Sa généralisation progressive à l'ensemble des activités de service public[1090], et l'intégration de ce terme au sein de dispositions normatives variées[1091] témoignent du virage qualitatif opéré par les pouvoirs publics.

L'exigence de qualité a été prise en compte au niveau européen, par les textes et la jurisprudence, comme une composante de l'intérêt général communautaire. Plus précisément, la qualité a été consacrée comme l'une des composantes du service d'intérêt général[1092], large catégorie regroupant l'ensemble des services marchands et non-marchands poursuivant une finalité d'intérêt général au-delà de la sphère économique. Elle est également utilisée par le juge européen comme condition de dérogation à certains principes de l'Union pour les gestionnaires d'un service d'intérêt économique général[1093].

L'interprétation européenne peine encore à pénétrer le droit interne. Les juges nationaux considérant la qualité comme un standard relatif aux attentes légitimes des usagers vis-à-vis d'un service, plutôt que comme un moyen de légalité source de conséquences juridiques[1094]. La qualité, ici rattachée aux attentes des usagers, est appréciée par le juge pour constater une éventuelle faute de l'administration,

---

[1089] L'art. 16 de ce texte instaure dans chaque établissement de santé une commission des relations avec les usagers et de la qualité de la prise en charge (art. L. 1112-3 CSP).

[1090] Depuis 2008 le « Référentiel Marianne » comporte 19 engagements qui concernent notamment les horaires d'accueil du public, l'intelligibilité des informations transmises ou la rapidité de la réponse administrative.

[1091] Not. art. R. 719-55 du Code de l'éducation traite des projets annuels de performance des établissements de l'enseignement supérieur ; art. L. 2224-5 du CGCT fait référence à la qualité du service public d'eau potable ; Décr. n° 2002-1064 du 7 août 2002 qui crée auprès du Premier ministre un comité chargé d'établir des propositions en vue d'améliorer la qualité du service public de la diffusion du droit (JO 9 août 2002).

[1092] Protocole n° 26 du TFUE sur les Services d'intérêt général qui doivent notamment comprendre « un niveau élevé que qualité ».

[1093] CJCE, 25 juill. 1991, *Commission c/ Royaume des Pays-Bas*, Aff. C-353/89. Rejet.

[1094] CE, 10 mai 1996, *La Roustane et autres et Université de Provence*, n° 142064 et n° 142066.

sanctionnable sur la base d'autres fondements déjà reconnus tels que la continuité ou la mutabilité du service.

Application à l'activité de biobanque. Dans le domaine des biobanques, la qualité du service pourrait être entendue plus largement et amorcer un dépassement de champ réducteur auquel elle est actuellement cantonnée. Dans l'hypothèse où la responsabilité d'un établissement public de santé serait engagée sur la base des prestations délivrées par sa biobanque, il serait possible d'imaginer que le défaut de qualité du service rendu soit utilisé pour fonder une condamnation.

La qualité pourrait d'abord s'apprécier d'un point de vue administratif et de l'organisation du service. Dans ce cas, la qualité du service rendu par la biobanque sera fonction de son accessibilité, de son adaptabilité et de sa rapidité à prendre en compte les demandes des usagers, ou à résoudre d'éventuels dysfonctionnement internes. Elle pourrait ensuite s'apprécier d'un point de vue scientifique, en rapport avec les prestations délivrées par la biobanque. Dans ce cas, la qualité des prestations reposera principalement sur la satisfaction des recommandations formulées dans les référentiels de certification relatifs à l'activité de biobanque[1095]. Celles-ci concernent principalement les échantillons biologiques et les données personnelles dont la gestion reposera sur des procédures applicables pour chaque étape de la mise en banque.

À considérer que certaines biobanques privées assurent une mission de service public, l'exigence de continuité et, plus indirectement, l'exigence de qualité, trouveraient également à s'appliquer pour elles. Ces obligations induites par la présence d'une activité de service public ne constituent pas les seules particularités de ce régime. Le service public influence également la nature des actes établis par son gestionnaire.

B. L'empreinte du service public sur les actes des biobanques

L'influence du service public se retrouve également sur le statut des actes émis par son gestionnaire. Elle joue d'une part sur la nature administrative des actes unilatéraux établis par les biobanques publiques (1). Elle joue ensuite sur le caractère public de certains contrats passés par elles (2).

1. Sur le caractère administratif des actes unilatéraux

Nature juridique des actes pris par la biobanque publique. La poursuite d'une activité de service public a des conséquences sur la nature des actes pris par les établissements qui ont la charge de ces biobanques. Ces actes sont susceptibles de concerner aussi bien l'organisation du service que le service lui-même. Il convient alors d'opérer une double distinction selon la nature publique ou privée de la biobanque, et selon que les actes concernent l'organisation du service ou le service rendu.

1095 Norme NF S96-900 ou ISO 20387 : 2018.

Les établissements publics de santé pourront prendre des actes réglementaires relatifs à l'organisation du service ou au statut de leurs agents. Ces décisions administratives peuvent découler de l'exercice d'une activité de service public et seront susceptibles de produire des effets sur l'ensemble des services de l'établissement, notamment sur le fonctionnement des biobanques. Leur légalité pourra être contestée devant les juridictions administratives. Plus intéressante est l'analyse des actes pris par la biobanque, au nom de l'établissement public de santé, dans l'exercice de sa mission de service public administratif. À ce titre, le refus établi par une biobanque publique de mettre à la disposition d'un demandeur public ou privé des échantillons biologiques, devra être considéré comme un acte individuel décisoire faisant grief devant le juge administratif. Ce refus n'aura même pas à être motivé dans la mesure où il n'entre pas dans les situations mentionnées à l'article L. 211-2 du Code des relations entre le public et l'administration.

Silence gardé par la biobanque publique. La question se pose également dans la situation où la biobanque publique aurait gardé le silence à la suite d'une demande de prestation de mise à disposition ou d'hébergement de collections. Il semble que le principe qui guide désormais l'action administrative depuis 2013[1096], et selon lequel son « silence vaut acceptation », ne trouve pas d'application à ce cas particulier. La mise à disposition d'échantillons biologiques semble s'inscrire dans les dérogations prévues à l'article L. 231-4 du Code des relations entre le public et l'administration, qui maintient la règle du « silence vaut rejet » pour les cas où « la demande ne s'inscrit pas dans une procédure prévue par un texte législatif ou réglementaire », et les cas où l'acceptation implicite serait susceptible de porter atteinte à « la protection des libertés ». Là encore, cette décision implicite de rejet est susceptible d'être portée devant le juge de l'excès de pouvoir.

Le refus d'assurer une prestation, opposé par une biobanque à un demandeur, pourrait s'interpréter, dans une conception extensive de la théorie des infrastructures essentielles, comme un acte de « monopolisation » prohibé. Apparue aux États-Unis, la notion d'infrastructure ou de facilité essentielle dans une traduction littérale, a été reprise dans la jurisprudence de l'Union européenne[1097]. Elle constitue une limitation à la liberté contractuelle de certains opérateurs économiques qui organisent délibérément la raréfaction d'un bien ou d'un service, afin de limiter la concurrence dans un secteur donné[1098]. La théorie des infrastructures essentielles trouve une application dans les cas où : « une entreprise en situation de monopole ou de position dominante, qui détient une infrastructure non duplicable en raison de son coût ou de la réglementation, à laquelle les entreprises opérant sur un marché aval (ou amont) doivent nécessairement avoir accès pour concurrencer l'entreprise détentrice de l'infrastructure, doit en permettre l'accès à cette dernière sur une base équitable et non discriminatoire, dès lors

[1096] Loi n° 2013-1005 du 12 nov. 2013 (JO n° 263 du 13 nov. 2013).

[1097] Pour des applications jurisprudentielles de cette théorie : Aux États-Unis à propos d'un terminal de voies ferrées (Cour Suprême, *United States vs Terminal Railroad Assoc. of Saint Louis*, 224 US 383, 1912) ; en Europe à propos d'infrastructures portuaires (Commission, n° 94/19/CE, *Sea containers c./ Stena Sealink*,21 déc. 1993) ; en France à propos de l'accès à une hélistation (Cons. concurrence, Déc. n° 96-D-51 du 3 sept. 1996, *Sarl Héli-Inter Assistance*).

[1098] J. AZÉMA et J.-Ch GALLOUX, *Droit de la propriété industrielle*, Paris, Dalloz, 8ème éd., 2017, n° 784.

qu'aucune impossibilité technique ne s'y oppose »[1099]. En l'espèce, les biobanques publiques détiendraient un quasi-monopole sur les ressources biologiques placées en collection, et seraient propulsées de fait, en position dominante au moment d'attribuer les accès à cette matière première. Cette situation peut s'expliquer par le fait que la plupart des prélèvements corporels sont réalisés dans le cadre de soins exercés au sein d'établissements de santé publics, et financés par la collectivité. Devant ce constat, les autres opérateurs, notamment les biobanques privées qui ne sont pas rattachées à un établissement de santé, ou certaines institutions de recherche, ne disposent pas de solutions alternatives pour se procurer des ressources biologiques. En tant qu'infrastructures essentielles, les biobanques publiques se devraient alors d'assurer un accès équitable et non-discriminatoire aux ressources qu'elles détiennent. Les refus d'accorder certaines prestations, en « l'absence de justifications objectives »[1100], ou qui témoigneraient d'un repli propriétariste des gestionnaires, pourraient dans ce cas être considérés comme autant d'atteintes à la concurrence portées sur le « marché » de la recherche scientifique. À considérer que l'activité de biobanque soit une mission de service public, ces pratiques contreviendraient également au principe d'égalité qui présiderait alors à son exécution.

Cas des biobanques privées. La situation est différente pour les décisions prises par les biobanques privées gérées par des organismes ayant fait l'objet d'une reconnaissance d'utilité publique. S'il a pu être considéré que ces structures poursuivaient une mission de service public, les décisions qu'elles prennent pour l'organisation de ce service ou dans le cadre de son exécution, ne sauraient revêtir un caractère administratif. La jurisprudence reconnait que puissent être administratifs des actes pris par des personnes privées gérant un service administratif, mais aux seules conditions que ces actes soient relatifs à l'organisation du service et qu'ils témoignent de la mise en œuvre de prérogatives de puissance publique[1101]. Or, il apparaît que de telles prérogatives font défaut aux biobanques privées et publiques. Pour cette raison, leurs actes seront considérés comme privés et leur contentieux relèvera de la compétence du juge judiciaire[1102].

2. Sur le caractère public des contrats

Présomption du caractère public des contrats. En principe, les contrats conclus entre une personne publique et une personne privée, dont l'objet est l'exécution même d'un service public, sont des contrats publics[1103]. Cette affirmation vaut également pour les contrats passés entre une personne publique gérant un service public administratif et ses fournisseurs[1104], qui relèvent alors du Code de la commande publique.

1099 Conseil de la concurrence, 18ème Rapport annuel, 2004, p. 140.
1100 Cons. concurrence, Décision n° 08-D-08 du 29 avril 2008, p. 10.
1101 CE, 13 janv. 1961, *Magnier*, Rec. CE 1961, p. 33.
1102 CE, Sect., 13 oct. 1978, *ADASEA du Rhône*.
1103 CE, 20 avr. 1956, *Époux Bertin*, Rec. CE 1956, p. 167.
1104 TC, 14 nov. 1960 *Société Vandroy-Jaspar*, Rec. CE 1960, p. 866.

Cas des MTA. L'activité des biobanques peut appeler la mise en œuvre d'un certain nombre de contrats dont la nature, publique ou privée, diffère selon la situation et le statut de l'organisme contractant. Les contrats de mise à disposition d'échantillons biologiques, également dénommés *material transfer agreements* (MTA) ne peuvent être considérés comme des contrats publics. Leur objet ne concerne pas l'exécution d'une mission de service public que l'administration souhaiterait confier à un partenaire, mais plutôt une prestation classique de cession de biens. Les MTA sont ainsi des contrats de droit privé de l'administration, dont le contentieux relève des juridictions judiciaires.

Persistance d'un champ de contractualisation public. Comme plusieurs situations le laissent à penser, les contrats de nature publique ne sont pas exclus du champ des biobanques. D'abord, et même si cela peut être considéré comme anecdotique, les contrats de fourniture de matériels[1105] passés par la biobanque relèvent d'un contrat public et des règles procédurales issues du droit de la commande publique[1106]. Les obligations de publicité et de mise en concurrence seront adaptées au montant des besoins de l'établissement de santé commanditaire.

Ensuite, les partenariats de recherche[1107] dans lesquels sont impliquées des biobanques pourront être envisagés comme des contrats publics[1108], dans la mesure où, même s'ils ne contiennent pas de prérogatives de puissance publique, ils participent de l'exécution du service public de la Recherche.

[1105] Pour une distinction entre les biens participant de l'exécution du service et ceux constituant l'objet du service v. C. CHAMARD-HEIM, « Les biens du service public », *in* AFDA (dir.), *Le service public*, Paris, Dalloz, 2014, p. 195.

[1106] Ord. n° 2018-1074 du 26 nov. 2018 (JO n° 281, 5 déc. 2018).

[1107] BIOBANQUES, « Points clés des contrats public-privé », avr. 2014 [Disponible en ligne].

[1108] F. BELLIVIER et C. NOIVILLE s'interrogent également : « certains des contrats liant un État fournisseur ou un organisme étatique à un bioprospecteur, ou l'INSERM, le CNRS, l'INRA à une personne privée sont *a priori* de nature administrative, mais cette qualification peut parfois être discutée », *Contrats et vivant*, Paris, LGDJ, 2006, p. 201.

TITRE II. LA COLLECTION D'ECHANTILLONS BIOLOGIQUES, UN ENSEMBLE PATRIMONIAL A VALORISER

L'intégration des collections d'échantillons biologiques au patrimoine des personnes qui en sont dépositaires justifie la mobilisation de moyens pour en assurer la valorisation. La valorisation relève d'un processus dont l'objet consiste à accroître la valeur d'un bien par l'optimisation de ses utilités. Elle passe par une série d'interventions sur le bien qui pourront prendre des formes variées selon la personnalité juridique de l'opérateur. Deux grand mouvements d'interventionnisme sur les collections d'échantillons biologiques peuvent être mis en évidence.

Le premier a été initié par la puissance publique au moment où les collections se sont imposées dans les faits comme des outils incontournables pour la recherche. Son action a alors consisté, par la mobilisation d'instruments juridiques et financiers, à favoriser la professionnalisation de l'activité de biobanque et la mise en réseau de ces institutions, tout en augmentant le volume des échantillons biologiques disponibles pour les chercheurs (**Chapitre I**).

Cette valorisation quantitative s'est accompagnée d'une entreprise de valorisation qualitative, initiée par les gestionnaires de collections désireux de justifier l'excellence de leurs pratiques dans un environnement devenu fortement concurrentiel. Attestée par le recours à des outils de normalisation, la qualité s'impose désormais comme une condition *sine qua non* du maintien de la valeur des collections, et justifie leur appartenance patrimoniale (**Chapitre II**).

Chapitre I. Une valorisation encouragée par l'accroissement et la mise en réseau des collections d'échantillons biologiques

La professionnalisation de l'activité de biobanque s'est déroulée en plusieurs étapes de structuration successives. Elle s'est d'abord concentrée sur l'accroissement de la quantité de ressources biologiques disponibles pour la recherche. Pour parer aux besoins en matériel biologique de projets de recherche s'effectuant désormais à grande échelle, il convenait que les revendications des chercheurs puissent être satisfaites sans pour autant compromettre la protection des patients se prêtant à ces recherches. Le législateur français, pragmatique, a entendu ces préoccupations en refondant dès 2004 le régime juridique des collections d'échantillons biologiques. Par la libéralisation progressive des utilités des échantillons biologiques, les centres de ressources biologiques se sont positionnés comme des acteurs centraux de la recherche (Section I).

En parallèle à cette levée des obstacles à l'utilisation du matériel biologique, les centres de ressources biologiques ont entamé une phase de structuration interne de leurs activités. Incités à cet effet par l'attribution de financements publics, les centres de ressources biologiques se sont dotés d'organes de gouvernance chargés de déterminer une politique institutionnelle et scientifique et de pérenniser l'activité de la structure. Dans le même temps, la plupart d'entre eux ont, avec un succès inégal, entrepris une phase de mutualisation de moyens et de compétences, en développant un ensemble de réseaux nationaux et internationaux de collections d'échantillons biologiques (Section II).

Section I. L'établissement progressif d'un cadre incitatif pour la recherche sur les collections d'échantillons biologiques

L'encadrement juridique dont font actuellement l'objet les collections d'échantillons biologiques est le fruit d'une lente maturation, étalée sur une vingtaine d'années. Ce processus a vu progressivement apparaître le sujet des biobanques dans le débat doctrinal, puis législatif. Les lois de bioéthique de 2004 marquent un point de bascule dans l'utilisation des ressources biologiques en France. Même si avant cette date, les collections avaient fait l'objet d'une prise en compte embryonnaire dans les lois successives dédiées aux recherches biomédicales notamment (§1), ce n'est qu'après 2004 que les verrous au développement de l'activité de biobanque seront majoritairement levés, et que les collections d'échantillons biologiques seront reconnues comme des objets juridiques à part entière (§2).

§1. La prise en compte embryonnaire des collections d'échantillons biologiques

Avant la première révision des lois de bioéthique intervenue en 2004, les collections d'échantillons biologiques n'étaient pas apparues comme un sujet de débat prioritaire dans la construction d'un droit de la bioéthique en France. Les lois de 1988 et 1994, orientées vers la consolidation des droits des personnes se prêtant à des recherches, éludaient les collections d'échantillons biologiques (A). Adoptées dans un contexte de renforcement des prérogatives des chercheurs, les lois de 1996[1109] puis 1998[1110] viendront consacrer la notion de collection d'échantillons biologiques, sans toutefois lever l'ensemble des obstacles au recherches portant sur elles (B).

A. Dans le cadre de la construction d'un droit de la bioéthique

La construction d'un droit de la bioéthique en France s'est faite en éludant le sujet des collections d'échantillons biologiques. Dès 1988, la loi Huriet-Sérusclat organisait l'encadrement des recherches biomédicales sans aborder la question des ressources biologiques nécessaires pour les mener (1). Quelques années plus tard, les premières lois de bioéthique suggéreront l'existence d'une activité de biobanque sans toutefois la consacrer dans la loi (2).

1. Les collections absentes de la loi de 1988 sur l'encadrement de la recherche biomédicale

Exclusion des collections de la préoccupation bioéthique. La question des collections d'échantillons biologiques a longtemps été écartée des réflexions bioéthiques apparues au sortir de la Seconde Guerre mondiale. Ce désintérêt était justifié par la faible quantité des collections disponibles à cette époque, et la méconnaissance de cet outil de recherche au sein de la communauté scientifique. Rien ne poussait à les inscrire parmi les champs de réflexion prioritaires de cet encadrement naissant.

Le développement de la technique médicale et l'élargissement des champs de la recherche scientifique ont conduit à bouleverser les modalités d'encadrement des pratiques professionnelles, en opérant un passage de l'éthique au droit. La naissance de ce « biodroit » est résumée en ces termes par Dominique Thouvenin : « tant que les questions soulevées paraissent uniquement liées à la pratique des chercheurs et/ou des médecins techniciens, elles peuvent être réglées à l'intérieur de ce groupe, le recours à l'éthique constituant une solution acceptable. En revanche, quand ces pratiques ne concernent plus seulement de manière interne, le groupe des chercheurs et/ou des médecins, mais ont des conséquences extérieures à ce groupe,

---

[1109] Loi n° 96-452 du 28 mai 1996 (JO n° 123, 29 mai 1996).
[1110] Loi n° 98-535 du 1er juill. 1998 (JO n° 151,2 juill. 1998).

alors se pose la question du recours au droit comme mode de règlement de questions sociales »[1111].

Les principes fondateurs de l'éthique médicale inscrits dans le « code » de Nuremberg[1112] ou la déclaration d'Helsinki[1113] furent repris, non sans réticences[1114], dans le droit français et obtinrent une portée normative. Dans le même temps, une structuration institutionnelle de la réflexion bioéthique vit le jour en France avec la création en 1974, à l'initiative de l'INSERM, du premier comité d'éthique, suivie de celle du Comité consultatif national d'éthique[1115] en 1983.

Encadrement indirect des collections. Si les collections d'échantillons biologiques relevaient avant tout d'un « non-sujet » en tant que telles, leur développement a subi l'influence majeure des recommandations éthiques puis des normes juridiques qui sont progressivement venues encadrer les expérimentations sur l'homme et l'utilisation des éléments et produits du corps humain.

Dans un premier temps, cet encadrement a consisté principalement à conférer des droits aux personnes qui se retrouvaient dans des contextes médicaux particuliers ou pour des utilisations spécifiques de certains éléments du corps humain[1116]. C'est tout l'objet de la loi de 1988[1117] qui, au-delà de l'encadrement des procédures de réalisation d'une recherche biomédicale, assortissait ces recherches de principes protecteurs de la personne comme l'information, le consentement, la gratuité, l'interdiction de la publicité ou encore l'obligation d'assurance du promoteur. Dans le même temps, la loi Huriet-Sérusclat marquait un bouleversement des pratiques de la recherche en France[1118] en autorisant les essais de médicaments sur les sujets volontaires sains, sans bénéfice thérapeutique direct pour la personne concernée. Ce texte, bien qu'il marquât une avancée dans le domaine de la recherche sur l'Homme, n'avait pas vocation à réglementer les moyens de réalisation de ces recherches, parmi lesquels figuraient déjà les biobanques.

[1111] D. THOUVENIN, « Les lois n° 94-548 du 1er juillet 1994, n° 94-653 et n° 94-654 du 29 juillet 1994 ou comment construire un droit de la bioéthique », *D.*, 1995, p. 149.

[1112] P. AMIEL et F. VIALLA, « La vérité perdue du « code de Nuremberg » : réception et déformations du « code de Nuremberg » en France », *RDSS*, 2009, n° 4, p. 673-687.

[1113] Déclaration relative aux « Principes éthiques applicables à la recherche médicale impliquant des êtres humains », adoptée par la 18ème Assemblée générale de l'Association Médicale Mondiale, Helsinki, Finlande, Juin 1964. Modifiée à 9 reprises, dont une modification en 2000 à Edimbourg.

[1114] En France, l'évaluation des protocoles de recherche par des comités éthique telle qu'imposée par la déclaration d'Helsinki notamment, ne deviendra effective qu'à partir du moment où cette procédure constituera un prérequis obligatoire à toute publication dans les revues scientifiques internationales à comité de lecture. Le premier comité d'éthique chargé d'évaluer des recherches scientifiques fut créé par l'INSERM en 1974.

[1115] Créé par Décr. n°83-132 du 23 fév. 1983 (JO 25 fév. 1983).

[1116] Loi n°52-854 du 21 juill. 1952 (JO n° 19, 30 sept. 1952) ; Loi n°76-1181 du 22 déc. 1976 (JO 23 déc. 1976).

[1117] Loi n° 88-1138 du 20 déc. 1988 (JO 22 déc. 1988).

[1118] P. JAILLON et J.-P. DEMAREZ, « L'histoire de la genèse de la loi Huriet-Sérusclat de décembre 1988 », *Med. Sci.* (Paris) 2008 ; 24 : 323–327.

2. Les collections suggérées dans les lois de bioéthique de 1994

Par la reconnaissance d'un statut du corps humain. Les lois de bioéthique de 1994, en conférant un statut au corps humain, à ses éléments et ses produits, répondaient à une triple nécessité décrite par Virginie Commin. Il s'agissait d'abord de sortir de la clandestinité les actes de conservation et d'utilisation de tissus et de cellules, en conférant aux personnes concernées des droits nouveaux sur les éléments détachés ou les produits collectés à partir de leur corps. Jusqu'alors, « l'utilisation des tissus et cellules prélevés dans le cadre de soins, ne faisait l'objet ni de l'information, ni du consentement des intéressés. C'était le cas en particulier des déchets anatomiques hospitaliers, qui devaient en principe être incinérés conformément à un arrêté du préfet, mais qui étaient gardés ou adressés à des structures qui en assurent la transformation, la conservation et la cession »[1119]. Il s'agissait ensuite d'affirmer le principe de non-patrimonialité du corps humain et de ses éléments afin d'endiguer l'apparition de dérives commerciales ayant déjà cours outre-Atlantique. Il s'agissait enfin de recenser et d'organiser la traçabilité du matériel biologique afin de garantir des conditions élevées de sécurité sanitaire.

Par la reconnaissance des activités utilisant des ressources biologiques. Cette situation a conduit le législateur à introduire une nouvelle disposition dans le Code de la santé publique. Sans la nommer explicitement, l'activité de biobanque y était alors suggérée. Le nouvel article L672-10 du Code de la santé publique[1120] disposait que « peuvent assurer la transformation, la conservation, la distribution et la cession des tissus et cellules les établissements publics de santé et les organismes à but non lucratif autorisés à cet effet par l'autorité administrative. Cette autorisation est accordée pour une durée de cinq ans ». Dans le même temps, le second alinéa du même article accordait cette faculté à « d'autres organismes », notamment privés et poursuivant un but lucratif, uniquement pour les activités « requérant une haute technicité »[1121]. Les conditions de mise en œuvre de ce régime de police administrative étaient précisées à l'article L672-14 qui lui-même renvoyait au décret pour en fixer les modalités pratiques.

Les références spécifiques aux activités de conservation, de distribution, de transformation et de cession faisaient écho à ce qui constituait déjà le cœur d'activité de la biobanque. La finalité poursuivie par ces activités, thérapeutique ou de recherche, n'était cependant pas précisée. Si la doctrine s'accorde à penser que les activités de biobanque ici encadrées ne concernaient que celles poursuivant une finalité thérapeutique, rien n'indiquait pour autant que les biobanques à finalité de recherche en étaient exclues. Seul l'arrêté du 9 octobre 1995 dont le champ d'application concernait spécifiquement la recherche scientifique faisait expressément référence à l'article 672-10 dans ses visas. La référence à la finalité

[1119] V. COMMIN, *Biobanques et santé publique, une analyse juridique*, thèse de doctorat, Université Paris I Sorbonne, 2010, p. 68.

[1120] Issu de l'article 6 de la loi n° 94-654 du 29 juill. 1994.

[1121] Cette dérogation visait à encourager la poursuite des recherches sur les éléments et produits dans le secteur privé.

thérapeutique ne sera insérée à l'article L672-10 qu'après la modification législative de 1998[1122].

Les réflexions étaient cependant bien entamées sur la façon d'encadrer au mieux les activités de biobanque à finalité scientifique. En témoignent les préconisations du rapport remis par Pierre Louisot au ministre de l'Enseignement supérieur et de la recherche, paru le 30 juin 1994[1123]. Cette publication faisait suite aux querelles survenues quelques mois plus tôt après la mise en évidence du rôle d'un gène dans le développement du diabète non-insulino-dépendant à partir des recherches menées sur une collection spécialement constituée[1124]. Ce rapport précurseur envisageait déjà un recensement des collections existantes, un régime d'autorisation pour leur constitution, et leur suivi dans le temps par un comité d'experts indépendants. Il prévoyait également la répartition des droits respectifs des acteurs institutionnels et des chercheurs sur les résultats obtenus à partir de ces collections.

B. Dans le cadre de la recherche

Dès 1996, devant les progrès réalisés dans le domaine de la génétique, le législateur est venu définir la notion de collection d'échantillons biologiques. Il la réservera uniquement comme support à des recherches génétiques (1). Trop restrictive, cette assimilation sera élargie en 1998 pour que la conservation et la transformation d'éléments et produits du corps humain soit désormais possible pour une finalité scientifique (2).

1. Les collections en génétique consacrées par la loi de 1996

Développement de la recherche en génétique. Les années 1990 marquent une période d'avancées majeures dans le champ de la recherche en génétique. Qu'il s'agisse des premières thérapies géniques, du séquençage du génome humain ou de l'amélioration des diagnostics fondés grâce aux connaissances acquises en ce domaine, ces avancées ont toutes mises en lumière les risques pour les libertés individuelles générés par le développement de la génétique[1125]. Le législateur français n'a pu qu'accompagner ces évolutions. Il a rapidement dû compléter le cadre juridique issu des lois de 1994 par une série de règles encadrant strictement la recherche en génétique. Cet « exceptionnalisme génétique »[1126], indirectement appliqué aux collections biologiques et qualifié par beaucoup comme attentatoire aux activités de recherche, sera progressivement assoupli pour s'intégrer dans un cadre unifié issu de la loi de bioéthique de 2004.

[1122] Loi n° 98-535 du 1 juill. 1998, art. 19.

[1123] P. LOUISOT, *Rapport sur la protection intellectuelle des résultats de recherche sur le génome humain et les banques de cellules et de données sur l'ADN*. Ministère de l'Enseignement supérieur et de la recherche, juin 1994.

[1124] « Après la polémique autour d'un contrat entre des chercheurs français et une firme américaine sur la génétique du diabète et de l'obésité Les pouvoirs publics veulent une transparence des recherches sur le génome humain », *Le Monde*, 24 mars 1994.

[1125] D. THOUVENIN, « L'accès au corps humain et à l'embryon humain : une tentative d'arbitrage des intérêts contradictoires par les lois « bioéthiques », *Champ psychosomatique*, 2009/3 (n° 55), p. 45.

[1126] A. CAMBON-THOMSEN, *Tests génétiques et travail*, archives de l'Observatoire de la génétique, n° 15, janv-fév 2004, [Disponible en ligne] ; v. G. McGEE, "Foreword genetic exceptionalism". *Harv J Law-Technol.*, 1998 ; 11(3) : 565-570.

Intégration de la collection d'échantillons biologiques dans la législation. Le régime issu de la loi du 28 mai 1996[1127] pose la première définition législative de la collection d'échantillons biologiques et la circonscrit volontairement aux seules recherches en génétique. Introduit par voie d'amendement[1128], le nouvel article L145-16-1 du Code de la santé publique met en place un régime préalable de déclaration des collections d'échantillons biologiques. Par collection il convient désormais d'entendre « la réunion, à des fins de recherche génétique, de prélèvements biologiques effectués sur un groupe de personnes identifiées et sélectionnées en fonction des caractéristiques cliniques ou biologiques d'un ou plusieurs membres du groupe, ainsi que des dérivés de ces prélèvements »[1129]. Les conditions de cette déclaration, les prérogatives de l'autorité administrative sur l'appréciation des projets de constitution de collections[1130] ainsi que leurs conditions d'exploitation étaient renvoyées à un décret pris en Conseil d'État.

Limitation à la finalité génétique. Cet article a marqué une avancée notable en élevant les collections d'échantillons biologiques au rang de notion juridique. Néanmoins, le régime qu'il établissait sera soumis à d'importantes critiques de fond. Le principal reproche à l'encontre de cet article résidait dans le caractère parcellaire de son champ d'application, qui excluait du régime de la déclaration et de la surveillance administrative, l'ensemble des collections déjà constituées ou en projet qui ne poursuivaient pas une finalité de recherche génétique. Selon ces dispositions, les collections non génétiques n'étaient l'objet d'aucun encadrement en tant qu'ensemble, tout juste les collectionneurs étaient-ils soumis aux principes traditionnels de protection des personnes dans le cadre de la collecte des échantillons.

Dans le même ordre d'idée, cette disposition plaçait les chercheurs dans l'incertitude pour déterminer l'étendue de cette finalité génétique. De cette difficulté initiale découlait l'impossibilité pour eux de saisir le contenu de leurs obligations à l'égard de ces collections. Comme le souligne Emmanuelle Rial-Sebbag, « tout élément biologique est potentiellement susceptible de faire l'objet d'études génétiques […] ce qui posait en pratique […] la question de la définition *a priori* des recherches qui seraient réalisées sur ces échantillons, ce que les chercheurs n'avaient pas les moyens de faire systématiquement »[1131].

Un problème se posait enfin autour de la temporalité de cette mesure. Le dernier alinéa de l'article L. 145-16-1 imposait en effet aux responsables de collections de déclarer à l'autorité administrative les collections déjà constituées dans un délai de

---

1127 Loi n° 96-452 du 28 mai 1996 (JO n° 123, 29 mai 1996).

1128 Amendement n° 50 rectifié introduit par le député J.-F. Mattei et adopté lors de la seconde séance du 14 mars 1996. Ce dernier justifiait l'introduction d'un nouvel article L. 145-16-1dans le CSP par l'existence de « menaces visant le secret médical et des dérapages conduisant à utiliser les échantillons dans des domaines qui n'avaient pas été prévus initialement lorsque ces échantillons ont été prélevés et, d'autre part, des dérives de caractère commercial ».

1129 Art. L. 145-16-1 al. 2 CSP (ancien).

1130 L'article précisait que l'autorité administrative « dispose d'un délai de trois mois pour s'opposer à la constitution de la collection ».

1131 E. RIAL-SEBBAG, « Genèse d'un cadre réglementaire pour les collections d'échantillons biologiques humains », *RGDM*, 2008, n° 27, p. 242.

six mois à compter de la publication d'un décret pris en Conseil d'État qui préciserait les modalités d'application de cet article.

Quand bien même l'article L. 145-16-1 du Code de la santé publique avait doté l'autorité administrative de larges pouvoirs de contrôle au moment de la constitution des collections, ainsi que de prérogatives *a posteriori* pour suspendre les activités de collection réalisées dans des conditions attentatoires aux droits des personnes ou à la sécurité sanitaire, les décrets d'application n'ayant jamais été pris[1132], cette autorité ne verra jamais le jour. Par conséquent, l'ensemble des procédures et des prérogatives ci-dessus décrites ne sont jamais entrées en vigueur.

2. L'élargissement à la finalité scientifique par la loi de 1998

Rectification des incohérences issues de la législation antérieure. Face aux manques constatés dans le régime juridique issu de la loi de 1996, le législateur a complété le cadre existant en y introduisant des dispositions spécifiques pour les collections ne relevant pas des recherches en génétique. La loi du 1er juillet 1998[1133], en posant des distinctions opportunes, a clarifié les différentes finalités qui pouvaient justifier la conservation, la transformation, la distribution, et la cession de tissus et de cellules.

La réforme a d'abord concerné les collections à visée thérapeutique. Les activités mentionnées à l'article L. 672-10 du Code de la santé publique ont été précisées pour n'être plus réalisées qu'« à des fins thérapeutiques ». Inscrites dans un article spécifique, les activités de « biobanque » poursuivant une finalité thérapeutique voient leurs procédures de mise en œuvre précisées. Ces activités ne pouvaient être entreprises que par des établissements publics de santé ou des organismes à but non lucratif ayant obtenu une autorisation délivrée par l'Agence française de sécurité sanitaire des produits de santé après avis de l'Etablissement français des greffes. Ces dispositions seront complétées par un arrêté du 30 août 1999 fixant les modalités de délivrance de cette autorisation[1134].

Consécration de la finalité scientifique. En parallèle, et pour mieux la distinguer de la finalité thérapeutique, le législateur a créé un nouvel article L. 672-11 du Code de la santé publique relatif aux activités de transformation et de conservation de tissus et de cellules pour une finalité scientifique. Cet article, introduit par la voie d'un amendement gouvernemental, répondait au double objectif « de distinguer l'encadrement des activités des banques de tissus et cellules selon leur finalité thérapeutique ou scientifique » et « de faire coïncider le régime d'encadrement des "banques" de tissus et de cellules à finalité scientifique avec le régime mis en place par le Parlement en 1996 pour la recherche génétique »[1135]. Cet article s'appliquait à « tout organisme public ou privé » assurant « la conservation et la transformation de tissus et de cellules [...] à des fins scientifiques, pour les besoins de ses propres

---

1132 IGAS, *Conservation d'éléments du corps humain en milieu hospitalier*, rapp. 2002-09, mars 2002, p. 48.

1133 Loi n° 98-535 du 1er juill. 1998 (JO n° 151, 2 juill. 1998).

1134 Décr. n° 99-741 du 30 août 1999 (JO n° 202, 1er sept. 1999), codifié aux articles R. 672-12 et s. du CSP. Arrêté du 30 août 1999 (JO n° 202, 1er sept. 1999).

1135 B. Kouchner, Secrétaire d'État en charge de la santé lors de la séance publique au Sénat du 26 fév. 1998.

programmes de recherche »[1136]. Ici, la loi soumettait le démarrage de ces activités à une déclaration auprès du ministère chargé de la recherche. Cette déclaration était distincte de la déclaration des collections constituées pour une finalité génétique relevant de l'article L. 145-16-1 du même code. Cette finalité scientifique et le régime juridique y afférent soulevèrent plusieurs remarques.

Persistance de lacunes dans l'encadrement des collections. D'abord, le terme de « collections » demeurait attaché à sa finalité génétique et le nouvel article L. 672-11 ne faisait aucune mention de ce terme alors qu'il s'appliquait directement aux activités de collections pour une finalité de recherche scientifique.

Ensuite, l'instauration d'un régime déclaratif uniforme pour les collections d'échantillons biologiques génétiques et les activités de biobanque en recherche atténuait le sens et la portée de ces procédures respectives. Comme a pu le faire remarquer Emmanuelle Rial-Sebbag « l'objectif visé par la déclaration des collections d'échantillons biologiques pour les recherches en génétique était avant tout la protection des droits des personnes sources », tandis qu'il s'agissait de « vérifier la sécurité biologique des échantillons tant pour en assurer leur qualité intrinsèque [...] que pour la sécurité des personnes investies dans l'activité, que pour l'impact en termes d'environnement » dans le cadre des activités réalisées pour une finalité scientifique. Selon elle, « le législateur a ajouté à la confusion [en mentionnant] le champ de la sécurité biologique, certes indispensable à la bonne mise en œuvre des "banques", mais assimilant les tissus et cellules utilisés en recherche plutôt à des *produits* qu'à des personnes »[1137].

Enfin, n'étaient concernées par cet article que les activités de conservation et de transformation de tissus et de cellules. Les activités de distribution et de cession sont demeurées le monopole des organismes publics ou privés à but non lucratif et uniquement dans une finalité thérapeutique. L'article L. 672-11 prévoyait néanmoins qu'à titre dérogatoire, « tout organisme assurant la conservation et la transformation de tissus et cellules du corps humain, en vue principale de leur cession, pour un usage scientifique à un organisme public ou privé qui développe des programmes de recherche, doit être titulaire d'une autorisation spécifique délivrée par le ministre chargé de la recherche ». Toutefois, aucun texte n'est venu préciser les modalités de délivrance de cette « autorisation spécifique », tout juste était-il possible de se référer à un texte réglementaire dont l'objet ne concernait pas directement la cession de tissus et de cellules[1138].

Si la loi de 1998 a eu le mérite de clarifier les finalités allouées aux collections biologiques en distinguant entre les finalités thérapeutiques, scientifiques et génétiques, il n'en demeurait pas moins d'importantes lacunes qui, pour la plupart, ont été réglées au moment de la révision des lois de bioéthique en 2004.

[1136] Art. L. 672-11 al. 1 CSP (ancien).
[1137] E. RIAL-SEBBAG, art. préc., p. 248.
[1138] L'arrêté du 20 avr. 2000 (JO 31 mai 2000) opère un renvoi aux dispositions de l'article R. 673-21 al. 2 CSP.

§2. *Le développement des activités liées aux collections d'échantillons biologiques*

La décennie 1990 et la législation bioéthique dont elle a accouchée visait principalement à organiser le droit des personnes vis-à-vis leurs éléments corporels ainsi que leurs utilisations dans le champ thérapeutique. La réglementation des collections n'a pas dérogé à cette tendance. L'encadrement qui existait jusqu'alors concernait surtout les collections à visée thérapeutique pour la simple raison que « seule cette utilisation des collections avait fait l'objet de divers textes réglementaires et était dès lors applicable ». Faute de précisions réglementaires, aucun encadrement des collections à visée scientifique n'avait été mis en place. Le début des années 2000 marque le moment déterminant de la réflexion sur les collections d'échantillons biologiques en matière de recherche scientifique. De nombreux travaux institutionnels, nationaux et internationaux, souligneront l'impérieuse nécessité de faciliter la constitution et les utilisations des collections de recherche par l'adaptation des législations nationales (A). Ces réflexions conduiront, au moment de la révision des lois de bioéthique en 2004, à l'adoption d'un cadre juridique pour les collections à finalité de recherche. La plupart de ces règles continuent aujourd'hui de s'appliquer (B).

A. Une insuffisance du droit positif constatée malgré les perspectives de développement des collections de recherche

La France a longtemps été considérée comme un pays pionnier sur la question des centres de ressources biologiques et des activités liées aux échantillons biologiques. Au sein de l'OCDE, elle a même fait office de locomotive dans la mise en réseau internationale des CRB (1). Pourtant, à cette époque, l'état de la législation française apparaît en inadéquation avec les ambitions que le pays affiche à l'international (2).

1. La France, locomotive du développement des CRB

Travail précurseur de l'OCDE. L'évolution des règles relatives aux collections d'échantillons biologiques utilisées pour une finalité de recherche a reposé sur une série de réflexions menées au début des années 2000 par plusieurs institutions nationales et internationales.

Dès 1999, sous l'égide de l'Organisation de coopération et de développement économique (OCDE), plusieurs États s'étaient réunis pour lancer une réflexion générale sur la structuration des centres de ressources biologiques[1139]. Ces travaux aboutiront à la publication d'un rapport en 2001[1140]. Au titre des propositions formulées dans ce rapport, on retrouvait la création de centres de ressources biologiques nationaux, reconnus comme tels sur la base d'une accréditation validée au niveau international. Le rapport faisait également état de la nécessité de créer des synergies entre les différentes biobanques en les intégrant au sein d'un réseau

---

[1139] Conférence de l'OCDE tenue à Tokyo les 17 et 18 fév. 1999 : "OECD Workshop Tokyo'99 on Scientific and Technological Infrastructure – Support for BRCs".

[1140] OCDE, *Biological Resource Centres: underpinning the future of life sciences and biotechnology*, 22 mai 2001, 68 p.

international. À la suite de la publication de ce rapport, la France succèdera au Japon à la tête de la coalition internationale qui pilotait la structuration de ce réseau[1141].

Quelques mois plus tard, le Comité international de bioéthique (CIB) publiait à son tour un rapport consacré à la collecte, l'utilisation et le stockage des données génétiques[1142].Il mettait l'accent sur la sensibilité de ces données et appelait à une surveillance accrue des accès aux bases de données génétiques par des protocoles de sécurité standardisés. Une attention toute particulière était portée aux droits des patients dans l'utilisation de leurs échantillons et de leurs données pour une finalité génétique.

Au niveau national les rapports se succèderont également. Tous feront état des limites de la législation relative aux collections d'échantillons biologiques et proposeront des pistes d'évolution du droit alors en vigueur.

2. L'encadrement des collections en inadéquation avec les ambitions affichées

Multiplication des rapports institutionnels. Parallèlement à la création en 2001 d'un « comité consultatif des ressources biologiques », l'Académie nationale de médecine faisait état dans un rapport de 2002[1143], de préconisations relatives aux missions ainsi qu'à l'organisation des centres de ressources biologiques. Un rôle déterminant était donné au comité scientifique de la biobanque, en tant qu'organe de contrôle interne de l'activité scientifique des biobanques. Celui-ci devait intervenir pour arbitrer les échantillons à héberger, valider le suivi des projets de recherche menés sur les collections détenues et dans certains cas décider du choix de procéder à leur destruction. Dans le même temps l'Académie plaidait en faveur d'une organisation duale pour le réseau national des centres de ressources biologiques. Ce réseau se composerait d'antennes régionales qui réaliseraient des prélèvements initiaux, et des centres de référence régionaux dont l'objet serait d'assurer la conservation des échantillons dans des conditions de sécurité adéquates, et d'opérer des prestations de service pour valoriser les collections détenues.

La même année, l'IGAS publiait un nouveau rapport sur la thématique des collections d'échantillons biologiques[1144], quasiment dix années après la publication de son premier rapport qui avait fait état de manquements graves dans les conditions d'obtention et de conservation des pièces anatomiques d'origine humaine[1145]. Là encore, l'IGAS mettait en évidence deux séries de problèmes susceptibles d'entraver l'utilisation en recherche des collections, et le développement de l'activité de biobanque.

[1141] OCDE, *Biological Resource Centres: underpinning the future of life sciences and biotechnology*, p. 5: "*France agreed in March 2001 to take over from Japan the lead role and to pilot the BRC follow-up activity*".

[1142] Comité international de bioéthique, *Données génétiques humaines : étude préliminaire du CIB sur leur collecte, traitement, stockage et utilisation*, mai 2002, 24 p.

[1143] Académie nationale de médecine, *Les centres de ressources biologiques dans les établissements de soins*, nov. 2002 [Disponible en ligne]. L'ANM a publié en 2019 un nouveau rapport sur le sujet et intitulé *Pérenniser les centres de ressources biologiques : un enjeu majeur pour la recherche biomédicale*, rapp. n° 2019-01, 11 p.

[1144] IGAS, *Conservation d'éléments du corps humain en milieu hospitalier*, rapp. n° 2002-009, mars 2002, 88 p.

[1145] IGAS, *Enquête sur les banques de tissus d'origine humaine*, 1993, 91 p.

D'abord, des problèmes d'ordre juridique relatifs à la portée de l'information et du consentement donné par les personnes concernées. Bien souvent, « le patient vivant est mal averti du fait que son consentement implicite ou explicite à un prélèvement sur son corps peut entraîner implicitement son consentement à l'exploitation scientifique de certaines données contenues dans son dossier médical »[1146].

Ensuite, des problèmes d'ordre technique et logistique[1147], qui faisaient apparaître au sein des institutions étudiées, une absence d'inventaire des collections existantes, une disparité dans les modalités d'archivage des échantillons, l'absence fréquente du codage informatique des échantillons et de sécurisation des accès aux sites de conservation. Ces manquements mettaient en évidence le besoin urgent d'organiser les pratiques professionnelles pour éviter d'exposer les personnels des biobanques à des risques, ainsi que les actes de malveillance susceptibles de causer d'importants préjudices, notamment lorsqu'ils touchent aux données médicales conservées.

L'avis fondateur du CCNE. Le Comité consultatif national d'éthique, dans son soixante-dix-septième avis publié en mars 2003 au moment des concertations autour de la révision des lois de bioéthique, faisait état des évolutions à amorcer pour rendre effective la recherche sur les collections d'échantillons biologiques[1148]. L'avis partait du constat que les régimes juridiques issus des lois successives de 1994, 1996 et 1998 étaient essentiellement tournés vers l'utilisation thérapeutique des ressources biologiques. Ces insuffisances étaient résumées de la manière suivante : « ce régime trouve ses limites dès que les relations malade médecin prennent fin ou qu'une recherche déterminée s'achève. Il n'est pas fait pour assurer une pérennité des collections et données, ni pour conférer au promoteur initial une responsabilité qui se prolongerait dans le temps. Il n'est pas conçu pour la durée, ni en prévision de futures perspectives des progrès de la connaissance »[1149].

En l'absence d'encadrement de leurs pratiques, les chercheurs continuaient à prélever et à conserver du matériel biologique, mais étaient conscients d'évoluer dans une « zone grise », préjudiciable aux droits des patients et aux conditions de travail des professionnels.

Le rapport mettait en avant le décalage de temporalité qui pouvait exister entre le soin et les activités de recherche. Il pointait également les difficultés rencontrées pour préserver l'effectivité des droits des patients sur un temps aussi long que celui nécessaire à la réalisation d'une recherche. À ce titre, il était souligné dans le rapport que « la personne donneuse de cellules, d'organes, d'échantillons ne peut pas être informée réellement de la totalité de l'avenir de ce prélèvement, parce que personne ne le connait et parce que la collection n'a de sens que dans la durée »[1150]. Il convenait d'avoir à l'esprit que « ces activités peuvent se prolonger dans le temps, fort longtemps, intéresser des tiers, passer sous la responsabilité de plusieurs

---

[1146] IGAS, *Conservation d'éléments du corps humain en milieu hospitalier…*, p. 34.

[1147] IGAS, *Conservation d'éléments du corps humain en milieu hospitalier…*, p. 44.

[1148] CCNE, avis n° 77, *Problèmes éthiques posés par les collections de matériel biologique et les données d'information associées : « biobanques » « biothèques »*, mars 2003, 51 p.

[1149] *Ibid.*, p. 32.

[1150] *Ibid.*, p. 19.

promoteurs successifs ou demeurer en réserve d'utilisation dans des organismes spécialement chargés de cette conservation »[1151]. Dès lors, il apparaissait nécessaire d'encadrer les modalités de réutilisation des échantillons biologiques pour une nouvelle finalité, tout en adaptant à cette situation nouvelle les règles relatives à l'information et au consentement[1152] des personnes concernées.

Le CCNE relevait ensuite une série d'incompatibilités entre le cadre réglementaire des collections biologiques tel qu'il était issu des lois de 1996 et 1998, et la pratique de la mise en banque au niveau national. D'une part, le régime applicable se limitait aux tissus et aux cellules, alors que la tendance était à un élargissement des types d'éléments et de produits mis en banque. D'autre part, limiter l'utilisation des collections d'échantillons biologiques aux seules finalités de recherche génétique et thérapeutique contribuait à éluder une part importante de l'activité des biobanques. Malgré leur constant développement, n'étaient pas concernées par le champ d'application de la loi les activités de recherche menées en dehors du champ de la génétique, et les activités de cession. Le rapport plaidait alors pour « réinsérer la connaissance génétique dans cet ensemble et non pas lui faire un sort particulier ; nul ne sait par avance quand une recherche devra aborder des caractéristiques génétiques »[1153].

Nombre d'éléments objectifs avaient été mis en évidence par ces institutions scientifiques. Tous plaidaient pour une modification du droit en vigueur afin de stabiliser le cadre réglementaire et mieux organiser l'activité de biobanque[1154]. Pour stimuler la recherche, il convenait de faire évoluer les chercheurs dans un cadre juridique clair et compréhensible[1155], tout en élargissant les conditions d'accès aux échantillons biologiques sans compromettre le droit des patients. Pour développer l'activité de biobanque, un inventaire des collections existantes était indispensable. Celui-ci devait se combiner avec une restructuration interne des biobanques et leur mise en réseau.

La plupart de ces préconisations ont été entendues par le législateur qui les a consacrées lors de la révision des lois de bioéthique en 2004.

B. Un nouvel élan pour les activités de biobanque à la suite de la révision des lois de bioéthique de 2004

Les lois du 6 août 2004[1156] marquent une avancée importante pour la recherche sur les collections d'échantillons biologiques. La logique qui présidait à l'adoption de ces textes était de clarifier et faciliter les démarches entreprises par les chercheurs désireux d'assurer la préparation et la conservation d'éléments et de produits du

[1151] *Ibid.*, p. 3.
[1152] Le consentement devait être adapté pour une période d'utilisation plus longue et une finalité élargie.
[1153] CCNE, avis n° 77 préc., p. 14.
[1154] S. CAZE DE MONTGOLFIER, *Collecte, stockage et utilisation des produits du corps humain en génétique : état des lieux historique, éthique et juridique ; analyse des pratiques au sein des biothèques*, Christian Hervé (dir.) thèse de doctorat, Université René Descartes Paris V, 2002, p. 162 et s.
[1155] Conseil d'État, *Les lois de bioéthique : cinq ans après*, rapp. annuel 1999, p. 78.
[1156] Loi n°2004-800 du 6 août 2004 (JO n° 182, 7 août 2004, texte n° 1) et loi n° 2004-801 du 6 août 2004 (JO n° 182, 7 août 2004, texte n° 2).

corps humain en vue de leur utilisation en recherche. Pour faciliter les recherches sur les collections d'échantillons biologiques et lever les entraves qui pesaient jusqu'alors sur les chercheurs, le législateur a mobilisé plusieurs leviers d'action relatifs à la définition des collections d'échantillons biologiques (1), à l'encadrement des activités de conservation (2) et aux conditions d'accès à ces ressources biologiques (3).

1. Les collections d'échantillons biologiques définies pour une finalité élargie

Redéfinition de la collection d'échantillons biologiques. La révision des lois de bioéthique met un terme à l'assimilation réductrice qui existait jusqu'alors entre collections d'échantillons biologiques et finalité génétique. L'article L. 1243-3 du Code de la santé publique pose une définition de la collection d'échantillons biologiques tout en élargissant à la « recherche scientifique » – et non plus aux seules « recherches génétique » – la finalité de leur utilisation. La collection d'échantillons biologiques se définit désormais comme « la réunion, à des fins scientifiques, de prélèvements biologiques effectués sur un groupe de personnes identifiées et sélectionnées en fonction des caractéristiques cliniques ou biologiques d'un ou plusieurs membres du groupe, ainsi que des dérivés de ces prélèvements ». La référence à la « recherche scientifique » englobe les recherches génétiques menées sur les collections. Elle offre aux chercheurs un cadre juridique unifié autour d'une seule et même finalité. Dans le même temps, les collections se définissent également par les éléments méthodologiques qui président à leur constitution, notamment la sélection des participants en fonction de leurs caractéristiques cliniques ou biologiques. Emmanuelle Rial-Sebbag abonde en ce sens et précise que « ces justifications scientifiques permettent de ne pas considérer les collections comme construites au hasard, mais comme découlant soit d'un projet de recherche initial, soit de la réunion d'échantillons présentant les mêmes caractéristiques [...] ce qui préjuge de leur qualité »[1157].

2. La clarification des règles relatives aux activités de préparation et de conservation des échantillons biologiques

Instauration d'une finalité unique. Mettant un terme à la distinction issue des lois de 1996 et 1998 entre « collections d'échantillons biologiques affectées à une finalité génétique » et « conservation de tissus et de cellules à des fins de recherche scientifique », le législateur a établi un « régime juridique unitaire pour la conservation des éléments du corps humain tout en distinguant les différentes utilisations possibles de ces éléments conservés »[1158].

Détermination de procédures pour l'exercice de l'activité. Réunis autour d'une finalité commune élargie – la recherche scientifique –, les organismes publics ou privés qui assurent la préparation et la conservation de tissus, cellules, d'organes ou

[1157] E. RIAL-SEBBAG, art. préc., p. 256.

[1158] D. THOUVENIN, « Les banques de tissus et d'organes : les mots pour les dire, les règles pour les organiser », *LPA*, 18 fév. 2005, n° 35, p. 35.

de sang sont désormais soumis à une procédure de déclaration ou d'autorisation[1159] selon qu'ils réalisent ces activités pour les besoins de leurs propres programmes de recherche[1160], ou en vue d'une cession[1161]. Le législateur a opéré une distinction procédurale selon la finalité allouée par l'organisme détenteur des échantillons à l'activité de conservation. Une procédure de déclaration pour les organismes justifiant d'une utilisation interne de leur matériel biologique, circonscrite à leurs programmes de recherche[1162]. Une procédure d'autorisation pour les organismes dont l'activité principale consiste à préparer et conserver des échantillons afin de les céder à d'autres organismes qui en formuleraient la demande, pour satisfaire aux besoins de leurs propres recherches. Dans ce cas, l'autorisation d'activité se rapproche du régime des autorisations sanitaires délivrées par l'administration dans le cadre d'activités de soin ou pour combler un besoin des établissements en équipement lourd. Si leurs objets sont distincts[1163], leur obtention obligatoire pour pouvoir exercer l'activité en cause en font des « biens administratifs d'exploitation »[1164]. La transposition du régime des autorisations sanitaires aux biobanques soulève alors la question de la patrimonialité de ces titres personnels[1165], et de la possibilité d'organiser leur cession[1166], notamment entre biobanques privées.

Si la distinction retenue entre les situations soumises à déclaration ou autorisation semble relativement claire de prime abord, c'est sans compter sur le fait que les activités de recherche et de cession puissent se cumuler. De plus, les procédures de mise en œuvre qui leur ont été assorties sont d'une particulière complexité et nécessitent, au-delà de leur formalisme[1167], la consultation d'une série d'administrations spécialisées sur les questions relatives aux échantillons[1168].

1159 Les déclarations et les demandes d'autorisation s'effectuent depuis le portail électronique national de la conservation d'éléments du corps humain (CODECOH).

1160 Art. L. 1243-3 al. 1 CSP.

1161 Art. L. 1243-4 CSP. La cession peut être réalisée à titre onéreux ou gratuit.

1162 Une procédure de déclaration simplifiée est prévue pour les collections constituées d'échantillons anonymisés de façon irréversible. *Cf* arrêté du 16 août 2007 (JO n° 190, 18 août 2007), Partie III, n° 6.

1163 L'autorisation de cession pour un usage scientifique d'éléments corporels de l'art. L. 1243-4 CSP se distingue d'une autorisation sanitaire classique sur la forme et sur le fond. Elle est d'abord délivrée par le ministère en charge de la recherche, et non par ses services déconcentrés (l'autorisation est conjointe lorsqu'elle est demandée par un établissement de santé). Elle concerne ensuite des activités de recherche et non de soin.

1164 B. APOLLIS, *Autorisations sanitaires et hospitalisation privée. Contribution à l'étude des autorisations administratives dans leurs rapports avec les personnes privées*, F. Vialla (préf.), Paris, LEH, 2008, p. 377.

1165 Le phénomène de patrimonialisation des autorisations administratives, auquel les autorisations sanitaires sont intégrées, est décrit par Christophe Roux dans sa thèse *Propriété publique et droit de l'Union européenne*, p. 306 et s.

1166 Cette possibilité est ouverte pour les autorisations sanitaires par l'art. L. 6122-3 CSP.

1167 Les dispositions réglementaires prévues aux articles R. 1243-49 et s. du CSP détaillent le contenu des informations à transmettre à l'autorité administrative compétente dans le cadre d'une procédure de déclaration. Les articles R. 1243-57 et s. du CSP détaillent ces exigences pour la procédure d'autorisation.

1168 La procédure de déclaration de l'art. L. 1243-3 CSP prévoit que la demande doit être adressée au ministère chargé de la recherche ainsi qu'au directeur général de l'ARS territorialement compétente, si elle émane d'un établissement de santé. L'ANSM est également informée lorsque des activités de conservation et de préparation pour une finalité thérapeutique sont menées sur le même site.

Deux cas particuliers existent pour les collections composées d'échantillons prélevés sur des personnes décédées et les collections constituées de tissus embryonnaires ou fœtaux prélevés à l'issue d'une IVG. Dans le cas où le responsable voudrait les affecter à une finalité scientifique, les protocoles de recherche devront préalablement être soumis à l'appréciation de l'agence de la biomédecine en vertu des art. L. 1232-3 et L. 1241-6 du CSP,

La procédure relative à la conservation de données personnelles associées aux échantillons s'effectue en parallèle des procédures de conservation des échantillons et font également appel à des instances spécialisées.

De manière à faire respecter les règles relatives à la sécurité sanitaire ainsi que le droit des personnes se prêtant à une recherche, l'autorité administrative dispose de prérogatives de police administrative[1169] qui lui permettent d'intervenir à plusieurs moments de l'activité. Ces prérogatives s'exercent d'abord en amont du lancement de l'activité envisagée par la déclaration ou la demande d'autorisation. Le ministère et le directeur général de l'ARS, le cas échéant, peuvent s'opposer à la mise en œuvre de cette activité[1170] s'ils entrevoient des anomalies en matière d'approvisionnement, de conservation et d'utilisation de ces ressources, de respect du droit des personnes, de sécurité sanitaire et professionnelle. L'opposition pourra également se fonder le une absence de pertinence éthique et scientifique du projet envisagé. Les autorités administratives disposent ensuite d'un pouvoir d'information qu'elles peuvent exercer à tout moment durant la période de cinq années pour laquelle les activités ont été déclarées ou autorisées. L'autorité administrative est fondée à exercer, en cours d'activité, son pouvoir de vérification sur le contenu et la réalité des recherches menées[1171]. Le ministère, le directeur général de l'ARS et l'Agence nationale de sécurité du médicament et des produits de santé disposent enfin d'un pouvoir de suspension, voire d'interdiction des activités déclarées ou autorisées lorsque, au terme d'une procédure de mise en demeure, des manquements aux principes énoncés à l'article L. 1243-3 du Code de la santé publique sont avérés[1172].

3. L'assouplissement des conditions d'accès aux échantillons biologiques

Un encadrement initialement fondé sur la protection de la personne. Les lois de bioéthique de 1994 ont permis de légitimer des pratiques médicales qui mettaient en jeu le corps humain et la vie privée dans l'intérêt d'une autre personne que celle sur qui les actes étaient pratiqués. Le régime juridique applicable encadrait alors les atteintes au corps effectuées pour une finalité thérapeutique, principalement en vue d'une greffe, tout en excluant la responsabilité pénale des médecins qui se prêtaient à ce type d'actes. Orienté autour de la protection de l'intégrité physique de la personne par l'intermédiaire du consentement, le cadre applicable éludait les questions relatives à la réutilisation des éléments prélevés. Cette incertitude avait pour conséquence de laisser évoluer les chercheurs dans un environnement juridique aléatoire, néfaste à la production de connaissances scientifiques. À ce titre, le sort réservé jusqu'en 2004 aux déchets opératoires, normalement voués à la destruction mais captés « clandestinement » par des industriels ou des chercheurs,

---

1169 J.-M. AUBY, « La légitimité de l'intervention publique dans le domaine de la santé », *AJDA*, 1995, p. 588.

1170 Dans le cadre de la procédure de déclaration, cette opposition est possible dans les deux mois suivant la date à laquelle le dossier aura été déposé et réputé complet. Le silence gardé par l'administration dans ce délai vaudra approbation pour l'exercice de ces activités. Dans le cadre de la procédure d'autorisation, le silence gardé dans un délai de trois mois à compter du dépôt du dossier réputé complet vaudra décision implicite de rejet de la demande.

1171 Art. R. 1243-54 CSP s'agissant des activités déclarées et R. 1243-64 CSP pour les activités autorisées.

1172 Le législateur a également adopté les dispositions pénales relatives à ces infractions. Art. 511-5-2 C. pén. Et art. 511-5 C. pén.

sans information ni consentement des personnes concernées, constituait un exemple topique de ces flottements.

Une conciliation progressive avec les intérêts de la recherche. Désormais, l'article L. 1221-2 du Code de la santé publique dispose que « l'utilisation d'éléments et de produits du corps humain à une fin médicale ou scientifique autre que celle pour laquelle ils ont été prélevés ou collectés est possible ». Cette libéralisation de l'accès aux échantillons biologiques a été assortie d'un assouplissement des règles relatives à l'information et au consentement des personnes concernées. Dans un souci de lever les entraves à la mise en œuvre de programmes de recherche, et pour valoriser les « fonds de tubes » issus du soin, la réutilisation ne se fonde plus sur le consentement exprès de la personne mais sur son absence d'opposition. Le responsable d'une collection désireux de procéder à la réutilisation de ce matériel pour une nouvelle finalité est désormais tenu d'informer par tous moyes la personne concernée et de s'assurer de son absence d'opposition à cette nouvelle utilisation[1173]. La non-opposition est applicable aux organes, aux tissus, aux cellules et produits du corps humain, au sang ainsi qu'au placenta. Compte tenu de leur particulière sensibilité, des dispositions spécifiques existent pour les tissus et les cellules embryonnaires ou fœtaux, ainsi que pour les tissus et les cellules germinaux.

Section II. La généralisation d'une structuration interne et de la mise en réseau des centres de ressources biologiques

La mise en place d'un cadre législatif incitatif pour la recherche sur les collections d'échantillons biologiques a eu pour conséquence d'accroître l'activité des centres de ressources biologiques et d'accélérer leur professionnalisation. De nouvelles attentes sont apparues et les responsables de biobanques se sont retrouvés confrontés à la nécessité de structurer et de pérenniser leur activité. Leur structuration s'est fondée sur la création d'organes de gouvernance internes tandis que leur pérennisation est passée par une réflexion autour d'un modèle de viabilité financière et la recherche de financements (§1). Dans le même temps s'est opérée une structuration externe des biobanques, qui visait à accroître leur visibilité et l'efficacité de leur travail par leur intégration à des réseaux nationaux et internationaux (§2).

§1. La gouvernance interne des centres de ressources biologiques

L'administration d'un centre de ressources biologiques se fonde sur l'existence d'instances décisionnelles habilitées à déterminer ses grandes orientations stratégiques ainsi que son fonctionnement quotidien. Bien que dépourvues de la personnalité juridique, la quasi-totalité des biobanques exercent leurs activités selon un modèle de gouvernance commun (A). Toutefois, l'analyse de leur organisation

---

[1173] Deux dérogations sont prévues (art. L. 1211-2 CSP) : l'impossibilité de retrouver la personne concernée, et l'exonération de l'obligation d'informer établie par un CPP. Ces dérogations ne sont pas applicables lorsque l'utilisation envisagée porte sur des tissus ou cellules germinaux.

financière et de modalités de leur financement remet en cause la pérennité de ces infrastructures (B).

A. L'existence d'un modèle de gouvernance des centres de ressources biologiques

La gestion quotidienne de ces infrastructures soulève des questionnements d'ordre matériel, financier et scientifique, dont la prise en charge repose, dans la plupart des biobanques publiques, sur un modèle de gouvernance[1174] bicéphale (2). Ce modèle se distingue de la question de l'attribution de la personnalité juridique aux centres de ressources biologiques (1).

1. La personnalité juridique refusée aux centres de ressources biologiques

Des services au sein d'établissements de santé. À ce jour, aucune analyse doctrinale ne porte sur la forme juridique des CRB publics, et peu de développements existent sur leur mode de gouvernance interne. Ce désintérêt peut s'expliquer par le classicisme de tels sujets, et finalement par la relative simplicité des réponses qu'ils suscitent. Les CRB sont, pour la plupart d'entre eux, des structures internes[1175] intégrées à un pôle d'activité[1176] de l'établissement de santé auquel ils sont rattachés. Les CRB, en tant que services, sont donc soumis à l'autorité fonctionnelle du chef de pôle, ce dernier prenant part à l'organe décisionnel stratégique du CRB. Ils ne disposent pas de la personnalité morale, et la gestion de l'activité de biobanque relèverait alors de la régie. À titre d'exemple, le CRB du centre hospitalier régional universitaire de Tours est un service intégré au pôle Recherche de l'établissement. Au centre hospitalier universitaire de Bordeaux, le CRB-Cancer est une unité rattachée au service de « biologie des tumeurs – tumorothèque », aujourd'hui organisé en plateau technique commun « cellules – tissus », lui-même intégré au pôle de Biologie Pathologie de l'établissement.

L'absence de personnalité juridique des CRB permet également d'expliquer la nature des actes établis par ces services, ainsi que la situation des personnels qui évoluent en leur sein. Tous les actes des biobanques publiques sont réalisés au nom et pour le compte de leur établissement de rattachement. C'est notamment le cas des contrats de cession d'échantillons biologiques, des demandes d'autorisation d'activité réalisées auprès du ministère de la recherche, ou encore des procédures de certification entamées auprès d'institutions de normalisation.

Le personnel des biobanques publiques – fonctionnaire ou contractuel – est employé par l'établissement de santé public qui abrite ce service. À ce titre, l'attribution à l'établissement plutôt qu'au professionnel du droit de propriété sur les collections et sur certains titres de propriété intellectuelle qui pourraient découler

---

1174 C. BARON, « La gouvernance : débats autour d'un concept polysémique », *Droit et société*, 2003/2, n° 54, p. 329-349.

1175 L'art. L. 6146-1 al. 3 CSP dispose que ces structures internes peuvent consister en des services, des départements, des unités fonctionnelles.

1176 La notion de pôle d'activité est apparue avec l'Ord. n° 2005-406 du 2 mai 2005 (JO n° 102, 3 mai 2005) en replacement de la logique de service qui prévalait depuis le Décr. du 17 avr. 1943. Cette structuration a été renforcée par la loi n° 2008-879 du 21 juill. 2009, dite HPST (JO n° 0167, 22 juill. 2009).

des recherches[1177] effectuées sur ces ressources se justifie par ce lien de subordination.

Structures d'appui à la recherche. D'autres établissements envisagent les CRB comme des structures de soutien à la recherche, en lien avec la délégation à la recherche clinique et à l'innovation (DRCI[1178]) de l'établissement. C'est le cas notamment des trois CRB du CHU de Toulouse, considérés comme des structures d'appui à la recherche et à l'innovation (CéSAR[1179]). Cette organisation se retrouve également au CHU de Grenoble.

L'absence de personnalité juridique cumulée à une subordination fonctionnelle interne contribuent à l'affaiblissent significatif des CRB. En l'absence d'autonomie, financière et décisionnelle, les CRB peinent à se positionner comme des acteurs incontournables dans le champ de la recherche scientifique.

2. *La gouvernance bicéphale des centres de ressources biologiques*

Gouvernance interne du CRB. Bien que tous ne sont pas identiques[1180], il est possible de distinguer un modèle de gouvernance récurrent au sein des CRB français. Ce modèle repose sur une organisation bicéphale, qui fait cohabiter deux instances décisionnelles que sont le « comité de pilotage » et le « comité scientifique »[1181].

Le comité de pilotage, généralement composé du directeur de l'établissement, du directeur de la DRCI, du chef de pôle, du responsable du CRB et des partenaires institutionnels, définit les grandes orientations de la structure. Il fixe les objectifs stratégiques et détermine une politique en matière de qualité. Il veille à la bonne exécution de la convention de partenariat et/ou du contrat de pôle passé avec l'établissement, et assure le financement du CRB.

Le comité scientifique se compose quant à lui du chef de pôle, du personnel de direction du CRB et des responsables de collections. Orienté exclusivement sur les activités scientifiques de la structure, il met en œuvre les décisions stratégiques déterminées par le comité de pilotage. Il examine les demandes de mise à disposition d'échantillons ainsi que les demandes d'hébergement d'échantillons formulées par des opérateurs extérieurs. Il étudie également la pertinence scientifique et méthodologique des projets de partenariat déposés, et valide la constitution de nouvelles collections. Il assure enfin la gestion de l'organisation interne du CRB, notamment les questions matérielles, logistiques et informatiques.

Si ce fonctionnement apparaît comme relativement clair lorsqu'il est exposé, certaines interférences sont susceptibles d'apparaître dans ce processus décisionnel.

1177 Art. R. 611-12 CPI. v. C. MALWÉ, « La répartition des droits de propriété intellectuelle entre l'administration et ses agents », *AJDA*, 2017, p. 2050.

1178 Sur les missions des DRCI v. la circulaire DGOS/PF4 n° 2011-329 du 29 juill. 2011, Annexe I A.

1179 Service de coordination des structures d'appui à la recherche (CéSAR) du CHU de Toulouse.

1180 Certains CRB s'administrent selon une gouvernance tripartite. Le CRB des hôpitaux universitaires de l'est parisien s'organise autour d'un comité directeur, d'un comité de pilotage et du responsable du CRB.

1181 Certains CRB font également appel à un « coordinateur », placé sous la tutelle du comité de pilotage, dont les missions seront de mettre en œuvre les décisions actées par ce dernier, et faire le lien entre l'organe de gouvernance et le personnel du CRB.

La clé de voute de cette organisation réside dans le comité scientifique du CRB. Cette instance réunit des praticiens impliqués quotidiennement dans l'activité du CRB, et met en œuvre la politique d'échange de l'infrastructure ainsi que son offre de services.

Le comité scientifique traduit en réalité le dynamisme du CRB. Politique de stockage[1182] et de mise à disposition, multiplication des partenariats de recherche, ouverture vers le secteur privé, démarches qualité, implication dans des réseaux, sont autant d'indicateurs de la vitalité d'un CRB. Or, il arrive fréquemment que les CRB subissent les réflexes protectionnistes d'une partie de leurs membres, notamment des responsables de collections qui refusent l'accès aux échantillons dont ils s'estiment propriétaires. En conséquence de quoi, c'est la structure entière qui s'éloigne de sa vocation première qu'est la mise à disposition d'échantillons pour la recherche.

Gouvernance d'un réseau de CRB. Cette structuration bicéphale se retrouve également pour l'animation de la plupart des réseaux de CRB. À titre d'exemple, la gouvernance du réseau régional « Biobanques Languedoc-Roussillon »[1183] se superpose aux organes propres à chaque CRB membre. L'animation du réseau repose sur un comité de pilotage chargé de décider, en lien avec les représentants des établissements membres, des orientations stratégiques du réseau. Il se compose d'un coordinateur ainsi que des responsables scientifiques de chaque CRB membre.

B. Le financement des centres de ressources biologiques fondé sur une pluralité de ressources

L'activité des CRB n'est envisageable que si le financement de ses coûts de fonctionnement est assuré (1). Les sources de financement sont diverses et reposent principalement sur des dotations publiques (2). Les prestations de services effectuées par les CRB ne permettent pas, à l'heure actuelle, de couvrir leurs frais de fonctionnement (3).

1. Un financement des coûts structurels

Coûts de fonctionnement du CRB. La question du financement des CRB nécessite avant tout de se pencher sur la question de leurs coûts de fonctionnement. Plusieurs études ont été menées à ce sujet[1184] et leurs conclusions convergent :

1182 L'Académie nationale de médecine, dans son rapport de 2019, met en évidence l'absence de stratégie scientifique de nombreux CRB qui conduit la plupart d'entre eux à l'augmentation incontrôlée de leurs stocks, sans pour autant que cette offre abondante de génère un accroissement de la demande d'échantillons. Ac. Nat. de méd., *Pérenniser les centres de ressources biologiques : un enjeu majeur pour la recherche biomédicale*, rapp. n° 2019-01, p. 6.

1183 Réseau composé des CRB de l'Institut régional du cancer de Montpellier, du CHU de Montpellier et du CHU de Nîmes. « Charte interne du réseau biobanques Languedoc-Roussillon », Version 1, applicable au 1er janv 2017, 9 p.

1184 Not. J. VAUGHT, J. ROGERS, T. CAROLIN et C. COMPTON, "Biobankonomics: Developing a sustainable business model approach for the formation of a human tissue biobank", *J. Natl. Cancer Inst. Monogr.* 2011, p. 24-31; B. CLÉMENT *et alii*, "*Public Biobanks: Calculation and Recovery of Costs*", *Science Translational Medicine*, 2014, vol. 6, p. 261.

l'activité de biobanque repose sur des prestations coûteuses, aussi bien en termes humains que matériels, et le modèle de financement sur lequel elles reposent actuellement ne permet pas d'assurer leur viabilité. L'Académie nationale de médecine estime entre cinq cent mille et un million d'euros annuels le coût de fonctionnement d'un CRB pluri-thématique. Ces sommes se répartissent entre plusieurs postes de dépenses dont le plus important est celui des ressources humaines. L'étape d'annotation des échantillons biologiques et leur mise en relation avec des données médicales peut représenter jusqu'à 80% du coût en ressources humaines, selon le nombre et la spécificité des informations à recueillir[1185]. À cela s'ajoutent les dépenses liées à l'amortissement des équipements techniques, les consommables et les frais afférents à la sécurité informatique et aux démarches qualité entamées par le CRB. Pour faire face à ces coûts, les CRB disposent de plusieurs sources de financement.

2. Un financement reposant sur des dotations publiques

Financements MERRI. Les CRB entrent dans le champ des activités couvertes par les missions d'intérêt général et d'aide à la contractualisation (MIGAC). Ces dotations publiques sont destinées à des activités « qui ne peuvent être financées à l'activité soit en raison de l'absence d'une classification adaptée soit compte tenu de leur rattachement impossible à un patient donné »[1186]. Elles se répartissent entre les missions d'enseignement, de recherche, de référence et d'innovation (MERRI), et les autres missions figurant à l'article D. 162-7 du Code de la sécurité sociale.

Les CRB entrent dans le cadre de ces MERRI et font l'objet d'une dotation annuelle spécifique. Les CRB ont été financés à hauteur de 24 449 880 millions d'euros pour 2020 au titre de la MIG D04 et de la MERRI « Préparation, conservation et mise à disposition des ressources biologiques »[1187].

Seuls peuvent prétendre à ce financement les CRB ayant satisfait aux procédures de déclaration et/ou d'autorisation de leur activité, et ayant fait l'objet d'une certification à la norme qualité NF S96-900. La dotation se scinde en une part fixe de 150 000 euros, et une part variable calculée en fonction du niveau d'activité de la structure[1188]. Cinquante CRB ont ainsi été financés en 2020. Si les CRB de l'AP-HP obtiennent le financement le plus important au niveau national (4 649 930 euros), les CRB d'Occitanie ne demeurent pas en reste avec une dotation globale à la région de 2 727 212 euros répartie entre le CHU de Toulouse (1 311 456 euros), le CHU de Montpellier (654 965 euros), le CHU de Nîmes (419 911 euros) et l'Institut régional du cancer de Montpellier (340 880 euros)[1189].

1185 INCa, *Étude des coûts de fonctionnement et recommandations pour la mise à disposition des ressources biologiques à des fins de recherche*, 2010, p. 4.

1186 Les MIGAC, fiche pratique [Disponible en ligne sur le site du ministère de la santé et des solidarités].

1187 Cette MERRI, créée en 2016 vient remplacer la MERRI « Les centres de ressources biologiques » et intègre la MERRI « Les tumorothèques » mise en place en 2013 puis supprimée.

1188 La part variable repose sur cinq indicateurs : requalification, préparation, stockage mise à disposition et conservation.

1189 Les tableaux de répartition annuelle des dotations au titre de la MERRI D04 sont disponibles sur le site du ministère de la santé et des solidarités. La circulaire n° DGOS/R1/2020/60 du 20 avr. 2020 (p. 69) précise les modalités de répartition de ce financement.

Financement IBISA. Le groupement d'intérêt scientifique « Infrastructure en Biologie Santé et Agronomie » (IBISA) organise tous les deux ans un appel à projets destiné à l'ensemble des CRB français ainsi qu'aux réseaux de CRB préalablement labellisés par l'infrastructure[1190], en vue de financer l'achat d'équipements ou l'embauche de personnel dédié pour une mission spécifique. L'appel à projets « Réseaux nationaux de centres de ressources biologiques » pour 2019, visait tout particulièrement à financer pour un montant allant de 50 000 à 200 000 euros sur deux ans, des projets orientés vers la coordination de réseaux thématiques de CRB ainsi que des projets orientés vers la mise en place, à titre « pilote », de dispositifs permettant de répondre aux enjeux de Nagoya et de l'accès et partage des avantages[1191]. Ces financements sont ouverts aussi bien aux CRB qui abritent des ressources biologiques humaines que non-humaines (animales ou végétales).

3. Une insuffisance des financements issus de la prestation de services

Impossibilité de l'autofinancement. Les CRB peuvent, en tant que prestataires de services, assurer la facturation de leurs activités de préparation et de conservation d'échantillons biologiques. Le développement de ce mode de financement permettrait d'aboutir à l'autonomie budgétaire des CRB, mais se heurte à une réalité implacable : « il n'existe aucun exemple de CRB ayant atteint un réel équilibre budgétaire par la seule cession ou valorisation des échantillons biologiques »[1192]. Cette situation peut s'expliquer par plusieurs arguments.

La première explication serait d'ordre culturel et voudrait, dans une logique communément admise au sein de la communauté scientifique, que l'accès aux échantillons biologiques soit gratuit ou se fasse à un coût modique. Évoluant dans des établissements publics et étrangers à toute logique lucrative, les chercheurs considéreraient que l'accès à la matière première de la recherche ne peut être une source de rémunération. Pendant longtemps, l'accès gratuit et sans consentement aux déchets hospitaliers par les chercheurs publics, mais également les industriels privés, était la norme au sein des établissements de santé, et conduisait irrémédiablement à la dévalorisation de ces ressources corporelles.

La seconde explication résiderait dans la difficulté rencontrée par les professionnels du secteur à fixer le coût des échantillons biologiques qu'ils conservent, et leur tendance à les sous-évaluer pour préserver leur niveau d'activité.

Lorsque ces financements nationaux ne sont pas suffisants pour couvrir l'activité du CRB, les établissements de santé qui les hébergent doivent assumer ce déficit sur leurs budgets propres[1193].

1190 79 CRB ont déjà fait l'objet d'une labellisation IBISA.

1191 Ce volet concerne uniquement les CRB utilisant du matériel génétique ou développant des recherches dans le champ de la génétique.

1192 Académie nationale de médecine, rapp. préc., p. 7.

1193 F. COLOMB, « La marchandisation du corps à l'épreuve des biobanques », *La nouvelle revue du travail* [en ligne], n° 12, 2019, § 17 et s.

Critiques à l'encontre du financement des CRB. Dans un rapport de 2019[1194], l'Académie nationale de médecine constatait que, malgré l'existence de financement publics[1195] importants dans leur volume et constants dans la durée, les CRB français n'étaient pas parvenus à mettre en œuvre une véritable stratégie scientifique nationale et manquaient toujours de visibilité auprès du grand public. Plusieurs éléments permettent de corroborer ce constat.

D'abord, l'attribution des MERRI, source principale de financement des CRB, repose sur des critères qui n'incitent pas les acteurs concernés à s'inscrire dans une dynamique collaborative, ni à participer à des programmes de recherche. Le découpage de cette dotation en une part fixe et une part variable, calculée en fonction du volume d'activité du CRB, inscrit ces structures dans une logique consumériste qui les incite à l'inflation virtuelle de leur activité afin de maximiser l'obtention de ressources publiques. L'Académie nationale de médecine fait remarquer à ce sujet que « l'évaluation de l'activité, purement déclarative, est influencée par les modalités de comptabilité : sous le terme d'échantillons peuvent être considérés aussi bien un prélèvement de sang (requérant quelques minutes) qu'un prélèvement d'encéphale *post mortem* (nécessitant de nombreuses heures de travail) ». Pour tenter de remédier à cette logique inflationniste, le ministère a modifié en 2019 la formule de calcul de la part variable de l'activité afin de valoriser les techniques de préparation complexes[1196]. Dans le même ordre d'idée, certains établissements constituent plusieurs CRB, quand bien même leur niveau d'activité serait faible ou inexistant, afin de prétendre au financement automatique de la part fixe d'un montant de 150 000 euros[1197].

Ensuite, la part variable du financement MERRI ne prend pas en compte le dynamisme scientifique des CRB, ni leur participation à des projets de recherche ou à des réseaux. Pour remédier à cette situation, l'Académie nationale de médecine propose de conditionner l'attribution des financements à l'impact du CRB sur la recherche et la connaissance médicale, plutôt que sur son niveau d'activité. Pour cela, elle avance l'idée d'une évaluation quinquennale des CRB par des autorités indépendantes, inspirée de l'évaluation des laboratoires de recherche par le Haut conseil de l'évaluation de la recherche et de l'enseignement supérieur (HCÉRES).

Enfin, la facturation de la mise à disposition des échantillons biologiques prend rarement en compte le coût réel de l'échantillon, car son coût de préparation et de

---

1194 Académie nationale de médecine, *Pérenniser les centres de ressources biologiques : un enjeu majeur pour la recherche biomédicale*, rapp. n° 2019-01, 11 p.

1195 Au cours de la dernière décennie, les CRB ont été financés à hauteur de 190 M€ répartis en : Ministère chargé de la recherche : 7 M€, y compris IBiSA et normalisation ; PIA : 13 M€ ; INCa : 14,5 M€ ; Ministère chargé de la santé (dotations MERRI) : 5,2M€/an (tumorothèques : 2008-2013) puis 25 M€/an depuis 2014. S'y ajoutent les dons de fondations et associations, les contributions des collectivités territoriales et les contrats de projets État-Régions, et enfin les prélèvements sur les projets de recherche ANR, INCa, ANRS et EU.

1196 Circulaire n° DGOS/R1/2020/60 du 20 avr. 2020 relative à la campagne tarifaire et budgétaire 2020 des établissements de santé, p.69.

1197 Sur les 50 CRB éligibles à la dotation MERRI pour 2020, quinze d'entre eux ne disposent pas d'un financement supérieur à 200 000 euros, part fixe incluse. Si l'on retranche la part fixe de 150 000 euros, cela signifie que ces CRB sont financés pour moins de 50 000 euros par an au titre de leur niveau d'activité.

gestion demeure encore très élevé. L'optique d'une facturation au coût réel risquerait d'instaurer un marché concurrentiel sur la base du prix, et de diminuer d'autant la qualité des échantillons utilisés en recherche. Toutefois, le maintien de tarifs bas pratiqués par des CRB publics témoigne d'un soutien financier important qui contribue à créer un « dumping commercial »[1198] au détriment d'autres structures moins subventionnées, ou privées.

§2. La mise en réseau des collections d'échantillons biologiques

La structuration en réseau[1199] est rapidement apparue comme un moyen pertinent pour dynamiser l'activité des CRB qui évoluent désormais dans un environnement concurrentiel et participent à des projets de recherche à grande échelle. Le regroupement de ces structures leur offre une meilleure visibilité et accroit leurs chances d'intégrer des partenariats de recherche ou d'opérer des prestations de service. Le réseau constitue également un outil de support, utile à ses membres lorsqu'ils se retrouvent confrontés à certaines difficultés inhérentes à leur activité, notamment juridiques. Le réseau s'impose enfin comme un accélérateur de compétences, par l'émulation qu'il contribue à créer au sein de ses membres. Le contraste est saisissant entre le succès des réseaux internationaux, pilotés par l'Union européenne (A), et les difficultés rencontrées par les réseaux nationaux pour se structurer et développer une activité pérenne (B).

A. Des réseaux internationaux structurés et opérationnels

L'Union européenne, dans le cadre de ses actions pour la recherche et l'innovation s'est rapidement mobilisée pour créer des infrastructures européennes de recherche capables de fédérer autour de projets scientifiques innovants, et au-delà de ses États membres. Dès 2009, l'Union européenne mettait en œuvre un cadre juridique propice à la création de telles infrastructures avec la création de l'*European Research Infrastructure Consortium* (ERIC) (1). Forts de ce nouvel outil, les États pionniers sur la question des collections d'échantillons biologiques décidaient de se regrouper pour créer un réseau européen de biobanques, devenu aujourd'hui une référence mondiale (2). En parallèle se sont constitués des réseaux internationaux privés et spécialisés dans certains aspects de l'activité de biobanque (3).

1. L'ERIC, un outil juridique pour la mise en réseau européenne des CRB

Structure européenne de recherche. L'*European research infrastructure consortium* (ERIC) est une entité juridique développée par la Commission européenne en partenariat avec *l'European strategy forum on research infrastructures* (ESFRI) et approuvée par le Conseil dans un règlement du 25 juin 2009[1200]. L'ERIC constitue un outil pour la mise en œuvre de la compétence européenne partagée en matière de

[1198] Académie nationale de médecine, rapp. préc., p. 8.
[1199] S. MORVAN, *Les flux transfrontières de produits biologiques d'origine humaine*, Noël-Jean Mazen et Jean-Christophe Galloux (préf.), Paris, LEH, coll. Thèses, 2002, p. 105 et s.
[1200] Règlement (CE) n° 723/2009 du 25 juin 2009 (JOUE L 206/1 du 8 août 2009).

recherche[1201]. Sa création résultait de la volonté d'apporter une réponse aux constats suivants : la recherche scientifique est désormais pratiquée dans un secteur fortement concurrentiel où évoluent des acteurs étatiques et non étatiques « qui investissent massivement dans des infrastructures de recherche modernes à grande échelle »[1202]. Dans cet environnement et face à l'importance des coûts suscités, l'investissement dans une infrastructure de recherche devient bien souvent « hors de portée d'un seul État membre, voire d'un seul continent »[1203]. La création des ERIC répondait au besoin d'imaginer un instrument juridique doté de la personnalité morale, reconnu par l'ensemble des États membres, et capable de fédérer autour de projets de recherche pan-européens afin de répondre aux objectifs communautaires de recherche et développement technologique[1204].

Composition et finalités de l'ERIC. Un ERIC est une infrastructure de recherche composée d'acteurs étatiques et non étatiques traditionnellement répartis en quatre catégories : les États membres de l'Union européene, les États dits « associés »[1205], les États « tiers »[1206] et les organisations intergouvernementales. Depuis 2013[1207], à la suite de l'évolution du mode de gouvernance des ERIC issu de l'article 9 du règlement de 2009, la création de ces infrastructures repose *a minima* sur la réunion de trois États, dont au moins un est membre de l'Union européenne[1208]. À la différence des initiatives technologiques conjointes, la communauté européenne n'est pas forcément membre des ERIC et ne leur apporte aucune contribution financière.

Si l'ERIC est une infrastructure à but non-lucratif, elle peut toutefois « mener des activités restreintes à caractère économique, à condition qu'elles soient étroitement liées à sa mission principale et qu'elles ne remettent pas en cause son exécution »[1209].

1201 N. GROVE-VALDEYRON (DE), « La valorisation des collections de tumeurs : l'intérêt de l'Union européenne », *in* X. Bioy (dir.), *La régulation publique des centres de ressources biologiques, le cas des tumorothèques*, Paris, LEH Édition, 2018, p. 168.

1202 Règlement (CE) n° 723/2009 du 25 juin 2009 (JOUE L 206/1 du 8 août 2009), cons. n° 5.

1203 *Ibid.*

1204 Notamment après les recommandations formulées en 2007 dans le livre vert sur l'Espace Européen de la Recherche (ERR).

1205 On entend par pays associé au sens du règlement n° 723/2009 tout « pays tiers qui est lié à la Communauté par un accord international, en vertu et sur la base duquel il verse une contribution financière au titre de tout ou partie des programmes communautaires de recherche, de développement technologique et de démonstration ».

1206 On entend par pays tiers au sens du règlement n° 723/2009 tout « État qui n'est pas un État membre de l'Union européenne ».

1207 Règlement (UE) n° 1261/2013 du 2 déc. 2013 modifiant le règlement (CE) n ° 723/2009 (JOUE L 326/1 du 6 déc. 2013).

1208 SÉNAT, Exposé des motifs du texte soumis en application de l'article 88-4 de la Constitution, Proposition de règlement du Conseil modifiant le règlement (CE) n° 723/2009 du Conseil relatif à un cadre juridique communautaire applicable à un Consortium pour une infrastructure européenne de recherche (ERIC), p. 2.

1209 Règlement (CE) n° 723/2009 préc., art. 3 al. 2.

À ce jour, vingt et une décisions portant création d'un ERIC ont été prononcées par la Commission[1210]. Les acteurs européens impliqués dans le champ des biobanques se sont très tôt saisis de ce nouvel outil de coopération et ont créé des infrastructures directement ou indirectement dédiées à la valorisation des ressources biologiques humaines.

2. L'infrastructure BBMRI-ERIC, un exemple de la réussite des réseaux européens de recherche

Un ERIC dédié à l'activité de biobanque. La *Biobanking and biomolecular research infrastructure* (BBMRI) a été constituée en ERIC en novembre 2013[1211] à la suite du rapprochement de seize États[1212] convaincus que « les échantillons biologiques humains, ainsi que les données médicales [...] constituent une ressource clé pour décrypter l'interaction des facteurs génétiques et environnementaux à l'origine de pathologies humaines »[1213].

La mission principale de BBMRI est de faciliter l'accès aux ressources biologiques et aux installations qui les hébergent, tout en favorisant l'accroissement du stock de ressources disponibles et leur mise à disposition. Pour ce faire, BBMRI promeut l'interopérabilité entre les biobanques européennes en les accompagnant dans des démarches de qualité et de normalisation de leurs procédures, afin de « rehausser la qualité des ressources collectées et des données associées »[1214]. BBMRI encourage la mobilité scientifique ainsi que les partenariats institutionnels avec des acteurs publics et privés, ainsi que la valorisation des résultats issus de ces programmes de recherche.

D'un point de vue opérationnel, et dans l'espoir de proposer une offre de solutions complète à ses membres, BBMRI propose quatre services communs spécialisés[1215] qui permettent de répondre à l'ensemble de leurs interrogations. Un service qualité qui propose un espace de discussion et de partage de connaissances entre les différents professionnels de la communauté, ainsi que des processus d'accompagnement dans les démarches de certification des CRB[1216]. Un service éthique et juridique (*Ethical, legal and social implications* (ELSI)), qui accompagne les membres dans leurs démarches juridiques, et propose des réflexions sur diverses considérations éthiques ayant un impact sur l'activité de

---

1210 À l'image de BBMRI, d'autres ERIC traitent directement ou indirectement de la question des échantillons biologiques. MIRRI-ERIC est une infrastructure de recherche orientée vers la conservation et la recherche sur les micro-organismes. Elle regroupe 53 CRB répartis dans 10 pays et gère environ 300 000 échantillons biologiques. L'ERIC-EMBRC, créé en 2018, est une infrastructure consacrée à la recherche sur les ressources biologiques marines.

1211 Décision d'exécution 2013/701/UE du 22 nov. 2013 (JOUE L 320/63 du 30 nov. 2013), p. 63-80.

1212 Depuis 2019 et l'arrêt des activités de son nœud national (*national node)*, la France n'est plus membre de BBMRI.

1213 Statuts du consortium « ERIC-BBMRI ».

1214 Statuts BBMRI-ERIC, art. 3, 2.c).

1215 Service qualité ; Service éthique et législation (ELSI) ; Service données/RGPD ; Service de répertoire des échantillons (« Directory »).

1216 Le service qualité, appuyé par le nœud national allemand, a mis au point un guide, *Handbook for quality management in biobanking*, paru en juin 2020.

biobanque. Un service est dédié spécialement à la question des données personnelles depuis l'entrée en vigueur du RGPD. Enfin, le service *Information technology* (IT), dont la principale mission a consisté dans la mise en place et le développement d'un répertoire commun également appelé *Depository*. BBMRI propose un annuaire exhaustif de l'ensemble des collections d'échantillons biologiques détenues au sein de chaque pays membre de l'infrastructure. Cet outil précieux et unique en son genre est une plateforme de mise en relation de professionnels. Elle permet d'effectuer des recherches multicritères[1217] d'échantillons biologiques qui facilite leur accès.

Gouvernance de l'infrastructure. Sur le plan de la gouvernance institutionnelle, BBMRI est administrée par une assemblée des membres qui nomme un directeur général, lui-même assisté par un comité de gestion et un comité des finances. Sur le plan de la recherche, un conseil consultatif scientifique et éthique évalue périodiquement les activités de l'infrastructure. Enfin, BBMRI s'appuie dans chaque État membre sur des institutions locales, créées à cet effet ou désignées parmi des institutions déjà existantes, et appelées « nœuds nationaux »[1218]. Ces « nœuds » sont de véritables relais de la stratégie européenne de BBMRI. Ils développent et consolident dans chaque État membre des réseaux de biobanques.

Depuis sa création et grâce à son dynamisme, BBMRI a élargi ses activités à quatre nouveaux membres[1219] et deux nouveaux observateurs[1220]. Le réseau offre actuellement une visibilité internationale à 2469 collections réparties dans 688 centres de ressources biologiques.

Point de situation sur la participation française. Le cas français constitue la seule ombre au tableau dans la réussite de cette infrastructure européenne de recherche. Membre fondateur de BBMRI, impliquée très tôt dans la question des ressources biologiques, la France s'est imposée comme un pays moteur au lancement de l'infrastructure, et ce durant les quatre premières années de son activité. Toutefois, les dysfonctionnements internes de l'infrastructure BIOBANQUES – son nœud national et relais auprès de BBMRI –, et la cessation programmée de ses activités au 1er janvier 2019, ont eu raison de la participation de la France à BBMRI. Si les collections françaises sont toujours répertoriées au sein de son catalogue, la France n'apparaît plus dans les documents de présentation de l'infrastructure et n'est plus recensée ni comme pays membre, ni comme simple observateur.

3. ISBER, un réseau privé orienté vers la qualité

L'*International society for biological and environmental repositories* (ISBER) est une société privée américaine basée au Canada. Elle regroupe au sein d'un réseau privé,

1217 Le *depository* permet de rechercher des échantillons selon leur origine géographique, le type d'élément, la pathologie ou les données associées.

1218 Pour la France et jusqu'à la cessation de ses activités le 1er janv. 2019, c'est l'infrastructure BIOBANQUES qui faisait office de « nœud national » pour BBMRI.

1219 Le Royaume-Uni (2015), la Lettonie (2016), la Pologne (2016) et la Bulgarie (2018).

1220 Chypre et le Centre international de recherche contre le cancer (IARC) placé sous l'égide de l'OMS.

des particuliers et des organisations intéressés dans le champ des biobanques[1221]. Financée par les cotisations des membres, ISBER propose des outils de formation en ligne, organise des rencontres internationales et assure une visibilité sur l'ensemble du réseau à des opérateurs innovants dans le champ des biobanques. La société favorise également la circulation des échantillons biologiques par la mise en place d'un *International repository locator*, base de données permettant de rechercher des échantillons biologiques. ISBER s'est particulièrement spécialisée dans les questions de qualité des échantillons biologiques et son guide *ISBER Best practices : recommandations for repositories* s'impose comme un outil incontournable pour l'ensemble des gestionnaires d'échantillons biologiques. Dans le même temps, ISBER assure la direction de la revue à comité de lecture *Biopreservation and Biobanking*.

Au même titre que BBMRI, la participation française aux activités de ce réseau demeure très faible. Aucun français ne figure dans les instances décisionnelles de la société (en tant que membre du bureau exécutif ou en tant que responsable de l'un des groupes de réflexion) et les adhésions françaises dénombrées sont négligeables[1222].

B. Des réseaux nationaux aux destinées hétérogènes

La structuration d'un réseau national de centres de ressources biologiques a été financée par les pouvoirs publics parallèlement à la constitution du réseau européen BBMRI-ERIC. L'infrastructure nationale BIOBANQUES, ambitieux projet à sa création, n'a pu poursuivre ses activités au-delà de 2019 (1). Cette mise en sommeil a conduit les centres de ressources biologiques français à se replier sur le modèle qui prévalait avant l'arrivée de BIOBANQUES, à savoir des réseaux thématiques et limités géographiquement (2).

1. Le bilan contrasté de l'infrastructure BIOBANQUES

Projet d'infrastructure de coordination des CRB nationaux. Le projet BIOBANQUES, coordonné par l'INSERM[1223], a été lauréat en 2011 du programme national Investissements d'Avenir (PIA) au titre de l'appel à projets « Infrastructures nationales en biologie et santé ». Financé à hauteur de 17 millions d'euros[1224], le projet a pris fin au 1er janvier 2019[1225]. Fédérant soixante-dix CRB au moment de sa création, BIOBANQUES en comptait une centaine de membres en 2016, et son réseau de collections couvrait la totalité des pathologies connues.

[1221] Le rapport d'activité d'ISBER pour l'année 2020 fait état de 1026 membres dont 229 sont des institutionnels.

[1222] 5 adhésions individuelles et deux institutions de « petite taille » au réseau ISBER.

[1223] Le projet BIOBANQUES reposait sur un accord de consortium signé entre l'INSERM (coordinateur), l'ANR et les partenaires suivants : Genopole, le CEA Paris, l'Institut Pasteur, l'INRA Paris, l'Université Lyon I, le CNRS Rhône Auvergne.

[1224] Le site de l'ANR propose une fiche détaillée sur le projet BIOBANQUES et évoque un financement à hauteur de 29 579 452 euros en lieu et place des 17 millions d'euros initialement prévus.

[1225] Des fonds ont été attribués jusqu'en déc. 2019, avec un effectif réduit afin d'assurer les programmes en cours de l'infrastructure et d'organiser sa mise en sommeil.

Pour reprendre les mots de la fiche descriptive du projet, BIOBANQUES avait pour ambition d'« intégrer à l'échelon national les capacités de recueil et de stockage des échantillons biologiques d'origine humaine et les collections microbiennes, d'assurer la qualité des collections et des annotations cliniques associées, et de faciliter l'accès à ces collections pour les projets de recherche »[1226].

Cette infrastructure de portée nationale avait également pour objectif de « faciliter la visibilité des ressources biologiques disponibles sur le territoire français et à doter les CRB d'outils communs et à offrir des services de façon à aider les biobanques de recherche membres à se structurer autour de pratiques standardisées permettant d'optimiser *in fine* l'accès et l'utilisation des ressources biologiques à des fins de recherches collaboratives, nationales, européennes et internationales ». Pour ce faire, l'infrastructure s'était dotée d'un mode de gouvernance décentralisé et s'organisait autour de biobanques « autonomes ayant volontairement décidées de se regrouper au niveau de l'infrastructure nationale française pour faciliter la mise à disposition des ressources biologiques qu'elles conservent aux différents acteurs de la recherche [...] et pour entreprendre des actions communes dans des domaines d'intérêt pour l'essor du secteur »[1227].

Gouvernance de l'infrastructure. BIOBANQUES était administrée par un comité de direction présidé par un directeur général, et une assemblée générale des membres. Sur le plan scientifique, l'infrastructure faisait l'objet d'une évaluation par un comité indépendant composé d'experts internationaux. Dans le même temps, un contrôle étatique était également réalisé par l'intermédiaire du comité de pilotage « santé biotechnologie » de l'Agence nationale de la recherche (ANR).

Sur le plan de l'activité, BIOBANQUES proposait un ensemble de services répartis autour de *work packages* spécialisés. Un service de mise en relation entre les demandeurs et des offreurs d'échantillons biologiques. Un service éthique et réglementation, chargé d'accompagner les CRB membres sur l'ensemble des questionnements juridiques liés à leur activité. Un service bio-informatique responsable de la mise en place d'un catalogue commun des ressources biologiques du réseau et de l'interopérabilité des logiciels de gestion des CRB. Un service qualité, chargé de l'accompagnement des membres dans leurs démarches qualité (Certification ISO et AFNOR) et de la formation des personnels à ces problématiques. Enfin, un service spécialisé sur la question des partenariats public-privé et chargé d'établir des modèles contractuels de partenariats de recherche entre les industriels et les CRB.

Sur le plan européen, BIOBANQUES avait été investie comme « nœud national » français pour l'infrastructure BBMRI-ERIC, et participait activement au développement de ce réseau.

Un fonctionnement contrarié. En tout état de cause, « la mise en réseau ne peut être un succès que dans le cas où tous les partenaires ont un niveau d'implication

---

[1226] Fiche détaillée projet « BIOBANQUES », Investissements d'Avenir et MESR, 2011.
[1227] G. CHASSANG, *Éthique et réglementation des biobanques de recherche*, Paris, INSERM/BIOBANQUES, p. 1.

suffisant »[1228]. Malgré des financements abondants qui auront permis une structuration rapide de l'infrastructure – dont les services étaient opérationnels au début de l'année 2015 –, BIOBANQUES n'a pas réussi à fédérer autour d'elle, ni à s'imposer comme une institution pérenne. Plusieurs facteurs expliquent ces difficultés.

Un facteur culturel d'abord, illustré par la réticence de la plupart des établissements de santé et des décideurs au sein des CRB à mettre en commun leurs collections. Cette frilosité pouvait être expliquée par la crainte ressentie à l'idée d'une captation de leurs ressources par l'infrastructure BIOBANQUES, et le risque que soit créée à terme une biobanque nationale à l'image de ce qui existe déjà au Royaume-Uni. Les acteurs français se sont contentés d'une politique de coordination opérée par BIOBANQUES, sans jamais aller vers une véritable démarche d'intégration à un ensemble national puis européen. Des éléments structurels permettent également de justifier cette réticence selon mesdames Catherine Bobtcheff et Carole Haritchabalet. Une biobanque spécialisée, à l'inverse d'un biobanque généraliste, ne trouve qu'un intérêt limité à l'intégration d'un réseau, dans la mesure où elle se retrouvera contrainte de « partager les fruits de sa spécialisation et de son expertise avec des biobanques moins expérimentées et donc accepter un certain renoncement à la propriété de sa collections »[1229]. Sa participation ne lui sera profitable que « si elle lui permet d'accéder à des projets de recherche auxquels [elle] ne peut pas répondre seule »[1230].

Des problèmes de gouvernance ont ensuite empêché BIOBANQUES de définir une stratégie de développement claire. À l'inefficacité des organes délibératifs comme l'assemblée des membres et au fonctionnement en silo des différents *work packages*, se sont superposés des problèmes de personnes. L'éviction en 2017 du coordinateur de BIOBANQUES[1231], monsieur Georges Dagher, a amorcé le crépuscule d'une infrastructure alors confrontée à la défiance de ses membres et de son financeur public.

Des problèmes financiers sont apparus comme la conséquence de l'inadéquation entre le cahier des charges de l'appel à projet national et la réalité de l'activité des centres de ressources biologiques. En effet, l'appel à projet lancé par l'ANR dès 2010 faisait déjà état de la nécessité de développer un modèle d'infrastructure qui puisse être financièrement viable et autonome à moyen terme. Ce prérequis a contraint BIOBANQUES à accentuer la partie « prestation de services » de son activité et à multiplier les prestations payantes. L'introduction progressive d'une logique lucrative dans le fonctionnement d'une infrastructure publique a eu pour conséquence d'éloigner les CRB membres de BIOBANQUES. D'abord, car la plupart des membres considéraient que les cotisations d'adhésion à l'infrastructure

---

[1228] C. BOBTCHEFF, C. HARITCHABALET, « Modélisation économique et valorisation des biobanques », *in* X. Bioy (dir.), *La régulation publique des centres de ressources biologiques, le cas des tumorothèques*, Paris, LEH Édition, 2018, p. 97.

[1229] *Ibid.*

[1230] *Ibid.*

[1231] « Les manœuvres opaques du financement de la recherche », *Le Figaro*, 27 fév. 2017.

couvraient l'ensemble des prestations de service proposées. Ensuite car les CRB, par l'intermédiaire de leur établissement de rattachement, disposaient en interne des compétences proposées par BIOBANQUES, notamment dans le domaine juridique. Cette concurrence a accéléré le repli sur eux-mêmes des CRB, et leur investissement croissant au sein de réseaux « locaux » et « thématiques », distincts de l'infrastructure nationale représentée par BIOBANQUES.

2. La persistance de réseaux thématiques de centres de ressources biologiques

Le rapprochement entre CRB s'opère dans la plupart des cas sur des critères qu'il convient de mettre en évidence. L'on constate fréquemment la constitution de réseaux sur la base d'une typologie d'échantillons ou d'une pathologie déterminée, de même que certains CRB se réunissent au sein d'une aire géographique déterminée. Enfin, ils peuvent se constituer en réseau au sein d'un même établissement de santé.

Rapprochement par type d'échantillon ou pathologie. Créé en 2003 et certifié depuis 2011, le réseau français des biobanques de tumeurs hépatiques, également appelé « réseau CRB foie », développe une collection spécialisée dans les tumeurs du foie. Soutenu par l'INSERM et l'INCa, le réseau a été reconnu par le ministère de l'enseignement supérieur et de la recherche et réunit désormais huit membres[1232]. Ce regroupement organisé autour d'une typologie d'échantillons permet à l'ensemble des professionnels impliqués dans la recherche contre le cancer du foie de se tourner vers un interlocuteur clairement identifié.

S'agissant des réseaux spécialisés autour d'une pathologie ou d'une thématique, le réseau GERMETHEQUE, fondé en 2007, réunit dans un CRB multi-sites certifié[1233] et coordonné depuis Toulouse, une variété d'échantillons biologiques dédiés à la recherche en fertilité et en reproduction humaines.

Le réseau BIOCAP, spécialisé dans les cancers pédiatriques, mis en œuvre sous l'égide de l'INSERM et financé par la Fédération Enfants et Santé poursuit l'objectif de « permettre aux chercheurs de toutes les disciplines impliquées en cancérologie pédiatrique d'accéder aux données sur les échantillons tumoraux et constitutionnels conservés dans les tumorothèques françaises et les annotations recueillies par le Registre national des cancers de l'enfant (RNHE+RNTSE) » au sein d'une biothèque virtuelle[1234].

Rapprochement géographique. Il existe plusieurs exemples de regroupements régionaux de CRB, fondés sur la proximité géographique de leurs membres. Le réseau des centres de ressources biologiques et tumorothèques de

---

1232 Le réseau regroupe les CRB des CHU suivants : Rennes, Bordeaux, Grenoble, Nantes, Paris sud, CHU Henri Mondor et CHU Jean Verdier

1233 Le réseau GERMETHEQUE regroupe les centres d'étude et de conservation des œufs et du sperme humains (CECOS) et les laboratoires de biologie de la reproduction des CHU de Bordeaux (2016), Clermont-Ferrand, Dijon (2018), Grenoble, Marseille, Paris Cochin (2016), Paris Tenon, Rennes (2016), Rouen (2016), Strasbourg (2016) et Toulouse.

1234 Rapport final 2019 – BIOCAP, biothèque virtuelle des cancers de l'enfant, avr. 2019.

l'agglomération marseillaise[1235], créé dès 2001, fut l'un des pionniers dans cette démarche. Le regroupement des collections hébergées par le centre de lutte contre le cancer et le centre hospitalier et universitaire visait alors à professionnaliser l'activité de stockage et de mise à disposition, et à accompagner ses membres dans leur première démarche de certification. D'autres réseaux régionaux, ont vu le jour plus tardivement, à l'image du réseau « Biobanques Languedoc-Roussillon Occitanie » (BBLRO), qui regroupe les CRB de Montpellier, Nîmes et l'ICM Val d'Aurelle (Montpellier). Reposant sur un modèle de gouvernance défini par sa charte[1236], BBLRO a mis en place un catalogue commun ainsi qu'une grille tarifaire unique. Il organise l'accès aux échantillons par le biais d'un « guichet unique » et de son site internet.

Particularité des réseaux de tumorothèques. Les tumorothèques françaises constituent un exemple de réseaux mixtes, fondés sur des rapprochements autour d'une pathologie, mais également dans une zone géographique déterminée. Dès 2005, à la suite de l'adoption du premier plan cancer 2003-2007, l'INCa a organisé la création d'un réseau national de cinquante-huit tumorothèques hospitalières[1237]. Sur cette période, l'INCa a également élaboré et actualisé une série de documents techniques ayant permis de structurer ce réseau et de standardiser les pratiques de conservation en son sein[1238]. Ce réseau est désormais effectif et efficace, preuve en est le volume des échantillons conservés au sein de ces infrastructures qui est passé d'environ 10 000 en 2001 à plus de 230 000 en 2013[1239].

Dans un second temps, les tumorothèques se sont regroupées par aire géographique en fonction de leur cancéropôle de rattachement. Parmi ces regroupements figurent notamment le réseau de tumorothèques du cancéropôle grand ouest[1240] (RTGO), la tumorothèque virtuelle des établissements membres du Cancéropôle grand sud-ouest[1241] ou encore la tumorothèque virtuelle du canceropôle PACA[1242].

Depuis 2011 et par l'intermédiaire d'appels à projets, l'INCa a financé à hauteur de 7,8 millions d'euros la structuration d'un réseau de quatorze bases clinico-biologiques (BCB). Les BCB « associent des informations cliniques, des analyses scientifiques et médicales réalisées sur des échantillons biologiques issus de prélèvements, des informations épidémiologiques et des renseignements

[1235] C. CHABANNON *et alii*, « Le réseau des centres de ressources biologiques (CRB) et tumorothèques de l'agglomération marseillaise », *Med. Sci.*, 2006, n° 22, p. 26-31.

[1236] *Charte interne du réseau biobanques Languedoc-Roussillon*, Version 1, janv. 2017.

[1237] Avec le soutien financier de la DGOS, à raison de 3,7 millions d'euros annuels pour financer la constitution de ce réseau.

[1238] INCa, *Charte éthique des tumorothèques*, coll. Recommandations & Référentiels, nov. 2006, 87 p. ; INCa, *Recommandation pour le recueil, la conservation et l'utilisation des échantillons tumoraux humains dans le cadre de la prise en charge médicale et de la recherche en cancérologie*, nov. 2006, 23 p. ; INCa, *Étude des coûts de fonctionnement et Recommandations pour la mise à disposition des ressources biologiques à des fins de recherche*, Coll. Études et expertises, mars 2010, 12 p.

[1239] P. BOUCHER, « L'intérêt de l'INCa pour la valorisation des ressources biologiques », *in* X. Bioy (dir.), *La régulation publique des centres de ressources biologiques, le cas des tumorothèques*, Paris, LEH Édition, 2018, p. 159.

[1240] Le RTGO regroupe les tumorothèques des CHU d'Angers, Brest, Nantes, Rennes et Tours.

[1241] Le Canceropôle GSO regroupe les CHU de Bordeaux, Limoges, Montpellier, Nîmes et Toulouse.

[1242] Qui regroupe la tumorothèque de l'Institut Paoli-Calmettes de Marseille, la tumorothèque de l'Assistance Publique – Hôpitaux de Marseille et enfin la tumorothèque du CHU/CAL de Nice.

administratifs recueillis à partir d'enquêtes ou de questionnaires [afin] d'optimiser à l'échelle nationale le recueil de toutes ces informations, leur intégration et leur exploitation transversale par différentes disciplines de recherche »[1243]. Ces bases, orientées autour d'une pathologie commune, regroupent échantillons et données associées et sont susceptibles d'être consultées par l'ensemble de la communauté scientifique.

[1243] P. BOUCHER, art. préc., p. 158.

Chapitre II. Une valorisation orientée vers la qualité des collections d'échantillons biologiques

Augmenter le nombre des ressources biologiques disponibles pour la recherche a été la préoccupation première des pouvoirs publics dans la phase nationale de structuration de l'activité de biobanque. Pour y parvenir, le cadre juridique volontariste réclamé par les professionnels du secteur été mis en place. Mais cet accroissement de la ressource disponible ne pouvait à lui seul suffire à produire des résultats significatifs en termes scientifiques. Conscients qu'il ne leur suffisait pas de détenir davantage d'échantillons, mais plutôt des échantillons qui, par la précision des informations associées et les conditions rigoureuses de leur gestion permettraient d'obtenir de meilleurs résultats en recherche, les professionnels ont concomitamment réorienté leurs pratiques dans une logique qualitative.

Plus qu'une simple déclaration d'intention, les centres de ressources biologiques ont structuré leur mode de gouvernance et leurs procédures internes, pour garantir la qualité des échantillons biologiques et des données dont ils proposent l'hébergement et la mise à disposition. Pour ce faire, les centres de ressources biologiques ont progressivement engagé des démarches volontaires de certification pour développer en leur sein des systèmes de management de la qualité. La certification est également devenue indispensable aux yeux des pouvoirs publics qui en font désormais une condition *sine qua non* de l'attribution annuelle de financements.

La certification participe indiscutablement de la valorisation des collections d'échantillons biologiques en standardisant les pratiques dont elles sont l'objet. La qualité s'impose d'autant plus comme un prérequis dans un environnement évolutif et concurrentiel (Section 1).

Toutefois, la qualité ne saurait constituer le seul horizon de l'activité de biobanque. Leur valorisation passe également par leur ouverture à un public plus large. Par ouverture, il convient d'entendre les actions qui visent à médiatiser les activités menées par ces infrastructures, à promouvoir leur utilité sociale auprès des patients et de l'ensemble de la société. D'autres outils de politique publique permettraient d'atteindre cet objectif ambitieux. Parmi eux, le label s'impose comme un levier de valorisation intéressant (Section 2).

Section I. L'activité de biobanque déterminée par la qualité des collections d'échantillons biologiques

Parallèlement aux processus normatifs d'encadrement, dont l'objet principal était de garantir les droits des donneurs et les conditions de sécurité sanitaire dans les biobanques, s'est développée une préoccupation particulière pour la qualité des prestations proposées et des produits mis à la disposition de la communauté scientifique. La qualité, d'abord envisagée comme un objectif à atteindre, s'est rapidement imposée, à la suite de politiques publiques incitatives, comme un impératif pour des structures en quête de visibilité sur un segment concurrentiel (§1). La prise en compte de ce nouveau besoin s'est matérialisée par le développement d'outils de certification, d'abord de portée générale, puis appliqués aux CRB en vue de standardiser leur organisation interne et leur gouvernance afin de produire des ressources biologiques de haute qualité (§2).

§1. La qualité exigée pour de nouvelles opportunités

Après s'être organisés de manière à faire respecter les droits des patients, les CRB se sont mobilisés pour assurer la production de ressources biologiques répondant à des standards qualitatifs élevés. Cette recherche systématique de qualité reposait dans un premier temps sur une politique volontariste des pouvoirs publics français, à la suite d'une large réflexion institutionnelle (A). La qualité est devenue, et demeure aujourd'hui, un critère distinctif et incitatif qui permet aux CRB de valoriser leurs activités (B).

A. La qualité, nouveau standard de l'activité de biobanque

La professionnalisation des CRB s'est manifestée par une conversion progressive au management de la qualité (1). Cette démarche a été réclamée et encouragée par plusieurs institutions ainsi que par des textes normatifs (2).

1. Une conversion progressive au management de la qualité

Notion de qualité. Le terme « qualité » revêt plusieurs significations. Selon une définition communément admise, la qualité peut s'entendre comme « ce qui rend quelque chose supérieur à la moyenne » ou encore « chacun des aspects positifs de quelque chose qui font qu'il correspond au mieux à ce qu'on en attend »[1244]. Appliquée au champ des biobanques, en tant qu'infrastructures, la qualité s'applique aussi bien à l'organisation de l'activité qu'au produit résultant de cette activité. La première concourant à la réalisation du second.

La question de la qualité des échantillons biologiques s'est d'abord posée dans le cadre des activités thérapeutiques, notamment les greffes. Elle s'inscrivait alors dans une démarche d'ampleur dont l'objet était de promouvoir la qualité au sein des institutions sanitaires[1245]. L'arrêté du 29 décembre 1998[1246] abordait déjà, avec une extrême précision, l'ensemble des bonnes pratiques applicables aux biobanques, avec une attention toute particulière faite aux questions d'« assurance de la qualité »[1247]. Cet arrêté, dans son découpage ainsi que dans son contenu, renfermait

---

[1244] Dictionnaire *Le petit Larousse*, occ. « Qualité ».

[1245] L. CLUZET-MÉTAYER, « L'irruption de la qualité dans le domaine sanitaire », *RDSS*, 2014, p. 1002.

[1246] Arrêté du 29 déc. 1998 (JO n° 6, 8 janv. 1999).

[1247] Cet arrêté définit l'assurance de la qualité comme « l'ensemble des mesures prises pour s'assurer que les tissus mis à disposition sont de la qualité requise pour l'usage auquel ils sont destinés ».

déjà la plupart des préconisations qui seront appliquées aux biobanques de recherche, et que l'on retrouve encore aujourd'hui dans les standards de certification.

Si l'impératif de qualité des échantillons biologiques apparaît comme une évidence dans le champ thérapeutique – les éléments et produits ayant vocation à être réimplantés ou transformés pour servir de thérapeutique à l'Homme –, la dimension qualitative des échantillons est apparue plus tardivement dans le champ de la recherche.

Conversion au management de la qualité. Les démarches qualitatives entamées par les CRB ont pour vocation essentielle de fiabiliser les ressources biologiques mises à la disposition de la communauté scientifique. Ce besoin de fiabilité s'est fait ressentir lorsque la multiplication des prélèvements d'échantillons a conduit à un accroissement considérable des projets de recherche effectués à partir de ces ressources, ainsi qu'au développement des échanges internationaux de ressources biologiques.

Ces facteurs ont provoqué l'élaboration de procédures pour s'assurer de la traçabilité[1248] des échantillons biologiques et des données associées. Elles ont participé à garantir la sécurité sanitaire du personnel des CRB et les droits des personnes ayant consenti à l'utilisation de leurs ressources pour une recherche scientifique. Cette demande qualitative a également émané des partenaires des CRB, aussi bien publics que privés, soucieux des conditions de stockage des échantillons confiés à la biobanque, ou qui leur étaient mis à disposition. La qualité des échantillons est progressivement devenue « une condition *sine qua non* de l'établissement d'une collaboration avec des structures privées de recherche qui diligentent même parfois des audits internes pour vérifier le SMQ [système de management de la qualité] appliqué pour la gestion des échantillons concernés par le projet de recherche »[1249]. Il convenait enfin de limiter le risque de voir des échantillons de mauvaise qualité fausser les résultats de recherches et entrainer l'échec de projets souvent coûteux, et impliquant de multiples partenaires[1250].

Face à cette nouvelle demande, les CRB sont entrés, au début des années deux mille, dans une phase de professionnalisation qui les a conduits à se structurer sur le modèle des entreprises privées du secteur et à se convertir au système de management de la qualité [1251]. Le système de management de la qualité peut se définir comme « une discipline du management regroupant l'ensemble des concepts

[1248] L'arrêté du 29 déc. 1998 définit la traçabilité comme « l'ensemble des informations et des mesures permettant de suivre et de retrouver rapidement chacune des étapes allant de l'examen clinique du donneur à l'utilisation thérapeutique de cet élément ou produit du corps humain, en passant par le prélèvement, la transformation, la conservation, le transport, la distribution et la dispensation à un patient ».

[1249] J.-H. DI DONATO, « Certification des CRB : plus qu'un certificat, un levier de valorisation », *in* X. Bioy (dir.), *La régulation publique des centres de ressources biologiques, le cas des tumorothèques*, Paris, LEH Édition, 2018, p. 189.

[1250] S.-B. SOMIARI et R.-I. SOMIARI, "The future of biobanking: A conceptual look at how biobanks can respond to the growing human biospecimen needs of researchers", *Biobanking in the 21st century*, Springer, 2015, p. 16.

[1251] Au sens de la norme NF S96-900 « le système de management de la qualité représente l'ensemble des actions établies, mises en œuvre et surveillées pour mettre en application la politique qualité du CRB et atteindre les objectifs fixés ».

et méthodes visant à satisfaire les clients d'un organisme (en général les entreprises, associations, organismes publics) et à fournir des produits et services correspondant à leurs attentes »[1252]. Cette méthode généraliste, issue de la gamme des standards ISO 9000, n'avait initialement pas vocation à s'appliquer aux CRB. Elle s'est pourtant rapidement imposée comme le modèle de structuration commun à l'ensemble de ces organismes de recherche soucieux de délivrer à leurs partenaires des produits de qualité. Cette conversion aux principes tirés des méthodes du management privé conduit inévitablement à assimiler l'échantillon biologique à un produit, avec toutes les conséquences juridiques qui découlent de cette inférence.

2. Une conversion encouragée au management de la qualité

Réflexion institutionnelle autour de la qualité. Cette transformation s'est également appuyée sur de multiples documents de travail produits par les institutions sanitaires spécialisées. Ces textes, normatifs et non-normatifs, souvent d'inspiration commune, ont permis d'instiller une culture de la qualité dans les centres de ressources biologiques français.

Comme cela était déjà le cas pour l'arrêté du 29 décembre 1998, les premiers rapports ont principalement concerné les éléments et produits du corps humain utilisés pour une finalité thérapeutique. Dès 2000, l'agence nationale d'accréditation et d'évaluation en santé (ANAES) publiait une série de *Recommandations pour la cryopréservation de cellules et tissus tumoraux dans le but de réaliser des analyses moléculaires*[1253].

Deux années plus tard, l'IGAS publiait un plaidoyer pour le renforcement de la qualité et de la sécurité du système de conservation d'éléments du corps humain[1254]. L'IGAS proposait déjà de rendre obligatoire les bonnes pratiques « visant à s'assurer de la qualité des matériaux, des méthodes de congélation, des techniques d'examen et des circuits de prélèvements »[1255]. Elle insistait également sur la nécessité d'adopter des normes de qualité internationalement reconnues pour valoriser les collections, et pointait l'intérêt majeur pour la France de s'impliquer dans la définition de cette norme sachant que « la primauté dans la définition d'une norme qui structure l'avenir, peut représenter un avantage stratégique certain pour le pays qui l'a définie »[1256].

En 2006, l'INCa publiait ses *Recommandation pour le recueil, la conservation et l'utilisation des échantillons tumoraux humains dans le cadre de la prise en charge médicale et de la recherche en cancérologie*[1257]. Ce document, circonscrit aux échantillons tumoraux, était le premier à concerner aussi bien les aspects thérapeutiques que scientifiques de l'activité.

[1252] E. SIMON, *Les principes du management de la qualité : application au traitement de la commande en zone Afrique subsaharienne chez Pierre Fabre Médicament*, thèse de doctorat, Université Toulouse III – Paul Sabatier, 2018, 234 p.

[1253] Rapport fait au nom de l'ANAES par la Société française de pathologie, la Société française d'hématologie et la Société française de cancérologie, mai 2000.

[1254] IGAS, *Conservation d'éléments du corps humain en milieu hospitalier*, rapp., mars 2002, 88 p.

[1255] *Ibid.*, p. 74.

[1256] *Ibid.*, p. 78.

[1257] INCa, *Recommandation pour le recueil, la conservation et l'utilisation des échantillons tumoraux humains dans le cadre de la prise en charge médicale et de la recherche en cancérologie*, nov. 2006, 23 p.

Une véritable étape sera franchie en 2007 avec la publication des *Lignes directrices de l'OCDE relatives aux pratiques exemplaires concernant les centres de ressources biologiques*. Ce rapport faisait état des travaux menés par le groupe d'étude spécialisé sur les CRB créé par le groupe de travail « Biotechnologie » de l'OCDE. Les préconisations formulées dans ce rapport ont servi de modèle à la structuration de nombreux CRB français et seront par la suite reprises dans les normes techniques établies par les organismes de certification pour devenir les « applications métier » des normes générales de management de la qualité[1258]. Dans la lignée des préconisations formulées par l'OCDE en 2001[1259], ce rapport proposait notamment la désignation d'un responsable qualité au sein de chaque CRB, la rédaction d'un manuel qualité ainsi que la tenue d'une gestion documentaire rigoureuse.

B. La qualité, critère incitatif de l'activité de biobanque

Les pouvoirs publics ont érigé la qualité comme critère central de l'activité de biobanque. Pour inciter les acteurs à s'emparer de cette démarche, des leviers normatifs et financiers ont été activés (1). Outre ces actions, les CRB ont rapidement compris l'intérêt que pouvait susciter pour eux l'adoption d'une démarche qualité (2).

1. L'incitation normative et financière initiée par les pouvoirs publics

Implication française dans la démarche qualité. La France fait partie des premiers pays à avoir mis en œuvre une véritable politique publique de structuration des biobanques, et à avoir compris l'intérêt de produire des échantillons biologiques de qualité[1260]. Cette position résulte certainement des constats formulés dans les deux rapports de l'IGAS en 1993 puis 2002[1261], qui pointaient la nécessité d'orienter le système de conservation des échantillons humain vers une logique plus qualitative. Ce fut chose faite dès le début des années deux-mille puisque la France allait s'imposer comme la locomotive européenne dans les démarches qualité des CRB.

Dans le droit interne, l'instauration d'un régime de police administrative pour les activités de préparation et de conservation d'éléments et produits du corps humain a marqué la volonté des pouvoirs publics d'influer sur la qualité des ressources biologiques stockées par les institutions de recherche. Dans le même temps, le ministère de la recherche lançait le 14 mai 2001, un appel à projets intitulé « collections de matériels biologiques d'origine humaine à des fins de recherche » pour financer à hauteur de vingt-cinq millions d'euros la structuration de biobanques hospitalières qui souhaitaient s'inscrire dans une démarche d'assurance qualité, de traçabilité et d'accessibilité des données. Enfin, le gouvernement a créé

[1258] Notamment la norme française NF S96-900 parue en juill. 2008, puis la norme internationale ISO 20387 :2018 publiée en 2018.

[1259] OCDE, *Biological resources centres, underpinning the future of life sciences and biotechnology*, mars 2001, 68 p.

[1260] S. VANDENBORGHT, M. THIEBAUD et A.-C. EDELMAN, *Garantir la qualité de vos ressources biologiques*, INSERM/BIOBANQUES, 2013, p. 5-7.

[1261] IGAS, *Enquête sur les banques de tissus d'origine humaine*, rapp., 1993, 91 p. ; IGAS, *Conservation d'éléments du corps humain en milieu hospitalier*, rapp., mars 2002, 88 p.

en 2001, sous l'égide de l'INSERM, le comité consultatif des ressources biologiques, dont l'objet était d'évaluer et d'accréditer les futurs CRB afin de mettre en place un réseau national. Bien que son action fût limitée, ce comité illustrait à l'époque la démarche volontariste de l'État en ce domaine.

Implication à l'international. Au niveau européen, la France a présidé le groupe de travail de l'OCDE dont l'objet était d'établir des règles de bonnes pratiques pour la gestion des collections d'échantillons biologiques[1262] et d'assurer la coordination du groupe de travail international pour la rédaction de la norme de standardisation internationale relative au biobanking[1263]. Parallèlement aux démarches françaises, des projets en faveur de l'harmonisation des pratiques et de l'échange d'expérience entre les CRB ont été élaborés. Il s'agissait notamment de l'initiative « BioSHaRE-EU »[1264] et du projet ELSPBSBBE[1265], financé par la commission européenne et coordonné par l'INSERM, dont l'objectif était d'optimiser les modalités de partage des ressources biologiques[1266].

2. L'intérêt de la démarche qualité pour les centres de ressources biologiques

Amélioration des pratiques internes du CRB. L'intérêt pour les CRB d'entamer une démarche volontaire de structuration d'un système qualité et de la faire valider par un organisme certificateur est double. D'abord, l'existence d'un système de management de la qualité au sein de ce type d'organisme permet d'en améliorer considérablement les pratiques. L'établissement de procédures certifiées pour chacune des prestations rendues par le CRB, notamment les étapes de prélèvement, de conservation et de mise à disposition des échantillons, permettent d'assurer la fiabilité des ressources. Elles diminuent les cas de non-conformité et facilitent les échanges avec les partenaires. Cette gestion, au-delà de « rationaliser les stockages d'échantillons pour ne conserver que des ressources biologiques de qualité ayant un intérêt pour les recherches »[1267] permet également de « mettre en place une politique de distribution pour favoriser la recherche interne de leur institution, les collaborations scientifiques et le développement de toutes les recherches publiques et privées »[1268].

Garantie envers les tiers L'accomplissement d'une démarche qualité constitue un élément de reconnaissance extérieure pour les CRB. Elle permet d'accroitre leur visibilité auprès des institutionnels et du grand public. À ce titre, la certification est

---

[1262] Groupe de travail constitué en 2001 selon les préconisations du premier rapport de l'OCDE relatif aux CRB.

[1263] ISO 20387 : 2018 *Exigences générales relatives au « biobanking »*, complétée par les recommandations issues de la norme ISO/TR22758 :2020 *Biotechnologie – Biobanking – Guide de mise en œuvre de l'ISO 20387*.

[1264] *Biobank Standardisation and Harmonisation for Research Excellence in the European Union.*

[1265] *Ethical, Legal, Social and Practical Barriers to Sharing Between Biobanks in Europe*. Projet financé à hauteur de 240 205 euros par la Commission Européenne entre sept. 2011 et août 2013.

[1266] M.-A. ROTHSTEIN et B.-M. KNOPPERS, "Harmonizing privacy laws to enable international biobank research", *The journal of law medicine & ethics*, déc. 2015, p. 673.

[1267] J.-H. DI DONATO, « Certification des CRB : plus qu'un certificat, un levier de valorisation », *in* X. Bioy (dir.), *La régulation publique des centres de ressources biologiques, le cas des tumorothèques*, Paris, LEH Édition, 2018, p. 187.

[1268] *Ibid.*, p. 188.

une « preuve, apportée par une tierce partie, de cette organisation tournée vers la performance des services et l'optimisation de l'utilisation des collections »[1269]. Véritable gage de confiance, le respect des normes qualité renforce et professionnalise les relations entre le CRB et ses interlocuteurs. Dans sa relation avec les patients d'abord, qui consentiront plus facilement à ce que leurs prélèvements soient hébergés par des structures au sein desquelles la qualité est garantie. Dans sa relation avec ses partenaires de recherche, qui exigent désormais que leur soient mis à disposition des échantillons de qualité irréprochable.

Levier financier. Le respect des normes qualité se présente également comme un levier financier pour les CRB. Les pouvoirs publics ont érigé la qualité comme critère d'éligibilité à certains financements. C'est le cas depuis 2019 pour la principale dotation publique allouée aux CRB que sont les MERRI[1270]. Du côté des financements privés, la certification des pratiques peut représenter un avantage concurrentiel dans le cadre d'appels à projets. Elle permet de développer les partenariats de recherche avec des institutions privées et participe indirectement à l'autofinancement des CRB.

§2. La qualité témoignée par des procédures de certification

La certification des CRB repose sur une démarche volontaire de conformation à une norme établie par des institutions spécialisées, au niveau national et international (A). Plusieurs normes, générales ou spécifiques aux biobanques, trouvent une application aux CRB. Toutes reposent sur la mise en place d'un système de management de la qualité (B).

A. La qualité institutionnalisée

Recours à la normalisation. La normalisation consiste en une activité dont l'objet est de « fournir des documents de référence comportant des solutions à des problèmes techniques et commerciaux concernant les produits, biens et services qui se posent de façon répétée dans des relations entre partenaires économiques, scientifiques, techniques et sociaux »[1271]. Désormais assimilée à une activité d'intérêt général[1272], les biobanques n'ont pas échappé à l'extension progressive du champ de la normalisation. Il convient d'emblée d'opérer une distinction entre le processus de normalisation, pratiqué par des institutions nationales et internationales chargées d'une mission de service public et dont l'objet consiste à établir des normes standardisées d'application générale et volontaire, et la procédure de certification, assurée par des structures privées accréditées[1273], dont l'objet est de contrôler la conformité des pratiques internes d'une structure par rapport aux exigences de la norme générale.

1269 *Ibid.*, p. 187.

1270 DGOS, MIG D04 : Préparation, conservation et mise à disposition de ressources biologiques.

1271 Décr. n°84-74 du 26 janv. 1984 (abrogé) fixant le statut de la normalisation (JO 1er fév. 1984), art. 1.

1272 Décr. n°2009-697 du 16 juin 2009 (JO n° 138, 17 juin 2009), art. 1.

1273 La liste des organismes certificateurs est établie par le ministère du travail après accréditation par le comité français d'accréditation. Exemple : Bureau Véritas, AFNOR certification ou encore Qualibat.

La normalisation participe, dans une tendance plus large, à la transformation de la gouvernance publique et au passage vers la régulation de certaines activités. La régulation se caractérise par un recul des interventions directes des pouvoirs publics. Elles sont remplacées par des mécanismes incitatifs à destination des acteurs d'un secteur donné, et par une tendance à l'auto-encadrement par l'intermédiaire d'une production normative volontaire[1274]. Comme l'ensemble des normes internationales de standardisation, celles applicables aux CRB « résultent d'un travail réalisé entre les parties intéressées, reposent sur des données scientifiques et techniques, s'appuient sur un consensus et demeurent d'application volontaire »[1275]. Ces normes s'intègrent parfaitement dans ce mouvement de transformation de l'action publique. Leur capacité à être acceptées par leurs destinataires est forte, car ces derniers sont à la base de leur élaboration.

Paysage institutionnel de la normalisation. Au titre des institutions de normalisation, l'on retrouve l'*International standard organisation* (ISO). L'ISO est une organisation internationale non gouvernementale créée en 1947, dont l'objet consiste à « favoriser le développement de la normalisation […] en vue de faciliter entre les nations les échanges de marchandises et les prestations de services, d'améliorer la gestion des processus opérationnels »[1276]. Située à Genève, elle regroupe aujourd'hui 165 membres par l'intermédiaire de leurs organismes nationaux de normalisation. L'Agence française de normalisation (AFNOR), en qualité de membre fondateur, représente la France au sein des instances décisionnelles de l'ISO. Depuis sa création, l'ISO a mis en place 23 351 normes internationales qui couvrent l'ensemble des aspects de la production et de la technologie. Les biobanques ont pris l'habitude d'engager des démarches de certification par rapport à deux d'entre elles, la norme générale ISO 9001 relative à la mise en place d'un système de management de la qualité (SMQ), et plus récemment la norme spécialisée ISO 20387 : 2018 qui fixe des exigences générales relatives au *biobanking*.

Au niveau national, l'AFNOR assure cette fonction de normalisation. Créée en 1926, l'AFNOR relève d'un statut associatif et s'est vue confier, par un décret de 1984[1277], une mission d'intérêt général relative à la normalisation. Les missions de l'AFNOR telles qu'indiquées dans le décret de 1984 étaient relativement larges. Elles concernaient notamment le recensement des besoins : « en normes nouvelles, de coordination des travaux de normalisation, de centralisation et d'examen des projets de normes, de diffusion des normes, de promotion de la normalisation, de formation à la normalisation et de représentation des intérêts français dans les instances internationales non gouvernementales de normalisation »[1278]. Ces missions ont été réduites en 2009 et désormais l'AFNOR « oriente et

---

[1274] C. BARLET, « Autorisations, inspection et contrôle des établissements de santé », *RDSS*, 2020, n° 3, p. 442.
[1275] O. BORRAZ, « Les normes – Instruments dépolitisés de l'action publique », *in* P. Lascoumes et P. Le Gales (dir.), *Gouverner par les instruments*, Presses de Sciences Po, coll. « Académique », 2005, p. 125.
[1276] Statuts de l'ISO, 19ème éd., 2018, art. 2.
[1277] Décr. n° 2009-697 du 16 juin 2009 (JO n° 138, 17 juin 2009), art. 1.
[1278] Décr. n°84-74 du 26 janv. 1984 préc., art. 5.

coordonne l'élaboration des normes nationales et la participation à l'élaboration des normes européennes et internationales ».

Procédure volontaire de certification. Sur la base de ces référentiels, les organismes volontaires peuvent procéder à leur certification. La certification peut être entendue comme « une démarche interne de l'entreprise destinée à donner confiance au client dans son aptitude à remplir les exigences relatives au produit ou au service fourni. C'est aussi réduire les risques de dysfonctionnement en maîtrisant en permanence son système qualité »[1279]. Plus précisément encore, le Code de la consommation définit la certification comme « l'activité par laquelle un organisme, distinct du fabricant, de l'importateur, du vendeur, du prestataire ou du client, atteste qu'un produit, un service ou une combinaison de produits et de services est conforme à des caractéristiques décrites dans un référentiel de certification »[1280].

Traditionnellement l'apanage des structures privées, la certification s'est progressivement développée dans le champ de l'activité publique[1281], et tout particulièrement dans le domaine sanitaire. La logique qualitative qui prévaut dans chacune des démarches de certification est parfaitement résumée par monsieur Gunzle selon lequel : « développer la concurrence par la qualité à côté d'une concurrence fondée exclusivement sur le prix, développer la confiance du consommateur en lui apportant des garanties objectives par l'intervention d'un organisme indépendant et impartial, pour aboutir à la reconnaissance et à la valorisation de la qualité des produits et des services »[1282].

Les responsables de biobanques se sont rapidement saisis des référentiels applicables à leur activité. Ils ont d'abord certifié leurs pratiques à des normes générales de management de la qualité (ISO 9001) avant de se conformer à des normes spécifiquement élaborées pour leur activité (NF S96-900 et ISO 20387).

B. La diversité des normes qualité applicables aux centres de ressources biologiques

Trois normes sont principalement mobilisées par les CRB dans leur démarche de certification. Comme les certifications sont cumulatives, la plupart des biobanques ont été certifiées ISO 9001 (1) et/ou NF S96-900 (2). D'application plus récente, l'ISO 20387 : 2018 est une norme internationale spécialisée à laquelle les biobanques commencent à se conformer (3).

[1279] Ministère de la fonction publique et de la réforme de l'État, *S'engager sur la qualité du service. Guide méthodologique*, 2001, p. 94.

[1280] Art. L. 433-3 C. conso.

[1281] La certification des services a été rendue possible en France après l'adoption de la loi n° 94-442 du 3 juin 1994 (JO n° 128, 4 juin 1994) et son décret d'application n° 95-354 du 30 mars 1995 (JO n° 81, 5 avr. 1995).

[1282] G. GUNZLE, « La certification des produits industriels et des services », *Les notes bleues de Bercy*, 15 mars 1996, p. 82.

1. L'ISO 9001, une norme généraliste

L'ISO 9001 intitulée « management de la qualité », créée en 1987[1283], est une norme d'application générale dont l'objet consiste à améliorer les systèmes de production d'organismes publics ou privés, par l'application de principes d'organisation orientés vers la satisfaction de standards qualitatifs. Depuis sa création, environ 1,1 million de structures ont été certifiées conformément aux prescriptions de la norme ISO 9001. Même si l'ISO 9001 n'a pas directement vocation à s'appliquer aux biobanques, il est apparu que les principes qu'elle mettait en œuvre pouvaient s'appliquer aussi bien à la structure, c'est-à-dire le CRB en tant qu'institution de recherche, qu'au produit délivré par cette structure, à savoir les échantillons biologiques. Au titre des principes qui fondent le système de management de la qualité, l'on retrouve notamment « une forte orientation client, la motivation et l'engagement de la direction, l'approche processus et l'amélioration continue »[1284] pour constamment satisfaire les demandes des parties intéressées[1285]. Les premiers CRB français à avoir entrepris ces démarches se sont mis en conformité à la norme ISO 9001. Avant 2008, il s'agissait de la seule norme à pouvoir s'appliquer à leur activité, et qui plus est, de portée internationale. Dès l'entrée en vigueur de la norme NF S96-900, spécifiquement adaptée à leurs pratiques, les CRB français ont pour la plupart obtenu la double certification.

2. La NF S96-900, une norme française spécialisée

Champ d'application. La norme NF S96-900 « Système de management d'un CRB et qualité des ressources biologiques », publiée en juillet 2008[1286], est une norme volontaire[1287], d'application française, qui reprend la structure de l'ISO 9001 pour en faire une application « métier » spécifique à l'activité des CRB. La norme introduit des exigences applicables aux CRB en tant qu'unités de production, et des « exigences nécessaires pour assurer la qualité de leurs collections »[1288]. Elle concerne uniquement les collections scientifiques et exclut de son champ d'application la réunion d'échantillons biologiques pour une finalité thérapeutique. La certification est accordée pour une durée de trois ans et fait l'objet d'un suivi annuel. Son renouvellement repose sur la réalisation d'un nouvel audit du système qualité réalisé par un auditeur différent de celui ayant mené la première investigation.

Finalité de la certification. L'instauration d'un système de management de la qualité (SMQ) au sein d'un CRB peut s'entendre comme « l'ensemble des actions

---

[1283] Une mise à jour périodique de la norme est effectuée par l'organisme.

[1284] Descriptif de la norme ISO 9001.

[1285] Appliqué aux biobanques et selon les indications de la norme NF S96-900, les parties intéressées sont notamment : les patients, les fournisseurs de ressources biologiques, le responsable de collection, les déposants d'échantillons, les utilisateurs de ressources biologiques, le personnel du CRB et les fournisseurs.

[1286] Norme publiée en juill. 2008 puis révisée 17 sept. 2011. La NF S96-900 a été confirmée le 30 nov. 2016 et son réexamen est prévu à partir du mois de sept. 2021.

[1287] Dans la mesure où cette norme a été élaborée par les acteurs relevant du champ des biobanques et que les CRB qui décident de s'inscrire dans cette démarche le font librement.

[1288] AFNOR, NF S96-900, version 2016, p. 6.

établies, mises en œuvre et surveillées pour mettre en application la politique qualité du CRB et atteindre les objectifs fixés »[1289]. Pour être efficace, le SMQ doit être imaginé par et pour l'organisme concerné. Il doit être documenté, entretenu, évalué et ajusté pour être continuellement amélioré. La démarche repose sur la détermination de processus opérationnels desquels va découler une chaîne de responsabilités. La réalisation de ces processus repose sur la mise en œuvre de procédures spécialement élaborées[1290], ainsi que sur des documents cadre et des enregistrements d'informations qui feront l'objet d'un traitement et d'un archivage[1291].

La NF S96-900 est découpée en trois parties qui abordent respectivement les aspects stratégiques, organisationnels et techniques de l'activité des CBR. La première partie intitulée « Politique qualité et organisation » traite des aspects stratégiques liés à la mise en œuvre d'un SMQ au sein du CRB et organise la mise en pratique de ses principes fondamentaux. La seconde partie évoque les moyens matériels et humains nécessaires au fonctionnement du CRB. La troisième partie concerne la gestion concrète des échantillons biologiques tout au long de leur prise en charge par le CRB.

Mise en œuvre de processus et de procédures. La mise en place d'un SMQ nécessite d'abord de découper l'activité du CRB en grands ensembles qualifiés de « processus », et en séries d'activités qui elles-mêmes feront l'objet de procédures spécifiques et standardisées pour leur réalisation. Cette étape n'est réalisable qu'avec le soutien de la direction de l'établissement concerné. À ce titre, la direction doit, par écrit, formaliser son engagement dans cette démarche qualité et énumérer les moyens, notamment financiers, qu'elle compte mettre en œuvre pour la mener à bien. Dans leur grande majorité, les CRB s'organisent autour de de trois grands processus.

Un processus de pilotage, qui regroupe les activités ayant vocation à déterminer les orientations stratégiques du CRB, évaluer la mise en œuvre et l'amélioration du SMQ, et gérer le management des autres processus[1292].

Un processus opérationnel, qui traite le cœur de métier des CRB. Il concerne toute la chaîne de prise en charge des échantillons et des données associées, la gestion des projets de recherche et l'évaluation de la satisfaction client.

Un processus support, qui encadre les activités de soutien matériel et humain aux activités opérationnelles du CRB[1293]. L'ensemble de ces processus sont commandés, au-delà des instances décisionnelles du CRB, par un responsable qualité, spécialement formé à cet effet. Ce dernier détient une mission de suivi et

---

1289 *Ibid.*, p. 8.

1290 La norme renvoie à une série de 12 procédures couvrant la totalité du champ d'activité d'une biobanque.

1291 La gestion documentaire constitue un pilier du SMQ. Elle suppose la production de documents, leur renseignement et leur archivage dans des lieux dédiés et pour une durée déterminée.

1292 Plus concrètement, ce processus concerne les orientations stratégiques de la structure, décidées notamment sur la base des activités d'audit, de revues de direction, de gestion documentaire ou encore de communication du CRB.

1293 Ce processus concerne notamment les activités de maintenance (des locaux et du matériel), de fournitures et d'achats ainsi que la gestion des ressources humaines et du système d'information.

d'amélioration du SMQ. Il informe et dialogue avec les instances décisionnelles du CRB et assure la formation de son personnel[1294].

Maîtrise de la gestion documentaire. La démarche qualité implique également la réalisation et l'obtention d'un certain nombre de documents, ainsi que l'établissement de pratiques rigoureuses pour la gestion documentaire de l'activité du CRB. Plusieurs documents administratifs sont nécessaires pour obtenir la certification. Il s'agit notamment du formulaire de déclaration, ou le récépissé ministériel d'obtention de l'autorisation pour mener à bien l'activité de conservation d'échantillons, la déclaration des fichiers auprès de la CNIL ainsi que la lettre d'engagement de la direction à la démarche qualité.

D'autres documents doivent être spécialement établis par le CRB. C'est le cas du document qui détermine les besoins et les attentes des parties intéressées ainsi que du manuel qualité, véritable carnet de bord du CRB dans le cadre de sa démarche qualité. Ce document cardinal regroupe, outre les documents administratifs ci-dessus mentionnés, toutes les informations concernant le champ d'application du SMQ et notamment les collections concernées, les sites retenus, l'organigramme de la structure, les « processus » opérationnels couverts ainsi que les procédures documentées établies par le SMQ. Ce document est mis à la disposition du personnel et du grand public. Parallèlement à cela, la norme détermine des exigences pour la gestion documentaire[1295] et les enregistrements[1296]. Bien souvent, ces missions sont assurées par un logiciel métier dont le CRB aura fait l'acquisition[1297].

Mesure et analyse continuelle des pratiques. Le SMQ nécessite enfin la mise en place d'outils d'évaluation de l'activité, d'analyse des résultats obtenus, et d'amélioration continue des pratiques. À ce titre, les CRB sont invités à instaurer des pratiques telles que l'audit interne annuel, les enquêtes de satisfaction auprès des partenaires et le suivi des réclamations afin d'évaluer en permanence la qualité de leurs processus et des produits qu'ils délivrent.

Parallèlement, le CRB s'assure de la maîtrise des non-conformités. Cette activité consiste à identifier et à écarter les ressources biologiques qui n'entreraient pas en conformité avec les procédures préalablement établies « de manière à empêcher leur utilisation ou mise à disposition non-intentionnelle ». Là encore, l'objectif pour le CRB est de déterminer la source de ces non-conformités, de la corriger immédiatement, et d'assurer des actions préventives afin d'éviter qu'une telle situation ne se reproduise.

Organisation des moyens matériels et humains. Cette partie détaille l'ensemble des besoins matériels et humains du CRB et fixe des principes d'organisation et de

[1294] Le responsable qualité est un acteur central de l'organisation d'un CRB. Sa fonction consiste à évaluer en permanence l'efficacité du SMQ et d'en informer sa direction par un ensemble de documents écrits témoignant de son bon au mauvais fonctionnement.

[1295] Ensemble des pratiques relatives à la compilation, la communication, la modification, la mise à jour, l'intelligibilité des ressources documentaires détenues au sein du CRB.

[1296] La norme impose l'enregistrement de certaines activités (non-conformités d'échantillons, exigences des parties dans le cadre d'un projet scientifique, délégations de responsabilités, entretien et nettoyage des locaux et du matériel, maintenance des logiciels…).

[1297] Logiciel ENNOV pour l'ICM Montpellier ou encore le logiciel Kalilab pour la PRB Henri Mondor.

gestion des flux en son sein[1298]. Un bon fonctionnement suppose avant tout la présence d'un personnel qualifié, en nombre suffisant, dont les fonctions et les accès dans les locaux auront été préalablement déterminés par une fiche de poste. Comme pour l'ensemble des personnels en santé, les employés d'un CRB sont soumis à une obligation de formation qui participe de l'amélioration continue du SMQ. Une attention particulière est portée à l'aménagement des locaux[1299], à la sécurisation des accès ainsi qu'à leur maintenance, afin de maîtriser les risques incendie, chimique et biologique qui planent autour de l'activité. Le matériel de conservation et le matériel informatique font également l'objet de préconisations, notamment par l'établissement de procédures en cas de dysfonctionnement[1300], et d'une gestion planifiée et archivée de la maintenance. Enfin, l'acquisition de matériel repose sur une procédure d'achat qui détermine une série d'exigences vis-à-vis des acquisitions effectuées par le CRB[1301].

Organisation opérationnelle pour la gestion des ressources biologiques. La troisième partie de la norme aborde spécifiquement ce qui constitue le cœur de l'activité des CRB, la gestion d'échantillons biologiques et de données associées[1302]. Le CRB concerné doit fixer les modalités de mise à disposition des échantillons biologiques qu'il conserve, ainsi que les conditions auxquelles les tiers pourront demander le stockage de leurs échantillons. Il définit également les critères d'acceptation et de qualité des ressources biologiques qu'il est susceptible d'accueillir, ainsi que les modalités de leur contrôle à la réception[1303]. Ces règles font l'objet d'une documentation spécifique mise à la disposition des demandeurs, le plus souvent sur le site du CRB. Toute mise à disposition de matériel biologique repose sur un document contractuel préétabli, mais susceptible d'être modifié en fonction des spécificités de la demande. De plus, le CRB détermine, pour chaque étape de la prise en charge de l'échantillon biologique, une procédure documentée qui relate les différents types de préparation, la durée et la méthode de conservation ainsi que les conditions de leur transport. Dans le même temps sont établies des procédures relatives au contrôle de la qualité des échantillons et à leur traçabilité[1304].

1298 Flux d'échantillons biologiques, de personnel, de matières premières et de déchets.

1299 La norme préconise le compartimentage des locaux en fonction du moment de la « vie » de l'échantillon : zone de réception et de préparation des échantillons, zone de conservation et zone d'expédition pour mise à disposition.

1300 Les dysfonctionnements les plus fréquemment constatés sont les variations de température à l'intérieur des cuves de conservation et la diminution du niveau d'azote.

1301 La procédure d'achat est souvent réalisée par un service spécifique de l'institution de rattachement du CRB. Une évaluation des fournisseurs est systématiquement effectuée et enregistrée, après vérification des commandes réalisées.

1302 Le CRB doit s'assurer de la « concordance entre les données enregistrées dans le système d'information et les stocks physiques d'échantillons » (*Garantir la qualité de vos ressources biologiques*, INSERM, 2013, p. 64).

1303 Ce contrôle peut consister en une vérification de la conformité du conditionnement, de l'intégrité des échantillons et de leur nombre, la présence des données associées.

1304 Par traçabilité il convient d'entendre la faculté dont dispose le CRB pour communiquer sur chaque échantillon : son origine et sa filiation, sa caractérisation ainsi que l'historique de ses non-conformités.

3. La norme ISO 20387 : 2018, nouvelle venue au niveau international

Nouveau standard international. L'ISO 20387 : 2018 « exigences générales relatives au "biobanking" » est une norme internationale qui standardise les règles de gestion des échantillons biologiques pour favoriser les collaborations internationales. Elle est le pendant, au niveau international, de la norme française NF S96-900 et a vocation à se cumuler avec l'ISO 9001, plus généraliste, pour la certification des CRB.

L'ISO 20387 reprend les grands principes du SMQ déjà décrits dans la norme française : découpage de l'activité en processus[1305] et en pôles opérationnels[1306], gestion documentaire et traçabilité, compartimentage des locaux, entretien et sécurisation des équipements, description des conditions de préparation, de stockage et de mise à disposition du matériel biologique. La norme ajoute tout de même certaines références bienvenues. Elle met l'accent sur l'exigence d'impartialité qui doit irriguer l'activité de biobanque, insiste sur la nécessité de doter les CRB de la personnalité juridique[1307] et invite ces structures à établir un document stratégique de planification financière de leur l'activité pour en assurer la viabilité à moyen terme[1308].

Elle fait référence au respect de la confidentialité ainsi qu'aux « proprietary rights »[1309] des donneurs et des déposants de matériel biologique. La référence aux droits du propriétaire s'applique aussi bien au donneur qu'aux utilisateurs de l'échantillon. Elle laisse supposer l'existence d'un droit de propriété sur les échantillons biologiques. Cette formulation sème toutefois le doute quant au titulaire de ce droit sur les échantillons, en laissant penser qu'aussi bien les donneurs que les utilisateurs seraient concernés. L'utilisation du terme de propriété dans cette norme internationale n'a néanmoins rien de surprenant, dans la mesure où l'idée d'admettre un droit de propriété sur les échantillons biologiques est majoritaire au sein de la communauté internationale.

Section II. L'activité de biobanque, nouvel objet de labellisation

La labellisation s'inscrit dans une démarche complémentaire aux procédures de certification ci-dessus décrites. Aux côtés de la certification, le label s'affirme comme un outil intéressant pour la valorisation de l'activité de biobanque. Intéressant, car le relatif libéralisme qui prévaut dans les conditions d'attribution d'un label permettrait d'élargir le spectre des candidats à son obtention. Intéressant, car le label offrirait un positionnement distinct de celui proposé par la certification, uniquement centrée sur les questions de qualité et de satisfaction client. Le label permettrait d'attirer l'attention du grand public sur les biobanques, en renvoyant d'elles une image différente, centrée sur l'éthique et l'humanisme de la recherche

---

1305 ISO 20387:2018, "General requirements for "biobanking", 7.1.1.

1306 La norme entérine le découpage en trois pôles opérationnels : management, opérations techniques et support (5.8, p.10).

1307 ISO 20387:2018, "General requirements for "biobanking"", 5.1.

1308 *Ibid.*, 6.1.2.

1309 *Ibid.*, 4.3.1.

scientifique. Le label s'impose alors comme un atout pour la valorisation des activités de biobanque (§1). À ce titre, la création d'une série de labels à destination des biobanques sera proposée (§2).

§1. Le label, un atout pour la valorisation des activités de biobanque

Le label est une notion qui possède les défauts de ses qualités. Sa souplesse explique les difficultés rencontrées par l'observateur pour en cerner précisément les contours. Le label cohabite avec des notions voisines, souvent appréhendées à tort comme synonymes, dont il conviendra de le distinguer (A). Circonscrit, le label s'impose comme un complément autonome aux procédures de certification opérées par les centres de ressources biologiques (B).

A. Un outil de valorisation plébiscité de longue date

Genèse de la labellisation. Le label apparaît aux États-Unis à la fin du XIXème siècle. Il est mis en œuvre par des organisations syndicales privées, désireuses d'indiquer sur leurs produits l'origine et les conditions de leur fabrication[1310]. Leur développement en France n'interviendra que quelques années plus tard, à l'occasion d'une loi de 1920 qui encadrera leur statut matériel en indiquant que les labels « peuvent être apposés sur tout produit ou objet de commerce pour en certifier l'origine ou les conditions de fabrication »[1311] et qu'ils « peuvent être utilisés par tous individus ou entreprises mettant en vente ces produits »[1312].

Même si le label demeure encore aujourd'hui associé au champ syndical[1313], il a été dans un premier temps assimilé et réduit à tort au seul domaine de l'agroalimentaire[1314]. Le label s'est progressivement diversifié et a proliféré sans discontinuer. Aujourd'hui, il ne concerne plus uniquement des produits, mais également l'ensemble des services du secteur tertiaire. Son objet ne consiste plus seulement à attester d'une origine. Il s'utilise désormais comme un outil de valorisation des biens et des services[1315], matériels ou immatériels, des personnes publiques et privées, au-delà du seul territoire national[1316]. La délivrance de labels relève autant de la décision d'une personne publique, que de démarches purement privées, entamées par des organismes désireux d'obtenir un label en lien avec leur activité. Au-delà de labels emblématiques tels que le « Label rouge », ou encore le label « Agriculture biologique », se sont développés des labels sectoriels[1317]. L'administration a également emboîté le pas de cette démarche, d'une part en

1310 J.-P. LE CROM, « Le label syndical », *in Les acteurs de l'histoire du droit du travail*, PU Rennes, 2004, p.297,

1311 Loi du 12 mars 1920 (JO 14 mars 1920).

1312 *Ibid.*

1313 Art. L. 2134-1 Code du travail.

1314 Les appellations géographiques associées à des produits agricoles ont fait l'objet d'une législation spécifique par le Code de la consommation (art. L. 115-1et s. relatifs aux appellations d'origine).

1315 Doss. spé. « Patrimoine – Labels : satisfaction garantie ? », *JAC*, 2016, n°41.

1316 De nombreux labels sont aujourd'hui d'origine européenne comme l'Ecolabel (règlement CEE n° 880/92) ou encore l'« indication géographique protégée » issue du règlement (CE) n° 510/2006.

1317 À titre d'exemple, des labels comme le « Pavillon bleu » ou « Les plus beaux villages de France » ont été créés dans le champ touristique.

multipliant la création de nouveaux labels[1318] et d'autre part en faisant labelliser ses propres pratiques[1319] dans l'objectif de proposer une administration exemplaire[1320].

Sources de confusion. Parallèlement à cette diversification de la notion de label, Jean-Marie Pontier alerte sur plusieurs sources de confusions susceptibles de brouiller sa compréhension[1321]. D'abord, une confusion sémantique, puisque le label évolue au milieu de notions connexes, qui faute d'être définies, sont souvent utilisées comme synonymes. Jean-Marie Pontier fait référence aux notions voisines d'homologation, de conformité, de certification, d'habilitation ou encore d'agrément, dont l'utilisation trouble l'appréhension de l'objet « label ». Ensuite, une confusion sur la logique poursuivie par la labellisation publique et privée. La première reposerait sur un objectif de mise en valeur fondé sur la qualité du produit labellisé, dans l'intérêt général, tandis que la seconde se justifierait par l'obtention d'un avantage concurrentiel sur un marché. Enfin, une confusion dans les pratiques de labellisation publiques et privées qui dénote une tendance à la privatisation des modalités de la labellisation publique[1322].

Consécration législative. Le label a fait l'objet d'une définition tardive en droit, dans un domaine où elle n'était pas forcément attendue, celui de la commande publique. En effet, c'est bien l'article R. 2111-12 du Code de la commande publique qui définit le label comme « tout document, certificat ou attestation qui prouve que les ouvrages, les produits, les services, les procédés ou les procédures en rapport avec l'objet du marché remplissent certaines caractéristiques. Les exigences en matière de label sont celles que doivent remplir ces ouvrages, ces produits, ces services, ces procédés ou procédures pour obtenir ce label ».

B. Un outil complémentaire à la certification des CRB

La procédure de labellisation se distingue de la certification à plusieurs titres (1). La souplesse de son attribution associée à la plus-value apportée par son obtention a contribué à en faire un outil d'interventionnisme public. Les pouvoirs publics ne s'en sont pas privés et l'on constate une prolifération des labels publics (2).

1. Une confusion avec le procédure de certification

Éléments de distinction. Les labels, à la différence des certifications n'ont pas à être délivrés par des organismes spécialement accrédités. Une personne physique

---

1318 Le ministère de la Culture a notamment développé le label « Maison des illustres » ou le label « Jardin remarquable ». Le ministère de l'Enseignement supérieur et de la recherche a également mis en place un label des « Formations contrôlées par l'État ».

1319 Les pouvoirs publics ont créé en 2009 le « Label Marianne » en vue de faire reconnaître la qualité du service rendu aux usagers d'un service public.

1320 L'administration exemplaire relève d'une véritable politique publique d'État entamée dès 2010 et organisée autour d'outils de planification tels que le « Plan Administration exemplaire ».

1321 J.-M. PONTIER, « La politique de labellisation », *AJDA*, 2017, p. 1700.

1322 Il n'est pas rare que la personne publique procède au dépôt d'une marque dont l'objet sera d'attribuer un droit d'exploitation du label. De même, la personne publique peut déléguer par convention à des acteurs privés, le soin d'évaluer et de procéder à l'attribution de labels publics.

ou morale, ou un groupement, qui se prétendraient légitimes à délivrer un label portant sur un produit ou un service, disposent de la faculté de le faire. Toutefois, le succès du label et sa capacité à valoriser les activités de son détenteur reposeront sur la légitimité inspirée par l'organisme qui en assure la délivrance, sa notoriété, la précision du cahier des charges sur lequel repose le label, ainsi que sur la qualité réelle du produit ou du service validées par les consommateurs. Pour donner davantage de visibilité aux labels qu'ils délivrent, les organismes qui en sont à l'origine procèdent généralement et de manière concomitante, au dépôt d'une marque collective[1323]. Ces dernières sont régies par l'article L. 715-6 et suivants du Code de la propriété intellectuelle, et permettent au titulaire de l'enregistrement, d'octroyer un droit d'usage de la marque à l'ensemble des personnes susceptibles de l'utiliser selon les conditions fixées par son règlement d'usage.

La labellisation se distinguerait ainsi de la certification de conformité de produit ou de service, régie par les dispositions du Code de la consommation[1324], qui permet de faire attester par un organisme certificateur accrédité, un ensemble de services par rapport à un référentiel établi par une instance de normalisation. La procédure est ici bien plus lourde, et aboutit à la délivrance d'un certificat dont la durée est généralement de trois ans. Elle repose sur une démarche volontaire du demandeur et suppose l'intervention d'un organisme certificateur « distinct du fabricant, de l'importateur, du vendeur, du prestataire ou du client ». Là encore, les organismes certificateurs devront déposer une marque de garantie[1325] pour protéger le signe distinctif qui accompagnera ou matérialisera cette certification[1326]. Ce mécanisme est couramment utilisé dans le champ des centres de ressources biologiques. Les CRB font ainsi appel à un organisme certificateur, le plus souvent « AFNOR certification », afin de faire valider leurs pratiques par rapport au référentiel NF S96-900, établi par « AFNOR normalisation », personne morale distincte. Au terme de ce processus, et en cas de succès, les CRB disposent de la possibilité d'utiliser, sur l'ensemble de leurs supports de communication, les visuels de la marque collective « AFAQ », propriété d'« AFNOR certification », ainsi que l'intitulé du référentiel pour lequel leurs pratiques ont été certifiées.

Le label et la certification se distingueraient donc par le statut de l'organisme en assurant la délivrance, et par les conditions de leur octroi. Si la souplesse de la labellisation a dans un premier temps été appréciée, elle n'empêche pas certains organismes de se recentrer sur des démarches de certification. Par exemple, à la suite de l'adoption du RGPD, la CNIL a entamé une réforme qui vise à progressivement supprimer son activité de labellisation au profit d'une activité de certification en matière de protection des données, orientée autour de l'élaboration de référentiels, et l'agrément d'organismes certificateurs.

1323 Pour une déf. De la marque collective, v. art L. 715-6 du CPI.

1324 Art. L. 433-3 et s. Code de commerce.

1325 Pour une déf. de la marque de garantie v. art. L. 715-1 du CPI.

1326 Art. L. 433-7 Code de commerce.

2. Une multiplication des labels publics

Particularisme du label public. Aux côtés de ces offres de labellisation privées, l'État délivre de longue date des labels, d'abord dans le domaine de l'agroalimentaire, et désormais dans la plupart des champs de l'interventionnisme public, hormis le régalien. Le label constitue à ce titre un outil de politique publique. Son élaboration est le « signe de l'intérêt que les pouvoirs publics accordent [à un] produit [ou une] activité »[1327], notamment dans le domaine patrimonial, culturel ou le secteur de l'économie. À la différence des labellisations traditionnelles, délivrées par des organismes privés qui poursuivent généralement un but lucratif, la création de labels publics, leurs modalités d'attribution ainsi que les avantages, notamment financiers, auxquels ils permettent d'accéder doivent reposer sur un texte normatif. Mais cette règle n'est pas absolue, et les frontières entre la labellisation publique et privée tendent à s'estomper. En effet, depuis maintenant quelques années, l'État recourt fréquemment à l'enregistrement de certains de ses labels sous forme de marques collectives[1328].

La multiplication des labels accrédite l'idée d'un changement dans les modalités de l'action publique. L'État joue désormais un rôle d'accompagnement et de mise en valeur de certaines activités, plutôt qu'un rôle de prescripteur autoritaire.

L'échec du « Label éthique ». Toutefois, la consécration législative de nouveaux labels n'est pas toujours suivie d'effets. L'exemple de la création d'un « label éthique » est sur ce point saisissante. Ce label était destiné à prendre la forme d'un pictogramme apposé sur les médicaments dérivés du sang en vue de garantir que le sang utilisé pour leur confection ait été prélevé selon des règles éthiques compatibles avec les exigences nationales. Cette proposition, issue d'un rapport d'Olivier Véran[1329], alors Député, sera reprise et consacrée à l'article L. 5121-11 du Code de la santé publique[1330]. Bien que la loi date de 2014, ce label n'a toujours pas vu le jour, faute de dispositions réglementaires pour en déterminer les conditions de délivrance. Les raisons de cette absence de suite donnée à cette initiative, pourtant louable, sont à rechercher du côté des règles de la concurrence européenne. Selon un rapport parlementaire, « un avis circonstancié aurait ainsi été transmis par la commission européenne sur le projet de décret envisagé par les services du ministère chargé de la santé. La disposition contreviendrait ainsi aux règles d'étiquetage et serait susceptible de favoriser une distorsion de concurrence »[1331].

[1327] J.-M. PONTIER, art. préc., p. 1700.

[1328] C'est le cas notamment pour le label « Jardin remarquable » qui est également une marque enregistrée depuis 2017 par l'État auprès de l'Institut national de la propriété industrielle. Dans ces cas, l'attribution du label équivaut à un droit d'exploitation de la marque publique.

[1329] O. VÉRAN, « La filière du sang en France », Rapport remis au Premier ministre, publié le 17 juill. 2013.

[1330] Loi n° 2014-201 du 24 fév. 2014 (JO n° 47, 25 fév. 2014).

[1331] ASSEMBLÉE NATIONALE, Rapport n°965, établi au nom de la Commission des affaires sociales sur la proposition de loi visant à la consolidation du modèle français du don du sang, Mr Damien Abad (Rapporteur), comm. sous art. 5.

§2. Des propositions pour la création de labels applicables à l'activité de biobanque

Le label se distingue de la certification, et en ce sens, il constitue un outil supplémentaire de valorisation de l'activité de biobanque. Aucun label public n'a été élaboré pour s'appliquer spécifiquement aux biobanques. Il convient, dans une démarche prospective, d'en proposer la création. Pour procéder efficacement et tendre vers une proposition qui puisse être rapidement opérationnelle, il faudra dans un premier temps circonscrire l'objet de la labellisation envisagée (A). Dans un second temps, le contenu de ces propositions de labels devra être étudié (B).

A. L'objet de la labellisation

Applicabilité d'un label public aux CRB. Tout laisse à penser qu'un ou plusieurs labels pourraient être créés pour s'appliquer aux collections et aux CRB. C'est déjà marginalement le cas avec l'existence d'un label IBISA, attribué aux CRB par le groupement scientifique « Infrastructure en biologie santé et agronomie ». Ce label ne repose sur aucun fondement textuel normatif. Il est attribué à discrétion par ce groupement d'intérêt scientifique (GIS), sur la base d'une évaluation par son comité scientifique, après adhésion des candidats à sa charte des CRB. Ce label, orienté vers les questions de qualité, demeure d'une portée très restreinte et ouvre uniquement un droit pour son titulaire à prétendre aux financements du GIS dans le cadre de ses appels à projets destinés aux CRB. Ces financement peuvent être conséquents et aller jusqu'à 200 000 euros sur deux ans. Toutefois, le label n'est pas orienté vers le grand public et il se superpose aux certification déjà obtenues par la plupart des CRB labellisés par IBISA.

Labelliser les collections ou les CRB ? L'élaboration d'un véritable label public suppose en amont de trancher plusieurs questions. Quel objet est-il pertinent de labelliser ? La collection d'échantillons biologiques en tant que produit, ou bien le centre de ressources biologiques en tant que prestataire de service ? Une labellisation différente pour la collection et les CRB est également envisageable, dans la mesure où les objets labellisés seraient différents. La question qui se pose ensuite est celle de l'autorité la plus légitime pour assurer une telle labellisation ? Formulée autrement, l'État est-il le plus légitime pour décerner ce label, ou cette mission devrait-elle être laissée à la seule initiative privée ?

Label public ou label privé ? Si la certification dont font l'objet la plupart des CRB est attribuée par des organismes privés, il est opportun que les labels dont la création est envisagée soient décernés par une personne publique. Plusieurs arguments permettent d'étayer cette position. D'une part, le label public permettrait de valoriser les pratiques vertueuses des CRB auprès d'un large public. En complément de la certification, orientée vers la qualité et la satisfaction des clients, le label mettrait en avant les exigences éthiques d'accès aux ressources biologiques, les utilités sociales des recherches effectuées sur les collections, ainsi que les efforts déployés pour assurer le respect des droits des personnes se prêtant à ces recherches.

D'autre part, la labellisation effectuée dans le champ du vivant devrait émaner d'organes qui bénéficient d'une légitimité supérieure et incontestable. La légitimation publique offre encore à l'heure actuelle une garantie supérieure à celle qui pourrait être délivrée par une personne privée. Pour reprendre les propos du professeur Jean-Marie Pontier, « les labels attribués par une administration d'État inspirent une confiance plus grande que les "labels" privés dont la multiplicité et parfois l'opacité de délivrance peuvent légitimement faire naître quelque suspicion ou tout au moins une certaine réserve »[1332]. Un label public renforcerait ainsi la confiance envers l'institution CRB, mais également envers ses produits que sont les collections.

Enfin, force est de constater que « la portée juridique du label varie d'un régime de label à un autre, selon une gradation qui correspond au degré d'implication que l'État estime utile au regard du patrimoine concerné »[1333]. La valeur et la pérennité de ce label dépendront donc du niveau de crédit que la personne publique accordera à l'activité de biobanque, objet de cette labellisation.

B. Le contenu de la labellisation

Deux objets distincts émergent comme étant susceptibles de faire l'objet d'une labellisation. La collection d'échantillons biologiques d'abord, en tant qu'objet de l'activité de biobanque, pourrait être consacrée par un label « Collection pour demain » (1). Le centre de ressources biologiques, en tant qu'acteur de l'activité de biobanque, pourrait quant à lui être distingué par un label « Biobanque d'excellence » (2).

1. Un label « Collection pour demain » applicable aux collections d'échantillons biologiques

Champ d'application du label « Collection pour demain ». Le label ayant vocation à valoriser les collections d'échantillons biologiques s'intitulerait « Collection pour demain ». Il serait attribué à tout organisme public ou privé qui détiendrait des collections d'échantillons biologiques et répondrait à l'ensemble des exigences administratives requises pour la poursuite de l'activité de préparation et de conservation d'éléments et de produits du corps humain. L'attribution du label reposerait sur la satisfaction de plusieurs exigences que les responsables de collections devraient s'attacher à démontrer dans leur dossier de demande de labellisation. Un critère de pertinence scientifique d'abord, fondé sur la représentativité de la collection par rapport à son objet, ou la pathologie à laquelle elle se rattache. Le demandeur devrait pouvoir démontrer que la collection en question présente un effort d'innovation dans la préparation des échantillons, dans leur mise en relation avec des données associées. Il présenterait un programme de nature à élargir le rayonnement de la collection.

1332 J.-M. PONTIER, art. préc., p. 1702.

1333 F. PRIET, « Labels : une typologie incertaine », *JAC*, 2016, n° 41, p. 21.

Critères d'attribution du label « Collection pour demain ». Le label pourrait être attribué en fonction de plusieurs critères cumulatifs. Un critère d'accessibilité et de transparence, qui supposerait que le contenu de la collection soit visible et détaillé sur des catalogues nationaux et internationaux, mais également que soient définies les conditions financières d'accès à la collection. Le collectionneur devrait justifier des moyens techniques mis en œuvre pour rendre sa collection visible, et détailler les modalités de mise à disposition des échantillons biologiques en cas de demande formulée par un tiers.

Un critère d'intensité, qui exigerait l'utilisation régulière des collections et l'orientation des programmes de recherches vers des thématiques considérées comme prioritaires par l'État, notamment les maladies rares. Le collectionneur devrait être en mesure de justifier de la diversité de ses partenariats de recherche, tant au niveau des thématiques que du statut de ses partenaires.

Un critère de qualité des échantillons contenus dans les collections sera également exigé. Il reposera sur le déploiement d'un système de management de la qualité attesté par une certification de l'organisme qui en propose la mise à disposition.

Un critère éthique, fondé sur une appréciation de la prise en compte des droits des personnes ayant consenti à l'utilisation de leurs éléments ou produits, et sur la garantie d'une gestion responsable de leurs échantillons et de leurs données. Ici encore, et plus que jamais, le collectionneur devrait s'engager à assurer une information régulière des participants sur les recherches en cours à partir de leurs échantillons. Il s'agirait également d'établir des clauses contractuelles dans les accords de transfert de matériel qui garantiraient l'accessibilité publique aux résultats de la recherche et un partage équitable de ses bienfaits.

Procédure d'attribution du label « Collection pour demain ». L'obtention de ce label pourrait relever de la procédure suivante : à réception d'un dossier de demande réputé complet, adressé au ministère en charge de la recherche, et dont le contenu serait fixé par arrêté, une analyse approfondie des candidatures serait effectuée par une commission pluridisciplinaire. Ce comité serait notamment composé de représentants du ministère en charge de la recherche, du ministère de la santé, des organismes de recherche publique, d'un membre du Comité consultatif national d'éthique et d'un représentant des usagers du système de santé. À la demande du comité, les candidats pourraient être entendus pour détailler les éléments de leur dossier. La commission rendrait un avis motivé sur la demande de labellisation, avis qui serait transmis au ministre en charge de la recherche qui se prononcerait sur la demande. Par souci de cohérence avec les procédures de certification, le label « Collection pour demain » serait délivré pour une durée de trois ans renouvelable.

L'attribution du label « Collection pour demain » pourrait ouvrir droit à une dotation supplémentaire, au titre des crédits MERRI, pour les organismes publics titulaires des collections concernées, ou à un crédit d'impôt pour les organismes privés.

2. *Un label « Biobanque d'excellence » applicable aux centres de ressources biologiques*

Champ d'application du label « Biobanque d'excellence ». Le label ayant vocation à distinguer les centres de ressources biologiques, au-delà des certifications NF S96-900 ou ISO 20387, il s'intitulerait « Biobanque d'excellence ». Sa création serait d'autant plus justifiée qu'il n'existe plus, à l'heure actuelle, d'instance nationale de pilotage à l'instar de BIOBANQUES, susceptible d'assurer la valorisation de l'activité des CRB et leur visibilité auprès du grand public. Seraient éligibles à cette distinction l'ensemble des CRB publics et privés. Là encore, plusieurs exigences devraient être remplies pour prétendre à l'obtention de ce label.

Critères d'attribution du label « Biobanque d'excellence ». Une exigence d'accessibilité des ressources, qui viendrait récompenser les CRB intégrés dans des réseaux nationaux ou internationaux ainsi que ceux qui mèneraient une politique volontariste de mise à disposition des échantillons biologiques et des données qu'ils conservent. Le porteur de la demande devrait justifier d'une politique d'ouverture de son CRB, nationale et internationale. Il serait tenu de présenter les outils déjà mis en place pour développer la visibilité de son organisme et présenter une stratégie à moyen terme pour accroître son rayonnement. Le demandeur devrait être en mesure de justifier, chiffres à l'appui, de la vitalité de sa structure, en présentant notamment des statistiques annuelles relatives au nombre d'échantillons mis à la disposition des demandeurs, le ratio demandes globales-demandes satisfaites, ou encore le nombre de partenariats de recherche engagés.

Une exigence qualitative et technique conditionnerait l'attribution du label à l'obtention d'une certification, et à la mise en place d'une « veille technologique active et un plan d'action pour la mise à niveau des matériels »[1334] par le CRB candidat. Le demandeur devrait démontrer que les pratiques de gestion de sa structure, allant de son mode de gouvernance à sa politique qualité, sont en phase avec les pratiques communément admises par la communauté des acteurs impliqués dans ce secteur d'activité.

L'attribution du label reposerait également sur une série d'exigences pédagogiques, qui supposeraient que le CRB organise et anime des actions de formation auprès d'un public spécialisé (étudiants, techniciens et ingénieurs) et du grand public. En partenariat avec des institutions nationales telles que l'agence de la biomédecine, ces actions de communication scientifique et technique[1335] seraient l'occasion de sensibiliser la société civile au fonctionnement des CRB ainsi que sur l'utilité sociale du don pour la recherche.

Une exigence éthique et sociale, qui engagerait les CRB à garantir l'intégrité des collections qu'ils conservent, à communiquer régulièrement avec l'autorité publique sur les projets de recherche engagés, en non uniquement à la demande de celle-ci, et à assurer un partage des bénéfices issus des recherches effectuées sur les

---

[1334] GIS IBISA, « Charte des CRB » [Disponible en ligne].

[1335] La communication scientifique et technique repose sur des actions visant à la diffusion des savoirs scientifiques au plus grand nombre. Dans un sens plus péjoratif, l'on parle de « vulgarisation scientifique ».

collections conforme à l'esprit du protocole de Nagoya[1336]. Un compte rendu annuel de l'activité serait également exigé pour faire l'objet d'une diffusion auprès des personnes dont les échantillons seraient exploités.

Procédure d'attribution du label « Biobanque d'excellence ». Le label « Biobanque d'excellence » serait lui aussi attribué par le ministre en charge de la recherche, après avis d'une commission pluridisciplinaire dont la composition serait identique à celle attribuant le label « Collection pour demain ». Le label serait également décerné pour une durée de trois ans renouvelable. Il pourrait déboucher sur un conventionnement entre le CRB et le ministère, à l'image des contrats pluriannuels d'objectifs et de moyens, autour d'indicateurs qui porteraient sur le niveau d'activité de la structure et sa production scientifique. La réalisation des objectifs fixés ouvrirait droit à des dotations supplémentaires pour les CRB publics et à un crédit d'impôt pour les structures privées.

Élargissement du label aux réseaux de CRB. Cette labellisation pourrait également s'appliquer aux réseaux de CRB, sous une dénomination particulière du type « Réseau d'excellence » ou « RéseauBank ». Au-delà des exigences applicables pour les CRB pris individuellement, le label destiné au réseau pourrait se fonder sur les initiatives prises en matière de standardisation des règles d'accès aux échantillons, de mise en œuvre d'un catalogue virtuel commun, de l'interopérabilité des bases de données utilisées, ainsi que sur l'importance stratégique du réseau, son intégration à des groupements européens et sa participation à des projets de recherche.

Ces trois labels constitueraient un outil important pour permettre d'accroître la confiance dans l'institution biobanque. Ils participeraient également à leur rapprochement du grand public. Les labels et les obligations qui en seraient issues permettraient, notamment à travers des actions de sensibilisation, d'accroître les échantillons disponibles tout en rassurant les donneurs. À la différence des labels classiques, du type agroalimentaire, ils n'auraient qu'indirectement vocation à permettre au grand public de procéder à un arbitrage entre plusieurs produits ou services. Cela serait dépourvu d'intérêt dans un marché de niche, ou les acteurs susceptibles de prêter attention à ce label sont peu nombreux. La valorisation ici recherchée viserait davantage les acteurs du secteur, notamment étrangers, ainsi que le grand public. C'est tout l'intérêt d'un label public délivré par une instance poursuivant l'intérêt général, dont la vocation serait davantage d'informer sur les aspects qualitatifs et éthiques des produits ou des services concernés plutôt que de faire vendre. En délivrant ce type de label, la personne publique participerait également de son obligation constitutionnelle de « protection de la santé » en mettant en lumière ces activités et en renforçant par une « gouvernance de droit souple »[1337] les exigences auxquelles elle se trouvent soumises.

[1336] ONU, « Protocole de Nagoya », ratifié le 29 oct. 2010 et entré en vigueur le 12 oct. 2014, art. 5 et s.
[1337] J.-R. PELLAS, *Le patrimoine culturel immatériel, enjeux juridiques et fiscaux*, Paris, LGDJ, 2020, p. 65.

CONCLUSION DE LA PARTIE II

Protection et valorisation constituent les deux faces d'une même pièce placée entre les mains d'un propriétaire qui, au titre de son pouvoir d'administration sur les biens qui composent son patrimoine, assure leur réalisation selon sa convenance.

Qualifiées et unifiées par l'intermédiaire de l'universalité de fait, les collections d'échantillons biologiques s'affirment comme des biens nouveaux patrimonialisés, sur lesquels s'effectuent des actes qui traduisent les intérêts qu'elles suscitent.

La préservation des collections contre les périls qui pourraient attenter à leur valeur scientifique, à la sécurité sanitaire ou encore aux droits des donneurs justifie l'application de règles contraignantes pour les organismes gestionnaires. Cette protection se traduit dans le droit positif par la mise en œuvre de mesures de police sanitaire, dont l'application s'étale tout au long de la vie de ces collections. L'intérêt public qu'elles suscitent pourrait justifier leur reconnaissance en tant que biens du domaine public ou encore d'activité de service public. Toutefois, sans une adaptation des règles issues de ces régimes aux particularités des collections biologiques et aux impératifs qui commandent leur valorisation, cette tentative de rapprochement peine à se montrer totalement efficace.

Symbole de l'aboutissement du processus de patrimonialisation des collections d'échantillons biologiques, la valorisation emprunte plusieurs directions qui toutes mettent en évidence l'existence d'une véritable politique publique des biobanques. Les pouvoirs publics ont ainsi usé de leviers juridiques, et ont souvent eu recours à l'incitation financière pour accroître le volume des échantillons biologiques disponibles pour la recherche, libéraliser leurs utilisations et en améliorer la qualité globale. Bien que l'interventionnisme public sur les collections biologiques soit aujourd'hui en recul, les efforts consentis au début des années deux mille se sont avérés payants et ont permis à la France de professionnaliser le secteur des biobanques et d'en structurer le fonctionnement autour de réseaux thématiques opérationnels et compétitifs.

CONCLUSION GÉNÉRALE

À rebours d'un René Magritte qui, dans une démarche surréaliste et à partir de l'exemple d'une pipe, cherchait à mettre en évidence les distorsions qui pouvaient apparaître entre une chose, sa représentation et les mots servant à les qualifier, l'ambition de cette recherche résidait d'abord dans une entreprise de clarification, dont la teneur pourrait être ramassée dans la formulation suivante : « ceci est une collection d'échantillons biologiques ».

Qualification juridique et aptitude à la patrimonialité. À la question « qu'est-ce qu'une collection d'échantillons biologiques ? », la réponse apportée résulte d'une entreprise de décomposition puis de recomposition qui, à l'image d'une radiographie de cet objet, chercherait à en analyser le contenu pour mieux en comprendre le fonctionnement et les utilités en tant que contenant.

Ce travail de qualification juridique s'est dans un premier temps fondé sur une démarche de décomposition de la collection d'échantillons biologique, animée par l'intuition que le détour par ses éléments constitutifs permettrait de mieux l'appréhender en tant qu'ensemble.

Étudiée à l'aune de ses éléments, l'échantillon biologique se révèle comme l'aboutissement d'un processus d'agglomération d'éléments matériels et immatériels – de prélèvements biologiques et de données personnelles – mis en relation et conditionnés grâce au savoir-faire d'un professionnel en vue d'une utilisation pour une finalité de recherche scientifique. L'échantillon biologique est alors *autre chose*, un bien ayant démontré son aptitude à l'appropriation et sa capacité à intégrer le commerce juridique.

Poursuivie dans une perspective de recomposition de la collection d'échantillons biologiques, sa qualification juridique en tant qu'ensemble a été rendue possible par le recours à une notion empruntée au droit civil. L'universalité de fait, par la diversité des contenus qu'elle regroupe et la souplesse de son fonctionnement, est apparue comme la notion idoine pour donner un ancrage juridique aux collections d'échantillons biologiques. Appréhendées par le prisme de l'universalité de fait, la collection d'échantillons biologiques devient un « bien nouveau », une entité supérieure et distincte des biens entrant dans sa composition. Mais plus encore qu'un simple outil de qualification, l'universalité de fait participe de la protection de ces ensembles. En permettant de regrouper la collection au sein d'une enveloppe unique, l'universalité de fait se présente comme un socle d'imputation pour la transposition aux collections biologiques de dispositions juridiques protectrices issues du droit positif.

Au même titre que ses éléments, la collection d'échantillons biologiques démontre sa capacité à être l'objet de prérogatives juridiques et à devenir un bien patrimonial intégré aux patrimoines d'institutions de santé aux statuts diversifiés.

Objet d'interventionnisme public. Patrimonialisées, sources de valeurs, les collections d'échantillons biologiques deviennent un enjeu de politique publique original, qui oblige à repenser les formes de l'interventionnisme étatique. Outils de recherche avant d'être objets de droit, l'encadrement juridique progressif des collections biologiques, finalisé avec la loi de bioéthique de 2004, témoigne de cette tension perpétuelle entre les intérêts des personnes à l'origine de la ressource, qui commandent au formalisme et à la précaution, et les intérêts de la recherche, qui président à une libéralisation des activités scientifiques et à l'accroissement de la disponibilité des échantillons biologiques.

La multiplicité des formes employées par la puissance publique pour traiter des collections d'échantillons biologiques illustre encore la diversité des intérêts à préserver. Usant de son pouvoir de police, l'autorité administrative encadre l'activité de préparation et de conservation d'éléments et de produits du corps humain en vue de garantir la sécurité sanitaire des utilisateurs, et contrôler la circulation de ces ressources. Usant de leviers financiers, l'État aura financé la professionnalisation et la structuration en réseaux opérationnels des centres de ressources biologiques français. La conditionnalité des financements qu'il accorde désormais à ces organismes permet, dans une logique incitative, de maintenir un niveau élevé de qualité des échantillons biologiques, tout en stimulant le volume de l'activité de biobanque.

En parallèle de cet encadrement étatique se multiplient les initiatives particulières, émanant à la fois de centres de ressources biologiques publics et privés. Elles se concentrent particulièrement sur la mise en œuvre de démarches qualitatives en interne, l'intégration et la participation active au sein de réseaux nationaux et internationaux, et le déploiement d'actions de prospection pour se démarquer dans un environnement concurrentiel et multiplier les partenariats de recherche.

(Re)mettre les biobanques à l'agenda politique. Les progrès significatifs enregistrés au début des années deux mille dans le champ des biobanques ont permis l'adoption d'un encadrement juridique efficace et respectueux des équilibres en présence qui a pleinement contribué à la professionnalisation de cette activité. Toutefois, depuis 2004, et malgré le financement de l'infrastructure BIOBANQUES au titre des projets d'« investissement d'avenir » en 2011, le développement de cette activité semble quelque peu marquer le pas.

Deux éléments, intimement corrélés, pourraient expliquer le ralentissement de ces dernières années. D'une part, le déploiement tardif en France de la médecine génomique et des plateformes de séquençage à haut débit dont le développement contribue à accroître considérablement le volume d'échantillons biologiques et particulièrement de données personnelles associées. D'autre part, les réserves émises par la France quant à la constitution d'une véritable biobanque populationnelle multithématique, à l'image de celles qui existent de longue date dans plusieurs pays européens voisins.

L'activité de biobanque se trouve aujourd'hui à la croisée des chemins, traversée par deux mouvements de fond, dont l'un devrait avoir à terme un effet entraînant sur le second. Le développement du séquençage à haut débit et le recours à ces techniques en routine contribue au bouleversement à venir du secteur des biobanques. Le volume des données médicales générées par l'emploi de ces techniques ne fera qu'accentuer la dématérialisation progressive de l'activité de biobanque, l'utilité scientifique des données ayant pris le pas sur la matérialité du prélèvement biologique.

Dans le même temps, persistent des formes d'inerties – législative, administrative et médicale –, favorisées par le manque de sensibilisation de l'opinion publique à la question des collections d'échantillons biologiques et plus généralement à celle des biobanques. Les résultats des états généraux de la bioéthique menés en 2009 et 2018, en amont de l'adoption du projet de loi de bioéthique de 2011 et de celui actuellement en examen au Parlement, en sont deux exemples frappants. Signe que cette thématique n'est pas intégrée au débat public, l'occurrence « échantillons biologiques » n'apparait qu'à trois reprises dans les annexes du rapport final des états généraux de la bioéthique de 2009, et à deux reprises dans le rapport final pour 2018. De la même manière, la question des biobanques n'a pas été retenue comme thématique de réflexion à part entière dans le débat proposé en 2018. Elles ne seront abordées et mentionnées qu'indirectement par quatre organisations dans le cadre des auditions menées à ce moment-là.

Fort de ce constat, l'interventionnisme public pourrait adopter de nouvelles formes, en usant de vecteurs communicationnels pour sensibiliser l'opinion publique à l'utilité des collections d'échantillons biologiques, et plus largement aux bénéfices sociaux engendrés par le don d'éléments et de produits corporels.

Sans efforts de sensibilisation ni campagne de communication étatique sur le sujet, les modifications futures du régime juridique des collections d'échantillons biologiques seront une nouvelle fois l'affaire des seuls « experts », et se dérouleront dans l'indifférence générale. Dans ce cas, elles ne relèveraient pas d'une demande sociale, mais seraient rendues inévitables par les évolutions techniques permises par le séquençage à haut débit notamment. Plutôt que de chercher sans cesse à s'adapter à ces évolutions, la réalisation d'un travail de fond permettant de les envisager en amont, tout en orientant la législation en conséquence, serait de bon aloi. Le retour de la France au sein du réseau international BBMRI-ERIC et la reprise des travaux de structuration nationale sur les bases solides laissées par feu l'infrastructure BIOBANQUES constitueraient des signaux forts envoyés aux partenaires européens ainsi qu'à l'ensemble des acteurs impliqués quotidiennement dans la gestion de ressources biologiques.

Les collections d'échantillons biologiques, par leur architecture, rappellent les évènements traversés par l'infortunée Pandore qui, piquée par la curiosité, avait ouvert cette mystérieuse boîte de laquelle étaient sortis l'ensemble des maux terrestres. Les collections d'échantillons biologiques, par leur potentiel scientifique, sont les boîtes ouvertes du temps présent. Leur existence, à rebours du contenant mythologique, doit permettre de renfermer ces fléaux trop longtemps disséminés, pour ne laisser échapper que celui qui en demeurait jusqu'alors désespérément prisonnier, l'Espoir.

TABLE DES MATIERES

Structures éditoriales du groupe L'Harmattan

L'Harmattan Italie
Via degli Artisti, 15
10124 Torino
harmattan.italia@gmail.com

L'Harmattan Hongrie
Kossuth l. u. 14-16.
1053 Budapest
harmattan@harmattan.hu

L'Harmattan Sénégal
10 VDN en face Mermoz
BP 45034 Dakar-Fann
senharmattan@gmail.com

L'Harmattan Cameroun
TSINGA/FECAFOOT
BP 11486 Yaoundé
inkoukam@gmail.com

L'Harmattan Burkina Faso
Achille Somé – tengnule@hotmail.fr

L'Harmattan Guinée
Almamya, rue KA 028 OKB Agency
BP 3470 Conakry
harmattanguinee@yahoo.fr

L'Harmattan RDC
185, avenue Nyangwe
Commune de Lingwala – Kinshasa
matangilamusadila@yahoo.fr

L'Harmattan Congo
219, avenue Nelson Mandela
BP 2874 Brazzaville
harmattan.congo@yahoo.fr

L'Harmattan Mali
ACI 2000 - Immeuble Mgr Jean Marie Cisse
Bureau 10
BP 145 Bamako-Mali
mali@harmattan.fr

L'Harmattan Togo
Djidjole – Lomé
Maison Amela
face EPP BATOME
ddamela@aol.com

L'Harmattan Côte d'Ivoire
Résidence Karl – Cité des Arts
Abidjan-Cocody
03 BP 1588 Abidjan
espace_harmattan.ci@hotmail.fr

Nos librairies en France

Librairie internationale
16, rue des Écoles
75005 Paris
librairie.internationale@harmattan.fr
01 40 46 79 11
www.librairieharmattan.com

Librairie des savoirs
21, rue des Écoles
75005 Paris
librairie.sh@harmattan.fr
01 46 34 13 71
www.librairieharmattansh.com

Librairie Le Lucernaire
53, rue Notre-Dame-des-Champs
75006 Paris
librairie@lucernaire.fr
01 42 22 67 13

www.ingramcontent.com/pod-product-compliance
Lightning Source LLC
LaVergne TN
LVHW011434061026
849535LV00004BA/805